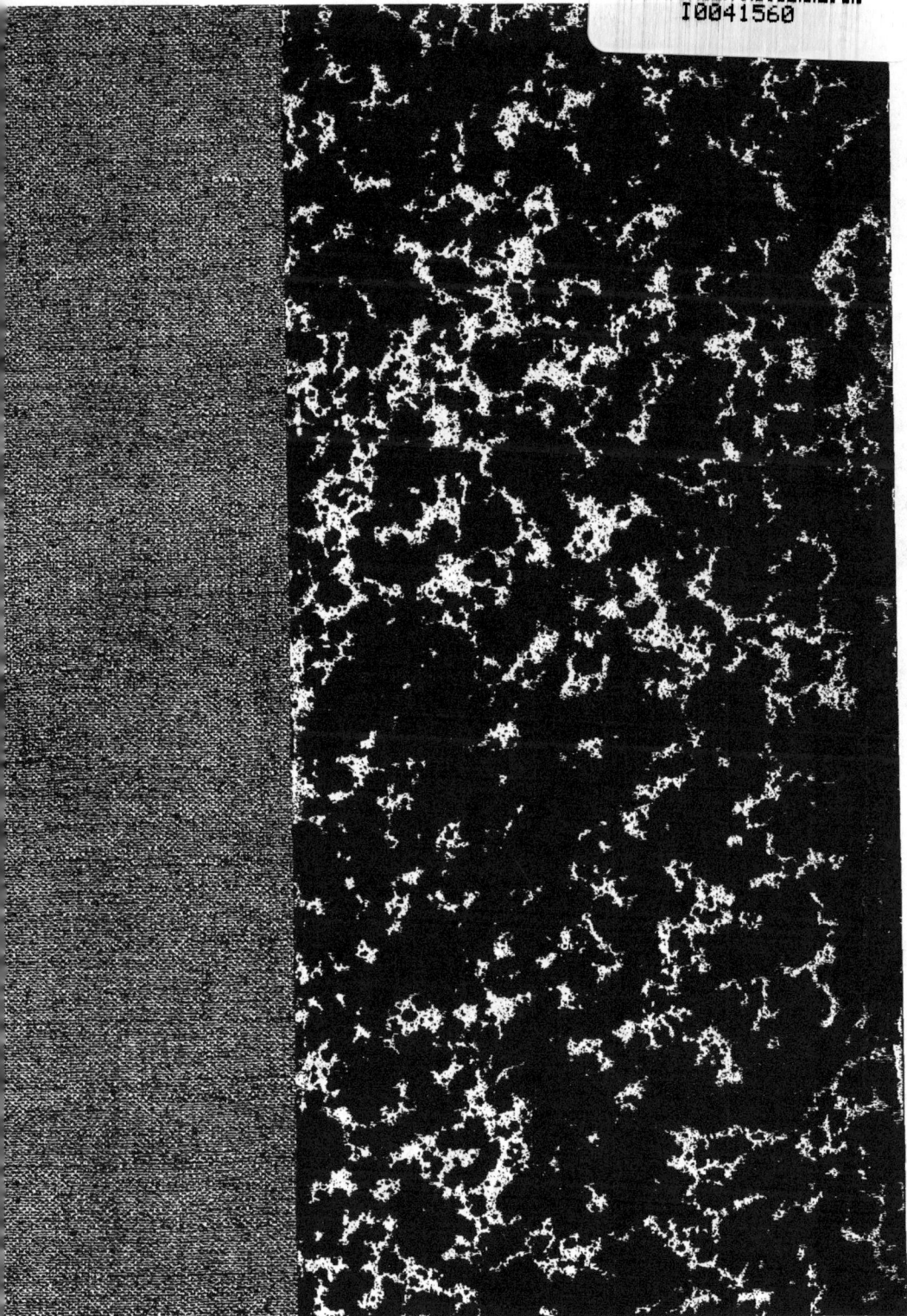

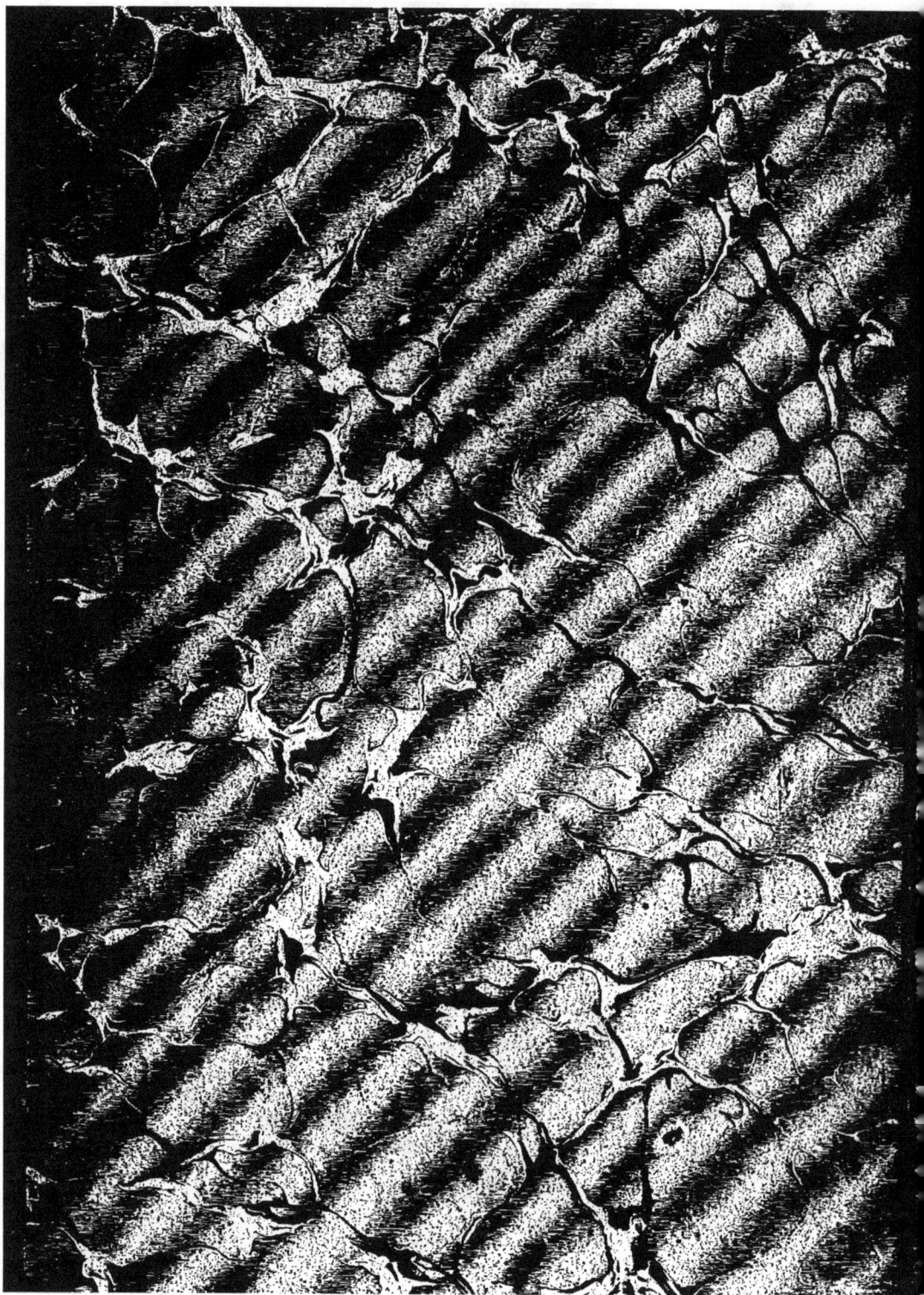

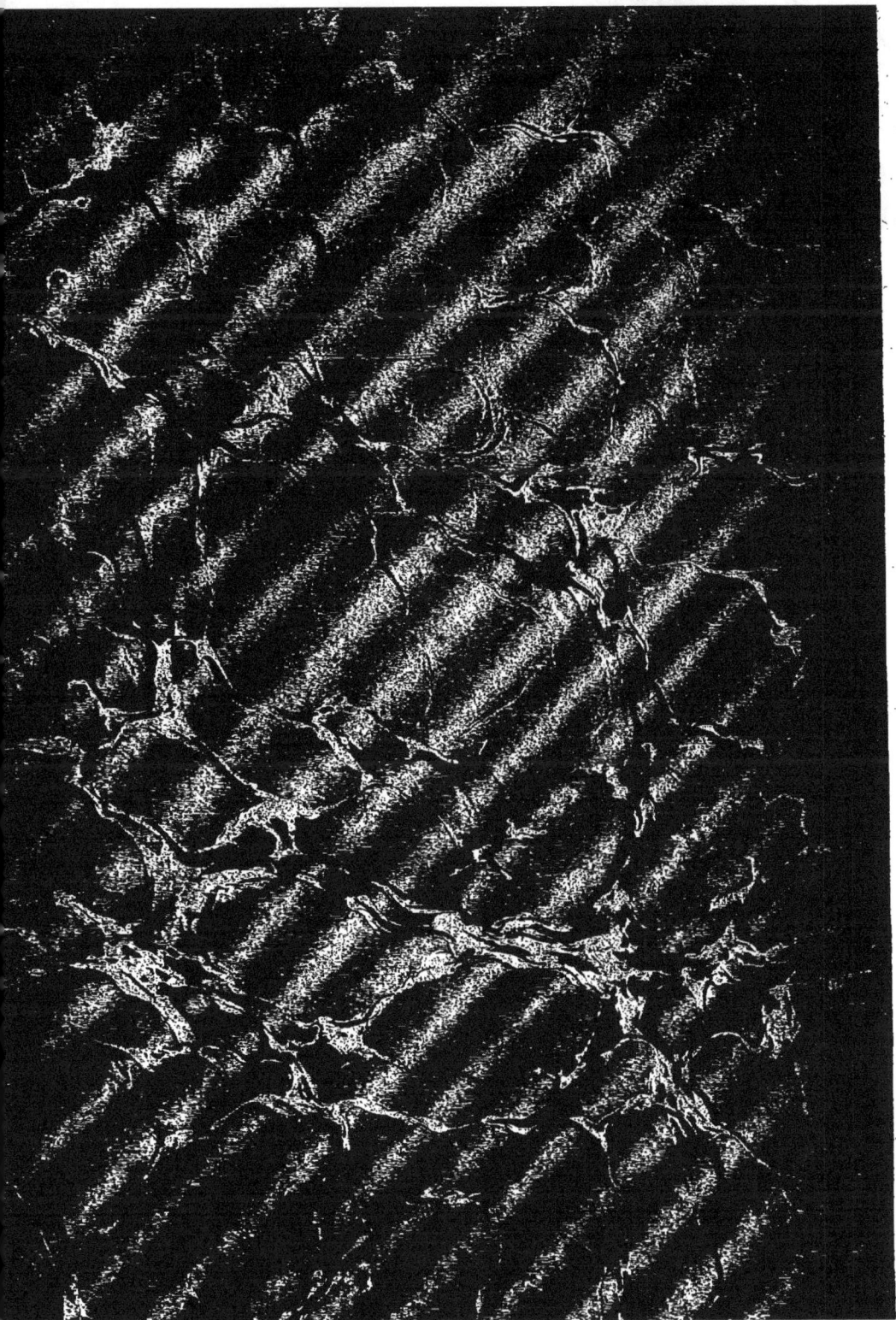

COURS

D'ANATOMIE HUMAINE

SYSTÉMATIQUE

A l'usage des Etudiants de la Candidature en Médecine

PAR

A. Van Gehuchten

PROFESSEUR A L'UNIVERSITÉ DE LOUVAIN

VOLUME III

SYSTÈME NERVEUX

ET

SYSTÈME TÉGUMENTAIRE

LOUVAIN

LIBRAIRIE UNIVERSITAIRE

A. UYSTPRUYST-DIEUDONNÉ

10, rue de la Monnaie, 10

—

1907

COURS

D'ANATOMIE HUMAINE

SYSTÉMATIQUE

COURS

D'ANATOMIE HUMAINE

SYSTÉMATIQUE

A l'usage des Étudiants de la Candidature en Médecine

PAR

A. Van Gehuchten

PROFESSEUR A L'UNIVERSITÉ DE LOUVAIN

VOLUME III

SYSTÈME NERVEUX

ET

SYSTÈME TÉGUMENTAIRE

LOUVAIN

LIBRAIRIE UNIVERSITAIRE

A. UYSTPRUYST-DIEUDONNÉ

10, rue de la Monnaie, 10

—

1906

SYSTÈME NERVEUX

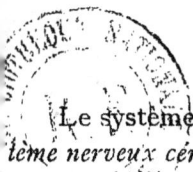

Le système nerveux de l'homme est double ; il comprend le *système nerveux cérébro-spinal* et le *système nerveux sympathique*.

Le système nerveux cérébro-spinal, appelé encore *sytème nerveux de la vie animale*, se compose d'une partie centrale : l'*axe cérébro-spinal*, et d'une partie périphérique : les *nerfs cérébro-spinaux*.

L'*axe cérébro-spinal* ou *système nerveux central* occupe la cavité encéphalo-rachidienne. Il se divise en une partie supérieure, volumineuse, l'*encéphale*, renfermée dans la boîte cranienne qu'elle remplit presque complètement, et une partie inférieure, la *moelle épinière*, longue et cylindrique en continuation directe avec l'encéphale ; elle occupe le canal vertébral depuis le trou occipital jusque dans la région lombaire.

Les *nerfs périphériques (système nerveux périphérique)* proviennent de la partie centrale et se distribuent symétriquement aux deux moitiés du corps, mettant l'axe cérébro-spinal en relation directe avec tous les organes et avec tous les tissus de l'organisme.

Suivant que les nerfs périphériques naissent de l'encéphale ou de la moelle épinière, on les appelle *nerfs cérébraux* ou *nerfs spinaux*. Les nerfs cérébraux sortent de la boîte cranienne en passant par les orifices de la base du crâne ; on les désigne aussi sous le nom de *nerfs craniens*. Les nerfs spinaux quittent la cavité rachidienne en passant par les trous de conjugaison qui existent, entre les vertèbres, sur les faces latérales du rachis. Il portent aussi le nom de *nerfs rachidiens*.

Tous les nerfs spinaux et un grand nombre de nerfs cérébraux présentent sur leur trajet, dans le voisinage plus ou moins immédiat de l'axe cérébro-spinal, un renflement en forme de nœud. Ce renflement, formé essentiellement de cellules nerveuses, porte le nom de *ganglion*. Il existe donc des ganglions spinaux et des ganglions cérébraux.

L'axe cérébro-spinal et les nerfs périphériques cérébro-spinaux, avec les ganglions qui en dépendent, forment les deux parties constitutives du système nerveux cérébro-spinal.

Le *système nerveux sympathique*, appelé aussi *système nerveux de la vie végétative*, comprend, comme le système nerveux cérébro-spinal, une partie centrale et une partie périphérique. La partie centrale est formée par une série de ganglions situés de chaque côté de la colonne vertébrale depuis la base du crâne jusqu'à l'extrémité inférieure de la région sacrée. Ces ganglions sont reliés les uns aux autres par des faisceaux de fibres nerveuses que l'on désigne sous le nom de *cordons intermédiaires*. Il se forme ainsi, de chaque côté, une chaîne continue appelée *chaîne sympathique* ou *chaîne ganglionnaire*. De cette chaîne sympathique ou ganglionnaire partent les nerfs périphériques qui vont se rendre soit dans les viscères *(nerfs viscéraux)*, soit dans la paroi des vaisseaux *(nerfs vasculaires)*.

Les organes innervés par le sympathique sont, sous plusieurs rapports, indépendants du système nerveux cérébro-spinal. Cette indépendance n'est cependant pas absolue. Aucun organe n'échappe complètement à l'influence du système nerveux cérébro-spinal. Pour les organes innervés par le sympatique, cette dépendance est rendue possible par les nombreuses anastomoses qui existent entre les deux systèmes. Chaque ganglion de la chaîne sympathique est, en effet, en relation avec un ou plusieurs nerfs spinaux par des faisceaux de fibres nerveuses portant le nom de *rameaux communicants* ; ceux-ci partent des nerfs spinaux peu après leur sortie des trous intervertébraux.

Le système nerveux sympathique se trouve ainsi relié au système nerveux cérébro-spinal.

SYSTÈME NERVEUX CÉRÉBRO-SPINAL.

Le système nerveux cérébro-spinal comprend l'axe cérébro-spinal et les nerfs périphériques cérébro-spinaux avec les ganglions qui en dépendent. L'axe cérébro-spinal lui-même est formé de deux parties : l'encéphale et la moelle épinière.

Division anatomique. Pour la facilité de la description, l'encéphale a été divisé de tout temps en plusieurs parties plus ou moins distinctes appelées *cerveau, cervelet, protubérance annulaire* et *moelle allongée.*

Le *cerveau* forme la partie la plus volumineuse de l'encéphale occupant à lui seul presque toute la cavité cranienne. Il est divisé incomplètement en deux moitiés plus ou moins symétriques, appelées *hémisphères cérébraux,* par une scissure médiane ou *scissure interhémisphérique.* La surface de ces hémisphères est parcourue par un grand nombre de *sillons* plus ou moins profonds qui délimitent les *circonvolutions.*

Le *cervelet* est placé sous la partie postérieure du cerveau. Beaucoup plus petit que ce dernier, il n'occupe dans la boîte cranienne que les fosses occipitales inférieures. Il se trouve divisé, surtout à sa face inférieure, par un sillon médian, en deux moitiés formant les *hémisphères cérébelleux* et est parcouru, sur toute sa surface, par un grand nombre de sillons très serrés et peu profonds qui lui donnent un aspect lamelleux.

La *protubérance* ou *pont de Varole* est située au devant du cervelet. Elle repose sur la partie supérieure de la gouttière basilaire de la base du crâne et se présente sous la forme d'une bande transversale large et épaisse, reliant l'un à l'autre les deux hémisphères du cervelet.

Une section horizontale passant au dessus de la protubérance annulaire et du cervelet forme la limite inférieure de ce qu'on est convenu d'appeler *cerveau.*

La *moelle allongée,* appelée encore *bulbe rachidien* ou *myélencéphale,* est placée en dessous de la protubérance. Elle a une forme de cône dont la base touche la protubérance et dont le sommet se continue, sans ligne de démarcation, avec la moelle épinière. Elle repose sur la partie inférieure de la gouttière basilaire.

Toutes les parties comprises entre le cerveau, le cervelet et la moelle allongée sont encore désignées quelquefois sous le nom de *isthme de l'encéphale.*

Division embryologique. Cette division de l'encéphale n'est pas très rigoureuse. On admet généralement aujourd'hui, comme répondant mieux à nos connaissances actuelles, une division basée sur des considérations embryologiques.

Le système nerveux cérébro-spinal provient de l'ectoderme. De tous les systèmes de l'organisme c'est celui dont l'apparition est le plus précoce. Il apparaît, dès les premiers jours du développement embryologique, sous la forme d'une bandelette épaissie de l'ectoderme : la *plaque médullaire* ou *sillon neural.* Ce sillon ne tarde pas à se transformer, d'abord en *gouttière médullaire* ou *gouttière neurale* par le relèvement de ses deux bords et, plus tard, en *canal médullaire* ou *canal neural* par la rencontre et la fusion intime des deux bords de la gouttière, appelés aussi *bourrelets médullaires.* Le canal neural se trouve ainsi séparé de l'ectoderme dont il provient. Ce canal neural primitif subit, dans la suite, des modications considérables d'où vont sortir toutes les parties de l'axe cérébro-spinal de l'adulte.

A l'époque où le canal neural est encore ouvert dans sa partie postérieure ou médullaire, on voit se former, au niveau de son extrémité antérieure ou céphalique, trois dilatations appelées *vésicules cérébrales primitives.* On les désigne sous les noms de

Vésicule cérébrale antérieure, cerveau antérieur ou *prosencéphale.*

Vésicule cérébrale moyenne, cerveau moyen ou *mésencéphale.*

Vésicule cérébrale postérieure, cerveau rhomboïdal ou *rhombencéphale.*

Ces vésicules communiquent largement entre elles et communiquent en arrière avec la partie non fermée de la gouttière neurale. La cavité de ces vésicules n'est d'ailleurs que la partie antérieure élargie du canal central primitif.

Le système nerveux central se trouve à cette époque divisé en deux parties : les vésicules cérébrales qui vont donner naissance à toutes les parties de l'encéphale et la partie non fermée du canal neural d'où va sortir la moelle épinière. Les cavités des vésicules cérébrales deviendront les ventricules de l'encéphale ; ceux-ci communiqueront aussi avec le canal central de la moelle épinière.

Dans le cours du développement la vésicule cérébrale antérieure et la vésicule cérébrale postérieure se différencient encore.

La vésicule cérébrale antérieure ou prosencéphale produit, par évagination de la partie inférieure de ses parois latérales, les *vésicules optiques primaires* se séparant insensiblement de la vésicule cérébrale jusqu'à ce qu'elles ne lui restent plus unies que par un pédicule creux. De plus, la partie de la vésicule comprise en avant entre les deux pédicules optiques, connue sous le nom de *lame terminale embryonnaire primitive*, se développe en une vésicule secondaire plus ou moins séparée de la vésicule primitive par des échancrures latérales. Cette vésicule secondaire va devenir le *cerveau terminal* ou *télencéphale*, tandis que la partie postérieure de la vésicule primitive d'où dépendent les vésicules optiques devient le *cerveau intermédiaire* ou *diencéphale*.

La vésicule cérébrale postérieure ou rhombencéphale présente, en même temps que se forment en avant les vésicules optiques, un double étranglement de ses parois latérales la divisant en trois parties distinctes qui sont, de bas en haut : le *myélencéphale*, le *métencéphale* et l'*isthme du rhombencéphale*.

Ces six vésicules se sépareront encore plus nettement dans le cours du développement par des changements qui surviendront dans leur situation réciproque, changements dont on vous parlera plus longuement dans le cours d'embryologie.

Les modifications dont nous venons de parler intéressent surtout les parois des vésicules cérébrales. La cavité du canal neural primitif se modifie en même temps pour former les ventricules. La partie du canal primitif qui correspond au mésencéphale se rétrécit considérablement pour devenir l'*aqueduc de Sylvius* ou *aqueduc cérébral*. Cet aqueduc communique en arrière avec une partie élargie du canal qui correspond au rhombencéphale et qu'on appelle le *quatrième ventricule* dans lequel s'ouvre aussi le canal central de la moelle épinière. L'aqueduc de Sylvius se continue en avant avec le *troisième ventricule* qui appartient au cerveau intermédiaire, et, par là, il communique, de chaque côté, avec la partie élargie du canal primitif appartenant à chaque hémisphère cérébral : le *ventricule latéral*. Les ventricules latéraux communiquent avec le troisième ventricule par une partie rétrécie que l'on appelle le *trou de Monro* ou *trou interventriculaire*.

Cette division de l'encéphale se trouve nettement résumée dans le tableau suivant :

	STADE DES TROIS VÉSICULES CÉRÉBRALES PRIMITIVES	STADE DES SIX VÉSICULES CÉRÉBRALES SECONDAIRES
	Rhombencéphale (cerveau rhomboïdal)	I. Myélencéphale II. Métencéphale III. Isthme du rhombencéphale
ENCÉPHALE	**Mésencéphale** (cerveau moyen)	IV. Mésencéphale
	Prosencéphale (cerveau antérieur)	V. Diencéphale (cerveau intermédiaire) VI. Télencéphale (cerveau terminal).

L'encéphale se trouve donc formé de six parties distinctes, lesquelles, à un moment donné du développement embryologique, se présentent sous la forme de six anneaux nerveux placés au-dessus l'un de l'autre.

Chacun de ces anneaux peut être divisé par un plan frontal en une moitié antérieure et une moitié postérieure. La limite entre ces deux moitiés est indiquée de bonne heure par deux sillons longitudinaux existant sur les parois des cavités ventriculaires : les *sillons limitants des ventricules* que nous retrouverons plus tard sur l'encéphale de l'adulte.

Les sillons limitants des ventricules séparent en quelque sorte la partie motrice de l'axe nerveux de la partie sensitive ; tous les noyaux moteurs, à l'exception du noyau moteur dorsal du nerf vague, se trouvent, en effet, en avant ou en dedans du sillon limitant : tandis que toutes les masses grises en rapport avec les nerfs sensitifs périphériques se trouvent en arrière ou en dehors de ce sillon.

Ces six anneaux nerveux se transformeront, dans le cours du développement, pour donner naissance aux diverses parties constitutives de l'axe cérébro-spinal de l'adulte.

Le *myélencéphale* s'épaissit surtout dans sa partie ventrale et se transforme en *moelle allongée*. Au niveau de sa partie dorsale il s'amincit considérablement au point de se réduire à l'épithélium épendymaire. Celui-ci recouvrant une partie de la pie-mère va devenir la toile choroïdienne du quatrième ventricule.

Le *métencéphale* donne, dans sa partie dorsale, le *cervelet*, et, dans sa partie ventrale, la *protubérance annulaire* ou *pont de Varole*, reliée au cervelet par les pédoncules cérébelleux moyens.

II

L'*isthme du rhombencéphale* donne naissance, en arrière, à la valvule de VIEUSSENS et aux pédoncules cérébelleux supérieurs ; en avant, à la partie des pédoncules cérébraux qui correspond aux noyaux d'origine des deux nerfs pathétiques et au ganglion interpédonculaire.

Ces trois segments : le myélencéphale, le métencéphale et l'isthme du rhombencéphale, forment ensemble la partie de l'encéphale connue sous le nom de *rhombencéphale*. Le canal neural primitif qui correspond à ce rhombencéphale devient le *quatrième ventricule*.

Le *mésencéphale* produit les tubercules quadrijumeaux et la plus grande partie des pédoncules cérébraux. Il est traversé par l'*aqueduc de Sylvius*.

Sur la face interne du *diencéphale* et la partie voisine du *télencéphale*, jusqu'au niveau du récessus optique, existe un sillon nettement visible connu sous le nom de *sillon de Monro* ou *sillon hypothalamique*. Ce sillon n'est que la partie supérieure du sillon limitant des ventricules. Il divise le *diencéphale* en une partie ventrale : l'*hypothalamus* ou *région sous-thalamique* et une partie dorsale : le *thalamencéphale*. Ce thalamencéphale lui-même comprend trois parties :

a) le *thalamus* ou couche optique proprement dite ;

b) l'*épithalamus* comprenant le corps pinéal et la région de l'habénula ;

c) le *métathalamus*, nom sous lequel on désigne les deux corps genouillés.

La partie du canal neural primitif qui correspond au diencéphale devient le *troisième ventricule*.

Le *télencéphale* présente également une partie ventrale et une partie dorsale. La partie dorsale comprend le *pallium*, le *corps strié* et le bulbe olfactif avec ses dépendances formant ensemble le *rhinencéphale*.

Cette partie dorsale augmente considérablement de volume au point que sa masse l'emporte bientôt sur toutes les autres parties de l'encéphale. Ce développement exagéré intéresse surtout les parties latérales. Aussi celles-ci débordent-elles bientôt en avant, en haut et en arrière la partie médiane du cerveau terminal dont l'accroissement est moins rapide. Par suite de ce développement inégal, le télencéphale présente, sur la ligne médiane, une dépression profonde qui va devenir la scissure interhémisphérique séparant l'une de l'autre deux vésicules saillantes : les *vésicules hémisphériques* qui vont se transformer plus tard en hémisphères cérébraux.

La partie ventrale du télencéphale appartient à la région hypothalamique.

La cavité du télencéphale forme les *ventricules latéraux*.

L'*hypothalamus* comprend les corps mamillaires, l'éminence sacculaire de RETZIUS, le tubercule cendré avec l'infundibulum et la partie postérieure de l'hypophyse, le chiasma des nerfs optiques, le récessus optique et la lame terminale. Il appartient à la fois au diencéphale et au télencéphale. La limite entre ces deux parties n'est pas nettement établie. On considère généralement les corps mamillaires et l'infundibulum comme appartenant au diencéphale : c'est la *partie mamillaire* de l'*hypothalamus* ; tandis que l'hypophyse, le chiasma optique avec le récessus optique et la lame terminale en forment la *partie optique*.

Les trois parties proximales de l'encéphale, c'est-à-dire le mésencéphale, le diencéphale et le télencéphale, forment ensemble ce que dans le langage courant on désigne sous le nom de *cerveau*.

Pour la description macroscopique et microscopique de l'axe cérébro-spinal nous admettrons cette division naturelle que nous montre le développement embryologique ; nous décrirons donc successivement :

La moelle épinière ou moelle spinale.

Le myélencéphale ou moelle allongée.

Le métencéphale.

L'isthme du rhombencéphale.

Le mésencéphale ou cerveau moyen.

Le diencéphale ou cerveau intermédiaire et

Le télencéphale ou cerveau terminal.

Etude macroscopique.

I. La moelle épinière ou moelle spinale.

La moelle épinière est la partie de l'axe cérébro-spinal qui est située dans la cavité rachidienne. Elle se présente sous la forme d'une tige cylindrique de 40 à 45 centimètres de longueur. Au niveau du bord supérieur de l'atlas elle se continue directement avec la moelle allongée ; elle descend, chez l'homme adulte, jusque dans la région lombaire où elle se rétrécit brusquement pour se continuer avec le *filet terminal*.

Rapports avec la cavité rachidienne. La limite inférieure de la moelle n'est pas la même chez tous les individus. Elle oscille entre le bord inférieur du corps de la première et le bord inférieur du corps de la deuxième vertèbre lombaire.

La moelle épinière n'occupe donc pas, chez l'adulte, toute la *longueur* du canal vertébral. Il n'en a pas toujours été ainsi. Jusqu'au quatrième mois de la vie embryonnaire, elle s'étend depuis la première vertèbre cervicale jusqu'à la dernière vertèbre sacrée. Mais à partir de cette époque l'accroissement en longueur de la moelle épinière reste en retard sur l'accroissement de la colonne vertébrale. Par son extrémité supérieure la moelle spinale est fixée à la moelle allongée ; aussi semble-t-elle, dans le cours du développement, remonter insensiblement dans la cavité rachidienne. Au sixième mois de la vie intra-utérine le cône médullaire se trouve au commencement du canal sacré. Au moment de la naissance, la moelle ne descend plus que jusqu'au niveau de la troisième vertèbre lombaire, pour remonter encore jusqu'à la deuxième ou même la première vertèbre lombaire, qu'elle atteint au commencement de la deuxième année et où on la retrouve chez l'adulte.

La moelle épinière n'occupe pas non plus toute la *largeur* du canal vertébral. Entourée intimement par la pie-mère, elle flotte pour ainsi dire dans le liquide encéphalo-rachidien renfermé dans le sac arachnoïdien ou confluent cérébello-médullaire. L'arachnoïde est recouverte par la dure-mère et celle-ci est séparée de la face interne des os par du tissu conjonctif adipeux assez abondant et par les veines intra-rachidiennes.

Conformation externe. La moelle épinière ne constitue pas un cylindre parfait ; elle est aplatie légèrement d'avant en arrière, de telle sorte que son diamètre transversal l'emporte de 1 à 2 mm. sur son diamètre antéro-postérieur.

Elle ne présente pas non plus dans toute sa longueur une épaisseur uniforme, mais elle s'élargit considérablement dans la région cervicale, entre la quatrième vertèbre cervicale et la première vertèbre dorsale où elle présente le *renflement cervical* ; et dans la région thoracique, de la onzième vertèbre dorsale à la première vertèbre lombaire, où elle forme ce qu'on appelle le *renflement lombaire*.

Ces renflements correspondent exactement aux endroits où la moelle épinière fournit les nerfs périphériques pour les membres thoraciques et les membres abdominaux.

A partir de la partie la plus épaisse du renflement lombaire, la moelle épinière se rétrécit brusquement et se termine en cône : le *cône terminal* ou *cône médullaire*, auquel fait suite le *filet terminal*, cordon grêle d'une longueur de 20 à 25 centimètres et qui va se terminer sur la face postérieure du coccyx.

La face antérieure de la moelle épinière présente, sur la ligne médiane, un sillon longitudinal large et profond : la *fissure médiane antérieure*. Sur la face postérieure de la moelle on trouve un sillon médian beaucoup plus superficiel : le *sillon médian postérieur*. Ces sillons divisent la moelle en deux moitiés symétriques.

De chaque côté de la ligne médiane, à 2 ou 3 millimètres en dehors du sillon médian postérieur, on voit sortir de la moelle une série presque ininterrompue de troncs nerveux qui forment les racines postérieures des nerfs spinaux. Quand on arrache ces racines, on trouve sur la moelle un sillon longitudinal parallèle au sillon médian ; c'est le *sillon collatéral postérieur*. Les racines antérieures des nerfs spinaux sortent de la face antérieure de la moelle, un peu en dehors de la fissure médiane. Après les avoir enlevées, on trouve un sillon large et interrompu appelé *sillon collatéral antérieur*.

Les sillons que nous venons de décrire ont tous une direction longitudinale ; ils délimitent sur la face externe de la moelle épinière des faisceaux de fibres nerveuses qu'on appelle *cordons*. Il y a trois cordons dans chaque moitié de la moelle :

1e Le *cordon antérieur* limité par la fissure médiane antérieure et le sillon collatéral antérieur.

2o Le *cordon latéral* compris entre les deux sillons collatéraux d'une même moitié de la moelle.

3o Le *cordon postérieur* situé entre le sillon collatéral postérieur et le sillon médian postérieur.

Dans toute la longueur de la moelle cervicale, ce cordon postérieur est subdivisé en deux par un sillon surnuméraire : le *sillon paramédian* ; la partie externe du cordon postérieur prend le nom de *faisceau de Burdach* et la partie interne celui de *faisceau de Goll*.

De plus, dans la partie supérieure de la moelle cervicale on voit sortir du cordon latéral, un peu au-devant des racines postérieures des cinq ou six premiers nerfs cervicaux, une série de petits filets radiculaires qui se réunissent bientôt en un tronc unique remontant dans la cavité rachidienne jusqu'au niveau du trou occipital. Ce sont les filets radiculaires du *nerf accessoire de Willis* ou *nerf spinal*.

Après leur sortie de la moelle épinière, les racines antérieures et les racines postérieures des nerfs spinaux se réunissent en faisceaux. Chacun des faisceaux postérieurs, arrivé dans le trou intervertébral, présente sur son trajet un épaississement en forme de nœud appelé *ganglion spinal*, puis se réunit à un faisceau antérieur pour former un nerf mixte, à la fois sensitif et moteur.

Les ganglions des nerfs cervicaux, dorsaux et lombaires occupent les trous intervertébraux correspondants et portent donc encore à juste titre le nom de *ganglions intervertébraux*. Il n'en est pas de même pour les ganglions spinaux des nerfs sacrés et coccygien que l'on trouve dans la cavité rachidienne elle-même.

A l'époque où la moelle épinière occupe toute l'étendue du canal vertébral, les nerfs spinaux se dirigent horizontalement en dehors pour sortir du canal par les trous intervertébraux correspondants. Mais dans le cours de développement, l'accroissement en longueur de la moelle reste en retard sur l'accroissement correspondant du canal vertébral. Ce retard dans l'accroissement en longueur n'intéresse pas au même degré toutes les parties de la moelle. Dans la région cervicale, la moelle suit presque régulièrement le développement des vertèbres cervicales. Elle s'étend en moyenne jusqu'au niveau du ménisque situé entre la sixième et la septième vertèbre cervicale, aussi les racines des nerfs cervicaux se dirigent-elles plus au moins horizontalement vers les trous de conjugaison de la région cervicale. La partie dorsale de la moelle épinière suit moins régulièrement l'accroissement en hauteur des vertèbres dorsales. Elle descend, dans le canal vertébral, jusqu'en un point compris entre le bord inférieur de la dixième et celui de la onzième vertèbre dorsale. Aussi les racines des nerfs dorsaux, pour arriver aux trous de conjugaison de la colonne dorsale, parcourent-elles, dans le canal rachidien, un trajet dont la longueur augmente insensiblement depuis le premier jusqu'au douzième nerf dorsal. C'est surtout le développement en longueur de la moelle lombaire et de la moelle sacrée qui retarde sur celui des vertèbres correspondantes. Chez l'adulte, la moelle a quitté complètement la région sacrée et ne descend, dans le canal vertébral, que jusqu'au niveau du bord inférieur de la deuxième ou même de la première vertèbre lombaire. Les racines des nerfs lombaires, sacrés et coccygien, pour atteindre les trous de conjugaison par où elles doivent quitter le canal vertébral, descendent donc verticalement dans ce canal enveloppant le cône médullaire et le filet terminal. Cette partie inférieure de la moelle, entourée par ce volumineux paquet de racines, porte le nom de *queue de cheval*.

II. Le myélencéphale.

Arrivée au bord supérieur de l'atlas, la moelle épinière s'élargit insensiblement suivant tous ses diamètres, mais surtout suivant le diamètre frontal et devient *moelle allongée*, appelée encore *bulbe rachidien* ou *myélencéphale*.

Le myélencéphale est la partie de l'axe cérébro-spinal comprise entre la moelle épinière et la protubérance annulaire. Séparée en partie de la protubérance annulaire par un sillon horizontal, la moelle allongée se continue avec la moelle épinière sans ligne de démarcation précise. Elle repose sur la partie postérieure de la gouttière basilaire de l'os occipital et sur la partie supérieure de la membrane occipito-axoïdienne, qui la sépare du sommet de l'apophyse odontoïde de l'axis. Elle répond en arrière à la face antérieure du cervelet, au confluent sous-arachnoïdien postérieur ou confluent cérébello-médullaire, au bord postérieur du trou occipital et à l'espace assez large qui sépare l'occipital de l'arc postérieur de l'atlas. Cet espace, fermé par la membrane occipito-atloïdienne postérieure, constitue un rapport important. Par là, en effet, la moelle allongée est accessible à des instruments tranchants qui glisseraient le long de la face inférieure de l'occipital.

Conformation externe. Considérée dans son ensemble, la moelle allongée a la forme d'un cône à base supérieure tournée vers la protubérance annulaire et dont le sommet, dirigé en bas et un peu en arrière, se continue avec la moelle épinière. Elle a une longueur de trois centimètres et mesure, près de sa base, deux centimètres de largeur.

La *face antérieure* présente sur la ligne médiane un sillon longitudinal large et profond, continuation de la fissure médiane antérieure de la moelle épinière ; c'est la *fissure médiane antérieure du bulbe*. Quand on écarte les deux lèvres de cette fissure, on voit qu'elle est interrompue, dans sa partie inférieure, par des faisceaux entrecroisés de fibres nerveuses formant l'*entrecroisement* ou la *décussation des pyramides*.

Lorsque nous étudierons plus tard la structure interne de l'axe nerveux, nous verrons, dans chaque moitié du névraxe, un faisceau de fibres nerveuses provenir de cellules nerveuses d'une région déterminée de l'écorce cérébrale et descendre, à travers toutes les parties de l'axe cérébro-spinal, jusque près de l'extrémité inférieure de la moelle épinière. Ce faisceau porte le nom de *faisceau pyramidal*, *faisceau cérébro-spinal*, *voie pyramidale* ou *voie motrice centrale*.

Au niveau de la moelle allongée, les fibres de chaque voie pyramidale, réunies en un faisceau compact, font saillie sur la face antérieure du bulbe et forment, de chaque côté de la fissure médiane, un cordon blanc longitudinal, élargi en haut et rétréci en bas : la *pyramide du bulbe*. Près de l'extrémité inférieure de la moelle allongée, la plus grande partie des fibres de chaque pyramide passent la ligne médiane et s'entrecroisent avec celles du côté opposé, au fond de la fissure médiane, pour se rendre dans le cordon latéral de la moelle épinière. Les fibres non entrecroisées descendent directement dans la partie interne du cordon antérieur du côté correspondant de la moelle.

Ce sont les fibres pyramidales entrecroisées qui apparaissent dans la partie inférieure de la fissure médiane antérieure de la moelle allongée, quand on écarte les deux lèvres de cette fissure, et qui forment la *décussation des pyramides*, *l'entrecroisement des pyramides* ou *l'entrecroisement des fibres motrices cortico-spinales*.

En dehors de la pyramide existe un sillon longitudinal, continuation du sillon collatéral antérieur de la moelle épinière. De ce *sillon collatéral antérieur du bulbe* sortent dix à douze filets radiculaires, qui convergent les uns vers les autres et se réunissent pour constituer un nerf périphérique ; ce sont les filets d'origine du nerf *grand hypoglosse*.

Derrière le sillon collatéral antérieur on voit la continuation du cordon latéral de la moelle épinière, qui devient le *cordon latéral du bulbe*. Très large et très épais dans la moitié inférieure de la moelle allongée, ce cordon va en diminuant de volume vers la moitié supérieure. Dans cette partie supérieure il est considérablement réduit, il est séparé de la pyramide par une saillie oblongue, à grand diamètre vertical, appelée *olive*. L'olive est limitée à son extrémité inférieure, quelquefois même recouverte dans son quart ou son tiers inférieur, par des fibres en arcades à convexité inférieure plus ou moins apparentes d'après les individus ; elles portent le nom de *fibres arciformes externes*.

Le cordon latéral du bulbe a comme limite postérieure un sillon longitudinal, continuation directe du sillon collatéral postérieur de la moelle épinière : c'est le *sillon collatéral postérieur du bulbe*. Il est nettement visible, au moins dans sa moitié inférieure, sur la face latérale et, en partie aussi, sur la face postérieure de la moelle allongée. De toute la longueur de ce sillon, mais surtout de sa partie proximale, partent de nombreux filets radiculaires. A une petite distance de la moelle allongée, ces filets se réunissent en deux faisceaux nettement distincts constituant de haut en bas : le *nerf glosso-pharyngien* et le *nerf vague* ou *pneumo gastrique.*

Examinée par sa *face postérieure*, la moelle allongée présente une configuration différente dans sa moitié inférieure et dans sa moitié supérieure. Dans sa moitié inférieure, elle ressemble à la partie voisine de la moelle cervicale. On y retrouve : le sillon médian postérieur devenu large et profond, prenant le nom de *fissure médiane postérieure;* le cordon postérieur subdivisé par le sillon paramédian en faisceau de GOLL et faisceau de BURDACH ; le sillon collatéral postérieur et une partie du cordon latéral.

Dans sa moitié supérieure la configuration de la moelle allongée est toute autre. Les cordons postérieurs de la moelle *semblent* à ce niveau s'être écartés l'un de l'autre, en laissant entre eux un espace triangulaire à base supérieure et à sommet inférieur qui forme la partie inférieure ou le triangle inférieur du plancher du quatrième ventricule. Ce ventricule est la partie élargie du canal médullaire primitif sur toute la longueur du rhombencéphale. Il communique en bas avec le canal central de la moelle épinière et se continue en haut avec l'*aqueduc de Sylvius* du cerveau moyen.

Quand on met à découvert le plancher de ce ventricule, en enlevant le cervelet, on constate qu'il a une forme losangique et qu'il est formé à la fois par la face postérieure des pédoncules cérébraux au niveau de l'isthme du rhombencéphale, par la face postérieure de la protubérance annulaire et par la face postérieure de la moelle allongée. La partie qui correspond à la moelle allongée constitue son triangle inférieur. Ce triangle est limité, de chaque côté, par un faisceau blanc peu saillant, qui semble être la continuation directe du cordon postérieur de la moelle et qui se rend vers le cervelet. Ce faisceau porte le nom de *pédoncule cérébelleux inférieur.* Au moment où les cordons postérieurs de la moelle semblent s'écarter l'un de l'autre pour devenir pédoncules cérébelleux inférieurs et limiter le triangle inférieur du plancher du quatrième ventricule, ils présentent de chaque côté deux tubercules arrondis : l'un, interne, est situé dans l'épaisseur du faisceau

e Goll, c'est la *clava* ou le *noyau du faisceau de Goll* ; l'autre, externe
ccupe le faisceau de Burdach, on l'appelle *tubercule* ou *noyau du
isceau de Burdach.*

Les pédoncules cérébelleux inférieurs sont limités en dehors par
e sillon collatéral postérieur d'où sortent, ainsi que nous l'avons dit
lus haut, les filets radiculaires des nerfs glosso-pharyngien et pneumo-
astrique.

La surface triangulaire inférieure du plancher, limitée latéralement
ar les pédoncules cérébelleux inférieurs, est souvent désignée sous le
om de *calamus scriptorius.* Elle présente sur la ligne médiane une fis-
ure longitudinale. Près de la base du calamus on voit partir de cette
issure quelques fins cordons blancs dont la direction est excessive-
nent variable d'un cerveau à l'autre. Tantôt ils se dirigent horizonta-
ement en dehors, d'autres fois ils ont une direction oblique ascendante
u descendante. Arrivés à l'angle externe du plancher, ils contournent
e pédoncule cérébelleux inférieur et se rendent au noyau accessoire
du nerf acoustique. Ce sont les *stries acoustiques* ou *stries médullaires.*

De chaque côté de la fissure médiane, entre les stries acoustiques
et le sommet ou *bec* du calamus, on aperçoit en allant de dedans en
dehors :

1⁰ Une surface triangulaire blanche à base supérieure et à sommet
inférieur : l'*aile blanche interne.* A ce niveau on trouve, dans la profondeur du bulbe, les cellules d'origine des fibres du nerf hypoglosse ;
pour ce motif on désigne aussi cette aile blanche sous le nom de *trigone de l'hypoglosse.* Ce trigone est limité en dehors par un sillon longitudinal qui se prolonge sur la surface postérieure du pont de Varole :
c'est le *sillon limitant du plancher du quatrième ventricule.*

2⁰ Une surface triangulaire grise à base inférieure et à sommet
supérieur : l'*aile grise.* Cette aile grise correspond en grande partie à
un amas de cellules nerveuses constituant le noyau dorsal du nerf
vague ; aussi l'appelle-t-on encore : *trigone du vague.*

Au niveau de cette aile grise le plancher du quatrième ventricule
est légèrement déprimé ; cette dépression semble être, à première vue,
une partie élargie du sillon limitant et est connue sous le nom de
fossette inférieure ou *fossette du vague.*

3⁰ Une petite surface triangulaire blanche à base supérieure appelée *aile blanche externe* ; elle n'est que la partie inferieure d'une zone
blanche plus volumineuse qui se prolonge sur la face postérieure de

la protubérance annulaire. Cette zone, croisée par les stries médullaires, constitue un des noyaux de terminaison du nerf acoustique ; on l'appelle *région acoustique*, mieux encore *région vestibulaire* puisqu'elle correspond essentiellement au noyau principal de terminaison des fibres de la branche vestibulaire du nerf de la huitième paire.

La face postérieure de la moelle allongée se continue, sans ligne de démarcation, avec la face postérieure de la protubérance annulaire.

La face antérieure et les faces latérales de la moelle allongée sont séparées de la protubérance annulaire par un sillon horizontal plus ou moins profond d'où sortent : au dessus de la pyramide, les filets d'origine du nerf oculo-moteur externe ; au-dessus du sillon collatéral postérieur, les filets du facial et plus en arrière, ceux du nerf acoustique.

III. Le métencéphale.

Le métencéphale est formé de deux parties nettement distinctes l'une de l'autre : la *protubérance annulaire* ou *pont de Varole* du côté antérieur et le *cervelet* du côté postérieur.

A. **Protubérance annulaire** ou *pont de Varole.*

La *protubérance annulaire* se présente sous la forme d'une bande transversale large et épaisse. C'est un volumineux faisceau de fibres nerveuses à direction transversale. Elle est située au-devant du cervelet, au-dessus de la moelle allongée, au-dessous des pédoncules cérébraux appartenant au cerveau moyen. Elle repose sur la partie supérieure de la gouttière basilaire.

Latéralement cette bande transversale se rétrécit et s'arrondit pour s'enfoncer dans les hemisphères du cervelet. Cette partie rétrécie prend le nom de *pédoncule cérécelleux moyen* ou *bras du pont.* La limite entre la protubérance annulaire et le pédoncule cérébelleux moyen est conventionnelle. On admet généralement comme telle les racines du *nerf trijumeau* émergeant sur la partie latérale de la protubérance. Ce nerf présente deux faisceaux d'origine : un faisceau externe, épais et volumineux, qui constitue la racine sensitive, et un faisceau interne, beaucoup plus grêle, qui forme la racine motrice.

Face antérieure. Entre les deux nerfs trijumeaux la face antérieure de la protubérance annulaire présente une gouttière médiane longitudinale, le *sillon basilaire* correspondant au *tronc basilaire.* Ce tronc résulte de la réunion des deux artères vertébrales et monte entre la gouttière basilaire de la base du crâne et la face antérieure de la protubérance annulaire.

De chaque côté de la gouttière médiane, on voit une saillie longitudinale due au passage des fibres de la pyramide antérieure du bulbe à travers la protubérance.

Face postérieure. La face postérieure de la protubérance annulaire se continue, sans ligne de démarcation précise, avec la face postérieure de la moelle allongée et avec la partie supérieure du plancher du quatrième ventricule appartenant à l'isthme du rhombencéphale. Elle forme la partie moyenne ou partie intermédiaire du plancher du quatrième ventricule comprise entre la section des deux pédoncules cérébelleux moyens. Cette partie intermédiaire, unie à la partie supérieure dépendant de l'isthme du rhombencéphale — ou partie comprise entre les deux pédoncules cérébelleux supérieurs —, forme le triangle supérieur du plancher. Ce triangle est donc limité, de chaque côté, par la section du *pédoncule cérébelleux moyen*, appartenant au métencéphale et par le *pédoncule cérébelleux supérieur* formant une partie constitutive de l'isthme du rhombencéphale. Sur la ligne médiane de ce triangle supérieur on voit une fissure longitudinale qui se continue avec celle de la face postérieure de la moelle allongée. De chaque côté de cette fissure, on trouve une saillie oblongue à grand diamètre vertical : l'*éminence ronde* ou *éminence médiane*, large dans sa partie inférieure et rétrécie dans sa partie supérieure. Sa partie élargie est formée de deux tubercules : un externe et un interne. Le tubercule externe correspond au noyau d'origine du nerf oculo-moteur externe contourné par les branches radiculaires du nerf facial ; on pourrait le désigner sous le nom de *éminence faciale* ou *éminence de l'abducteur*.

L'éminence médiane se continue, sur la face postérieure du bulbe, avec l'aile blanche interne ou trigone de l'hypoglosse, en formant avec ce trigone ce que l'on désigne encore quelquefois sous le nom de *cordon rond*. Cette éminence est limitée en dehors par un sillon longitudinal qui se continue avec un sillon semblable de la face postérieure du bulbe : c'est le *sillon limitant* du quatrième ventricule. En dehors de ce sillon on rencontre l'extrémité supérieure de la région vestibulaire se continuant en bas avec l'aile blanche externe du myélencéphale. Au-dessus de cette région le sillon latéral s'élargit et se transforme en une petite dépression, appelée *fossette supérieure*.

Cette fossette correspond au noyau masticateur du nerf trijumeau ; on pourrait donc l'appeler *fossette du trijumeau*.

Au-dessus de la fossette supérieure se trouve une tache foncée, grisâtre, à contours mal définis appelée *locus cæruleus*.

B. **Cervelet.** Le *cervelet* est une partie volumineuse de l'encéphale. Il est placé en arrière de la moelle allongée et de la protubérance annulaire, en dessous des lobes postérieurs du télencéphale, dont il est séparé par un prolongement plus ou moins horizontal de la dure-mère cranienne appelé *tente du cervelet*. Il occupe les fosses occipitales inférieures. Il a une forme ovalaire à grand diamètre transversal et est légèrement aplati de haut en bas.

On distingue au cervelet une face supérieure, une face inférieure et une face antérieure.

Face supérieure. Examiné par sa face supérieure, le cervelet présente une incisure profonde au milieu de son bord postérieur et une incisure plus large et plus superficielle au milieu de son bord antérieur. Dans l'incisure postérieure s'engage un repli vertical de la dure-mère cranienne appelé *faux du cervelet*. Par son incisure antérieure, le cervelet correspond à la partie postérieure du cerveau moyen. Entre ces deux incisures on trouve, sur la ligne médiane, une crête antéro-postérieure très saillante en avant et s'effaçant peu à peu en arrière. Cette crête, divisée en anneaux par un grand nombre de sillons transverses, a reçu le nom de *ver supérieur*. Elle est séparée plus ou moins distinctement du reste du cervelet par deux sillons antéro-postérieurs incomplets, souvent même très peu marqués, et forme la face supérieure de ce qu'on appelle *lobe médian* du cervelet.

De chaque côté du lobe médian on tombe sur la face supérieure des *hémisphères* cérébelleux. Ces hémisphères sont parcourus par un grand nombre de sillons plus ou moins profonds, concentriques à l'incisure antérieure, divisant leur surface en lobules, en lames et en lamelles. Ces sillons donnent au cervelet un aspect lamelleux.

Face inférieure. Pour examiner le cervelet par sa face inférieure, il suffit de sectionner la moelle allongée vers sa partie inférieure.

Cette face inférieure présente, sur la ligne médiane, un sillon profond antéro-postérieur : la *grande scissure médiane du cervelet*. Au fond de cette scissure on tombe sur la face inférieure du lobe médian divisé en anneaux par un grand nombre de sillons transverses, d'où le nom de *ver inférieur*. Ce lobe médian est séparé de la face inférieure des hémisphères par deux sillons antéro-postérieurs très profonds.

De chaque côté de la grande scissure médiane, on trouve la face inférieure des hémisphères cérébelleux, parcourue par un grand nombre de sillons plus ou moins profonds concentriques à l'incisure antérieure. Ces sillons divisent cette face en lobules, en lames et en lamelles.

Les sillons les plus profonds des deux faces du cervelet, ainsi que les lobules qu'ils délimitent, ont reçu des noms particuliers, mais nos connaissances de la structure et surtout des fonctions du cervelet sont encore si incomplètes que, dans l'état actuel de la science, cette division et cette nomenclature n'ont guère d'importance. Le sillon le plus profond et le plus constant est le *grand sillon horizontal du cervelet* appelé encore *sillon circonférentiel de Vicq d'Azyr*. Il commence, de chaque côté, au pédoncule cérébelleux moyen, contourne tout le cervelet en longeant son bord postérieur et en empiétant un peu sur sa face inférieure ; ce sillon divise l'organe en un lobe supérieur et un lobe inférieur.

Face antérieure. Pour examiner le cervelet par sa face antérieure il faut le séparer des parties voisines et, pour cela, couper de bas en haut les pédoncules cérébelleux inférieurs qui le relient à la moelle allongée et à la moelle épinière, les pédoncules cérébelleux moyens qui l'unissent à la protubérance annulaire et les pédoncules cérébelleux supérieurs qui, partant du cervelet, s'enfoncent dans le cerveau moyen.

Cette face antérieure ainsi mise à nu présente, sur la ligne médiane et de haut en bas, l'extrémité antérieure du ver supérieur reposant sur une mince lamelle blanche : la *valvule de Vieussens*, étendue transversalement entre les deux pédoncules cérébelleux supérieurs. Sous la valvule de VIEUSSENS existe une partie déprimée, une espèce de cul de sac du quatrième ventricule, comprise entre la valvule et l'extrémité antérieure du ver inférieur. En dessous de celui-ci apparaît la grande scissure médiane de la face inférieure.

De chaque côté de la ligne médiane on trouve la surface de section des pédoncules cérébelleux supérieurs, et celle des pédoncules inférieurs fusionnée avec celle des pédoncules cérébelleux moyens. En dehors de ce dernier pédoncule commence le sillon circonférenciel de VICQ-D'AZYR, séparant le lobe supérieur du lobe inférieur. Près du pédoncule cérébelleux moyen, ce sillon est occupé par un petit lobule du cervelet nettement séparé des parties voisines et qu'on appelle : *lobule du pneumo-gastrique* ou *flocculus*.

III. L'isthme du rhombencéphale.

L'isthme du rhombencéphale est la partie de l'axe cérébro-spinal comprise entre le mésencéphale et le métencéphale. Nettement séparé du métencéphale et du mésencéphale pendant les premiers temps du développement embryologique, l'isthme du rhombencéphale présente des limites peu précises chez l'adulte. Chez l'embryon, cet isthme est formé d'une partie dorsale et d'une partie ventrale. La partie dorsale, d'où vont sortir la valvule de VIEUSSENS et les pédoncules cérébelleux supérieurs, se retrouve facilement chez l'adulte. La partie ventrale, au contraire, — qui correspond, chez l'adulte, à la partie inférieure des pédoncules cérébraux comprenant le noyau d'origine des nerfs pathétiques et le ganglion interpédonculaire — se fusionne avec la partie correspondante du cerveau moyen : nous la décrirons avec le mésencéphale. Il nous reste donc à étudier les *pédoncules cérébelleux supérieurs* et la *valvule de Vieussens*.

Les *pédoncules cérébelleux supérieurs* sortent des hémisphères cérébelleux sous la forme de deux cordons blancs aplatis. Ceux-ci se dirigent obliquement en haut et en dedans, en se rapprochant insensiblement l'un de l'autre et en limitant latéralement la partie supérieure du plancher du quatrième ventricule. Arrivés au mésencéphale, ces pédoncules s'enfoncent sous les éminences postérieures des tubercules quadrijumeaux.

La *valvule de Vieussens* est une mince lamelle blanche, de forme triangulaire, étendue entre les deux pédoncules cérébelleux supérieurs. Sa face postérieure est recouverte par l'extrémité antérieure du ver supérieur du cervelet, sa face antérieure forme la voûte ou le toit de la partie supérieure du quatrième ventricule. Son extrémité supérieure arrive jusqu'au cerveau moyen. Le bord inférieur se continue avec la substance blanche du cervelet immédiatemeut au-dessus de l'extrémité antérieure du ver inférieur, ses bords latéraux se continuent avec les pédoncules cérébelleux voisins.

Sur le bord latéral de cette valvule, près de son extrémité supérieure, on voit sortir du tronc cérébral un mince filet nerveux : le *nerf pathétique* ou quatrième paire des nerfs craniens.

Les pédoncules cérébelleux supérieurs sont séparés des pédoncules cérébelleux moyens par un sillon oblique, qui se continue en haut avec le sillon latéral du mésencéphale. De ce sillon oblique sort une mince lamelle blanche plus ou moins apparente ; celle-ci contourne de bas en haut le pédoncule cérébelleux supérieur pour pénétrer dans les éminences postérieures des tubercules quadrijumeaux. Elle est connue sous le nom de *ruban de Reil* ou *lemniscus latéral*. Nous verrons plus tard que les fibres constitutives de ce ruban de Reil appartiennent à une partie de la *voie acoustique centrale*, ou *voie acoustique bulbo-mésencéphalique* reliant les masses grises de la moelle allongée, dans lesquelles se terminent les fibres acoustiques périphériques, avec les masses grises des tubercules quadrijumeaux inférieurs. En dessous de cette lame blanche les pédoncules sont contournés par des fibres en arcades, plus ou moins apparentes, qui appartiennent au faisceau de Gowers ou faisceau médullo-cérébelleux ventral, et que Retzius a désignées sous le nom de *faisceaux arqués supérieurs de l'isthme du rhombencéphale*.

Quand on enlève la valvule de Vieussens, on tombe dans la partie supérieure du quatrième ventricule, dont la cavité va en se rétrécissant de bas en haut pour se continuer, au niveau des tubercules quadrijumeaux inférieurs, avec l'aqueduc de Sylvius du mésencéphale.

Le quatrième ventricule, au niveau de l'isthme du rhombencéphale, se trouve donc limité : en arrière, par la face antérieure de la valvule de Vieussens ; latéralement, par la face interne des pédoncules cérébelleux supérieurs et, en avant, par la partie inférieure de la face postérieure des pédoncules cérébraux présentant l'extrémité supérieure de l'éminence ronde, la fossette supérieure ou *fossette du trijumeau* et le *locus cœruleus*.

Le quatrième ventricule.

Le myélencéphale, le métencéphale et l'isthme du rhombencéphale sont les parties de l'axe nerveux de l'adulte qui proviennent de la transformation de la troisième vésicule cérébrale primitive ou *rhombencéphale*.

Entre le cervelet et la valvule de Vieussens d'une part, la moelle allongée, la protubérance annulaire et la partie inférieure des pédoncules cérébraux d'autre part, existe une partie élargie du canal neural primitif qui constitue le *quatrième ventricule*. Ce ventricule se continue en haut avec l'*aqueduc de Sylvius* du cerveau moyen ; il communique en arrière et en bas avec le canal central de la moelle épinière que nous décrirons plus tard.

On distingue au quatrième ventricule une face antérieure et un peu inférieure ou *plancher*, et une face postérieure et quelque peu supérieure, la *voûte* ou le *toit*.

Le plancher du quatrième ventricule est formé par la partie de la face postérieure des pédoncules cérébraux qui appartient à l'isthme du rhombencéphale, par la face postérieure de la protubérance annulaire et une partie de la face postérieure de la moelle allongée. Le toit semble constitué uniquement par la face antérieure de la valvule de VIEUSSENS et la face antérieure du cervelet.

Plancher. Pour mettre le plancher à nu, il faut enlever le cervelet avec la valvule de VIEUSSENS et, pour cela, sectionner les cordons blancs qui relient cet organe aux parties voisines, à savoir : les pédoncules cérébelleux supérieurs, les pédoncules cérébelleux moyens et les pédoncules cérébelleux inférieurs.

Ainsi mis à nu, le plancher du quatrième ventricule présente une forme losangique à grand diamètre vertical. On le divise en trois parties, par deux lignes horizontales passant au niveau du bord supérieur et du bord inférieur des pédoncules cérébelleux moyens.

La *partie supérieure du plancher* appartient à l'isthme du rhombencéphale ; elle a une forme triangulaire à la base inférieure et se trouve limitée, de chaque côté, par le pédoncule cérébelleux supérieur.

La *partie moyenne* ou *partie intermédiaire du plancher* correspond à la face postérieure de la protubérance annulaire ; elle a comme limite latérale la section du pédoncule cérébelleux moyen.

La *partie inférieure du plancher* appartient à la moelle allongée ; elle a une forme triangulaire à base supérieure et elle est longée, de chaque côté, par le pédoncule cérébelleux inférieur.

L'extrémité supérieure du plancher se continue avec l'aqueduc de SYLVIUS et l'extrémité inférieure avec le canal central de la moelle épinière.

Nous avons vu les particularités que présente ce plancher et que nous résumons en quelques mots. Sur la ligne médiane existe une fissure longitudinale correspondant à la grande diagonale du losange et s'étendant de l'angle inférieur à l'angle supérieur. A la limite de la protubérance et du bulbe, on voit les fins cordons blancs, à direction plus ou moins transversale, connus sous le nom de *stries acoustiques* ou *stries médullaires*. La partie inférieure présente de dedans en dehors : le trigone de l'hypoglosse, le sillon limitant avec la fossette inférieure, fossette ou trigone du vague, limité en haut par la partie inférieure de la région vestibulaire. Au niveau de la partie supérieure, on trouve les éminences rondes avec les éminences de l'abducteur, le sillon limitant avec la fossette supérieure, la partie supérieure de la région vestibulaire et le *locus cæruleus*.

Toit. Dans la partie supérieure, au niveau de l'isthme du rhombencéphale, le *toit* du quatrième ventricule est formé par la face antérieure de la *valvule de Vieussens*.

Comme voûte de la partie intermédiaire et de la partie inférieure du quatrième ventricule on trouve, entre la face antérieure du cervelet et la face postérieure de la protubérance annulaire unie à la face postérieure de la moelle allongée, en soulevant doucement le bord postérieur du cervelet, une membrane triangulaire à base supérieure et à sommet inférieur appelée *toile choroïdienne* du quatrième ventricule. Cette membrane est une dépendance de la *pie-mère*, enveloppe conjonctive recouvrant intimement la face externe de tout l'axe cérébro-spinal. La face profonde de cette membrane triangulaire est tapissée par un revêtement épithélial qui représente la partie amincie du toit primitif et qui fait suite : en avant, à l'extrémité antérieure du ver inférieur ; latéralement, à l'épithélium qui recouvre les bords internes libres des pédoncules cérébelleux inférieurs ; en arrière, à l'épithélium du canal central de la moelle épinière.

Pour bien comprendre la constitution de cette voûte, rappelons que le quatrième ventricule n'est, embryologiquement, qu'une partie élargie du canal neural primitif. Au niveau du métencéphale, la paroi postérieure de cette partie élargie s'épaissit considérablement et se transforme en cervelet. La valvule de VIEUSSENS représente la paroi postérieure de ce canal au niveau de l'isthme du rhombencéphale. Le long de la partie supérieure de la moelle allongée, la voûte primitive s'amincit au contraire considérablement et prend le nom de *membrane obturatrice*.

Réduite, sur la ligne médiane, au simple revêtement épithélial qui tapisse toute l'étendue du canal central, cette voûte est plus épaisse sur les côtés, où elle se continue insensiblement avec les parties latérales du bulbe. C'est cette partie épaissie qui persiste, quand on enlève la toile, et qui constitue ce que l'on désigne sous les noms de *tænia*, *ligula* ou *ponticulus*. Cette voûte amincie est recouverte par la pie-mère. Celle-ci, en se développant, repousse devant elle la membrane obturatrice dans la cavité ventriculaire jusqu'au niveau des stries acoustiques. C'est cette partie réfléchie de la pie-mère, recouverte par l'épithélium du canal central ou *épithélium épendymaire*, qui constitue le *toile choroïdienne*. Dans l'épaisseur de la pie-mère se développe, de chaque côté de la ligne médiane, une série de houppes vasculaires formées d'artérioles pelotonnées qui forment les *plexus choroïdes medians*. Arrivés près du bord antérieur de la toile choroïdienne, ces deux plexus s'écartent transversalement l'un de l'autre, sortent du quatrième ventricule par les trous de LUSCHKA et s'étendent jusqu'en dessous du lobule du pneumo-gastrique du cervelet, entre ce lobule et les fibres radiculaires du nerf pneumo-gastrique. Là, ils deviennent apparents sur la face antérieure du tronc cérébral et se réunissent avec d'autres houppes vasculaires qui longent le bord antérieur de la toile. Cette double série transversale de houppes vasculaires constitue, de chaque côté, le *plexus choroïde latéral*.

Le quatrième ventricule, interposé entre l'aqueduc de SYLVIUS et le canal central de la moelle épinière, constitue primitivement une cavité close sans communication avec les espaces sous arachnoïdiens. Après la naissance il n'en est plus ainsi. Quand on écarte doucement la moelle allongée de la face antérieure du cervelet, en détruisant les quelques filaments conjonctifs étendus entre ces deux organes, on voit que la toile choroïdienne, qui ferme en arrière le quatrième ventricule, est percée d'un orifice assez étendu et à contours quelque peu irréguliers, c'est le *trou de Magendie* qui fait communiquer le quatrième ventricule avec le *confluent sous-arachnoïdien postérieur*, cavité sous-arachnoïdienne comprise à ce niveau entre l'arachnoïde et la pie-mère. Un autre orifice existe, au niveau de chaque angle latéral du ventricule, en dessous du bord inférieur du pédoncule cérébelleux moyen : c'est le trou de LUSCHKA ; il donne passage à une partie des plexus choroïdes latéraux et il fait communiquer également le quatrième ventricule avec les cavités sous-arachnoïdiennes.

IV. Le mésencéphale.

Le cerveau moyen ou mésencéphale est la partie de l'encéphale comprise entre le cerveau intermédiaire ou diencéphale, placé en haut et en avant, et l'isthme du rhombencéphale situé en bas et un peu en arrière. On le désigne encore sous le nom de région des pédoncules cérébraux et des tubercules quadrijumeaux.

Face antérieure. Quand on examine un tronc cérébral par sa face antérieure, on voit, au-dessus de la protubérance annulaire, deux cordons blancs, larges et volumineux, sortir de cette protubérance, un peu en arrière de son bord supérieur. Ils se dirigent obliquement en haut, en avant et en dehors, en s'écartant angulairement l'un de l'autre et, après un trajet d'environ 15 millim., ils disparaissent à la face inférieure du diencéphale uni au télencéphale. Ces cordons blancs portent le nom de *pédoncules cérébraux*.

Les pédoncules cérébraux laissent entre eux un espace triangulaire à base supérieure nommé *espace, trigone* ou *fosse interpédonculaire*. Cette fosse est fermée par une lame de substance grise, traversée par un grand nombre d'orifices pour le passage de vaisseaux sanguins ; elle porte le nom de *lame* ou *substance perforée postérieure*.

Au point de réunion de la face interne du pédoncule cérébral avec la substance perforée postérieure existe un sillon longitudinal d'où sortent un grand nombre de filets radiculaires ; ceux-ci se réunissent bientôt pour former le tronc du *nerf oculo-moteur commun*.

Face postérieure. Examiné par sa face postérieure, le tronc cérébral présente, immédiatement au-dessus de l'incisure antérieure du cervelet, quatre éminences arrondies en forme de mamelons, deux supérieures et deux inférieures, qui constituent les *tubercules quadrijumeaux*. Les éminences inférieures sont un peu plus petites que les supérieures. Elles sont séparées l'une de l'autre par un sillon crucial.

De chacun des quatre tubercules part un faisceau blanc qui se dirige en avant et en dehors : ce faisceau porte le nom de *bras* des tubercules quadrijumeaux. Le sillon transverse se prolonge latéralement entre les deux bras et prend le nom de *sillon interbrachial*.

Face latérale. Vu par sa face latérale, le tronc cérébral présente, au niveau du cerveau moyen, un sillon longitudinal : le *sillon latéral du mésencéphale* séparant la région des tubercules quadrijumeaux de celle des pédoncules cérébraux.

Au devant de ce sillon on voit la face externe du pédoncule cérébral ; derrière ce sillon apparaissent les bras des tubercules quadrijumeaux avec le sillon interbrachial.

Le sillon interbrachial s'arrête au niveau d'une saillie fusiforme d'environ un centimètre de longueur et appartenant au diencéphale : le *corps genouillé interne*. Le bas antérieur des tubercules peut se poursuivre jusque en dessous de la bandelette optique. En dessous du bras postérieur des tubercules quadrijumeaux, le sillon latéral du mésencéphale se continue avec le sillon longitudinal qui sépare le pédoncule cérébelleux moyen du pédoncule cérébelleux supérieur.

Nous verrons plus tard, en étudiant les coupes transversales, que le mésencéphale est traversé, dans toute sa longueur, par une partie rétrécie du canal neural primitif à laquelle on a donné le nom de *aqueduc cérébral* ou *aqueduc de Sylvius*. Cet aqueduc de SYLVIUS communique en haut avec le ventricule médian du cerveau intermédiaire et se continue en bas avec l'extrémité supérieure du quatrième ventricule. Il relie ainsi les deux ventricules l'un à l'autre. Il représente lui-même une cavité fusiforme, élargie au milieu et rétrécie à ses deux extrémités. RETZIUS a proposé de lui donner pour ce motif le nom de *ventricule du mésencéphale*.

V. Le diencéphale.

Le cerveau intermédiaire ou diencéphale est la partie de l'axe cérébro-spinal comprise entre le cerveau moyen et le cerveau terminal. Chez l'adulte ses limites ne sont guère précises. Il se confond en bas avec le mésencéphale, tandis qu'en avant il se fusionne intimement avec les parties constitutives du télencéphale. Il comprend les couches optiques, les corps genouillés, les bandelettes optiques, les corps mamillaires, le tubercule cendré, le corps pinéal, l'habénula et le troisième ventricule.

Division. Sur la face latérale de la cavité ventriculaire du diencéphale se trouve un sillon à direction antéro-postérieure : le *sillon de Monro* ou *sillon hypothalamique*. Il commence au niveau de l'orifice supérieur de l'aqueduc de SYLVIUS et s'étend jusque dans le récessus optique. Ce sillon représente la partie du *sillon limitant des ventricules* qui appartient au diencéphale. La partie de l'axe nerveux placée en dessous du sillon de MONRO appartient à la fois au diencéphale et au télencéphale ; on la désigne sous le nom de *hypothalamus* ou *région sous-thalamique*. La partie située au-dessus du sillon de MONRO appartient au diencéphale seul ; on la désigne sous le nom de *thalamencéphale*.

Thalamencéphale. Le thalamencéphale est formé de trois parties : le *thalamus* ou *couche optique*, le *méthalamus* ou *corps genouillés* et l'*épithalamus* comprenant le *corps pinéal* et l'*habénula* avec les parties immédiatement voisines.

Le **thalamus** ou *couche optique* forme la partie principale du cerveau intermédiaire. On donne le nom de couches optiques à deux noyaux volumineux formés de substance grise. On les appelle aussi *ganglions gris*.

Lorsque nous étudierons la structure interne de l'axe cérébro-pinal, nous verrons que tout le système nerveux central est formé de deux substances macroscopiquement et microscopiquement diffé-rentes : la *substance grise* et la *substance blanche*. La substance blanche est formée principalement de fibres nerveuses ; c'est l'élément con-ducteur. La substance grise, au contraire, est formée à la fois de fibres nerveuses et de cellules nerveuses ; les cellules nerveuses forment cependant sa partie essentielle, elles constituent l'élément principal, l'élément le plus important de tout le système nerveux. Les couches optiques étant des ganglions gris sont donc constituées essentiellement de cellules nerveuses.

Elles se présentent sous la forme de deux corps massifs, allongés, à grand diamètre antéro-postérieur, situés près de la base du cerveau. Avec les noyaux lenticulaires et les noyaux caudés, ganglions gris qui appartiennent au cerveau terminal, les couches optiques forment ce qu'on appelle communément les *ganglions de la base*.

Chaque couche optique présente à examiner une face supérieure, une face inférieure, une face externe, une face interne et deux extré-mités.

La *face supérieure* est libre ; elle est divisée, par un sillon oblique appelé *sillon choroïdien*, en une partie externe appartenant au plancher du ventricule latéral et une partie interne contribuant à limiter le ventricule médian. Nous verrons plus tard que c'est dans ce sillon choroïdien que vient s'appliquer le bord externe de la toile choroï-dienne longé par le plexus choroïde latéral.

La *face interne* est libre aussi. Elle limite, avec la face interne de la couche optique du côté opposé, une partie élargie du canal médul-laire primitif constituant le *ventricule médian* ou *troisième ventricule*. Cette surface est grise. Entre les deux couches optiques est tendue une mince lamelle grise également qu'on appelle *commissure grise*, *commissure molle* ou *commissure moyenne*. Cette commissure traverse la partie moyenne du ventricule médian ; elle fait quelquefois complè-tement défaut.

La *face externe* répond, en haut, à la partie moyenne ou corps du noyau caudé ; en bas, elle est séparée du noyau lenticulaire par une masse de substance blanche qui constitue le bras postérieur de la *capsule interne*.

La *face inférieure* répond aux parties constitutives de la région sous-thalamique et, par là, au pédoncule cérébral.

Les couches optiques sont amincies en avant, elles s'élargissent considérablement en arrière, puis se rétrécissent brusquement, se recourbent en bas, en avant et en dedans pour se continuer avec les bandelettes optiques. A l'endroit le plus rétréci elles présentent un petit renflement fusiforme qu'on appelle *corps genouillé externe*.

Chaque couche optique, avec la bandelette optique correspondante, décrit une anse à concavité antérieure, embrassant l'extrémité supérieure du pédoncule cérébral. C'est par la concavité de cette anse que passent les fibres nerveuses qui doivent relier le pédoncule cérébral au cerveau terminal.

Nous avons vu que la face supérieure de chaque couche optique est libre ; cette face est blanche parce qu'elle est recouverte par une mince couche de fibres myéliniques. Elle est séparée de la face grise interne par un bord tranchant. Au niveau de ce bord on trouve un cordon blanc qui s'épaissit d'avant en arrière et qu'on appelle *strie médullaire de la couche optique* ou *habénula*. Cette strie est légèrement renflée en arrière. Cette partie renflée porte le nom de *ganglion de l'habénula*.

La face supérieure de la couche optique est limitée en dehors par un sillon assez net qui la sépare du noyau caudé et dans lequel on trouve une veine volumineuse, la *veine du corps strié* ou *veine terminale*, un épaississement de l'épithélium épendymaire appelé *lamina affixa* et un faisceau blanc : la *bandelette semi-circulaire* ou *strie terminale*.

L'extrémité antérieure de la couche optique est libre ; elle aide à circonscrire, avec le pilier antérieur de la voûte à trois piliers, un orifice circulaire, le *trou de Monro* ou *trou interventriculaire*, faisant communiquer, de chaque côté, le ventricule latéral avec le troisième ventricule.

Au niveau de cette extrémité antérieure on trouve, sur la face supérieure de la couche optique, une éminence arrondie : le *tubercule antérieur*.

L'extrémité postérieure de la couche optique se renfle et surplombe la partie supérieure du cerveau moyen en formant le *pulvinar*. Sous le pulvinar, chaque couche optique se rétrécit brusquement, se dilate au niveau du corps genouillé externe et se continue avec la bandelette optique. Celle-ci contourne le pédoncule cérébral et se rencontre sur la ligne médiane, à la face inférieure de l'encéphale, avec la bandelette optique du côté opposé. Là, les deux bandelettes présentent un entrecroisement partiel de leurs fibres coustitutives : le *hiasma des nerfs optiques* d'où partent les nerfs optiques.

Le **méthatalamus** comprend les corps genouillés externes et internes.

Le *corps genouillé externe* ou *latéral* constitue un petit renflement ovoïde situé sur le trajet de la bandelette optique, immédiatement en dessous de la partie postérieure renflée de la couche optique ou *pulvinar*. Le faisceau blanc qui relie ce corps genouillé à la bandelette optique porte le nom de *racine externe*.

Le *corps genouillé interne* ou *médian* est une petite masse grise de forme ovoïde située en dedans du corps genouillé externe, à l'endroit où le sillon interbrachial du mésencéphale rencontre les parties constitutives du cerveau intermédiaire. Il est relié à la bandelette optique correspondante par un petit faisceau blanc qui forme la *racine interne* de cette bandelette.

L'**épithalamus** est formé principalement par le corps pinéal et l'habénula.

La *glande pinéale* ou *épiphyse*, mieux appelée *corps pinéal*, est un petit corps grisâtre de 8 à 10 millimètres de longueur situé au-dessus et un peu au-devant des tubercules quadrijumeaux ; il repose sur la partie antérieure élargie du sillon médian longitudinal des mêmes tubercules. De la partie antérieure de ce corps part, de chaque côté, un petit cordon blanc qui se perd sur la face interne de la couche optique en se continuant avec le ganglion de l'habénula : ce sont les *pédoncules du corps pinéal* formant la *commissure des ganglions de l'habénula*, appelée quelquefois encore *commissure supérieure*.

L'habénula. Sur la face interne de chaque optique, tout près de son bord supérieur, on trouve une strie saillante à direction antéro-postérieure connue sous le nom de *strie médullaire* ou *habénula*. Cette strie augmente insensiblement de volume, et, arrivée dans le voisinage du pédoncule du corps pinéal, présente une partie triangulaire renflée appelée *ganglion* ou *trigone de l'habénula*. Ce trigone se trouve relié au corps pinéal par le faisceau blanc que nous avons décrit plus haut sous le nom de *pédoncule du corps pinéal*.

Hypothalamus. La région sous-thalamique ou l'hypothalamus appartient à la fois au diencéphale et au télencéphale ; elle est séparée nettement du thalamencéphale par le sillon de MONRO ou sillon hypothalamique.

L'hypothalamus comprend : les corps mamillaires, le tubercule

3

cendré avec l'infundibulum, la tige pituitaire et l'hypophyse, le chiasma des nerfs optiques, le récessus optique et la lame terminale. Les corps mamillaires et une partie du tubercule cendré appartiennent seuls au diencéphale ; ils forment la *partie mamillaire* de la région sous-thalamique.

Les autres parties constitutives de l'hypothalamus appartiennent au télencéphale et forment la *partie optique* de la région sous-thalamique. Chez l'adulte, la limite entre ces deux parties de l'hypothalamus est difficile à établir, aussi décrit-on avec le diencéphale toutes les parties constitutives de l'hypothalamus comme formant le plancher du troisième ventricule.

Troisième ventricule. La partie du canal neural primitif qui correspond au cerveau intermédiaire devient le *troisième ventricule* ou *ventricule médian*. Celui-ci est situé sur la ligne médiane entre les faces internes des deux couches optiques.

Le *plancher* de ce ventricule présente sur sa face externe, en allant du mésencéphale vers le télencéphale, une mince lamelle grise qui se continue, en arrière, avec la substance interpédonculaire et qui s'étend, en avant, jusqu'au niveau d'une petite dépression en forme d'entonnoir visible à la base du cerveau, en arrière du chiasma des nerfs optiques, et connue sous le nom d'*infundibulum* ou *récessus de l'infundibulum*. La paroi postérieure de cet infundibulum, légèrement bombée du côté de la base du cerveau, forme le *tubercule cendré*. Cette dépression du plancher du ventricule médian se rétrécit insensiblement et se continue par un petit cordon grêle, appelé *tige pituitaire,* auquel est suspendu l'*hypophyse*.

Derrière l'hypophyse et au devant de la substance interpédonculaire, on trouve, à la base du cerveau, sur la face inférieure de la lame grise qui sert de plancher au ventricule médian, deux éminences blanches légèrement allongées dans le sens transversal : les *corps mamillaires*.

Au-devant de l'infundibulum se trouve le chiasma des nerfs optiques. Celui-ci semble refouler un peu en haut le plancher du troisième ventricule produisant ainsi, du côté de la cavité ventriculaire, une crête transversale séparant le récessus de l'infundibulum, qui est en arrière du chiasma, d'une dépression située au-devant du chiasma et connue sous le nom de *récessus optique*. Ce récessus optique est limité en avant par une mince lamelle blanche, la *lame terminale*, étendue

ntre la partie déprimée du récessus optique et l'extrémité effilée ou
ec du corps calleux.

Le *toit* du ventricule médian est formé, en arrière, par le bord
ntérieur du *corps pinéal*, présentant une dépression plus ou moins
»rofonde appelée *récessus du corps pinéal*.

En dessous de ce bord, entre lui et l'orifice antérieur de l'aque-
luc de SYLVIUS, on trouve une lamelle blanche quelque peu enroulée
»ur elle-même : c'est la *commissure postérieure du cerveau*, en dessous
le laquelle on voit l'orifice évasé, en forme d'entonnoir, par lequel le
croisième ventricule se continue avec l'aqueduc cérébral. Au-devant
le l'épiphyse, le toit n'est plus formé que par simple couche de cel-
ules épithéliales représentant l'épithélium épendymaire. Cet épithélium, recouvert en dehors par la pie-mère, a été, dans le cours du
développement, refoulé par celle-ci à l'intérieur du cerveau intermédiaire. Ce prolongement de la pie-mère recouvert par l'épendyme
porte le nom de *toile choroïdienne antérieure* ou *toile choroïdienne du
troisième ventricule*. Le bord latéral de cette toile est longé par le plexus
choroïde latéral qui s'applique dans le sillon choroïdien de la couche
optique. A ce niveau, l'épithélium épendymaire de la voûte à trois
piliers passe au-dessus du plexus choroïde pour se continuer avec celui
de la face supérieure des couches optiques formant la *lamina affixa* ;
le ventricule médian se trouve ainsi nettement séparé des ventricules
latéraux.

En arrière, le troisième ventricule communique avec l'aqueduc de
SYLVIUS.

Il est limité, en avant, par les piliers antérieurs de la voûte à trois
piliers appartenant au cerveau terminal. Entre ces piliers et l'extrémité antérieure de la couche optique on trouve, de chaque côté, le trou
de MONRO ou *trou interventriculaire*.

VII. Le télencéphale.

Le cerveau terminal ou télencéphale constitue la partie la plus
volumineuse du système nerveux cérébro-spinal englobant complètement le diencéphale. Il est situé dans la boîte cranienne, au-dessus
du cervelet, de la protubérance annulaire et du cerveau moyen,
occupant toute l'étendue de cette boîte à l'exclusion de la gouttière
basilaire et des fosses occipitales inférieures.

Division. Le cerveau terminal, comme les autres segments constitutifs de l'encéphale, est formé d'une partie ventrale et d'une partie dorsale séparées l'une de l'autre par l'extrémité antérieure du sillon limitant des ventricules ou sillon de MONRO.

La partie ventrale du télencéphale, considérablement réduite, forme la partie optique de la région sous-thalamique ; elle comprend l'infundibulum avec l'hypophyse, le chiasma des nerfs optiques, le récessus optique et la lame terminale. Nous l'avons décrite avec le diencéphale comme partie constitutive du plancher du troisième ventricule.

La partie dorsale du télencéphale a pris un developpement extraordinaire, au point qu'elle forme presque la totalité du cerveau terminal. Elle comprend le *corps strié*, le *pallium* ou manteau et le *rhinencéphale*. Avant d'aborder l'étude de ces trois parties essentielles du télencéphale, nous donnerons une description de la conformation extérieure du cerveau terminal considéré dans son ensemble.

Conformation externe du télencéphale.

Le cerveau terminal est divisé en deux moitiés plus ou moins symétriques, appelées *hémisphères*, par un sillon médian profond : la *grande fissure médiane interhémisphérique*. Cette fissure est complète dans le quart antérieur et le quart postérieur du cerveau terminal. Elle est incomplète, au contraire, dans les deux quarts moyens. Au fond de cette fissure on trouve, à ce niveau, une large bande de fibres transversales ou commissurales. Ces fibres unissent les deux hémisphères et constituent par leur ensemble le *corps calleux*.

Chacun des hémisphères présente une face externe convexe, une face interne plane et une face inférieure irrégulière. Ces faces ne sont pas lisses, mais sont parcourues par un grand nombre de *sillons* plus ou moins profonds, délimitant des saillies plus ou moins flexueuses appelées *circonvolutions*. Au premier aspect ces sillons et ces circonvolutions semblent répartis sans ordre sur la surface des hémisphères. Un examen attentif montre cependant que certains de ces sillons se retrouvent d'une façon constante et avec des caractères identiques sur tous les cerveaux que l'on examine, tandis que d'autres sont plus variables. Cette remarque permet déjà de classer les sillons en deux groupes : des *sillons constants* ou *typiques* et des *sillons inconstants* ou *atypiques*.

En étudiant, dans le cours du développement, le mode d'apparition des sillons typiques ou constants, on constate que, jusque vers la fin du cinquième mois de la vie intra-utérine, la face externe des hémisphères cérébraux est lisse et régulière. A l'exception de la fissure de SYLVIUS, dont l'apparition est plus précoce et dont le mode de formation est tout à fait particulier, les premiers sillons qui apparaissent présentent tous ce caractère commun de refouler complètement, jusque dans la cavité ventriculaire, toute la paroi des vésicules hémisphériques, de telle sorte qu'à chacun de ces sillons externes correspond, dans le ventricule, une saillie interne. Ces sillons portent le nom de *sillons complets*, de *fissures*, ou bien, à cause de leur apparition précoce, de *sillons primaires* ou *sillons principaux*. Ces sillons apparaissent pendant la fin du cinquième et le commencement du sixième mois de la vie embryonnaire. D'autres sillons surviennent dans le courant du sixième mois ; ils n'intéressent que les couches superficielles de l'écorce cérébrale et ne s'étendent pas jusqu'aux parois des ventricules. On les appelle *sillons secondaires*, *sillons accessoires* ou *sillons incomplets*.

Les sillons de la surface des hémisphères cérébraux se divisent donc, d'après leur importance, en trois groupes :

A. Les sillons constants primaires ou principaux.

B. Les sillons constants secondaires ou accessoires.

C. Les sillons inconstants, atypiques ou tertiaires.

A. Sillons primaires ou principaux.

Les sillons primaires sont au nombre de six, dont cinq sont en même temps des *sillons complets* ou des *fissures*.

1° La *fissure latérale du cerveau* ou *fissure de Sylvius* commence sur la face inférieure de chaque hémisphère, tout près de la ligne médiane, près du bord latéral de la substance perforée antérieure ; elle se dirige en dehors, contourne le bord externe de la face inférieure, remonte sur la face externe qu'elle parcourt obliquement en haut et en arrière et s'y termine approximativement à la réunion du tiers moyen avec le tiers postérieur de chaque hémisphère. Un peu au-dessus du bord inférieur de la face externe, la fissure de SYLVIUS émet deux branches plus courtes qui se rendent dans le lobe frontal ; l'une a une direction horizontale et se dirige directement en avant, c'est le *rameau horizontal antérieur* ; l'autre prend une direction verticale : c'est le *rameau ascendant antérieur*. La partie de la fissure de SYLVIUS que l'on trouve sur la face externe de l'hémisphère, derrière le rameau ascendant antérieur, est souvent désignée sous le nom de *rameau horizontal postérieur*.

La fissure de SYLVIUS est large et profonde. Quand on écarte les deux lèvres qui limitent cette fissure, on trouve le fond occupé par une partie repliée de la surface hémisphérique parcourue par des sillons et des circonvolutions et qui porte le nom d'*insula de Reil*.

Cette fissure de SYLVIUS est un véritable *sillon complet* en ce sens qu'elle refoule, dans l'intérieur de la cavité ventriculaire, la paroi des vésicules hémisphériques. Cette partie refoulée constitue le *corps strié*.

2° Le *sillon de Rolando* ou *sillon central* existe sur la face convexe de l'hémisphère. Il commence au niveau de la fissure médiane interhémisphérique, environ au point de réunion du tiers postérieur avec les deux tiers antérieurs de l'hémisphère. De là, il se dirige obliquement en bas et en avant pour se terminer un peu au-dessus de la fissure de SYLVIUS, dans l'angle rentrant formé par le rameau horizontal postérieur et le rameau ascendant ou vertical de cette fissure.

Le sillon de ROLANDO n'est pas un sillon complet ; on le considère comme un sillon primaire ou principal à cause de son apparition précoce.

3° La *fissure pariéto-occipitale*. Elle existe à la fois sur la face externe et sur la face interne de chaque hémisphère, à environ 4 ou 5 centimètres au-devant du pôle occipital. La partie la plus développée de cette fissure se trouve sur la face interne de l'hémisphère. On la désigne sous le nom de *fissure perpendiculaire interne*. Elle commence au bord supérieur de l'hémisphère cérébral, descend verticalement en bas et se réunit avec une autre fissure située plus bas et appelée *fissure occipitale horizontale* ou *fissure calcarine*. Sur la face externe de l'hémisphère on trouve une dépression transversale, longue de 1 à 2 centimètres, se continuant avec la fissure de la face interne. Cette dépression de la face externe [est souvent désignée sous le nom de *fissure perpendiculaire externe*.

La fissure pariéto-occipitale est un sillon complet : elle a refoulé en dedans, dans le cours du développement embryologique, toute l'épaisseur des parois hémisphériques ; la saillie ventriculaire qui correspond à cette dépression externe existe sur la paroi interne du prolongement occipital du ventricule latéral.

4° La *fissure calcarine* ou *fissure occipitale horizontale*. On la trouve sur la face interne des hémisphères, tout près de leur extrémité postérieure. Elle commence souvent par deux petits sillons à direction verticale, puis se dirige horizontalement en avant pour se réunir avec l'extrémité inférieure de la fissure pariéto-occipitale.

A cette fissure calcarine de la face interne de l'hémisphère cérébral correspond une saillie sur la paroi interne du prolongement occipital du ventricule latéral.

5° La *fissure de l'hippocampe* est visible sur la face inférieure et sur la face interne de l'hémisphère cérébral ; c'est un sillon profond séparant la face inférieure de l'hémisphère des parties voisines du tronc cérébral. Cette fissure à direction antéro-postérieure décrit une courbe à convexité externe. Elle n'est que la partie latérale d'une fissure profonde, à concavité antérieure, contournant les faces latérales et la face postérieure du tronc cérébral et connue sous le nom de *grande fente de Bichat* ou *fissure cérébrale transverse du cerveau*.

La fissure de l'hippocampe est un sillon complet : la paroi des vésicules hémisphériques, refoulée dans la cavité ventriculaire, produit une saillie oblongue à grand diamètre antéro-postérieur sur la paroi inférieure du prolongement temporal du ventricule latéral : la *corne d'Ammon* ou *grand pied d'hippocampe*.

6° La *fissure collatérale* existe sur la face inférieure du lobe occipito-temporal ; elle s'étend sur cette face depuis le pôle occipital jusqu'au pôle temporal. C'est un sillon complet : la paroi de la vésicule hémisphérique correspondante, refoulée vers la cavité ventriculaire, produit, sur la paroi inférieure du prolongement temporal du ventricule latéral, en dehors de la corne d'Ammon, une saillie plus ou moins constante connue sous le nom de *éminence collatérale*.

La partie antérieure de cette fissure collatérale porte encore le nom de *fissure rhinique*.

Les lobes. Les sillons primaires divisent les hémisphères cérébraux en *lobes* qui empruntent leurs noms, au moins pour ceux de la face externe et ceux de la face inférieure de chaque hémisphère, aux pièces osseuses du crâne auxquelles ils correspondent.

Cette division en lobes est surtout importante sur la face externe de l'hémisphère cérébral. Nous trouvons sur cette face trois sillons primaires : une partie de la *fissure de Sylvius*, le *sillon de Rolando* et une partie de la *fissure pariéto-occipitale*. Ces trois sillons délimitent quatres lobes.

La partie de chaque hémisphère située au devant du sillon de ROLANDO constitue le *lobe frontal*.

La partie de chaque hémisphère située en dessous de la fissure de SYLVIUS prend le nom de *lobe temporal*. Derrière le sillon de ROLANDO et au-dessus de la fissure de SYLVIUS existe le *lobe pariétal*. Il s'étend en arrière jusqu'à la *fissure perpendiculaire externe*, derrière laquelle se trouve le *lobe occipital*. Enfin, au fond de la fissure de SYLVIUS existe l'*insula de Reil*.

Les limites de ces lobes sont peu précises : le lobe frontal se continue avec le lobe pariétal aux deux extrémités du sillon de ROLANDO ; le lobe pariétal et le lobe temporal se continuent directement avec le lobe occipital sans ligne de démarcation apparente. Cette division de la face externe des hémisphères en lobes est d'ailleurs purement conventionnelle. Elle ne repose en aucune façon sur l'organisation interne du cerveau terminal et a uniquement pour but de rendre l'orientation plus facile. C'est là toute sa valeur.

Cette division en lobes se retrouve encore sur la face inférieure des hémisphères cérébraux.

Nous avons vu que sur cette face existent quatre sillons primaires : une partie de la *fissure de Sylvius*, la *fissure de l'hippocampe*, la *fissure collatérale* et une partie de la *fissure calcarine*. La fissure de SYLVIUS établit la limite entre le *lobe orbitaire*, c'est-à-dire la face inférieure ou face orbitaire du *lobe frontal*, et le *lobe temporo-occipital*. La fissure de l'hippocampe et la fissure calcarine forment la limite interne du lobe temporo-occipital ; elles le séparent du tronc cérébral en avant et de la face interne de l'hémisphère cérébral en arrière. La fissure collatérale ne délimite plus des lobes, mais des circonvolutions.

Sur la face interne de chaque hémisphère cérébral on trouve la *fissure calcarine*, une partie de la *fissure de l'hippocampe* et une partie de la *fissure pariéto-occipitale*, mais la division admise pour cette face repose à la fois sur les sillons primaires et sur les sillons secondaires.

B. Sillons secondaires.

Chacun des lobes de la face externe et de la face inférieure des hémisphères est subdivisé en *circonvolutions* par des sillons constants secondaires, accessoires ou incomplets. Il en est de même de toute l'étendue de la face interne.

Face externe des hémisphères cérébraux.

Lobe frontal. On distingue au lobe frontal trois faces : une face externe, une face inférieure et une face interne.

La face externe du lobe frontal correspond à toute la partie de la face externe des hémisphères cérébraux située au-dessus de la fissure de SYLVIUS et au-devant du sillon de ROLANDO. Elle est parcourue par trois sillons secondaires qui délimitent plus ou moins complètement quatre circonvolutions.

Le *sillon précentral* ou *prérolandique* est situé à quelque distance au-devant du sillon de ROLANDO ; il a la même direction que ce dernier et est le plus souvent interrompu dans son trajet. De ce sillon partent en avant deux autres sillons à direction antéro-postérieure : le *sillon frontal supérieur* et le *sillon frontal inférieur*. Ils s'étendent depuis le sillon précentral jusqu'à l'extrémité antérieure, ou pôle frontal des hémisphères.

Ces trois sillons délimitent sur la face externe du lobe frontal quatre circonvolutions : la *circonvolution centrale antérieure*, appelée encore *circonvolution frontale ascendante*, comprise entre le sillon de ROLANDO ou sillon central et le sillon précentral ; la *circonvolution frontale supérieure* limitée par la fissure médiane interhémisphérique et le sillon frontal supérieur ; la *circonvolution frontale moyenne* limitée par le sillon frontal supérieur et le sillon frontal inférieur ; la *circonvolution frontale inférieure* comprise entre ce dernier sillon et la fissure de SYLVIUS. La circonvolution frontale moyenne est généralement subdivisée par un sillon à direction antéro-postérieure en une *partie supérieure* et une *partie inférieure*.

Pas plus que la division des hémisphères en lobes, la division des lobes en circonvolutions n'est nette et précise. Toutes ces circonvolutions se continuent l'une avec l'autre par des parties amincies qui contournent les extrémités des sillons et qu'on appelle des *plis* ou des *circonvolutions de passage*. Les circonvolutions frontales supérieure, moyenne et inférieure se continuent en arrière avec la circonvolution centrale antérieure, de même qu'elles se continuent l'une avec l'autre sur la face inférieure du lobe frontal.

La circonvolution frontale inférieure mérite une description spéciale à cause de sa grande importance physiologique. Nous savons, en effet, depuis BROCA, que la circonvolution frontale inférieure du *côté gauche* doit être considérée comme le centre du langage articulé. On lui donne le nom de *circonvolution de Broca.*

Elle part de l'extrémité inférieure de la circonvolution centrale antérieure, contourne le rameau antérieur ascendant et le rameau antérieur horizontal de la fissure de SYLVIUS et se trouve ainsi subdivisée en trois parties :

1º La *portion operculaire* ou *pied* de la circonvolution de BROCA, située au-devant de l'extrémité inférieure de la circonvolution centrale antérieure ; elle est comprise entre le sillon précentral et le rameau vertical antérieur de la fissure de SYLVIUS.

2º La *portion triangulaire* appelée encore *cap de la circonvolution de Broca* ; elle est comprise entre le rameau horizontal antérieur et le rameau vertical antérieur de la fissure de SYLVIUS. Le pli qui la relie à la portion operculaire, en contournant l'extrémité supérieure du rameau vertical antérieur, porte le nom de *pli sourcilier.*

3º La *portion orbitaire* ; elle est située en-dessous du rameau horizontal antérieur et se continue, sur la face inférieure de l'hémisphère, avec les circonvolutions orbitaires.

De ces trois parties de la circonvolution frontale inférieure, la portion operculaire seule doit être considérée comme le centre de la parole.

Lobe pariétal. On distingue deux faces au lobe pariétal : une face externe et une face interne.

La face externe du lobe pariétal correspond à la partie de la face convexe de chaque hémisphère circonscrite par le sillon de ROLANDO en avant, la fissure de SYLVIUS en bas et la fissure pariéto-occipitale en arrière. Elle répond à la face interne de l'os pariétal. On trouve sur cette face deux sillons secondaires qui délimitent trois circonvolutions :

1º Le *sillon interpariétal.* Il commence près du sommet de l'angle formé par le sillon de ROLANDO et la fissure de SYLVIUS, se dirige obliquement en haut et en arrière, puis se recourbe en arrière et s'étend jusque dans le lobe occipital. Au moment où il se recourbe, il émet une branche verticale qui continue la direction primitive et monte parallèlement au sillon de ROLANDO jusque près de la fissure médiane. Ce sillon collatéral est très souvent indépendant du sillon interpariétal ; il constitue :

2º Le *sillon postcentral* ou *sillon postrolandique.*

Ces deux sillons divisent la face externe du lobe pariétal en trois circonvolutions :

1° La *circonvolution pariétale ascendante* ou *circonvolution centrale postérieure* parallèle à la circonvolution centrale antérieure ; elle est comprise entre le sillon de ROLANDO, le sillon postrolandique et le commencement du sillon interpariétal. A son extrémité inférieure elle se continue, en avant, avec la circonvolution centrale antérieure et, en arrière, avec la circonvolution pariétale inférieure. Son extrémité supérieure communique avec la circonvolution pariétale supérieure.

2° La *circonvolution pariétale supérieure*, ou *lobule pariétal supérieur*, est située au-dessus du sillon interpariétal entre lui et la fissure médiane. Elle se continue en arrière avec la circonvolution occipitale supérieure.

3° La *circonvolution pariétale inférieure*, ou *lobule pariétal inférieur*, comprise entre le sillon interpariétal et la fissure de SYLVIUS. Elle contourne en arrière l'extrémité postérieure de cette dernière fissure, en formant un pli de passage qui porte le nom de *pli marginal* ou *circonvolution marginale supérieure*.

Lobe occipital. Le lobe occipital a la forme d'une pyramide triangulaire dont la base se continue avec le lobe pariétal et le lobe temporal et dont le sommet forme l'extrémité postérieure des hémisphères appelée *pôle occipital*. On distingue au lobe occipital une face interne, une face externe et une face inférieure.

La face externe constitue la partie de la face convexe de chaque hémisphère située en arrrière de la fissure pariéto-occipitale. Elle se continue, sans ligne de démarcation précise, avec la face externe du lobe pariétal et du lobe temporal. Les sillons qui parcourent cette face sont très variables d'individu à individu. On peut cependant, sur la plupart des hémisphères, trouver deux sillons assez constants divisant la face externe en trois circonvolutions.

1° Le *sillon occipital supérieur*. Il est situé à quelque distance en dehors de la fissure médiane et il présente une direction parallèle à cette fissure. Il n'est, le plus souvent, que le prolongement du sillon interpariétal dans le lobe occipital. Il se termine dans ce lobe par un petit sillon à direction transversale appelé *sillon occipital transverse*.

2° Le *sillon occipital inférieur* ou *sillon occipital latéral*. C'est un sillon à direction antéro-postérieure situé tout près du bord inférieur de la face externe du lobe occipital.

Ces deux sillons délimitent trois circonvolutions qui convergent toutes vers la pointe du lobe :

1° La *circonvolution occipitale supérieure*. Elle communique par un pli de passage contournant la fissure perpendiculaire externe avec la circonvolution pariétale supérieure.

2° La *circonvolution occipitale moyenne* se continuant, en avant, avec les circonvolutions temporales supérieure et moyenne et avec la circonvolution pariétale inférieure.

3° La *circonvolution occipitale inférieure* se continuant avec la circonvolution temporale inférieure.

Lobe temporal. On distingue au lobe temporal une face externe et une face inférieure.

La face externe correspond à la partie de la face convexe de chaque hémisphère située en dessous de la fissure de SYLVIUS ; celle-ci sépare le lobe temporal du lobe frontal et d'une partie du lobe pariétal. Le lobe temporal n'est séparé du lobe occipital que par une ligne fictive : le prolongement en bas de la fissure perpendiculaire externe. La face externe de ce lobe est parcourue par deux sillons parallèles à la fissure de SYLVIUS :

1° Le *sillon temporal supérieur* ou *sillon parallèle* et

2° Le *sillon temporal moyen.*

Ces deux sillons délimitent trois circonvolutions :

1° La *circonvolution temporale supérieure*. Elle limite en bas la fissure de SYLVIUS. Elle se continue, en arrière, avec la circonvolution pariétale inférieure au moyen du *pli marginal* ou *circonvolution supra-marginale* qui contourne l'extrémité postérieure de la fissure de SYLVIUS. Le pli de passage qui contourne l'extrémité postérieure du sillon parallèle s'appelle *pli courbe* ou *circonvolution angulaire.*

2° La *circonvolution temporale moyenne* et

3° La *circonvolution temporale inférieure* se continuant toutes deux en arrière avec les circonvolutions occipitales.

Lobe de l'insula de Reil. En écartant largement les deux bords de la fissure de SYLVIUS, on trouve, au fond de cette fissure, une partie repliée de l'écorce cérébrale parcourue par des sillons et des circonvolutions formant l'*insula de Reil.*

Les lèvres de la fissure de SYLVIUS portent encore le nom d'*opercules*. L'opercule inférieur est formé par une partie du lobe temporal ; l'opercule supérieur est constitué à la fois par une partie du lobe

frontal et par une partie du lobe pariétal ; tandis que l'opercule antérieur, le plus court, appartient au lobe frontal.

Pour étudier les sillons et les circonvolutions de ce lobe, il faut
écarter largement, sur un cerveau frais, les deux lèvres de la fissure,
ou bien enlever sur un cerveau durci les circonvolutions voisines.

On voit alors, au fond de la fissure, un lobule de forme triangulaire séparé des parties voisines par le *sillon circulaire de Reil*. Ce
lobule est divisé en deux parties par un *sillon central* dirigé obliquement en bas et en avant. Ce sillon apparaît déjà vers la fin du sixième
mois de la vie intra-utérine.

La partie antérieure ou *partie frontale* est plus volumineuse et
plus large que la partie postérieure au *partie pariéto-temporale* La partie frontale est subdivisée en deux par un sillon *précentral*. Toute la
partie de l'écorce cérébrale qui correspond à l'insula de REIL se
trouve ainsi divisée en trois circonvolutions, lesquelles, réunies en bas
et en avant au niveau du sommet ou du *pôle de l'insula* ou *pôle de
Broca*, se dirigent en haut et en arrière en s'écartant l'une de l'autre,

Face inférieure des hémisphères cérébraux.

La face inférieure de chaque hémisphère cérébral est divisée en
deux lobes par la partie transversale de la fissure de SYLVIUS : le
lobe orbitaire et le *lobe temporo-occipital*.

Lobe orbitaire. On donne le nom de lobe orbitaire à la face inférieure du lobe frontal reposant sur la face supérieure de la portion
orbitaire de l'os frontal. Cette face inférieure du lobe frontal s'étend
depuis l'extrémité antérieure de chaque hémisphère, appelée aussi
pôle frontal, jusqu'à la partie transversale de la fissure de SYLVIUS.
Cette face n'est pas plane, elle est concave dans le sens transversal.
Sa partie externe, légèrement déprimée, correspond à la portion orbitaire du frontal ; sa partie interne, plus ou moins fortement saillante,
s'enfonce dans la fosse ethmoïdale. Sur cette partie interne court la
bandelette olfactive terminée par le bulbe olfactif. Sur la partie externe
on retrouve les trois circonvolutions frontales de la face externe, que
l'on appelle *circonvolutions orbitaires*, séparées l'une de l'autre par les
sillons orbitaires.

La circonvolution frontale supérieure est devenue ici la circonvolution orbitaire interne, longeant la grande fissure médiane interhémisphérique. Cette circonvolution est parcourue par un sillon profond,

le *sillon olfactif* ou *sillon droit*, sur lequel repose la bandelette olfactive avec le bulbe olfaclif. Ce sillon sépare de cette circonvolution frontale une partie interne qui prend le nom de *circonvolution droite*.

La circonvolution frontale moyenne ne s'étend que jusque vers le milieu de la face orbitaire du lobe frontal, tandis que la circonvolution frontale inférieure, devenue externe, s'étend jusqu'à la fissure de SYLVIUS. On trouve, entre ces trois circonvolutions, un sillon en forme de H appelé *sillon crucial*.

Lobe temporo-occipital. La face inférieure du lobe temporal se continue, sans ligne de démarcation, avec la face inférierre du lobe occipital constituant le lobe *temporo-occipital*. Ce lobe s'étend, à la face inférieure de chaque hémisphère, depuis l'extrémité antérieure du lobe temporal ou *pôle temporal* jusqu'à l'extrémité postérieure du lobe occital ou *pôle occipital* ; il se trouve limité en dedans par la fissure de l'hippocampe, qui le sépare du pédoncule cérébral en avant, et par la fissure calcarine qui le sépare de la face interne de l'hémisphère cérébral en arrière.

Le lobe temporo-occipital est divisé par la *fissure collatérale*, appelée quelquefois encore *sillon occipito-temporal*, en une partie externe et une partie interne.

La partie externe du lobe temporo-occipital est parcourue par un sillon à direction antéro-postérieure, le *sillon temporal inférieur*. Ce sillon délimite deux circonvolutions :

1º La *circonvolution temporale inférieure* formant le bord externe du lobe temporo-occipital et empiétant à la fois sur la face externe et sur la face inférieure de ce lobe.

2º La *circonvolution fusiforme* comprise entre le sillon temporal inférieur et la fissure collatérale.

La partie interne du lobe temporo-occipital est limitée par la fissure collatérale en dehors, par la fissure calcarine et la fissure de l'hippocampe en dedans. On la trouve en partie sur la face inférieure et en partie sur la face interne de chaque hémisphère, depuis le pôle occipital jusqu'au pôle temporal. Le long de la fissure calcarine cette partie interne, très large, porte le nom de *circonvolution linguale*. Elle se rétrécit au niveau du bourrelet du corps calleux, puis s'élargit de nouveau le long de la fissure de l'hippocampe où elle prend le nom de *circonvolution de l'hippocampe*.

A son extrémité antérieure la circonvolution de l'hippocampe s'élargit considérablement, puis se recourbe en dedans et un peu en arrière, en formant un crochet nettement accentué, connu sous le nom de *repli unciforme* ou *crochet de la circonvolution de l'hippocampe*. Ce repli unciforme est généralement croisé par un petit cordon gris qui constitue la partie terminale du faisceau denté.

En soulevant en dehors la circonvolution de l'hippocampe pour pénétrer dans la fissure de l'hippocampe, on tombe sur une lamelle grise, d'un aspect mamelonné, appelée *corps godronné* ou *faisceau denté de l'hippocampe*.

Ce faisceau denté est longé, en dedans, par une mince lamelle blanche connue sous le nom de *fimbria*. Ces deux parties sont séparées l'une de l'autre par un léger sillon : le *sillon fimbrio-godronné*. Arrivé dans le voisinage du bourrelet du corps calleux, le faisceau denté se sépare de la fimbria ; celle-ci se continue, sur la face inférieure du corps calleux, avec le pilier postérieur correspondant du trigone cérébral, tandis que le faisceau denté, devenu lisse et régulier, contourne le bourrelet du corps calleux, pour se continuer, sur la face supérieure de ce corps, avec le *nerf de Lancisi*. Au niveau du bourrelet du corps calleux le faisceau denté prend le nom de *fasciola cinerea*.

A son extrémité antérieure, au contraire, le faisceau denté devenu lisse et régulier sort de la fissure de l'hippocampe, croise transversalement le crochet ou *l'uncus*, sous le nom de *bandelette de l'uncus*, ou *bandelette de* GIACOMINI, pour se terminer, sur la face inférieure de la circonvolution de l'hippocampe.

Face interne des hémisphères cérébraux.

La face interne de chaque hémisphère appartient à la fois au lobe frontal, au lobe pariétal, au lobe occipital et même au lobe temporal.

Elle présente quatre sillons primaires ou fissures :

1º La fissure calcarine,

2º La partie interne de la fissure pariéto-occipitale ou fissure perpendiculaire interne,

3º La fissure de l'hippocampe et

4º La partie antérieure de la fissure collatérale.

La fissure pariéto-occipitale sépare nettement le lobe occipital du lobe pariétal ; la fissure de l'hippocampe avec la fissure calcarine limitent en dedans le lobe temporo-occipital, mais il n'y a pas de ligne de démarcation précise entre le lobe pariétal et le lobe frontal.

En dessous de la fissure calcarine apparaît la circonvolution linguale. Entre la fissure de l'hippocampe et la partie antérieure de la fissure collatérale on voit la circonvolution de l'hippocampe, dont la partie antérieure renfléc et recourbée sur elle-même porte le nom de *crochet*.

La fissure calcarine et la fissure pariéto-occipitale délimitent un lobule triangulaire qu'on appelle le *coin*.

Toute la partie de la face interne de l'hémisphère cérébral placée au-devant de la fissure pariéto-occipitale appartient au lobe frontal et au lobe pariétal. Elle est séparée du corps calleux par un sillon profond, le *sillon du corps calleux*, et est parcourue par un sillon secondaire, le *sillon calloso-marginal*, qui commence en-dessous du genou du corps calleux et court parallèlement à ce dernier, environ à mi-chemin entre lui et le bord libre des hémisphères. Près de l'extrémité postérieure du corps calleux, ce sillon s'infléchit en haut et se termine, au bord supérieur de l'hémisphère, par une incisure plus ou moins profonde appelée *incisure du sillon calloso-marginal*. Un peu au-devant de l'endroit où le sillon calloso-marginal s'infléchit vers ce bord, il émet une petite branche collatérale appelée *sillon paracentral*.

La partie de la face interne des hémisphères comprise entre le sillon du corps calleux et le sillon calloso-marginal forme la *circonvolution du corps calleux*. Celle-ci s'amincit considérablement en dessous de l'extrémité antérieure, ou genou du corps calleux, pour se continuer avec la circonvolution olfactive interne. Au niveau de l'extrémité postérieure du bourrelet du corps calleux cette circonvolution, considérablement amincie, prend le nom de *isthme de la circonvolution du corps calleux* et se continue ensuite avec l'extrémité postérieure de la circonvolution de l'hippocampe.

Entre la fissure pariéto-occipitale et la partie terminale du sillon calloso-marginal, on trouve un lobule plus ou moins quadrilatère, séparé de la circonvolution du corps calleux par un sillon inconstant, le *sillon sous-pariétal ;* c'est le *précoin* ou *lobule quadrilatère*.

Entre la partie terminale du sillon calloso-marginal et le sillon paracentral qui en provient existe encore un lobule quadrilatère ; celui-ci correspond à l'extrémité supérieure des deux circonvolutions centrales de la face externe des hémisphères : c'est le *lobule paracentral*. Enfin, au-devant de ce lobule et au-dessus du sillon calloso-marginal, nous avons la face interne de la circonvolution frontale supérieure.

La circonvolution du corps calleux et la circonvolution de l'hippocampe décrivent, par leur ensemble, une grande courbe à concavité antérieure et inférieure contournant le corps calleux et le pédoncule cérébral. Ces deux circonvolutions réunies forment le *grand lobe limbique de Broca* ou *circonvolution de l'ourlet*.

Ce lobe limbique comprend quatre parties :

1º la *circonvolution du corps calleux* ou *première circonvolution limbique* comprise entre le sillon calloso-marginal et le sillon du corps calleux. Arrivée en dessous du bourrelet du corps calleux, cette circonvolution se rétrécit considérablement et forme

2º l'*isthme de la circonvolution du corps calleux*, puis elle se continue avec

3º la *circonvolution de l'hippocampe* ou *deuxième circonvolution limbique*, laquelle se termine par

4º la partie du *crochet de la circonvolution de l'hippocampe* située au devant de la bandelette de GIACOMINI.

Quand on soulève la première circonvolution limbique, pour pénétrer dans le sillon qui la sépare de la face supérieure du corps calleux ou *sillon du corps calleux*, on tombe sur une mince lamelle grise recouvrant, de chaque côté de la ligne médiane, la face convexe du corps calleux ; c'est le *voile gris* ou *indusium gris* qui représente la continuation de la *fasciola cinerea*. Cette mince lamelle grise se continue en dehors avec l'écorce grise de la circonvolution du corps calleux. Elle est limitée en dedans, tout près de la ligne médiane, par un bord blanc légèrement épaissi : la *strie longitudinale médiane* appelée quelquefois encore *nerf de Lancisi*.

Nous avons vu que, quand on écarte la circonvolution de l'hippocampe ou deuxième circonvolution limbique du pédoncule cérébral voisin, on trouve au fond de la fissure de l'hippocampe une circonvolution avortée portant le nom de *faisceau denté, corps godronné* ou *circonvolution godronnée*. Cette circonvolution, limitée en dedans par le sillon fimbro-godronné qui la sépare de la fimbria, représente, sur la face inférieure de l'hémisphère cérébral, le bord d'arrêt de l'écorce grise du cerveau terminal.

L'indusium gris avec la *fasciola cinerea* représentent de même, sur la face interne de l'hémisphère cérébral, le bord d'arrêt de l'écorce grise du cerveau terminal. La *fasciola cinerea* contourne, en arrière, le bourrelet du corps calleux et se continue avec le faisceau denté ;

4

l'indusium gris se prolonge, en avant, sur la face inférieure du genou du corps calleux pour se continuer avec un petit faisceau blanc longeant, de chaque côté, la *lame terminale* et connu sous le nom de *pédoncule du corps calleux* ou mieux *circonvolution sous-calleuse*. Ce pédoncule du corps calleux, après avoir quitté la lame terminale, longe le bord externe de la bandelette optique, sous le nom de *bande diagonale de Broca*, et s'étend ainsi jusqu'au niveau de l'extrémité antérieure de la circonvolution de l'hippocampe.

Il existe donc, dans toute l'étendue du sillon qui limite en dedans le lobe limbique, une circonvolution avortée formée, d'avant en arrière, par la *bande diagonale de Broca*, la *circonvolution sous-calleuse*, l'*indusium gris* avec le *nerf de Lancisi*, la *fasciola cinerea*, le *fascia dentata* et la *bandelette de Giacomini*. Cette circonvolution avortée décrit une courbe à concavité antérieure et inférieure dont les deux extrémités se terminent dans le voisinage immédiat l'une de l'autre : au niveau du crochet de la circonvolution de l'hippocampe.

En dedans de cette circonvolution avortée se trouve la fimbria se continuant, en arrière, avec le pilier postérieur du trigone ou fornix et, en avant, avec le sommet de la circonvolution unciforme. C'est entre la circonvolution godronnée et l'indusium gris d'une part, le fornix avec la fimbria d'autre part que se forment le corps calleux et la cloison transparente.

C. Sillons tertiaires.

Outre les sillons primaires et les sillons secondaires, qui sont des sillons typiques et constants et qui divisent la surface des hémisphères cérébraux en lobes et en circonvolutions, il existe encore des sillons tertiaires, atypiques ou inconstants, dont la disposition varie de cerveau à cerveau et qui masquent plus ou moins la topographie normale.

Ce sont ces sillons tertiaires plus ou moins développés qui donnent à chaque cerveau et même à chaque hémisphère cérébral son aspect caractéristique. Le développement de ces sillons tertiaires semble être en rapport immédiat et direct avec le développement de la substance grise corticale, aussi considère-t-on généralement la richesse d'un cerveau en sillons tertiaires comme un indice anatomique d'une intellectualité supérieure.

Région médiane de la face inférieure du cerveau.

Quand on enlève la partie inférieure de l'axe cérébro-spinal par une section transversale faite au niveau du cerveau moyen, et que l'on examine la face inférieure du cerveau terminal réuni au cerveau intermédiaire on trouve, d'avant en arrière, sur chaque hémisphère : la face inférieure du lobe frontal, le commencement de la fissure de SYLVIUS et la face inférieure du lobe temporo-occipital. Sur la ligne médiane on voit, en avant et en arrière, une partie de la grande fissure médiane interhémisphérique.

La partie postérieure de cette fissure est limitée en avant par la face inférieure du bourrelet du corps calleux. La partie antérieure de la fissure médiane est limitée en arrière par le genou du corps calleux.

La face inférieure du bourrelet du corps calleux présente, un peu en dehors de la ligne médiane, la bandelette grise qui relie le faisceau denté au nerf de LANCISI : la *fasciola cinerea*. Au-devant du bourrelet existe une large fente transversale qui constitue la partie moyenne de la *grande fente cérébrale de Bichat* conduisant dans le troisième ventricule. Cette fente de BICHAT correspond latéralement à la fissure de l'hippocampe ; celle-ci limite, en dedans, ainsi que nous l'avons vu, la face inférieure du lobe temporo-occipital. La partie moyenne de la fente de BICHAT est limitée en avant par la face postérieure du tronc cérébral au niveau des tubercules quadrijumeaux. Au devant de la fente de BICHAT on rencontre la surface de section du cerveau moyen, puis une région grise spéciale correspondant au plancher du troisième ventricule et qui se trouve nettement limitée : en arrière, par les pédoncules cérébraux ; latéralement, par les bandelettes optiques et, en avant, par le chiasma des nerfs optiques. Cette région présente un grand nombre d'organes rudimentaires, les homologues d'organes plus développés chez les verlébrés inférieurs. On y trouve, sur la ligne médiane et en allant d'arrière en avant, la *substance interpédonculaire*, les *corps mamillaires*, pyriformes à grosse extrémité dirigée en dedans, l'éminence sacculaire de RETZIUS se présentant sous la forme de trois saillies dont une médiane et deux latérales, le tubercule cendré avec la tige pituitaire et l'hypophyse.

Quand on relève le chiasma des nerfs optiques en haut et un peu en arrière, on voit partir du genou du corps calleux, de chaque côté de la ligne médiane, un cordon blanc, le *pédoncule du corps calleux*. Les deux pédoncules s'écartent l'un de l'autre et s'étendent le long des bandelettes optiques, en limitant en arrière et en dedans la *substance perforée antérieure*. Dans cette dernière partie de son trajet, le pédoncule du corps calleux porte encore le nom de *bande diagonale de Broca*. Ces pédoncules peuvent se poursuivre jusqu'à l'extrémité antérieure de la circonvolution de l'hippocampe. Ces deux cordons blancs ne sont que la continuation, sur la face inférieure du cerveau, des nerfs de LANCISI ou stries longitudinales médianes de la face convexe du corps calleux ; ils représentent donc, au même titre que ces derniers et que le faisceau denté, une circonvolution avortée que l'on désigne actuellement sous le nom de *circonvolution sous-calleuse*.

Ces pédoncules du corps calleux circonscrivent, avec le chiasma des nerfs optiques, un espace triangulaire fermé par une lamelle grise, mince et délicate, appelée *lame terminale*.

De chaque côté de la ligne médiane, entre la bandelette optique en arrière et en dedans, les circonvolutions orbitaires en avant, l'extrémité antérieure de la circonvolution de l'hippocampe en dehors, il existe encore une mince lamelle grise en rapport intime avec l'artère cérébrale moyenne. Cette lamelle grise est percée d'un grand nombre de petits orifices, par lesquels passent des branches collatérales de l'artère cérébrale moyenne et de l'artère cérébrale antérieure pour se rendre aux ganglions de la base. C'est la *substance perforée antérieure* ou *latérale*.

Sur la face inférieure du lobe frontal, le long du sillon olfactif, on trouve une bandelette blanche à direction antéro-postérieure, la *bandelette olfactive*. L'extrémité antérieure de cette bandelette, fortement renflée, constitue le *bulbe olfactif*. A son extrémité postérieure, au niveau du bord postérieur du lobe orbitaire, la bandelette olfactive se renfle en une saillie prismatique, triangulaire, la *tubérosité olfactive* dont la face inférieure libre constitue le *trigone olfactif*, d'où partent deux faisceaux blancs appelés *racines* ou *stries olfactives*.

La *strie olfactive interne* très courte, se dirige en dedans et se perd dans la région voisine de l'écorce cérébrale appelée *carrefour olfactif de Broca*.

La *strie olfactive externe* se dirige obliquement en arrière et en dehors, croise la substance perforée antérieure et se perd dans l'extrémité antérieure du lobe temporal.

Le rhinencéphale.

Tous les organes que nous venons de décrire sur la face inférieure du cerveau terminal, entre le lobe temporal, le lobe orbitaire et les bandelettes optiques forment, par leur ensemble, la partie du télencéphale à laquelle on donne le nom de *rhinencéphale*.

On divise ce rhinencéphale en une *partie antérieure* et une *partie postérieure*.

La partie antérieure comprend le bulbe, la bandelette et le trigone olfactifs, la strie olfactive interne et le carrefour olfactif de Broca. La partie postérieure est formée par la substance perforée antérieure et la strie olfactive latérale se continuant en arrière avec la circonvolution semi-lunaire et la circonvolution ambiante du rhinencéphale.

A ce rhinencéphale certains auteurs rattachent encore la circonvolution limbique de Broca, laquelle, chez les animaux qui ont le bulbe olfactif fortement développé, prend elle-même un développement considérable.

Conformation interne du télencéphale.

Chaque hémisphère cérébral, avons-nous dit se divise, embryologiquement, en trois parties distinctes : le *corps strié*, le *manteau* ou *pallium* et le *rhinencéphale*.

Nous avons décrit la face externe du manteau cérébral et les parties constitutives du rhinencéphale ; il nous reste encore à étudier le corps strié et les parties constitutives du manteau.

On peut considérer chaque hémisphère, dans sa forme la plus simple, comme constitué par des ganglions gris placés près de la base et par une masse épaisse de substance blanche enveloppant ces ganglions. Cette masse blanche est recouverte elle-même par une couche repliée de substance grise, qui porte le nom de *couche corticale grise,* de *substance corticale* ou *écorce grise*.

La substance blanche enveloppe de tous côtés deux des ganglions gris : le *noyau lenticulaire* et l'*avant-mur*. Le troisième ganglion, appelé *noyau caudé,* est libre en haut et en arrière. Il existe, en effet, entre ce ganglion et la substance blanche enveloppante, un espace constituant le *ventricule latéral*.

Nous avons donc à étudier dans chaque hémisphère :

1º Les ganglions gris de la base : le noyau caudé, le noyau lenticulaire et l'avant-mur formant par leur ensemble le *corps strie*.

2º La substance blanche avec l'écorce grise qui la recouvre : le manteau ou *pallium*.

3ᶜ Le ventricule latéral.

Le corps strié.

On trouve chez l'adulte, à la base de chaque hémisphère cérébral, trois masses grises nettement distinctes l'une de l'autre : le *noyau caudé*, le *noyau lenticulaire* et l'*avant-mur* formant, par leur ensemble, la partie du télencéphale à laquelle on donne le nom de *corps strié*. Les deux dernières de ces masses sont enveloppées complètement par de la substance blanche. Elles ne deviennent apparentes que sur des coupes frontales, sagittales ou horizontales. Le noyau caudé seul fait saillie dans la cavité ventriculaire ; aussi le désigne-t-on parfois sous le nom de *noyau intra-ventriculaire*, par opposition au noyau lenticulaire et à l'avant-mur qui sont les *noyaux extra-ventriculaires*.

Le *noyau caudé* est situé en dehors et un peu au-dessus de la couche optique appartenant au cerveau intermédiaire. Il fait saillie, sur toute sa longueur, dans le ventricule latéral. Quand on ouvre ce ventricule par sa paroi supérieure en enlevant le corps calleux, on tombe directement sur la face libre du noyau caudé, qui forme la plus grande partie du plancher du ventricule latéral. En avant, le noyau caudé arrive plus loin que la couche optique. Cette extrémité antérieure est renflée et porte le nom de *tête du noyau caudé*. Il se dirige alors en arrière, en longeant le bord externe de la couche optique, en même temps qu'il se rétrécit rapidement, en décriant une courbe à convexité supérieure. Près de l'extrémité postérieure de la couche optique il se recourbe en bas, puis en avant et un peu en dehors, pour pénétrer dans le lobe temporal, dans lequel on peut le poursuivre jusque près de l'extrémité antérieure de ce lobe. Cette partie postérieure effilée prend le nom de *queue du noyau caudé*.

Dans son ensemble, le noyau caudé décrit donc une courbe en forme de fer à cheval à concavité antérieure, courbe analogue à celle que nous avons décrite pour la couche optique avec la bandelette optique.

Noyau lenticulaire et avant-mur. Il est difficile de décrire séparément les autres masses grises qui occupent la base du cerveau terminal. Pour se faire une bonne idée de la forme, de la situation et des rapports réciproques du noyau caudé, du noyau lenticulaire et de l'avant-mur, il est nécessaire de pratiquer dans le cerveau une série de coupes macroscopiques, d'abord frontales, puis horizontales. Ces coupes intéresseront par le fait même les parties constitutives du cerveau intermédiaire et nous éclaireront en même temps sur les rapports des ganglions gris du cerveau terminal avec la couche optique appartenant au diencéphale. Le noyau caudé, le noyau lenticulaire, l'avant-mur et la couche optique forment, à proprement parler, ce que l'on désigne communément sous le nom de *ganglions de la base, ganglions subcorticaux* ou *corps opto-striés*.

Coupes frontales.

Étudions d'abord une série de coupes frontales.

La coupe *I* passe par la partie moyenne du lobe frontal, au-devant de l'extrémité antérieure du ventricule latéral et du genou du corps calleux; elle montre qu'à ce niveau, chaque hémisphère cérébral est constitué uniquement par une masse blanche centrale, recouverte par la couche repliée de substance grise.

La coupe *II* tombe en plein dans le ventricule latéral et passe par la tête du noyau caudé. Elle présente, sur la ligne médiane, la fissure interhémisphérique, le corps calleux et la cloison transparente; de chaque côté, on voit une partie du ventricule latéral. La paroi supérieure de ce ventricule est formée par le corps calleux, tandis que sur la paroi inférieure existe la partie renflée ou la tête du noyau caudé. Celle-ci se présente sous la forme d'une masse grise arrondie divisée en deux par une traînée irrégulière de substance blanche : la partie grise interne appartient seule au noyau caudé ou noyau intra-ventriculaire; la partie grise externe constitue l'extrémité antérieure du noyau lenticulaire entièrement enveloppé par de la substance blanche. La substance blanche comprise entre les deux noyaux forme une partie du bras antérieur de la *capsule interne*. La face externe du noyau lenticulaire correspond à l'écorce cérébrale qui occupe le fond de la fissure de SYLVIUS, ou à l'insula de KEIL. Elle en est séparée par une lame de substance blanche divisée en deux par une lamelle grise; celle-ci forme l'extrémité antérieure de l'avant-mur.

La coupe *III* passe immédiatement en arrière de la commissure blanche et au-devant de l'extrémité antérieure des couches optiques. Au fond de la fissure médiane interhémisphérique nous tombons sur la coupe du corps calleux, qui se perd latéralement dans la substance blanche des hémisphères. La face inférieure du corps calleux donne attache, sur la ligne médiane, à la partie postérieure de la cloison transparente, étendue entre ce corps calleux et les piliers antérieurs de la *voûte à trois piliers* ou *trigone cérébral*. On voit sur cette coupe comment ces piliers antérieurs passent derrière la commissure blanche antérieure, pour s'enfoncer dans les parois latérales du ventricule médian. Nous savons que ces piliers antérieurs limitent, en avant, le troisième ventricule. De chaque côté de la ligne médiane la face inférieure du corps calleux forme la voûte du ventricule latéral. Sur le plancher de ce ventricule, on trouve de dehors en dedans : la coupe du noyau caudé, la bandelette semi-circulaire ou *strie terminale* avec la coupe de la veine du corps strié ou *veine terminale*, puis une mince bande grise qui appartient déjà à la partie antérieure de la couche optique. En dehors et en dessous du noyau caudé existe une bande blanche : le bras antérieur de la capsule interne compris entre le noyau caudé et une masse grise volumineuse : le *noyau lenticulaire*. Ce noyau a une forme triangulaire à base externe et à sommet interne. Il est subdivisé par deux lamelles blanches, parallèles à la base, en trois parties grises appelées *segments* et dénommées de la base au sommet : segment externe, segment moyen, segment interne.

La base du noyau correspond au fond de la fissure de SYLVIUS. Elle est séparée de la substance corticale qui recouvre la région de l'insula de REIL par une bande de substance blanche assez épaisse, subdivisée en deux par une lamelle grise. Celle-ci appartient à l'avant-mur. La mince lamelle blanche qui sépare l'avant-mur du noyau lenticulaire s'appelle *capsule externe* ; celle qui sépare l'avant-mur de l'écorce grise des circonvolutions de l'insula porte le nom de *capsule extrême*.

A la base du cerveau, on trouve la section des bandelettes optiques.

Sur une coupe passant par le milieu de la couche optique, nous retrouvons sur la ligne médiane : la fissure médiane interhémisphérique et la coupe du corps calleux; la cloison transparente a disparu, de sorte que, à la face inférieure du corps calleux, nous tombons directement sur la voûte à trois piliers recouvrant la toile choroïdienne. En dessous de cette toile se trouve le troisième ventricule qui appartient au cerveau intermédiaire. De chaque côté de la ligne médiane, nous retrouvons, en dessous du corps calleux, le ventricule latéral ; il est séparé du troisième ventricule par le plexus choroïde latéral et par le bord latéral de la voûte à trois piliers. Ces deux organes reposent directement sur la face supérieure de la couche optique. La couche optique forme une masse grise ovalaire de chaque côté du ventricule médian ; le noyau caudé, considérablement rétréci, est situé au-dessus et en dehors de la couche optique, séparé de celle-ci par une dépression dans laquelle on trouve la veine du corps strié ou veine terminale et la bandelette semi-circulaire ou strie terminale. En dehors de la couche optique et du noyau caudé existe une lame blanche assez épaisse : c'est le bras postérieur de la capsule interne ; puis vient le noyau lenticulaire, réduit aux deux segments externes. En dehors de ce noyau existent encore la capsule externe, l'avant-mur et la capsule extrême recouverte par la substance grise corticale de l'insula de REIL.

En dessous du noyau lenticulaire, la coupe a passé par l'extrémité antérieure du lobe temporal. On y voit la section du prolongement temporal du ventricule latéral. A la paroi supérieure de ce prolongement existe la coupe de la queue du noyau caudé. Le plancher présente une masse arrondie et régulière ; c'est l'extrémité antérieure de la *corne d'Ammon* ou *hippocampe*. Un peu en dedans de la coupe de la queue du noyau caudé, tout contre le pédoncule cérébral, on voit la section de la bandelette optique.

La coupe suivante passe par la commissure postérieure. Le noyau caudé a été sectionné en deux endroits : d'abord sur le plancher du ventricule latéral, au-dessus et en dehors de la couche optique, puis au niveau du toit du prolongement temporal du ventricule latéral. La couche optique, beaucoup plus volumineuse que sur la coupe précédente, constitue, par sa face interne, la paroi latérale du ventricule médian, tandis que, par sa face externe, elle répond au bras postérieur de la capsule interne. Sa face supérieure est libre ; elle répond à une partie du plancher du ventricule latéral, au plexus choroïde latéral et au bord externe de la voûte à trois piliers. Au point de réunion de la face supérieure avec la face interne, se trouve la coupe de la strie médullaire. La face inférieure de la couche optique repose sur le pédoncule cérébral par l'intermédiaire de la région sous-thalamique.

Les coupes qui passent par la partie postérieure du corps calleux, et par la partie moyenne du lobe occipital, n'intéressent plus que le prolongement occipital des ventricules latéraux dans lequel s'engage un repli des plexus choroïdes latéraux.

Sur la face interne de ce prolongement occipital on voit la substance blanche faire saillie dans la cavité ventriculaire ; cette saillie régulière porte le nom de *petit hippocampe* ou *ergot de Morand*. Elle est due uniquement à l'existence, sur la face interne des hémisphères cérébraux, au niveau du prolongement occipital du ventricule latéral, de la fissure calcarine qui est un *sillon complet* et qui, lors de son apparition, a refoulé dans la cavité ventriculaire toute l'épaisseur de la paroi des vésicules hémisphériques. Au-dessus du petit hippocampe on trouve une autre saillie moins prononcée, formée par des fibres appartenant au corps calleux et appelée : *bulbe de la corne postérieure.* En décrivant les fissures de la face externe des hémisphères cérébraux nous avons vu que cette saillie ventriculaire correspond également à une dépression externe du lobe occipital : la fissure pariéto-occipitale.

Coupes horizontales.

Quand on pratique une coupe horizontale à travers les deux hémisphères, à quelque distance au dessus du corps calleux, on voit que chaque hémisphère est formé à ce niveau d'une masse blanche centrale, le *centre semi-ovale,* enveloppée par l'écorce grise. Si la coupe passe tout juste au-dessus du corps calleux, les noyaux blancs des deux hémisphères se trouvent reliés par la substance blanche du corps calleux ; la coupe est constituée alors d'un immense noyau central de substance blanche, appelé *centre ovale de Vieussens,* entouré encore par l'écorce grise. La face supérieure du corps calleux présente, de chaque côté de la ligne médiane, une mince lamelle grise, le *voile gris* ou *indusium gris.* Ce voile gris présente un bord externe, la *strie longitudinale latérale,* par lequel il se continue avec l'écorce grise de la circonvolution voisine ou circonvolution du corps calleux, et un bord interne, légèrement épaissi et blanc, connu sous le nom de *nerf de Lancisi* ou *strie longitudinale médiane.* Ce voile gris contourne, en arrière, le bourrelet du corps calleux pour se continuer avec la *fasciola cinerea* et, par là, avec le faisceau denté ; il contourne, en avant, le genou du corps calleux pour se continuer avec le pédoncule du corps calleux ou circonvolution sous-calleuse. Nous avons vu que ce voile gris est une circonvolution avortée et que la strie médiane de ce voile représente le bord d'arrêt de l'écorce grise de chaque hémisphère cérébral.

Si on enlève le corps calleux dans toute son étendue, on pénètre, de chaque côté, dans le ventricule latéral. Sur la ligne médiane, on trouve, d'avant en arrière, la section du genou du corps calleux, la cloison transparente et la face supérieure de la voûte à trois piliers. Les piliers postérieurs de cette voûte s'écartent angulairement l'un de l'autre et disparaissent dans le prolongement temporal. Le long des bords latéraux de ces piliers courent les plexus choroïdes latéraux. De chaque côté de la ligne médiane, on voit le plancher du ventricule latéral. Il est formé, en dedans, par une partie de la face supérieure de la couche optique, et, en dehors, par le noyau caudé séparé de la couche optique par la bandelette semi-circulaire. L'extrémité antérieure renflée ou tête du noyau caudé dépasse considérablement la couche optique. Les têtes de deux noyaux sont séparées l'une de l'autre par la cloison transparente.

Enlevons maintenant le trigone cérébral ou la voûte à trois piliers, en sectionnant les piliers antérieurs tout près de la cloison transparente, nous parvenons sur la face supérieure de la *toile choroïdienne du troisième ventricule*. Celle-ci constitue une membrane triangulaire, dont la base répond à la partie moyenne de la fente de BICHAT, dont le sommet touche les piliers antérieurs de la voûte et dont les bords latéraux, longés par les plexus choroïdes, reposent dans le sillon choroïdien de la couche optique. Arrivés près de la base de cette toile, les plexus choroïdes latéraux envoient un prolongement dans la cavité ventriculaire du lobe occipital, puis se continuent avec les plexus choroïdes du prolongement temporal.

Il suffit d'enlever sur cette coupe la toile choroïdienne pour pénétrer dans le troisième ventricule. Celui-ci est limité, en avant, par les piliers antérieurs de la voûte, latéralement par les faces internes des couches optiques, et, en arrière, par la base de l'épiphyse et la commissure postérieure. Il est traversé par la commissure grise ou commissure molle.

Pour étudier les rapports des ganglions extra-ventriculaires, nous devons encore pratiquer dans le cerveau une section horizontale, à environ un centimètre en dessous de la face libre du noyau caudé.

Cette coupe montre, sur la ligne médiane et d'avant en arrière, la section du genou du corps calleux, une partie de la cloison transparente, la section des piliers antérieurs de la voûte, le troisième ventricule traversé par la commissure grise et la commissure postérieure. De chaque côté de la ligne médiane, on voit une partie du ventricule latéral, puis la section des ganglions gris de la base.

La couche optique forme la paroi latérale du ventricule médian. Le noyau caudé est sectionné au niveau de sa partie renflée ou tête et au niveau de la queue. Le noyau lenticulaire apparaît comme une masse grise triangulaire entièrement enveloppée par la substance blanche. Il est divisé en trois segments par deux lamelles blanches parallèles à la base. Celle-ci répond au fond de la fissure de SYLVIUS. Elle est séparée de l'écorce grise par la capsule externe, l'avant-mur et la capsule extrême. Le sommet du noyau lenticulaire s'engage dans l'angle rentrant formé par la tête du noyau caudé et par la couche optique. Le noyau lenticulaire est séparé de la couche optique et du noyau caudé par une bande de substance blanche qui constitue la *capsule interne*.

Cette capsule est formée de deux bras : un bras antérieur situé entre le noyau lenticulaire et la tête du noyau caudé, ou *partie frontale de la capsule interne*, et un bras postérieur séparant le noyau lenticulaire de la couche optique, ou *partie occipitale de la capsule interne*. Le point de réunion de ces deux bras s'appelle le *genou de la capsule interne*.

La série de coupes frontales et la série de coupes horizontales que nous venons d'étudier nous ont donc renseignés sur la forme, la situation et les rapports des masses grises du cerveau terminal. Il résulte de cette étude que ces masses grises correspondent au fond de la fissure de SYLVIUS ou à l'insula de REIL, c'est-à-dire à la partie de la face externe des vésicules hémisphériques primitives qui a subi un arrêt dans le développement. L'avant-mur et le noyau lenticulaire sont complètement enveloppés par de la substance blanche et ne sont directement visibles ni sur la face externe, ni sur la face interne ou face ventriculaire des hémisphères ; le noyau caudé seul fait saillie dans le ventricule latéral.

Les ganglions gris de la base nous étant ainsi connus, il nous reste encore à étudier le *pallium*, c'est-à-dire la substance blanche du cerveau terminal recouverte par la couche corticale grise, ainsi que la disposition des ventricules latéraux.

La substance blanche et l'écorce grise.

Ecorce grise. La couche grise périphérique ou *substance corticale* est une couche continue, assez épaisse, recouvrant toute la face externe des deux hémisphères. On la trouve aussi bien au fond et sur les parois des sillons qu'à la surface des circonvolutions ; il est plus que probable que les sillons et les circonvolutions n'ont d'autre but que d'augmenter considérablement l'étendue de cette écorce grise. Il nous paraît important de faire ressortir que cette écorce grise est beaucoup plus étendue que cela ne le paraît au premier abord. La partie de cette écorce cachée dans les sillons, étalée en surface, l'emporterait et de beaucoup sur la partie de l'écorce recouvrant la surface libre des circonvolutions.

Substance blanche. La substance blanche du cerveau terminal se rencontre principalement au-dessus des ganglions de la base ; sur des coupes horizontales, elle constitue ce que l'on appelle communément le centre semiovalaire de VICQ D'AZYR et le centre ovale de VIEUSSENS. Au niveau des ganglions, elle forme des bandes blanches qui séparent ces ganglions les uns des autres et qu'on appelle : *capsule interne*, *capsule externe* et *capsule extrême*.

La *capsule interne* est la plus importante des trois. Nous verrons en effet plus tard que c'est par là que passent les fibres motrices qui se rendent de l'écorce cérébrale vers les masses grises situées plus bas, masses grises qui constituent les noyaux d'origine des nerfs moteurs périphériques ; par là aussi passent les fibres sensitives qui viennent des différentes régions de l'axe cérébro-spinal dans lesquelles se terminent les fibres sensitives périphériques, pour se rendre au cerveau terminal, après interruption dans la couche optique. La capsule interne est comprise entre le noyau lenticulaire qui est situé en dehors, le noyau caudé et la couche optique qui sont placés en dedans. Elle apparaît le mieux dans toute son étendue sur des coupes horizontales.

Elle est formée, avons-nous vu, d'un bras antérieur, ou *partie frontale,* compris entre la tête du noyau caudé et le noyau lenticulaire, et d'un bras postérieur, ou *partie occipitale*, séparant le noyau lenticulaire de la couche optique. Ces deux bras se réunissent en formant un angle ouvert en dehors ; le sommet de cet angle s'appelle le *genou de la capsule interne*.

On donne le nom de *capsule externe* à la masse de substance blanche qui sépare le noyau lenticulaire de l'avant-mur, et le nom de *capsule extrême* à la bande blanche comprise entre l'avant-mur et l'écorce grise de l'insula de REIL.

Comme parties importantes, on distingue encore dans le reste de la substance blanche : le *corps calleux*, la *voûte à trois piliers* ou *fornix*, la *cloison transparente* et la *commissure antérieure du cerveau*.

I. *Corps calleux*. On désigne sous le nom de *corps calleux* la lame épaisse de substance blanche qui existe au fond de la grande fissure médiane interhémisphérique, approximativement au niveau des deux quarts moyens du cerveau terminal, et qui relie l'un à l'autre les deux hémisphères cérébraux. Il suffit d'écarter, sur un cerveau frais, les deux hémisphères au niveau de la fissure médiane, pour voir apparaître la face supérieure convexe du corps calleux. Cette face est parcourue, de chaque côté de la ligne médiane, par un mince cordon blanc à direction antéro-postérieure, connu sous le nom de *nerf de Lancisi.*

La situation et la forme du corps calleux apparaissent le plus nettement sur une section médiane de l'encéphale. Le corps calleux apparaît alors comme une lame épaisse de substance blanche présentant une légère convexité supérieure. A ses deux extrémités cette lame s'épaissit considérablement et s'infléchit sur elle-même. L'extrémité postérieure, fortement renflée, s'appelle le *bourrelet du corps calleux* ; elle est située immédiatement au-dessus des éminences antérieures des tubercules quadrijumeaux. Elle forme la lèvre supérieure de la partie médiane de la grande fente cérébrale de BICHAT. L'extrémité antérieure, connue sous le nom de *genou du corps calleux,* se réfléchit en bas et en arrière en s'amincissant rapidement : cette partie amincie ou *bec* se continue avec la lame terminale. La partie moyenne porte le nom de *corps* ou *tronc du corps calleux.*

La face supérieure convexe du corps calleux n'est libre qu'au niveau de la fissure interhémisphérique. La face inférieure concave répond, sur la ligne médiane, à la voûte à trois piliers et à la cloison transparente ; de chaque côté, elle forme dans toute son étendue la voûte du ventricule latéral, puis se perd dans la substance blanche des hémisphères.

II. *La voûte à trois piliers* appelée encore *voûte à quatre piliers* ou *trigone cérébral (fornix).* On donne ce nom à deux cordons de substance blanche aplatis de haut en bas et situés, l'un à côté de l'autre, à la face inférieure de la partie médiane du corps calleux, au-dessus de la toile choroïdienne du troisième ventricule. Près du bourrelet du corps calleux, ces deux cordons s'écartent angulairement l'un de l'autre et prennent le nom de *piliers postérieurs du trigone* ; ils se recourbent alors en bas, puis en avant, en contournant l'extrémité postérieure de la couche optique et s'étendent jusque près de l'extrémité antérieure du prolongement temporal du ventricule latéral en se continuant avec la *corne d'Ammon.* A ce niveau, la partie interne de chaque pilier est libre et est connue sous le nom de *fimbria* ou *corps bordant.* L'espace triangulaire, circonscrit par les deux piliers à la face inférieure du bourrelet du corps calleux, est occupé par des fibres transversales intimement unies au corps calleux. Il porte le nom de *lyre* ou de *psalterium*. La voûte à trois piliers ne longe pas toute l'étendue de la face inférieure du corps calleux. Arrivés vers le milieu de ce corps, les deux cordons de la voûte s'arrondissent, quittent le corps calleux et descendent en bas en décrivant une courbure à convexité supérieure et antérieure. Ces *piliers antérieurs de la voûte* passent derrière la commissure blanche antérieure qui les sépare de la lame terminale, arrivent à la base du cerveau, se recourbent en arrière, et semblent se terminer dans les corps mamillaires.

Lorsque la voûte à trois piliers est appliquée contre la face inférieure du corps calleux, elle est formée de deux cordons aplatis de haut en bas. Le bord interne de ces cordons est épais et arrondi, le bord externe est mince et s'applique dans le sillon choroïdien de la face supérieure de la couche optique. Au niveau de ce bord externe, l'épithélium épendymaire du ventricule latéral passe sur le plexus choroïde latéral et, de là, se continue avec la *lamina affixa* ou partie épaissie de l'épithélium épendymaire tapissant la partie externe de la face supérieure de la couche optique. Le ventricule latéral se trouve ainsi nettement séparé du troisième ventricule. Au moment où les piliers antérieurs se séparent du corps calleux pour descendre en bas, ils s'arrondissent et quittent en même temps l'extrémité antérieure de la couche optique : de là résulte entre chaque couche optique et le pilier antérieur correspondant un orifice circulaire qui fait communiquer le ventricule médian avec le troisième ventricule : c'est le *trou de Monro*.

III. *La cloison transparente.* L'espace triangulaire, laissé libre entre le genou du corps calleux et les piliers antérieurs de la voûte à trois piliers, est fermé par deux minces lamelles blanches qui constituent le *septum lucidum* ou la *cloison transparente*. L'espace linéaire qui sépare ces deux lamelles l'une de l'autre forme le *cinquième ventricule* ou *cavité de la cloison transparente*. Ce cinquième ventricule est une cavité close de toutes parts. Il ne communique pas avec les autres ventricules, parce que, embryologiquement, il ne représente pas une partie du canal neural primitif.

IV. *Commissure antérieure.* On donne ce nom à un faisceau blanc, assez épais, à direction transversale, situé entre les piliers antérieurs de la voûte à trois piliers et la lame terminale. La position de cette commissure apparaît nettement, sur des coupes sagittales médianes.

Les ventricules du cerveau terminal ou ventricules latéraux.

Entre une des masses grises de la base, le noyau caudé, et la substance blanche de chaque hémisphère, il existe un espace libre qui constitue le *ventricule latéral*. Pour se faire une bonne idée de ce ventricule, il ne faut pas oublier que, dans le cours du développement, chaque hémisphère s'est recourbé sur lui-même de manière à décrire dans son ensemble une courbe à concavité antérieure.

Chez l'adulte, cette courbe existe pour le noyau caudé. Nous avons vu, en effet, que chaque noyau caudé représente une tige de substance grise, recourbée sur elle-même, dont l'extrémité antérieure renflée occupe le lobe frontal, tandis que l'extrémité postérieure effilée s'étend dans le lobe temporal. Cette courbure se retrouve encore dans la disposition du ventricule latéral.

Le ventricule latéral, considéré dans son ensemble, n'est pas une cavité horizontale s'étendant, dans chaque hémisphère, du pôle frontal au pôle occipital. C'est une cavité repliée sur elle-même, présentant un prolongement antérieur qui s'enfonce dans le lobe frontal et qu'on appelle le *prolongement temporal* ou *corne antérieure*, et un prolongement postérieur qui se poursuit jusque près de l'extrémité antérieure du lobe temporal, et qu'on appelle le *prolongement temporal* ou *corne inférieure* du ventricule latéral.

De plus, au moment où ce ventricule se réfléchit dans le lobe temporal, une partie s'en détache pour s'enfoncer dans le lobe occipital : c'est le *prolongement occipital* ou *corne postérieure*.

Les deux ventricules latéraux sont séparés l'un de l'autre, en avant, par la cloison transparente et les piliers antérieurs de la voûte; en arrière, par le troisième ventricule. Ils sont séparés du ventricule médian par l'épithélium épendymaire qui passe du bord latéral de la voûte à trois piliers sur la face supérieure de la couche optique en recouvrant le plexus choroïde latéral. Chaque ventricule latéral communique avec le ventricule médian par le trou de MONRO.

On peut distinguer à chaque ventricule latéral une partie moyenne qu'on appelle le *corps*, ou *partie centrale*, du ventricule et trois prolongements ou cornes; un prolongement frontal ou corne antérieure, un prolongement occipital ou corne postérieure et un prolongement temporal ou corne inférieure.

Le prolongement frontal présente comme plancher la partie renflée ou la tête du noyau caudé ; sa paroi interne est formée par la cloison transparente. La face inférieure du corps calleux forme la voûte.

Le corps du ventricule latéral correspond à toute l'étendue de la couche optique. Il se présente, sur une coupe frontale, comme une large fente transversale dont la paroi supérieure est formée par le corps calleux, tandis que la paroi inférieure présente, de dehors en dedans, le corps du noyau caudé, la veine du corps strié ou veine terminale avec la bandelette semi-circulaire ou strie terminale, une partie de la face supérieure de la couche optique recouverte par la *lamina affixa*, le plexus choroïde latéral et une partie de la face supérieure libre de la voûte à trois piliers.

Le prolongement occipital est limité en haut et en dehors par le corps calleux ; sa paroi interne et inférieure présente une éminence arrondie qu'on appelle l'*ergot de Morand* ou le *petit hippocampe*. Celle-ci représente la saillie produite dans la cavité ventriculaire par la paroi de la vésicule hémisphérique refoulée en dedans par la *fissure calcarine*. Au-dessus de cette saillie on en trouve une autre, plus petite, appelée *bulbe de la corne postérieure*. Nous avons vu qu'elle correspond à la fissure pariéto-occipitale de la face interne des hémisphères cérébraux.

Le prolongement temporal se termine en cul-de-sac à environ deux centimètres au-devant de l'extrémité antérieure du lobe temporal. Ce prolongement n'est fermé, du côté de la fissure de l'hippocampe, que par l'hépithélium épendymaire refoulé dans la cavité ventriculaire par un repli de la pie-mère. Celle-ci présente à ce niveau une série de houppes vasculaires qui vont constituer les plexus choroïdes latéraux du prolongement temporal. La paroi supérieure de ce prolongement est formée par de la substance blanche, dans laquelle on trouve des fibres de la commissure antérieure, et par la substance grise de la queue du noyau caudé. Sur le plancher, on trouve une saillie blanche, lisse et arrondie, à grand diamètre antéro-postérieur, qu'on appelle *corne d'Ammon*. Elle représente la paroi ventriculaire refoulée en dedans par la fissure de l'hippocampe qui est un sillon primaire complet.

En dehors et un peu en dessous de la corne d'AMMON, le plancher de la corne inférieure du ventricule latéral présente quelquefois une légère saillie à direction antéro-postérieure, l'*éminence collatérale*, représentant la paroi ventriculaire inférieure refoulée dans la cavité ventriculaire par la fissure collatérale du lobe temporo-occipital.

En dedans de la corne d'AMMON, on voit une mince bandelette blanche, appelée *fimbria* ou *corps bordant*, elle se continue en arrière avec le pilier postérieur de la voûte à trois piliers. De ce corps bordant se détache l'épendyme qui, après avoir été refoulé par la pie-mère dans la cavité ventriculaire et avoir tapissé les plexus choroïdes, va se continuer avec l'épendyme de la paroi supérieure ; il ferme ainsi le ventricule latéral au fond de la fissure de l'hippocampe.

En dessous et un peu en dehors du corps bordant, et par conséquent à l'extérieur de la cavité ventriculaire, au fond de la fissure de l'hippocampe, on rencontre le *faisceau denté* que nous avons décrit avec les circonvolutions.

Les enveloppes de l'axe cérébro-spinal.

L'axe cérébro-spinal est entouré, dans la cavité encéphalo-rachidienne, par trois membranes qui lui sont propres. Ce sont les *méninges*. Elles varient entre elles par leur structure et par leur richesse en vaisseaux sanguins. La plus externe est de nature fibreuse : c'est la *dure-mère*. Elle forme autour de l'axe cérébro-spinal un immense sac fibreux parfaitement clos de toutes parts. Dans la boîte cranienne cette dure-mère adhère intimement à la face interne des os, tandis qu'elle est libre sur toute la longueur du canal rachidien.

La plus interne de ces méninges s'appelle la *pie-mère*. C'est une membrane conjonctive, excessivement riche en vaisseaux sanguins, qui se trouve directement appliquée sur la face externe des diverses parties de l'axe cérébro-spinal.

Entre la dure-mère et la pie-mère se trouve le feuillet méningé moyen, appelé *arachnoïde*. Celle-ci n'est autre qu'une mince membrane conjonctive plus rapprochée de la dure-mère que de la pie-mère et reliée à ces deux enveloppes par de nombreuses brides conjonctives. Les espaces libres entre la dure-mère et l'arachnoïde constituent la *cavité sus-arachnoïdienne* ou *cavité subdurale*. Entre l'arachnoïde et la pie-mère existe la *cavité sous-arachnoïdienne*. Réduite à des espaces linéaires sur la plus grande étendue de l'encéphale, la cavité sous-arachnoïdienne devient volumineuse à certains endroits de la face externe de l'encéphale et sur toute l'étendue de la moelle épinière ; ces cavités portent le nom de *confluents sous-arachnoïdiens*. La cavité sous-arachnoïdienne est occupée par un liquide séreux : le *liquide encéphalo-rachidien.*

Ces trois enveloppes se comportent d'une façon différente autour de l'encéphale et le long de la moelle épinière. Aussi, par la facilité de la description, distingue-t-on une *dure-mère spinale* et une *dure-mère crânienne* ; une *pie-mère spinale* et une *pie-mère crânienne* ; une *arachnoïde spinale* et une *arachnoïde crânienne.*

Dure-mère.

Dure-mère spinale. La dure-mère spinale forme un sac fibreux enveloppant la moelle épinière avec une partie des nerfs périphériques qui en dépendent. Elle occupe toute l'étendue du canal rachidien depuis le trou occipital jusqu'au niveau de la deuxième vertèbre sacrée.

La face externe de ce sac fibreux est libre. Elle est séparée de la face interne des os par du tissu conjonctif adipeux et par les veines des plexus intra-rachidiens. Le tissu adipeux est surtout abondant entre la dure-mère spinale et les lames des vertèbres. En avant, la dure-mère repose directement sur le *grand surtout ligamenteux posté-rieur,* auquel elle est unie par de nombreuses brides conjonctives, abondantes surtout le long de la moelle cervicale et de la moelle lombaire.

La face interne du sac dural est lisse. Elle répond directement à la méninge moyenne ou feuillet arachnoïdien, à laquelle elle est reliée par de nombreux filets conjonctifs très grêles. L'espace libre entre ces deux membranes forme la *cavité subdurale* ou *cavité sus-arachnoïdienne.*

La racine antérieure et la racine postérieure de chaque nerf traversent séparément la dure-mère spinale. Celle-ci se prolonge sur ces racines jusqu'au niveau du ganglion spinal, où elle se continue insensiblement en partie avec le névrilemme du nerf périphérique et en partie avec le périoste des os voisins.

La face interne de la dure-mère spinale est encore unie de chaque côté à la pie-mère par le *ligament dentelé.* On donne ce nom à une bande fibreuse étendue verticalement entre les racines antérieures et les racines postérieures des nerfs spinaux et reliant la face latérale de la moelle épinière à la face interne de la dure-mère. Le bord interne de ce ligament se continue directement avec la pie-mère depuis le premier nerf cervical jusqu'au premier nerf lombaire. Le bord externe est festonné : libre le long des arcades, il s'insère par ses parties saillantes à la face interne de la dure-mère, au milieu de l'espace qui sépare la sortie de deux nerfs périphériques voisins.

A son extrémité supérieure, la dure-mère spinale adhère intimement sur tout le pourtour du trou occipital en se continuant avec la dure-mère cranienne.

L'extrémité inférieure forme un sac enveloppant toutes les racines nerveuses qui constituent la queue de cheval. Elle se termine en cul-de-sac au niveau du bord supérieur du corps de la deuxième vertèbre sacrée.

Nous avons vu que la moelle épinière elle-même ne dépasse jamais, chez l'adulte, le bord inférieur du corps de la deuxième vertèbre lombaire. Il existe donc, dans la cavité rachidienne, entre le bord supérieur de la troisième vertèbre lombaire et celui de la deuxième vertèbre sacrée, un vaste sac fibreux terminé en cul-de-sac qui ne renferme que le filet terminal enveloppé par les racines antérieures et postérieures des nerfs lombaires inférieurs et de tous les nerfs sacrés et coccygien baignant dans le liquide encéphalo-rachidien.

Dure-mère cranienne. La dure-mère cranienne forme l'enveloppe la plus externe de l'encéphale. Elle est intimement adhérente à la face interne des os du crâne dont elle constitue le périoste interne. Cette adhérence est surtout prononcée à la base du crâne, non pas seulement à cause des nombreux nerfs craniens qui, en passant par les orifices de la base, reçoivent de la dure-mère une enveloppe conjonctive, mais surtout à cause des différentes saillies osseuses auxquelles la dure-mère adhère intimement : l'apophyse crista-galli de l'ethmoïde, le bord postérieur des petites ailes du sphénoïde, le bord supérieur de la portion pierreuse du temporal, le pourtour de la selle turcique, la saillie cruciforme de l'occipital, etc..

Du côté de la calotte cranienne, la dure-mère n'adhère fortement qu'aux sutures ; ailleurs elle se laisse détacher assez facilement de la face interne des os. Cette adhérence aux os de la calotte est d'ailleurs variable d'individu à individu et augmente considérablement avec l'âge.

Entre la face externe de la dure-mère et la face interne des os, on trouve les ramifications des artères et des veines méningées : l'artère méningée antérieure provenant de l'artère ethmoïdale ; l'artère méningée moyenne, la plus importante et la plus volumineuse, provenant de l'artère maxillaire interne ; l'artère méningée postérieure, qui entre dans le crâne par le trou déchiré postérieur, comme branche de l'artère vertébrale.

Les veines méningées accompagnent les artères. Elles s'ouvrent d'une part dans le sinus longitudinal supérieur, d'autre part dans les veines extra-craniennes correspondantes aux artères.

La face externe de la dure-mère est rugueuse. Sa face interne est lisse et polie. Elle est tapisée d'une couche de cellules endothéliales, que les auteurs français considèrent comme représentant le feuillet pariétal d'une séreuse. Cette face interne est libre sur toute son étendue. Elle répond au feuillet méningé moyen ou arachnoïde. Elle n'est reliée à ce feuillet que par les veines qui viennent de la pie-mère, traversent l'arachnoïde et les cavités sus-arachnoïdiennes pour se déverser dans les sinus veineux de la dure-mère.

De la face interne de la dure-mère cranienne partent des prolongements qui s'enfoncent entre les parties les plus volumineuses de l'encéphale pour maintenir ces parties dans leur situation respective, quelle que soit la position du corps.

L'un de ces prolongements est plus ou moins transversal. Il s'engage entre la face supérieure du cervelet et la face inférieure des lobes occipitaux du cerveau terminal jusque dans le voisinage du cerveau moyen. Il protège le cervelet de toute compression de la part du cerveau terminal. On l'appelle *tente du cervelet*. L'autre a une direction verticale. Il s'étend depuis l'apophyse cristagalli de l'ethmoïde jusque près du pourtour postérieur du trou occipital. Il est divisé en deux parties par la tente du cervelet. La partie la plus volumineuse s'engage entre les hémisphères cérébraux : la *faux du cerveau*. La partie postérieure occupe l'échancrure du cervelet et porte le nom de *faux du cervelet*.

Tente du cervelet. La *face supérieure* de la *tente du cervelet* est libre et répond à la face inférieure des lobes occipitaux. Sur la ligne médiane elle donne insertion à la *faux du cerveau*. La *face inférieure* est libre aussi ; elle repose et se moule sur la face supérieure du cervelet et donne insertion à un prolongement vertical beaucoup plus grêle, qui s'engage dans l'échancrure postérieure du cervelet : la *faux du cervelet*.

Le *bord postérieur* est convexe. Il adhère à la protubérance occipitale interne, à la partie horizontale de la gouttière latérale de l'occipital et au bord supérieur libre du rocher pour se terminer de chaque côté à l'*apophyse clinoïde postérieure*. Le long de la face interne de l'occipital, le bord postérieur de la tente du cervelet est creusé d'une cavité triangulaire : le *sinus latéral transverse*, qui correspond à la gouttière latérale. Au niveau du bord supérieur du rocher il existe, dans l'épaisseur du bord adhérent de la tente du cervelet, un sinus beaucoup plus petit : le *sinus pétreux supérieur*.

Près de l'extrémité interne du rocher, ce bord de la tente du cervelet passe comme un pont au dessus de la petite dépression que présente à ce niveau la portion pierreuse du temporal et aide ainsi à circonscrire un orifice ovalaire, par lequel passe le nerf trijumeau.

Le *bord antérieur* de la tente du cervelet est libre. Il circonscrit avec la gouttière basilaire une ouverture ogivale, par laquelle passe le cerveau moyen. De chaque côté, l'extrémité antérieure de ce bord va s'insérer à l'*apophyse clinoïde antérieure*.

Faux du cerveau. Le prolongement vertical de la dure-mère qui s'engage dans la scissure interhémisphérique constitue la *faux du cerveau*. Les faces latérales de ce prolongement sont libres ; elles répondent aux faces internes des hémisphères cérébraux. Le bord supérieur est adhérent, il répond à la gouttière longitudinale qui existe, sur la ligne médiane, à la face interne de la calotte cranienne, depuis la crête du frontal jusqu'à la protubérance occipitale interne. Le long de ce bord, la dure-mère présente dans son épaisseur un espace triangulaire : le *sinus longitudinal* ou *sagittal supérieur*. Au niveau de la protubérance occipale interne, ce sinus longitudinal supérieur s'élargit considérablement en se réunissant avec les deux sinus latéraux et forme le *confluent des sinus*.

Le bord inférieur de la faux du cerveau est libre : il répond en arrière à la face convexe du corps calleux ; en avant, il reste séparé de cette face sur une étendue de dix à quinze millimètres, de sorte que là les deux hémisphères cérébraux sont directement en contact. Dans l'épaisseur de la dure-mère il existe, le long de la moitié postérieure de ce bord inférieur, un sinus veineux : le *sinus longitudinal* ou *sagittal inférieur*.

Par son extrémité antérieure la faux du cerveau adhère à l'apophyse cristagalli de l'éthmoïde. Son extrémité postérieure, beaucoup plus large, se continue avec la face supérieure de la tente du cervelet. Le long de la ligne d'insertion de la faux du cerveau à la face supérieure de la tente du cervelet, il existe un sinus veineux qui relie le sinus longitudinal inférieur au confluent des sinus : c'est le *sinus droit*.

Faux du cervelet. La *faux du cervelet* est un prolongement vertical de la dure-mère qui part de la face interne de l'occipital, depuis la protubérance occipitale interne jusque près du bord postérieur du trou occipital, et qui s'engage dans l'échancrure que présente le bord postérieur du cervelet. Ses faces latérales sont libres et répondent à la partie postérieure des hémisphères cérébelleux. Son bord antérieur est libre et répond à l'extrémité postérieure du lobe médian. Son bord postérieur renferme deux sinus très grêles, les *sinus occipitaux latéraux*, qui communiquent en haut avec le confluent des sinus et se rendent en bas vers le trou déchiré postérieur. L'extrémité supérieure, large, s'insère sur la face inférieure de la tente du cervelet ; l'extrémité inférieure effilée se bifurque et se perd autour du trou occipital.

Lacs sanguins. Outre les sinus veineux, on trouve encore dans l'épaisseur de la dure-mère de petites cavités irrégulières, qui ont leur siège de prédilection de chaque côté du sinus longitudinal supérieur. Ce sont les *lacs sanguins* ou les *lacunes veineuses*. Ces cavités intra-durales communiquent avec le sinus longitudinal supérieur, avec les veines méningées et avec les veines cérébrales. TROLARD les considère comme des réservoirs destinés à recevoir momentanément le trop plein du sang veineux, quand la circulation crânienne est quelque peu gênée, en attendant que ce sang veineux puisse être déversé dans les veines extra-craniennes, soit par les veines méningées, soit par les veines diploïques.

Quand on enlève, sur un cadavre, la calotte du crâne par un trait de scie horizontal, on trouve sur la face externe de la dure-mère ainsi mise à nu, de chaque côté et un peu en dehors du sinus longitudinal supérieur, de petites masses granuleuses blanchâtres : elles constituent ce qu'on appelle les *granulations de Pacchioni* ou *granulations arachnoïdiennes*. Elles n'existent pas chez l'enfant, mais deviennent de plus en plus apparentes et de plus en plus nombreuses avec l'âge. Ces granulations sont des productions de la membrane arachnoïdienne. C'est à leur niveau que se trouvent les cavités intra-durales qui constituent les lacs sanguins. Ces granulations font saillie sur le plancher de ces lacs ; en continuant à se développer, elles gagnent la voûte de ces cavités et l'amincissent considérablement jusqu'à la réduire au simple revêtement endothélial, elles repoussent même celui-ci au-dehors et viennent toucher la face interne des os qu'elles rongent, produisant ainsi à la face interne du pariétal, tout près de son bord supérieur, des dépressions plus ou moins profondes. Dans certains cas même, relativement assez rares, elles peuvent percer d'outre en outre toute l'apaisseur du pariétal et faire hernie à la face externe du crâne.

Pendant ce développement lent mais continu, la granulation de PACCHIONI reste toujours recouverte par le lac sanguin. En pénétrant jusque dans le diploë des os pariétaux, ce lac sanguin peut se mettre en rapport avec des veines diploïques, voire même avec des veines extra-craniennes et servir encore de cette manière comme dérivatif à la circulation veineuse intra-cranienne.

Pie-mère.

La pie-mère constitue l'enveloppe la plus interne de l'axe céré-bro-spinal. Elle se trouve partout directement en contact avec le tissu nerveux sous-jacent, auquel elle est unie intimement grâce aux nom-breuses artérioles qui proviennent des vaisseaux sanguins renfermés dans la pie-mère et qui pénètrent de tous côtés dans la substance ner-veuse. C'est dans la pie-mère, en effet, que se divisent et se subdivisent les artères qui doivent amener le sang au système nerveux central, de telle sorte que cette membrane est considérée à juste titre comme la membrane nourricière de l'axe cérébro-spinal.

Pie-mère spinale. La moelle épinière est enveloppée directement par la pie-mère. Celle-ci envoie un repli au fond de la fissure médiane longitudinale antérieure, tandis que partout ailleurs elle adhère intime-ment à la surface externe de la substance nerveuse.

Pie-mère cranienne. La pie-mère cranienne recouvre immédiate-ment la face externe de l'encéphale : elle s'insinue dans tous les sillons et recouvre toutes les circonvolutions. L'adhérence de la pie-mère cranienne à la substance nerveuse est beaucoup moins intime que pour la pie-mère spinale, aussi, sur tout le pourtour de l'encéphale, la pie-mère se laisse-t-elle enlever avec la plus grande facilité.

L'adhérence est plus intime tout le long de la fente cérébrale de BICHAT et sur la face postérieure du rhombencéphale, entre la face antérieure du cervelet et la face postérieure de la moelle allongée, parce que, à ces niveaux, la pie-mère, refoulant l'épithélium épendy-maire, pénètre dans le troisième ventricule, les ventricules latéraux et dans le quatrième ventricule pour constituer les toiles choroïdiennes.

La partie latérale de la fente de BICHAT correspond à la fissure de l'hippocampe. A ce niveau, la pie-mère pénètre dans le prolonge-ment temporal du ventricule latéral pour y constituer la partie anté-rieure du plexus choroïde latéral.

La partie moyenne de la fente de BICHAT est limitée par le bour-relet du corps calleux et par des éminences antérieures des tubercules quadrijumeaux. Par cette fente, la pie-mère pénètre horizontalement dans le troisième ventricule jusqu'au niveau des piliers antérieurs de la voûte à trois piliers. Elle recouvre directement le troisième ventri-cule et repose par ses bords latéraux sur les deux couches optiques. On l'appelle la *toile choroïdienne du troisième ventricule*.

Elle a une forme triangulaire à base postérieure. Ses bords laté-raux s'engagent entre la couche optique et le bord libre de la voûte à trois piliers, jusque dans le ventricule latéral, et reposent dans le sillon choroïdien que présente la face supérieure de la couche optique. Le long de ces bords latéraux existent les plexus choroïdes des ventri-cules latéraux qui se continuent en arrière avec le plexus choroïde du prolongement temporal.

Ces plexus choroïdes sont recouverts par l'épithélium épendimaire ou *lame choroïdienne épithéliale*.

Sur la face inférieure de la toile choroïdienne, de chaque côté de la ligne médiane, existe le *plexus choroïde médian du troisième ventricule*. A ce niveau l'épithélium épendymaire, devenant *lame choroïdienne épi-théliale*, quitte le bord supéro-interne de la couche optique pour tapis-ser les plexus choroïdes médians et former ainsi la voûte du troisième ventricule.

La partie interne de la face supérieure de la couche optique, située en dedans du sillon choroïdien, répond donc directement à la face inférieure de la toile choroïdienne ; elle se trouve séparée du ventricule latéral par la *lamina affixa* se continuant avec l'épithélium des plexus choroïdes latéraux, elle est séparée de la cavité du ventricule médian par l'épithélium épendymaire se jetant de la couche optique sur les plexus choroïdes médians.

La base de la toile choroïdienne répond à la partie moyenne de la fente de BICHAT, où elle se continue avec la pie-mère.

Le sommet correspond aux piliers antérieurs de la voûte. Là, les deux plexus choroïdes latéraux, passant par les trous de MONRO, se continuent avec les plexus choroïdes médians qui existent, de chaque côté de la ligne médiane, sur la face inférieure de la voûte choroï-dienne.

La toile choroïdienne du *quatrième ventricule* est un prolongement de la pie-mère ; ce prolongement, recouvert par l'épithélium épendymaire, s'enfonce dans ce ventricule entre le cervelet de la moelle allongée. Il a une forme triangulaire à base antérieure, et présente, sur sa face inférieure, les plexus choroïdes médians et les plexus choroïdes latéraux. Nous avons vu que cette toile choroïdienne est percée par le trou de MAGENDIE, qui fait communiquer les cavités ventriculaires avec les cavités sous-arachnoïdiennes.

Arachnoïde.

L'arachnoïde est une mince membrane conjonctive située entre la dure-mère et la pie-mère.

Arachnoïde spinale. Le long de la moelle épinière, l'arachnoïde est reliée par quelques brides conjonctives à la face profonde de la dure-mère, tandis que sur presque toute son étendue elle est largement distante de la pie-mère. La cavité qui sépare l'arachnoïde de la pie-mère constitue le *confluent spinal* ou partie inférieure du *confluent cérébello-médullaire*, qui se termine inférieurement en cul de sac au niveau du bord supérieur du corps de la deuxième vertèbre sacrée.

Arachnoïde cranienne. Autour de l'encéphale, l'arachnoïde n'est reliée à la face profonde de la dure-mère que par les veines cérébrales qui vont se jeter dans les sinus veineux. Elle adhère plus intimement à la pie-mère par un tissu conjonctif lâche, appelé tissu sous-arachnoïdien. Dans ce tissu existent des espaces linéaires occupés par le liquide encéphalo-rachidien. A certains endroits cependant l'arachnoïde quitte la pie-mère sur une étendue plus considérable ; il se forme ainsi, entre ces deux méninges, des cavités plus volumineuses appelées *confluents sous-arachnoïdiens.* Un de ces confluents existe, de chaque côté de la ligne médiane, sur la face inférieure de l'encéphale, au niveau de la fissure de SYLVIUS ; tandis que la pie-mère pénètre jusqu'au fond de cette fissure, l'arachnoïde passe directement du lobe frontal sur le lobe temporal limitant ainsi le *confluent antérieur et latéral.* Un autre confluent existe sur la ligne médiane au-devant de la protubérance annulaire : du chiasma des nerfs optiques l'arachnoïde passe directement sur la protubérance annulaire, laissant entre elle et la pie-mère un espace libre qui constitue le *confluent sous-arachnoïdien antérieur et médian,* quelquefois subdivisé en un *confluent du chiasma* et un *confluent interpédonculaire.*

Le plus important de ces confluents existe entre le cervelet et la moelle allongée : c'est le *confluent sous-arachnoïdien postérieur.* Au lieu de recouvrir toute la face inférieure du cervelet, l'arachnoïde se détache de la pie-mère et se jette du bord postérieur du cervelet directement sur la face postérieure de la moelle allongée, pour se continuer avec l'arachnoïde spinale formant ainsi, avec le confluent spinal, le *confluent cérébello-médullaire* Ce confluent sous-arachnoïdien postérieur est important : d'une part, il se continue avec le confluent spinal et avec toutes les cavités sous-arachnoïdiennes de l'encéphale ; d'autre part, par le trou de MAGENDIE, il communique avec les cavités ventriculaires.

La face externe de l'arachnoïde est lisse, elle est tapissée par un revêtement endothélial comme la face profonde de la dure-mère.

Les granulations de PACCHIONI sont considérées comme des productions de la membrane arachnoïdienne. Elles se présentent sous la forme de petites vésicules pédiculées qui viennent de l'arachnoïde, traversent les cavités sus-arachnoïdiennes pour adhérer à la face profonde de la dure-mère au niveau d'un lac sanguin. Ce sont des évaginations de l'arachnoïde et du tissu sous-arachnoïdien, aussi les désigne-t-on sous le nom de *villosités arachnoïdiennes*. Continuant à se développer, ces villosités, recouvertes par un feuillet aminci de la dure-mère, font hernie dans le lac sanguin. Chez les vieillards, elles peuvent même traverser toute la cavité de ce lac, refouler le second feuillet de la dure-mère en l'amincissant, s'appliquer intimement contre la face interne des os du crâne et y produire des dépressions plus ou moins profondes qui peuvent s'étendre soit jusqu'au centre du diploë, soit jusque dans la table externe. Elles peuvent même traverser cette table externe et faire hernie à l'extérieur.

Etude microscopique.

I. Éléments histologiques.

Tout le système nerveux est formé de deux substances macroscopiquement et microscopiquement différentes. L'une forme la plupart des nerfs périphériques cérébro-spinaux et entre pour une bonne part aussi dans la constitution de l'axe cérébro-spinal ; elle se caractérise par une belle coloration blanche et, pour ce motif, est appelée la *substance blanche*. L'autre, de loin beaucoup plus importante, forme tout le système nerveux sympathique, ainsi qu'une grande partie du systême nerveux cérébro-spinal. Elle a une teinte grise : aussi l'appelle-t-on la *substance grise*.

La *coloration* de la substance blanche est variable : elle dépend de sa richesse plus ou moins grande en vaisseaux sanguins. Sa *consistance* est variable aussi et dépend principalement de la quantité de tissu conjonctif qui entre dans sa constitution. Les nerfs périphériques cérébro-spinaux, formés entièrement de substance blanche, ont une consistance très ferme, parce que le tissu conjonctif y est très abondant ; au contraire, la substance blanche qui forme la masse centrale des hémisphères cérébraux, étant pauvre en tissu conjonctif, est molle et presque sans consistance.

La *coloration* de la substance grise varie aussi d'après l'endroit où on l'examine ; elle dépend de sa richesse plus ou moins grande en vaisseaux sanguins et de certaines pigmentations qui, à des endroits déterminés, donnent à la substance grise une teinte noiràtre ou rouillée.

Les variations dans la *consistance* dépendent de l'abondance relative du tissu conjonctif : molle et délicate dans les différentes parties de l'axe cérébro-spinal, la substance grise est ferme et résistante dans les ganglions périphériques (ganglions cérébro-spinaux et ganglions sympathiques).

Une espèce particulière de substance grise, caractérisée par une transparence spéciale, porte le nom de *substance gélatineuse*.

Deux espèces d'éléments prennent part à la constitution du système nerveux central : les *éléments nerveux*, qui forment la partie principale, la partie essentielle et les *éléments neurogliques* qui constituent la partie secondaire ou l'appareil de soutien.

Les éléments nerveux.

Les éléments nerveux comprennent à la fois les *fibres nerveuses* et les *cellules nerveuses*.

Les *fibres nerveuses* forment la partie conductrice destinée à mettre les cellules nerveuses en rapport soit entre elles, soit avec les différents tissus de l'organisme. Les *cellules nerveuses* représentent la partie principale, la partie véritablement active.

Fibres nerveuses.

La partie essentielle de toute fibre nerveuse est le cylindre-axe. Il y a des fibres qui sont uniquement réduites au cylindre-axe ; d'autres possèdent en dehors du cylindre-axe une membrane enveloppante, qu'on appelle la membrane de SCHWANN. On désigne communément ces fibres sous le nom de *fibres de Remak*.

Ces deux espèces de fibres nerveuses forment le groupe des fibres *amyéliniques*, c'est-à-dire dépourvues de myéline, par opposition aux fibres *myéliniques* dont le cylindre-axe est entouré par une gaine protectrice de myéline. Les fibres myéliniques sont encore de deux sortes suivant qu'elles possèdent ou ne possèdent pas une membrane enveloppante ou membrane de SCHWANN.

Les fibres myéliniques avec membrane de SCHWANN existent, chez l'homme adulte, dans tous les nerfs périphériques cérébro-spinaux, à l'exception du nerf olfactif et du nerf optique.

Les fibres myéliniques sans membrane de SCHWANN constituent la substance blanche de tout l'axe cérébro-spinal. Elles existent aussi dans le nerf optique. C'est à la myéline qui enveloppe le cylindre-axe de ces fibres nerveuses que les nerfs périphériques et la partie de l'axe cérébro-spinal qui est formée de fibres myéliniques doivent leur belle coloration blanche.

Les fibres de REMAK, ou fibres sans myéline pourvues d'une membrane de SCHWANN, forment tous les nerfs qui dépendent du système nerveux sympathique et les filets olfactifs dépendant du système cérébro-spinal. C'est à l'absence de myéline que ces fibres doivent leur coloration grise.

Enfin, les fibres nerveuses réduites exclusivement au cylindre-axe se retrouvent, chez l'adulte, dans certaines régions du névraxe — telles les fibres constitutives de la couche moléculaire du cervelet — ensuite on les trouve encore près de l'origine et près de la terminaison de tous les autres nerfs. Les fibres des nerfs cérébro-spinaux pourvues de myéline et d'une membrane de SCHWANN, arrivées près de leur terminaison, commencent par perdre leur gaine de myéline et se transforment ainsi en fibres de REMAK ; puis, elles se dépouillent de leur membrane de SCHWANN et sont exclusivement réduites au cylindre-axe au niveau de leur terminaison. Les fibres de la substance blanche de l'axe cérébro-spinal, avant de se terminer dans la substance grise, perdent leur gaine de myéline et se réduisent aussi au cylindre-axe.

Les fibres nerveuses amyéliniques sans membrane de SCHWANN sont beaucoup plus répandues encore chez l'embryon. D'après les recherches de FLECHSIG, tout le système nerveux central est formé de substance grise jusque vers le cinquième mois de la vie intra-utérine, de sorte que, sur des fœtus de 25 ctm. de longueur, tout l'axe cérébro-spinal est formé exclusivement de cellules nerveuses et de fibres nerveuses amyéliniques. La substance blanche, c'est-à-dire la myéline, n'apparaît que vers la seconde moitié du cinquième mois de la vie embryonnaire et envahit insensiblement toutes les fibres qui forment la substance blanche de l'adulte. Au cinquième mois après la naissance toutes les fibres myéliniques sont définitivement consti-tuées.

Structure du cylindre-axe. L'élément principal d'une fibre nerveuse est le cylindre-axe. Non seulement le cylindre-axe peut constituer à lui seul toute la fibre nerveuse, mais, fait beaucoup plus important, on ne peut pas concevoir de fibre nerveuse sans cylindre-axe.

Le cylindre-axe d'une fibre nerveuse, examinée à frais, paraît complètement homogène. Dans les nerfs fixés par l'acide osmique et colorés par la fuchsine acide, il présente une structure nettement fibrillaire. Ces fibrilles sont indépendantes les unes des autres et représentant des individualités anatomiques pouvant se poursuivre sur toute la longueur du nerf. On les désigne généralement sous le nom de *neurofibrilles.*

Ces neurofibriles plongent dans une substance spéciale, d'une consistance assez molle, à laquelle on a donné successivement les noms de *substance interfibrillaire, axoplasme, substance périfibrillaire,* etc.

Les auteurs discutent encore pour savoir si les deux parties constituantes du cylindre-axe, les neurofibrilles et l'axoplasme, inter-viennent dans la fonction de conduction. L'opinion la plus générale-ment admise cependant c'est que l'élément conducteur de l'influx nerveux est exclusivement représenté par les neurofibrilles.

Cellules nerveuses.

Les *cellules nerveuses* constituent l'élément le plus important de tout le système nerveux. Elles sont éminemment variables de forme et de volume, mais elles ont toutes comme caractère constant d'être toujours pourvues de prolongements. Il n'existe donc pas, au moins chez l'adulte, de *cellules nerveuses apolaires,* c'est-à-dire des cellules sphériques, complètement dépourvues de prolongements. Ces cellules ne s'observent que pendant les premiers temps du développement embryologique, à l'époque où toutes les cellules nerveuses du névraxe embryonnaire parcourent la phase de multiplication active qui leur a fait donner le nom de *cellules germinatives* (His). Mais ce n'est là qu'une forme transitoire, qui ne persiste que pendant un temps relativement court, pour faire place bientôt à la forme définitive que nous retrouvons chez l'adulte. Dans cette forme définitive toute cellule nerveuse possède donc un ou plusieurs prolongements.

En se basant sur le nombre des prolongements qui donnent à une cellule sa forme caractéristique, on peut diviser les cellules nerveuses en trois groupes morphologiques plus ou moins nettement distincts : les *cellules unipolaires*, les *cellules bipolaires* et les *cellules multipolaires*.

Cellules unipolaires. Ce type cellulaire, très répandu dans les ganglions nerveux des invertébrés ainsi que dans les centres nerveux des vertébrés inférieurs, est excessivement rare dans le système nerveux des vertébrés supérieurs. On le rencontre, dans toute sa netteté, dans certaines cellules du mésencéphale représentant les cellules d'origine des fibres constitutives de la racine supérieure ou racine motrice du nerf trjiumeau. Ce sont des cellules volumineuses dont le corps cellulaire, plus ou moins irrégulier et comme épineux, donne naissance à un gros prolongement descendant qui va se continuer avec le cylindre-axe d'une fibre motrice périphérique.

Ces cellules unipolaires se rencontrent en nombre considérable, mais d'une façon transitoire, pendant les premiers temps du développement embryologique : elles constituent en effet la forme de passage, connue sous le nom de *neuroblaste* (His), par laquelle passe toute cellule nerveuse à partir du moment où elle cesse d'être une cellule germinative.

On pourrait faire rentrer encore dans ce groupe les cellules constitutives des ganglions cérébro-spinaux. Ce sont, en effet, des cellules volumineuses qui ne présentent, chez l'adulte, qu'un seul prolongement. Mais ces cellules ne sont unipolaires qu'en apparence. A quelque distance du corps cellulaire le prolongement unique se bifurque, en effet, en un prolongement central et un prolongement périphérique.

L'histoire du développement de ces cellules unipolaires montre d'ailleurs que, chez tous les vertébrés, elles ont commencé par être des cellules bipolaires. Ce caractère embryonnaire se conserve d'une façon définitive chez quelques poissons, de même qu'on le retrouve, d'une façon permanente, chez les vertébrés supérieurs et chez l'homme, dans des ganglions placés sur le trajet du nerf cochléaire et du nerf vestibulaire et pour les cellules d'origine des fibres olfactives.

Chez tous les vertébrés, quelques poissons exceptés, et dans tous les ganglions cérébraux et spinaux, à l'exclusion du ganglion de SCARPA et du ganglion de CORTI dépendant du nerf acoustique, les cellules bipolaires de l'embryon se transforment, pendant le cours du développement, en cellules unipolaires. Malgré cette modification dans la forme extérieure de ces cellules, l'indépendance primitive des deux prolongéments persiste, même chez l'adulte, pour ce qui concerne l'élément conducteur par excellence : les neurofibrilles. Le cylindraxe du prolongement unique se forme, en effet, par la juxtaposition de toutes les neurofibrilles provenant des deux prolongements périphériques.

Les cellules des ganglions cérébro-spinaux ne sont donc *unipolaires* qu'au point de vue morphologique ; physiologiquement nous devons les considérer comme de véritables cellules bipolaires.

Cellules bipolaires. La plus simple de toutes les cellules nerveuses nous paraît être la cellule bipolaire. On la rencontre essentiellement dans les éléments nerveux sensitifs périphériques : cellules bipolaires de la muqueuse olfactive, cellules bipolaires de la rétine, cellules bipolaires du ganglion spiral et du ganglion de SCARPA du nerf acoustique, cellules en apparence unipolaires des ganglions cérébro-spinaux. On l'observe encore, par ci par là, dans les différentes régions de l'axe cérébro-spinal et d'une façon toute spéciale dans la corne d'AMMON du télencéphale.

Cellules multipolaires. Les cellules nerveuses qui entrent dans la constitution de l'axe cérébro-pinal des mammifères sont presque toutes *multipolaires.*

Morphologie et physiologie des prolongements. Les prolongements d'une cellule nerveuse bipolaire ou multipolaire n'ont pas tous ni les mêmes caractères morphologiques, ni la même valeur physiologique.

Depuis longtemps on a démontré que, parmi les prolongements qui dépendent d'une cellule nerveuse, un seul est en relation directe avec une fibre nerveuse. Ce prolongement unique, se continuant avec le cylindre-axe de cette fibre, a reçu le nom de *prolongement cylindraxile.* Tous les autres prolongements, en s'éloignant de la cellule d'origine, se divisent et se subdivisent en diminuant rapidement d'épaisseur, et se perdent finalement dans la substance fondamentale. On leur a donné le nom de *prolongements protoplasmatiques*, parce qu'ils ont l'aspect granuleux du protoplasme cellulaire. Toute cellule nerveuse se trouve ainsi pourvue de deux espèces de prolongements dont les caractères distinctifs sont nettement tranchés : un prolongement cylindraxile à contours lisses et réguliers, se continuant avec le cylindre-axe d'une fibre nerveuse, et des prolongements protoplasmatiques à contours irréguliers, d'aspect granuleux, diminuant rapidement de volume, émettant de nombreuses ramilles collatérales et se perdant dans la substance fondamentale.

Quel est le sort réel de ces ramifications protoplasmatiques et cylindraxiles ?

Réseau de Gerlach. En employant la coloration par le chlorure d'or, GERLACH a montré, en 1871, l'existence, dans toute l'étendue de la substance grise de l'axe cérébro-spinal, d'un treillis inextricable de fines fibrilles nerveuses. Il considéra ce treillis comme un véritable *réseau* formé par des anastomoses entre les dernières ramifications des prolongements *protoplasmatiques* de toutes les cellules nerveuses, de telle sorte que, grâce à ce réseau, les cellules nerveuses de tout l'axe cérébro-spinal étaient en continuité directe les unes avec les autres. C'est là le *réseau nerveux de Gerlach*, dont l'existence fut acceptée sans conteste par presque tous les physiologistes.

Réseau de Golgi. De 1871 à 1885, GOLGI, professeur à Pavie, publia une série de travaux importants sur la structure interne des centres nerveux. Il fit connaître en même temps une méthode nouvelle, connue sous le nom de *méthode de Golgi*, qui donne des résultats tellement nets, des images à ce point claires et complètes, qu'elle a ouvert une ère nouvelle pour nos connaissances de la fine structure de l'axe cérébro-spinal.

A l'aide de sa méthode, GOLGI a prouvé les faits suivants :

Toute cellule nerveuse est pourvue de prolongements protoplasmatiques et d'un prolongement cylindraxile toujours unique.

Les prolongements protoplasmatiques des cellules nerveuses ne s'anastomosent pas entre eux. Ils se terminent toujours librement dans l'axe cérébro-spinal. Ce sont des prolongements épais, à contours irréguliers ; leur longueur est variable. Il diminuent rapidement de volume, en émettant un grand nombre de branches collatérales qui se divisent et se subdivisent à leur tour.

6

Le prolongement cylindraxile a des caractères tout particuliers. Il naît, soit directement du corps cellulaire, soit de la base d'un des prolongements protoplasmatiques, au moyen d'un petit cône triangulaire. Ses contours sont nets, réguliers, comme taillés à l'emporte-pièce. Il émet sur son trajet de fines branches collatérales.

Ce prolongement peut se comporter de deux façons différentes. Tantôt il est excessivement long et conserve sur toute sa longueur son diamètre primitif tout en émettant, au moins dans le plus grand nombre des cas, des branches collatérales ; tantôt il est beaucoup plus court et, arrivé à une petite distance du corps cellulaire, il se divise et se subdivise de façon à produire, par l'entrelacement de ses branches de division, un treillis inextricable. Il avait semblé à GOLGI que les cellules de la première espèce étaient surtout abondantes dans les cornes antérieures de la moelle d'où sortent les racines motrices, tandis que les cellules de la seconde espèce prédominaient dans les cornes postérieures, au voisinage immédiat des racines sensitives. Se basant sur ce fait, il crut avoir trouvé un caractère morphologique permettant de distinguer une cellule motrice d'une cellule sensitive : toute cellule nerveuse pourvue d'un prolongement cylindraxile long serait une cellule motrice ; toute cellule nerveuse pourvue d'un prolongement cylindraxile court serait une cellule sensitive.

Dans les préparations où l'imprégnation par le chromate d'argent avait été quelque peu complète, GOLGI put encore constater l'existence, dans toute l'étendue de la substance grise, d'un entrelacement de fines fibrilles nerveuses, déjà signalé par GERLACH à la suite de la coloration par le chlorure d'or. GOLGI est tenté de croire qu'il s'agit là d'un *réseau nerveux diffus*. Contrairement à l'opinion de GERLACH, ce réseau ne serait pas formé par les prolongements protoplasmatiques des cellules nerveuses, mais il aurait une origine plus complexe. Il résulterait des anastomoses de toutes les fibrilles de nature cylindraxile qui entrent dans la substance grise ; ramifications cylindraxiles des cellules nerveuses sensitives de GOLGI, collatérales du prolongement cylindraxile des cellules nerveuses motrices, collatérales que les fibres de la substance blanche envoient dans la substance grise sur toute la longueur de l'axe cérébro-spinal.

Les fibres sensitives des racines postérieures de la moelle prendraient leur origine dans ce réseau nerveux.

D'après GOLGI, la différence entre les prolongements protoplasmatiques et le prolongement cylindraxile d'une cellule nerveuse n'est pas seulement morphologique, elle est encore fonctionnelle. Le prolongement cylindraxile seul serait de nature nerveuse, aussi l'appelle-t-il le *prolongement nerveux ;* seul il jouirait de la propriété de transmettre l'ébranlement nerveux, de sorte que seul aussi il remplirait la véritable fonction nerveuse ; pour ce motif, il l'appelle encore *prolongement fonctionnel.* Les prolongements protoplasmatiques, au contraire, ne seraient pas de nature nerveuse, mais constitueraient un simple appareil de nutrition pour les éléments nerveux.

Indépendance des éléments nerveux. En 1888, Cajal a repris l'étude de la structure des centres nerveux au moyen de la méthode au chromate d'argent. Il a retrouvé les deux espèces de cellules nerveuses décrites pour la première fois par Golgi. Mais d'après ses recherches. les cellules sensitives de Golgi se trouvent aussi dans des régions physiologiquement reconnues comme motrices, et les cellules considérées comme motrices par Golgi existent en nombre considérable dans des régions manifestement sensitives. Aussi abandonne-t-il toute distinction morphologique entre cellules motrices et cellules sensitives et divise-t-il les cellules nerveuses en *cellules à cylindre-axe long* et *cellules à cylindre-axe court,* sans rien préjuger quant à leur fonction spéciale ; tout au plus considère-t-il les cellules à cylindre-axe abondamment ramifié comme ayant probablement pour fonction de transmettre l'ébranlement nerveux en même temps à un grand nombre de cellules nerveuses, de là le nom de *cellules d'association* sous lequel il les désigne quelquefois.

L'entrelacement de fines fibrilles nerveuses, signalé par Gerlach et par Golgi et considéré par ces deux auteurs comme constituant un véritable *réseau,* existe dans toute l'étendue de la substance grise. Mais ces fibrilles, tout en s'enchevêtrant les unes dans les autres, ne présentent nulle part de véritables anastomoses. C'est un des grands mérites de Cajal d'avoir prouvé que la terminaison du prolongement cylindraxile ou de ses branches collatérales se fait toujours par des ramifications libres et indépendantes quelque soit l'endroit où elle s'effectue, que ce soit dans un organe périphérique, ou dans une partie quelconque de l'axe cérébro-spinal.

Neurone. Il résulte donc de tout ce qui précède que les cellules nerveuses et les fibres nerveuses forment par leur ensemble ce qu'on appelle les éléments nerveux. Mais ces fibres nerveuses et ces cellules nerveuses ne constituent pas des éléments indépendants. Il n'existe pas, dans l'organisme tout entier, une seule fibre nerveuse qui ne soit en connexion avec une cellule nerveuse, car toute fibre nerveuse possède un cylindre-axe, et tout cylindre-axe se continue avec l'axone d'une cellule nerveuse. Le seul et unique *élément nerveux*, c'est la cellule nerveuse avec tous ses prolongements. Cette cellule nerveuse ainsi comprise est une espèce d'*unité nerveuse* à laquelle WALDEYER a donné le nom de *neurone*.

Un élément nerveux ou un neurone est donc une cellule nerveuse avec tous les prolongements qui en dépendent. Le plus grand nombre des neurones possèdent deux espèces de prolongements : des prolongements protoplasmatiques ou *dendrites* et au moins un prolongement cylindraxile ou axone, généralement destiné à se continuer avec le cylindre-axe d'une fibre nerveuse.

Les prolongements protoplasmatiques ne constituent cependant pas une partie indispensable de tout neurone. Nous avons vu, en effet, qu'il existe, même chez les vertébrés supérieurs, des cellules nerveuses manifestement unipolaires. Ces cellules ne sont constituées que d'une masse plus ou moins volumineuse de protoplasme d'où naît directement le prolongement cylindraxile. D'autre part, chez les animaux inférieurs les prolongements protoplasmatiques, de même que le prolongement cylindraxile, ne naissent pas directement de la masse de protoplasme entourant le noyau, mais cette masse centrale s'étire, s'allonge en formant un tronc plus ou moins volumineux et plus ou moins étendu d'où naissent alors les deux espèces de prolongements. Ces dispositions jettent un jour tout nouveau sur la valeur des prolongements protoplasmatiques. Ceux-ci, non seulement se développent insensiblement dans le cours du développement ontogénique, mais dans le cours du développement phylogénique nous voyons le corps cellulaire s'étaler en quelque sorte et se ramifier davantage au fur et à mesure que l'on remonte dans la série des vertébrés. Les prolongements protoplasmatiques ne représentent donc, en dernière analyse, qu'une expansion du corps cellulaire ne paraissant avoir d'autre but que d'agrandir sa surface pour faciliter et multiplier les contacts avec d'autres neurones ; ils forment un seul tout avec le corps cellulaire, de telle manière que le neurone se réduit en définitive à une masse plus ou moins étalée de protoplasme d'où naît l'axone.

Si l'on examine un grand nombre de cellules nerveuses au point de vue de leur richesse en ramifications protoplasmatiques, on arrive à se convaincre qu'il n'y a pas de relation constante entre le nombre, l'épaisseur et la longueur de ces ramifications d'une part et le volume du corps cellulaire d'autre part. A côté de cellules volumineuses complètement dépourvues de ramifications protoplasmatiques (cellules unipolaires), on trouve des cellules à corps cellulaire peu développé, mais pourvu de nombreuses dendrites richement ramifiées.

Il n'y a pas non plus de rapport constant entre le volume de la cellule nerveuse et l'épaisseur du prolongement cylindraxile qui en provient bien que, en général, les cellules volumineuses donnent naissance à un cylindre-axe plus épais que les petites cellules.

Il n'y a rien de fixe non plus pour ce qui concerne le point où l'axone provient de la cellule nerveuse ; car si le cône d'origine du prolongement cylindraxile naît le plus souvent, chez les mammifères, du corps cellulaire lui-même, on le voit, chez les autres vertébrés et surtout chez les invertébrés, provenir généralement d'un tronc protoplasmique, à une distance parfois considérable de la masse de protoplasme enveloppant le noyau. Il est même curieux de constater que l'origine de l'axone semble se rapprocher de plus en plus du corps cellulaire au fur et à mesure que l'on remonte dans la série des vertébrés.

Il n'y a pas de régularité non plus dans l'épaisseur d'un prolongement cylindraxile donné. Il est d'observation constante qu'au delà du cône d'origine le prolongement cylindraxile s'amincit considérablement sur une partie de son trajet pour s'élargir ensuite. Il garde alors un diamètre plus ou moins uniforme malgré l'abandon de ramifications collatérales et il peut, même dans ses ramifications périphériques, présenter des épaississements qui le rendent, par places, plus épais qu'au niveau de son origine.

Dans l'état actuel de nos connaissances, nous devons donc admettre que les prolongements protoplasmatiques et le prolongement cylindraxile d'une cellule nerveuse se terminent librement, et que, par conséquent, les éléments nerveux, qui entrent dans la constitution de l'axe cérébro-spinal, restant indépendants les uns des autres, n'agissent et ne peuvent agir les uns sur les autres que par *contiguïté* ou par *contact*.

L'entrelacement compact de fines fibrilles nerveuses — qui existe dans toute l'étendue de la substance grise et qui a été signalé tout d'abord par GERLACH, puis par GOLGI, CAJAL et beaucoup d'autres —, ne doit pas être considéré comme un véritable réseau, mais comme un simple enchevêtrement sans anastomoses. C'est à cet enchevêtrement de fibrilles, à la fois protoplasmatiques et cylindraxiles, que HIS a donné le nom de *neuropile*.

Conduction cellulipète et cellulifuge. Nous avons vu que, d'après GOLGI, il existe une différence non seulement morphologique mais fonctionnelle entre les prolongements protoplasmatiques et le prolongement cylindraxile. Celui-ci seul serait de nature nerveuse ; tous les autres ne constitueraient que des appareils de nutrition destinés à se mettre en contact avec les parois des vaisseaux pour y puiser les aliments nutritifs nécessaires à la vie de la cellule. Cette relation entre les prolongements protoplasmatiques et les parois des vaisseaux sanguins a été contestée par tous les auteurs qui, depuis quinze ans, ont appliqué la méthode au chromate d'argent à l'étude de la structure des centres nerveux. Il résulte de leurs recherches que les prolongements protoplasmatiques sont de nature nerveuse et qu'elles jouissent de la conductibilité nerveuse, au même titre que le corps cellulaire et le prolongement cylindraxile.

La différence morphologique qui sépare les prolongements protoplasmatiques du prolongement cylindraxile n'est donc pas bien profonde, puisque les deux espèces de prolongements sont de nature nerveuse. Elle ne réside en somme que dans quelques caractères extétérieurs.

La différence physiologique semble nulle, puisque tous les prolongements jouissent de la conduction nerveuse.

Une étude comparée des différents éléments nerveux montre cependant que le *sens* suivant lequel se fait la conduction nerveuse varie dans les deux espèces de prolongements.

Dans les prolongements protoplasmatiques, l'ébranlement nerveux se transmet toujours des ramifications terminales vers la cellule d'origine, tandis que dans le prolongement cylindraxile la transmission se fait de la cellule nerveuse vers les ramifications terminales. Les prolongements protoplasmatiques possèdent donc la conduction *cellulipète* : ils recueillent autour d'eux les ébranlements venus des éléments voisins et les transmettent à la cellule dont ils dépendent. Le prolongement cylindraxile jouit de la conduction *cellulifuge* : il reçoit l'ébranlement nerveux de sa cellule d'origine et doit le transmettre aux éléments avec lesquels il arrive en contact.

Cette hypothèse, que nous avons émise le premier d'une façon quelque peu dubitative en 1891, et que nous avons développée dans nos recherches ultérieures, a été défendue également par CAJAL sous le nom de *théorie de la polarisation dynamique des éléments nerveux*. D'après cette théorie, les prolongements protoplasmatiques avec le corps cellulaire dont ils dépendent seraient des appareils de perception de l'ébranlement nerveux, tandis que les prolongements cylindraxiles constitueraient des appareils d'application.

Cette théorie est en accord parfait avec tous les faits.

Le contact, par lequel les éléments nerveux agissent les uns sur les autres pour se transmettre l'ébranlement reçu, pourrait se faire *théoriquement*, soit entre les prolongements protoplasmatiques de neurones voisins, soit entre les corps cellulaires d'éléments juxtaposés, soit entre les ramifications collatérales et terminales des prolongements cylindraxiles. Ce qui semble exclure ces voies multiples de transmission nerveuse, c'est que, si elles existaient, la moindre excitation périphérique devrait nécessairement se transmettre à tous les éléments nerveux de l'axe cérébro-spinal. Nous savons par l'expérience de tous les jours qu'il n'en est pas ainsi.

Pour savoir *dans quel sens* se fait la transmission nerveuse dans un neurone quelconque, nous pouvons avoir recours aux neurones périphériques pour lesquels l'observation la plus vulgaire nous a révélé depuis longtemps le sens suivant lequel se fait la conduction nerveuse. Ces neurones se divisent en neurones moteurs et en neurones sensitifs.

Neurones moteurs. Nous verrons plus tard que les fibres motrices des nerfs spinaux ont leurs cellules d'origine dans la substance grise de la moelle ; nous savons que le cylindre-axe de chacune de ces fibres se continue avec le prolongement cylindraxile de la cellule nerveuse et qu'il se termine dans une fibre musculaire par une touffe de ramifications libres. Pour que cette fibre musculaire puisse se contracter sous l'influence d'une irritation amenée par la fibre nerveuse, il faut qu'une excitation motrice lui vienne de la cellule d'origine. La transmission de l'ébranlement nerveux dans le prolongement cylindraxile de chacun de ces neurones moteurs est donc *cellulifuge*.

Neurones sensitifs. Nous verrons plus tard qu'une fibre nerveuse sensitive périphérique représente le prolongement protoplasmatique d'une cellule unipolaire d'un ganglion spinal. Ce prolongement se termine par des ramifications libres entre les cellules épithéliales de l'épiderme. Ces ramifications terminales perçoivent les excitations périphériques et les transmettent à la cellule d'origine. Dans ce cas, le prolongement protoplasmatique possède une conduction *cellulipète*. Les fibres des racines postérieures représentent les prolongements cylindraxiles des cellules des ganglions spinaux. Elles reçoivent l'ébranlement de leurs cellules d'origine et le transmettent, dans la moelle, aux cellules nerveuses avec lesquelles elles arrivent en contact. Ici encore le prolongement cylindraxile possède la conduction *cellulifuge*.

Les fibres du nerf olfactif ont leurs cellules d'origine dans la muqueuse olfactive. Ces cellules sont bipolaires. Le prolongement périphérique de chacune de ces cellules possède la conduction *cellulipète*, c'est un prolongement protoplasmatique ; le prolongement central au contraire jouit de la conduction *cellulifuge*, c'est un prolongement cylindraxile. Le même fait s'observe pour les cellules bipolaires du ganglion spiral situé sur la branche limacéenne du nerf acoustique et du ganglion de SCARPA de la branche vestibulaire du même nerf.

Dans les *neurones périphériques*, c'est-à-dire les neurones qui sont situés, en partie, en dehors de l'axe cérébro-spinal, les prolongements protoplasmatiques possèdent donc, en fait, la conduction cellulipète et le prolongement cylindraxile la conduction cellulifuge.

Il en est de même pour tous les neurones de l'axe cérébro-spinal. Dans le bulbe olfactif de tous les vertébrés, le prolongement protoplasmatique descendant de chacune des cellules mitrales a la conduction cellulipète, le prolongement cylindraxile la conduction cellulifuge. Les fibres du nerf optique ne sont, en grande partie, que les prolongements cylindraxiles des cellules nerveuses de la zone ganglionnaire de la rétine : elles présentent la conduction cellulifuge. Les prolongements protoplasmatiques de ces cellules rétiniennes jouissent de la conduction cellulipète. Les cellules motrices de l'écorce cérébrale envoient leurs prolongements protoplasmatiques dans les couches superficielles de l'écorce, pour ramener aux cellules d'origine tous les ébranlements qu'ils peuvent recueillir ; les prolongements cylindraxiles de ces cellules corticales descendent dans l'axe cérébro-spinal pour transmettre à d'autres éléments nerveux l'excitation qui leur vient de leurs cellules d'origine.

Ces nombreux exemples, que l'on pourrait multiplier encore,

prouvent donc que, *en fait*, le sens suivant lequel s'exerce la conductibilité varie dans les deux espèces de prolongements qui dépendent
d'une cellule nerveuse. Ils nous montrent en même temps le mode de
superposition des éléments nerveux et nous font voir par *quel contact*
l'ébranlement est transmis d'un neurone donné à un autre neurone.

Le *contact utile* entre éléments nerveux, l'*articulation* (CAJAL) ou
le *synapsis* (SHERRINGTON) entre neurones superposés, c'est-à-dire la
transmission de l'ébranlement d'un élément nerveux à un autre élément nerveux, ne se fait donc pas par les prolongements protoplasmatiques enchevêtrés ; il ne se fait pas non plus par les ramifications
terminales cylindraxiles enlacées les unes dans les autres. Ce contact
a lieu exclusivement entre les ramifications terminales du prolongement *cylindraxile* d'un neurone, les ramifications *protoplasmatiques* et
le *corps cellulaire* d'un autre neurone.

Les fonctions spéciales des trois parties constitutives d'un élément
nerveux peuvent donc être résumées de la façon suivante :

Tout *prolongement cylindraxile* possède la *conduction cellulifuge*.

Il ne reçoit *jamais* l'ébranlement nerveux ni des prolongements
protoplasmatiques, ni des ramifications cylindraxiles avec lesquels il
arrive en contact. Il ne le reçoit pas non plus du corps cellulaire de
neurones voisins. L'ébranlement nerveux lui arrive *toujours* de sa cellule d'origine. Il ne transmet *jamais* cet ébranlement aux ramifications
cylindraxiles avec lesquelles il s'enchevêtre, mais il le *communique
toujours* soit aux prolongements protoplasmatiques et au corps cellulaire d'autres éléments nerveux, soit aux éléments étrangers avec lesquels il vient en contact.

Tout *prolongement protoplasmatique* jouit de la conduction cellulipète. Il ne reçoit jamais l'ébranlement nerveux ni de la cellule dont il
provient, ni des prolongements protoplasmatiques qu'il rencontre sur
son trajet, ni du corps cellulaire d'un élément voisin. L'ébranlement
lui est exclusivement communiqué, soit par des excitations externes,
soit par des ramifications cylindraxiles. Il ne transmet jamais l'ébranlement reçu, soit à d'autres prolongements protoplasmatiques, soit à
des ramifications cylindraxiles. Il a pour unique fonction de le transmettre à sa cellule d'origine.

Le *corps cellulaire* d'un élément nerveux, interposé en quelque
sorte entre les prolongements protoplasmatiques qui recueillent les
excitations et le prolongement cylindraxile qui les reporte au loin,

apparait ainsi comme un véritable centre d'action du neurone. C'est
là qu'arrivent les ébranlements nerveux, soit qu'ils lui soient amenés
par ses prolongements protoplasmatiques, soit qu'il les ait reçus
directement de ramifications cylindraxiles appartenant à d'autres éléments. C'est de là aussi que partent les ébranlements nerveux pour
parcourir le prolongement cylindraxile, soit à la suite d'une excitation
amenée à la cellule par ses prolongements protoplasmatiques, soit à
la suite d'une modification spéciale survenue directement dans la cellule elle-même.

J'insiste un peu longuement sur ces considérations générales, parce
qu'elles forment la base de toute la structure interne du système nerveux et que, ces notions bien comprises, il vous sera assez facile de
vous orienter dans la structure complexe de l'axe cérébro-spinal.

Prolongements cellulipètes et prolongements cellulifuges. Nous avons
vu les caractères distinctifs que présentent les prolongements protoplasmatiques et le prolongement cylindraxile quand on étudie
les éléments nerveux sur des préparations obtenues avec la méthode de GOLGI. Ils sont tels que, dans l'immense majorité des cas,
il est de la plus grande facilité de distinguer le prolongement cylindraxile des autres. Il y a cependant des éléments nerveux dont les
prolongements protoplasmatiques perdent leurs caractères distinctifs,
pour en prendre d'autres qui les rapprochent des prolongements
cylindraxiles. Ainsi, dans les lobes optiques des oiseaux il existe une
zône profonde de cellules volumineuses pourvues d'un prolongement
interne, qui est le prolongement cylindraxile, et de plusieurs prolongements externes, qui sont de nature protoplasmatique. Ces derniers
sont excessivement longs, ils traversent toute l'épaisseur du toit optique pour venir se terminer par de nombreuses ramifications dans
les couches les plus superficielles du lobe. Ces prolongements
protoplasmatiques prennent les contours lisses et réguliers d'un prolongement cylindraxile. Un exemple plus frappant encore se trouve
dans les cellules des ganglions cérébro-spinaux. Nous avons déjà vu
que, chez la plupart des vertébrés, les cellules de ces ganglions, exa-
minées chez l'adulte, sont pourvues d'un seul prolongement ; celui-ci,
à une distance variable de la cellule d'origine, se bifurque et donne
naissance à un prolongement central et à un prolongement périphérique.

Ces cellules, avons-nous dit, ne sont unipolaires qu'en apparence.

Ce sont de véritables cellules bipolaires dont les deux prolongements, primitivement indépendants, se sont rapprochés l'un de l'autre à la suite du développement particulier du corps cellulaire.

Cette interprétation se justifie par les considérations suivantes : dans le cours du développement ces cellules commencent par être bipolaires, puis se tranforment insensiblement en cellules unipolaires ; chez un grand nombre de poissons elles conservent, même chez l'adulte, la forme bipolaire ; enfin chez les animaux inférieurs, les homologues des cellules des ganglions cérébro-spinaux sont également des cellules bipolaires

Chez les mammifères adultes les deux prolongements ne présentent guère de caractères morphologiques nettement distincts, si ce n'est que le prolongement interne est généralement plus grêle que l'externe, tous deux d'ailleurs deviennent le cylindre-axe d'une fibre nerveuse. Ils devraient par conséquent être considérés tous deux aussi comme des prolongements cylindraxiles. Nous trouverions ainsi, dans les cellules des ganglions cérébro-spinaux, un exemple remarquable d'éléments nerveux pourvus de deux prolongements cylindraxiles et dépourvus complètement de prolongements protoplasmatiques. Or cela n'est pas. L'étude comparée des différents neurones sensitifs périphériques prouve que le prolongement périphérique des cellules constitutives des ganglions cérébro-spinaux doit être considéré, sinon morphologiquement au moins fonctionnellement, comme un prolongement protoplasmatique ainsi que nous croyons l'avoir démontré avec Cajal.

Par le fait même disparaît toute distinction *morphologique* entre un prolongement cylindraxile et un prolongement protoplasmatique puisqu'un prolongement protoplasmatique excessivement long peut prendre tous les caractères d'un prolongement cylindraxile et devenir, comme ce dernier, cylindre-axe d'une fibre nerveuse.

C'est pour ce motif que nous avons proposé d'établir, entre les prolongements d'une fibre nerveuse, une distinction exclusivement basée sur *le sens suivant lequel ils conduisent l'ébranlement nerveux*, sans tenir compte en aucune façon de leurs caractères morphologiques ; nous les divisons donc en *prolongements à conduction cellulipète* et en *prolongements à conduction cellulifuge*. On peut cependant, si l'on veut, maintenir les expressions de prolongements protoplasmatiques et de prolongements cylindraxiles, à la condition de leur donner une nouvelle définition et de dire : les prolongements protoplasmatiques d'une cellule nerveuse sont tous les prolongements à conduction cellulipète ; les prolongements cylindraxiles sont ceux qui jouissent de la conduction cellulifuge.

Origine des prolongements. Une question qu'il nous reste encore à traiter est celle de l'origine des prolongements d'une cellule nerveuse. D'où viennent les prolongements protoplasmatiques et d'où vient le prolongement cylindraxile ? L'étude du mode de développement des cellules nerveuses va nous aider à répondre à cette double question.

Nous avons vu que, pendant les premiers jours de la vie intra-utérine, tout le système nerveux central et périphérique est réduit au canal neural primitif. La paroi de ce canal provient de l'ectoderme ; elle est constituée tout d'abord par une seule rangée de cellules épithéliales dont la longueur occupe toute l'épaisseur de la paroi.

Entre les extrémités internes de ces cellules cylindriques se trouvent des cellules plus petites, sphériques, en voie de division caryocinétique très active. His n'a pu établir exactement l'origine de ces cellules internes. Il leur a donné le nom de *cellules germinatives.* Ces deux espèces de cellules sont, à cette époque, les seuls éléments constitutifs de tout le système nerveux. Elles ont des destinées toutes différentes : les cellules germinatives vont devenir les éléments essentiels du tissu nerveux ou les neurones, tandis que les cellules épithéliales produiront dans la suite les éléments de soutien : les cellules épendymaires et les cellules de neuroglie.

Tant que les cellules internes restent sphériques, elles sont aptes à se multiplier par voie de cinèse et elles conservent le nom de cellules germinatives. Mais à un moment donné du développement embryonnaire, moment variable d'ailleurs de cellule à cellule, la multiplication s'arrête, la cellule modifie ses contours : de sphérique, elle devient pyriforme. A partir de ce moment elle n'est plus apte à se diviser ; elle cesse d'être une cellule germinative pour devenir une *neuroblaste,* c'est-à-dire, une cellule du système nerveux embryonnaire qui va donner naissance, en se transformant, à un élément nerveux ou à un neurone. La partie effilée de ce neuroblaste va s'allonger de plus en plus et se transformer en prolongement cylindraxile. Ce prolongement unique porte, à son extrémité libre, une partie épaissie appelée *cône de croissance.* Par ce cône, ce prolongement s'insinue entre les cellules épithéliales et les neuroblastes qui l'entourent et il s'allonge au fur et à mesure qu'il s'éloigne de sa cellule d'origine jusqu'à ce qu'il ait atteint l'endroit où il doit se terminer : un muscle, quand il s'agit d'un élément nerveux moteur périphérique ; une partie quelconque de l'axe cérébro-spinal, quand il s'agit du prolongement d'un élément nerveux central. De ce prolongement cylindraxile partent, chez l'adulte, un grand nombre de branches collatérales ; dans le cours du développement chacune de ces collatérales est pourvue également d'un cône de croissance par lequel elle s'insinue entre les éléments nerveux voisins.

Le prolongement unique d'un neuroblaste devient donc le prolongement cylindraxile de l'élément nerveux auquel le neuroblaste va donner naissance ; ce prolongement cylindraxile lui-même va devenir le cylindre-axe d'une fibre nerveuse soit périphérique, soit centrale.

La fibre nerveuse ne représente donc dans sa partie essentielle, le cylindre-axe (et probablement aussi dans sa gaine de myéline), que le prolongement d'une cellule nerveuse.

On ne connaît pas encore l'origine de la gaine de SCHWANN, qui, entre deux étranglements de RANVIER, enveloppe le cylindre-axe et la gaine de myéline ; de même qu'on ignore l'origine du noyau des segments inter-annulaires. Ces parties de la fibre nerveuse proviennent probablement d'un élément étranger au tissu nerveux qui, dans le cours du développement, est venu envelopper le cylindre-axe avec sa gaine de myéline.

En même temps que le prolongment unique du neuroblaste se transforme en prolongement cylindraxile, on voit le corps lui-même du neuroblaste prendre des contours irréguliers : sa surface devient bosselée, puis épineuse ; chacune de ces épines va s'allonger à son tour, se diviser et se subdiviser et se transformer enfin en prolongements protoplasmatiques.

C'est là le mode de transformation du neuroblaste soit en un élément nerveux moteur périphérique, soit en un élément nerveux central. Les éléments nerveux sensitifs périphériques ont une origine quelque peu différente de celle que nous venons de décrire.

Nous devons à His cette découverte importante : c'est que les fibres nerveuses sensitives périphériques des vertébrés n'ont pas leurs cellules d'origine dans l'axe cérébro-spinal, mais proviennent de cellules situées en dehors de cet axe, dans les ganglions cérébro-spinaux. Ces cellules elles-mêmes proviennent d'ailleurs de l'ectoderme comme tout le système nerveux. Dans les premiers jours du développement ces cellules sont fusiformes ; dans la suite, les deux pôles de chaque cellule s'allongent considérablement : l'un devient le prolongement interne qui pénètre dans l'axe cérébro-spinal où il se termine ; l'autre devient le prolongement externe qui se rend vers les parties périphériques du corps et étale ses ramifications terminales dans tous les organes et tous les épithéliums.

Ces cellules, primitivement bipolaires et opposito-polaires chez tous les vertébrés et dans tous les ganglions que l'on trouve sur le trajet des nerfs périphériques, conservent quelquefois, chez l'adulte, leur forme primitive. Il en est ainsi pour les cellules bipolaires de la muqueuse olfactive — dont l'ensemble peut être considéré comme constituant un ganglion olfactif — et pour les cellules des divers ganglions qui existent sur le trajet du nerf acoustique. Il en est de même pour les cellules de tous les ganglions cérébro-spinaux de quelques poissons. Dans l'immense majorité des cas cependant, ces cellules bipolaires, dans le cours du développement, se transforment en cellules unipolaires. Cette transformation ne se fait pas par la rencontre et la fusion intime, sur une longueur variable, des deux prolongements primitivement indépendants ; elle est due à un développement irrégulier du corps de la cellule nerveuse. Cette cellule se développe principalement du côté tourné vers la périphérie du ganglion. Ce développement unilatéral du corps cellulaire a pour conséquence immédiate de transformer la cellule opposito-bipolaire en une cellule gemmipolaire, c'est-à-dire, une cellule dont les deux prolongements indépendants naissent dans le voisinage plus ou moins immédiat l'un de l'autre. Ce développement unilatéral du corps cellulaire continuant sa marche, la partie interposée entre le corps et le point d'origine des deux prolongements s'allonge en même temps qu'elle se rétrécit ; c'est cette partie étirée du *protoplasme cellulaire* qui va devenir, en se transformant, le prolongement unique de la cellule nerveuse. Pendant cette transformation d'une cellule bipolaire en une cellule unipolaire, les deux prolongements primitifs restent donc ce qu'ils étaient, c'est-à-dire indépendants l'un de l'autre ; ce qui se modifie c'est le corps de la cellule nerveuse et c'est cette modification du corps cellulaire qui fait que, chez l'adulte, les deux prolongements semblent provenir de la bifurcation d'un prolongement unique. Ils proviennent en réalité, ainsi que le montre le développement embryologique, d'*une partie modifiée du protoplasme cellulaire.*

De cette genèse de toutes les parties de l'élément nerveux aux dépens du neuroblaste primitif, His a tiré cette conclusion importante : toute cellule nerveuse constitue le *centre génétique* de toutes les parties qui dépendent d'un élément nerveux.

Nous avons vu antérieurement que l'élément nerveux de l'adulte ou le neurone représente une *unité anatomique* nettement distincte par ses ramifications protoplasmatiques, par son corps cellulaire, par son prolongement et ses ramifications cylindraxiles de tous les éléments nerveux voisins. Si l'on accepte les résultats des recherches de His, confirmés par ceux de Cajal, v. Lenhossek et Retzius, cette unité anatomique devient également une unité *histologique* ou *embryologique*, puisque le neurone ne représenterait rien d'autre que le stade ultime de la différenciation d'une *seule cellule nerveuse*.

On sait depuis longtemps que quand on sépare une fibre nerveuse de sa cellule d'origine, cette fibre dégénère dans son bout périphérique tandis que son bout central reste intact. Ces faits ont été mis en lumière pour la première fois, en 1856, par Waller. La dégénérescence du bout périphérique porte le nom de *dégénérescence Wallérienne*. Cette dégénérescence s'explique aisément si l'on accepte la doctrine de His, puisque le bout périphérique sectionné ne représente en réalité qu'un morceau du prolongement cylindraxile d'une cellule nerveuse. Séparé de la cellule qui lui a donné naissance, ce bout de cylindre-axe meurt comme une branche d'arbre sectionnée de son tronc. Le bout central, au contraire, reste en vie, parce qu'il continue à être en relation avec la cellule dont il provient. Et non seulement le bout central reste en vie, mais d'après les recherches d'un grand nombre d'auteurs il s'allonge, il se remet à croître comme le prolongement d'un neuroblaste. On a admis généralement jusque dans ces dernières années que, si les tissus environnants ne s'opposent pas à sa croissance, ou bien si on favorise la progression du bout central au moyen d'un drain (un tube d'os décalcifié) comme le recommande Vanlair, le bout central peut reformer, même dans sa totalité, le bout périphérique dégénéré.

Cette action spéciale que la cellule nerveuse exerce sur son prolongement cylindraxile s'appelle une *action de nutrition*, une *action trophique*.

De ces faits on a tiré cette deuxième conclusion : toute cellule nerveuse constitue le *centre nutritif* ou le *centre trophique* de tous les prolongements qui dépendent d'un neurone.

Enfin, au point de vue fonctionnel, la cellule nerveuse est généralement considérée comme constituant, au moins chez les mammifères, la partie la plus importante de l'élément nerveux. C'est de la
cellule nerveuse que partent les impulsions cellulifuges, c'est à la cellule nerveuse qu'aboutissent les impressions cellulipètes. Les prolongements protoplasmatiques avec leurs ramifications terminales, les
prolongements cylindraxiles avec leurs branches collatérales et leurs
branches terminales ne sont que des expansions de la cellule elle-
même, destinées à mettre celle-ci en contact avec des éléments
éloignés, soit pour y recueillir des ébranlements nerveux et les transmettre à la cellule dont ils proviennent (prolongements protoplasmatiques), soit pour porter à des éléments voisins un ébranlement nerveux venu de la cellule elle-même (prolongement cylindraxile). La
cellule nerveuse constitue, au point de vue fonctionnel, le véritable
centre d'action de l'élément nerveux.

Ainsi se trouve établie cette loi énoncée par HIS en 1886 : toute
cellule nerveuse constitue, pour toutes les parties qui dépendent de
l'élément nerveux correspondant, le centre génétique, le centre nutritif et le centre fonctionnel.

Organisation interne des cellules nerveuses.

Nous n'avons étudié jusqu'ici les cellules nerveuses que dans leur
forme extérieure, telle que la met en relief la méthode de GOLGI,
laquelle, imprégnant complètement les éléments nerveux, ne nous les
présente en quelque sorte que sous la forme de silhouettes. Importante
au point de vue de l'étude des connexions qui peuvent exister entre les
différents neurones, la méthode au chromate d'argent n'est pas faite
pour nous renseigner sur leur organisation interne.

Nos connaissances concernant la structure interne des cellules
nerveuses sont entrées dans une voie nouvelle et féconde, grâce à
l'excellente méthode de coloration au bleu de méthylène que NISSL
a fait connaître et qui est connue sous le nom de *méthode de Nissl*.

Quand on examine au microscope des coupes du névraxe colorées
par cette méthode, on trouve, dans les diverses parties du système
nerveux central, deux espèces de cellules nerveuses différentes l'une
de l'autre par la façon dont leur protoplasme se comporte vis-à-vis du
bleu de méthylène.

Les unes sont colorées à la fois et dans leur noyau et dans leur protoplasme, ce sont les *cellules somatochromes* de NISSL. Les autres n'ont fixé le bleu de méthylène que dans le noyau, tout le corps cellulaire est invisible parce qu'il ne renferme pas de substance fixant avidement le bleu de méthylène. Ce sont les *cellules caryochromes* de NISSL.

Structure du protoplasme. Le protoplasme des *cellules somatochromes* est donc formé d'une substance qui se colore par le bleu de méthylène ou *substance chromophile* et d'une substance qui ne se colore pas par le bleu de méthylène ou *substance non chromophile.*

La *substance chromophile* peut se présenter sous les formes les plus variées. Tantôt ce sont des blocs irréguliers, répartis sans ordre apparent dans le corps de la cellule nerveuse ; d'autres fois ce sont des bâtonnets allongés, fusiformes, placés à une certaine distance l'un à la suite de l'autre et donnant au protoplasme cellulaire un aspect strié. Ces bâtonnets se rencontrent de préférence dans les gros troncs protoplasmatiques et aussi dans les couches périphériques du protoplasme cellulaire. Dans les cellules fusiformes on rencontre quelquefois, aux deux pôles du noyau, un bloc volumineux de substance chromophile recouvrant comme une coiffe ou comme un capuchon la partie voisine du noyau, c'est le *capuchon nucléaire.* Au point de bifurcation des gros troncs protoplasmatiques existe, d'une façon constante, un cône triangulaire de substance chromophile : le *cône de remplissage* ou *cône de bifurcation.* Tous ces amas de substance chromophile peuvent se présenter comme des masses compactes sans apparence de structure, ou comme des masses plus ou moins granuleuses, à contours irréguliers, souvent creusées de petites vacuoles ; à les voir on les dirait formées d'une accumulation de petites granulations distinctes, plus ou moins bien tassées les unes sur les autres.

Quant à la *substance non chromophile* du protoplasme cellulaire, elle se montre formée d'une partie organisée en forme de réseau plongeant dans une substance fondamentale homogène. La substance chromophile, en se déposant dans le protoplasme de la cellule nerveuse, commence par incruster les points nodaux du réseau mis en relief par les liquides fixateurs. Ces points nodaux, en s'épaississant ainsi par accumulation de substance chromophile et en se fusionnant plus ou moins, peuvent donner naissance à des bâtonnets chromophiles granuleux ou homogènes de longueur variable.

D'après cette manière de voir les blocs de substance chromophile

7

ne sont donc pas exclusivement formés par des granulations chromophiles unies entre elles par une substance amorphe, mais dans la constitution de chacun de ces blocs, quelque petit qu'il soit, intervient une partie du réseau protoplasmatique. C'est ce réseau qui forme en quelque sorte la charpente de l'élément chromophile. Ce réseau forme d'ailleurs la charpente de tout le protoplasme cellulaire. Arrivé dans les prolongements protoplasmatiques, ce réseau se régularise et donne naissance à des fibrilles. Cette régularisation s'accentue encore dans le prolongement cylindraxile, au point de donner naissance à des fibrilles nettement indépendantes.

La structure réticulée du protoplasme des cellules nerveuses des vertébrés était généralement admise par les auteurs il y a sept à huit ans.

En l'absence cependant d'une méthode précise permettant de mettre, d'une façon constante et avec toute la netteté désirable, cette structure en relief dans le protoplasme de toute cellule nerveuse, le doute persistait dans l'esprit d'un grand nombre d'auteurs et l'opinion s'accréditait de plus en plus que le réseau, vu et reproduit par quel·ques observateurs, devait être considéré comme une production artificielle plutôt que comme l'expression de la réalité.

En 1898, BETHE a fait connaître une méthode nouvelle grâce à laquelle il est parvenu à mettre en évidence, avec une netteté remarquable, dans le protoplasme des cellules nerveuses des mammifères, des fibrilles pouvant se poursuivre sur une longueur considérable. Il admet que ces fibrilles sont indépendantes les unes des autres et qu'elles jouissent sur toute leur longueur d'une individualité propre. Elles existent dans les prolongements protoplasmatiques aussi bien que dans le corps cellulaire et dans le prolongement cylindraxile. Arrivées dans le corps cellulaire, les neurofibrilles d'un prolongement protoplasmatique donné s'écartent les unes des autres pour se rendre, soit dans un prolongement protoplasmatique voisin, soit, après avoir traversé le corps de la cellule nerveuse, dans un prolongement protoplasmatique plus éloigné ou dans le cône d'origine de l'axone. Ce sont ces fibrilles entrecroisées dans le corps cellulaire qui, d'après BETHE, donnent l'impression d'un réseau, mais dans l'immense majorité des cellules nerveuses des mammifères, cette structure réticulée n'est qu'une apparence car chaque fibrille reste indépendante sur toute sa longueur.

L'origine de ces neurofibrilles du corps cellulaire est encore inconnue. D'après Apathy, elles ne naissent pas dans les cellules ganglionnaires, mais elles y pénètrent du dehors comme produits de la différenciation des cellules qui ont pris part à la constitution des fibres nerveuses. Pour Bethe, les neurofibrilles ne sont pas un élément constituant du corps protoplasmatique : elles doivent être considérées comme un produit de l'activité cellulaire, ayant morphologiquement la même valeur que les fibrilles conjonctives, musculaires, etc.

Au niveau du cône d'origine de l'axone on voit un certain nombre de ces fibrilles converger l'une vers l'autre pour se réunir, au sommet de ce cône, en un filament plus épais en apparence unique. D'après les recherches de Apathy, la substance protoplasmatique du corps cellulaire s'arrête à ce niveau, de telle sorte que les neurofibrilles seules se poursuivent au-delà, pour aller se continuer un peu plus loin avec les neurofibrilles du cylindre-axe des fibres nerveuses.

D'après cette manière de voir de Bethe, les corps cellulaires ne représentent, dans notre système nerveux, que les endroits où un certain nombre de neurofibrilles, dont l'origine est inconnue, s'entrecroisent en changeant de direction. Ce sont donc des espèces de carrefours intercalés sur le trajet des voies nerveuses, sans qu'ils puissent intervenir en aucune façon, par leur protoplasme propre, dans le fonctionnement de ces voies nerveuses.

Ces idées sur la constitution *fibrillaire* du protoplasme cellulaire, admises par un certain nombre d'auteurs, n'ont eu que quelques années de vogue.

Donaggio le premier s'est élevé contre l'opinion de Bethe. En s'appuyant sur des préparations de cellules nerveuses obtenues par une méthode spéciale de coloration, il a affirmé que l'indépendance des neurofibrilles, dans les préparations de Bethe, n'était qu'apparente et devait être attribuée à des colorations incomplètes. Pour lui, il existe dans le système nerveux central deux types cellulaires nettement distincts : l'un, généralement représenté par de petites cellules nerveuses, ne possède qu'un système de fibrilles largement anastomosées en réseau ; l'autre possède dans son corps cellulaire, à côté du réseau dans lequel viennent se perdre les fibrilles des ramifications protoplasmatiques et d'où sortent les neurofibrilles du prolongement cylindraxile, des fibrilles indépendantes existant de préférence dans la zône périphérique et qui ne font que traverser le corps cellulaire.

Tel était l'état de la question lorsque tout récemment Cajal a fait connaître une méthode nouvelle, d'une extrême simplicité, à l'aide de laquelle il a démontré l'existence de trabécules unissantes entre toutes les neurofibrilles, dans le corps cellulaire de toutes les cellules nerveuses. Les recherches ultérieures ont complètement confirmé ces conclusions de Cajal. Il résulte de l'ensemble de ces recherches que les neurofibrilles *paraissent* indépendantes dans les ramifications protoplasmatiques de même que dans le cône d'origine de l'axone, mais que dans le corps cellulaire toutes ces neurofibrilles sont reliées les unes aux autres par des trabécules unissantes de manière à donner naissance à un réseau véritable occupant toute l'étendue du corps protoplasmatique.

La disposition de ce réseau endocellulaire peut varier considérablement d'une cellule à l'autre, en se sens que, dans certains types cellulaires, les trabécules unissantes des neurofibrilles sont tellement développées que la structure réticulaire apparaît au premier abord, tandis que dans d'autres cellules les trabécules sont plus grêles et les neurofibrilles paraissent indépendantes, de là les deux types cellulaires extrêmes : le type réticulaire et le type fasciculé, entre lesquels se trouvent des intermédiaires appartenant au type réticulo-fibrillaire avec prédominance tantôt des neurofibrilles et tantôt des trabécules unissantes.

Ces variations dans la structure apparente du protoplasme cellulaire n'ont pas grande importance physiologique ; elles doivent être attribuées à la forme seule de la cellule nerveuse et à la disposition des prolongements qui en dépendent. Il résulte, en effet, des observations de la plupart des auteurs que la structure *réticulée* prédomine dans les cellules globuleuses, que la structure *fasciculée* est de règle dans les cellules fusiformes et que la structure *réticulo-fibrillaire* est en quelque sorte caractéristique des cellules multipolaires.

Différentes ainsi l'une de l'autre par la façon dont elles se comportent vis-à-vis du bleu de méthylène et par leur organisation propre, les deux parties, chromophile et non chromophile, du protoplasme cellulaire sont encore différentes au point de vue de leur *valeur fonctionnelle*.

La partie non chromophile, de structure réticulée, paraît être l'élément constituant principal du protoplasme de la cellule nerveuse, celui à qui incombe la fonction primordiale des éléments nerveux, la fonction de conduction.

Ce qui le prouve, c'est d'abord ce fait fondamental : le prolongement cylindraxile de toute cellule nerveuse, c'est-a-dire la partie de neurone qui sert exclusivement à la transmission de l'influx nerveux d'un élément à un autre élément, l'axone, est formé uniquement par de la substance non chromophile.

Ce qui le prouve encore, c'est que cette substance forme à elle seule les ramifications terminales des prolongements protoplasmatiques des cellules nerveuses. Or, nous avons vu que ces prolongements servent à la conductibilité nerveuse.

Enfin, le protoplasme de toutes les cellules nerveuses qui rentrent dans le groupe des cellules caryochromes de Nissl est totalement privé de substance chromophile ; il faut bien admettre cependant que ce protoplasme cellulaire jouit de la conductibilité nerveuse.

Mais si la partie non chromophile est l'élément constituant principal du neurone, quelle valeur devons-nous attribuer à la partie chromophile?

Le fait que la substance chromophile manque complètement dans le protoplasme d'un grand nombre de cellules nerveuses prouve à l'évidence, que cette substance n'est pas un élément essentiel du protoplasme cellulaire, un élément indispensable à la vie de la cellule nerveuse. Nous verrons bientôt que la substance chromophile s'accumule dans la cellule nerveuse pendant la période de repos du neurone, tandis qu'elle diminue parfois considérablement pendant toute la période d'activité. De plus, chaque fois qu'un neurone se trouve lésé d'une façon quelconque, soit dans son intégrité anatomique par suite de la lésion de son prolongement cylindraxile, soit dans sa nutrition comme cela s'observe dans les empoisonnements, dans les troubles circulatoires et autres, la substance chromophile diminue et disparaît pour revenir bientôt en quantité beaucoup plus abondante lorsque la cellule semble être parvenue à faire face à la lésion subie. Nous basant sur ces faits, nous pouvons admettre que la substance chromophile ne présente rien d'autre qu'une espèce de substance de réserve, nullement indispensable à l'élément nerveux.

Pigment. A côté des granulations chromophiles on trouve encore, dans le protoplasme d'un grand nombre de cellules nerveuses (cellules des ganglions cérébro-spinaux, cellules radiculaires de la moelle, cellules pyramidales de l'écorce cérébrale, etc.), un amas plus ou moins compact et plus ou moins étendu de granulations spéciales, granulations pigmentaires, d'une coloration jaune-verdâtre sur les préparations traitées par la méthode de Nissl.

Ce pigment fait totalement défaut chez le nouveau-né. Il apparaît dans les cellules radiculaires de la moelle vers l'âge de 7 à 8 ans et dans les grosses cellules pyramidales de l'écorce vers la vingtième année, pour augmenter ensuite lentement avec l'âge. Aussi admet-on généralement que les granulations pigmentaires doivent être considérées comme un caractère de sénilité de la cellule nerveuse.

La structure du noyau. Le noyau des cellules nerveuses paraît avoir une structure excessivement simple. Sur des coupes du névraxe fixées par l'alcool ou le sublimé et colorées par les couleurs basiques d'aniline, on voit que le noyau est nettement séparé du cytoplasme ambiant par une membrane bien apparente. Son centre est occupé par un nucléole volumineux fixant énergiquement les matières colorantes d'aniline. Ce nucléole est le plus souvent unique. Quelquefois on en rencontre deux, plus rarement trois ou quatre. Du pourtour du nucléole on voit partir quelques trabécules irrégulières, anastomosées entre elles, se rendre vers la face profonde de la membrane nucléaire.

Involution et évolution de la cellule nerveuse.

Un fait important à signaler c'est que les éléments nerveux ou les neurones, une fois sortis de la période de formation, deviennent en quelque sorte des éléments permanents. Pendant toute la durée de la vie d'un homme, ces éléments ne présenteront plus jamais des phénomènes de caryocinèse, de telle sorte que nous devons admettre que, une fois constitués, ces éléments sont destinés à vivre aussi longtemps que l'organisme lui-même qu'ils aident à constituer. Pendant les premiers temps du développement embryologique la multiplication cellulaire est très active dans les éléments du tissu nerveux; c'est l'époque des *cellules germinatives*. A un moment donné, moment qui varie nécessairement d'un endroit à l'autre, cette multiplication cesse. Le nombre des éléments nerveux, qui doivent entrer dans la constitution du système nerveux, est alors atteint.

A partir de ce moment on ne rencontre plus de cellules en division; le développement ultérieur consistera donc uniquement dans une augmentation de volume du corps cellulaire, un allongement et un épaisissement des ramifications protoplasmatiques et cylindraxiles.

De même que l'organisme humain présente, dans le cours de son existence, une période de croissance, une période d'arrêt et une période de décroissance conduisant à la sénilité et à la mort, de même les éléments nerveux ou les neurones parcourent une phase d'évolution, une phase d'arrêt et une phase d'involution.

Durant la phase d'arrêt, qui commence généralement vers l'âge de 20 à 25 ans, la structure de la cellule nerveuse est telle que nous l'avons décrite plus haut.

Les modifications qui caractérisent sa phase d'involution ou de sénilité consistent essentiellement dans une transformation chimique des granulations chromophiles en granulations pigmentaires, transformation lente et progressive dont l'époque du début varie considérablement, non seulement d'une cellule à l'autre chez le même individu, mais encore, dans les mêmes types cellulaires, d'un individu à l'autre. Cette transformation commence en un point limité du corps protoplasmatique et peut envahir plus ou moins complètement toute la cellule nerveuse, ne respectant que les ramifications protoplasmatiques et le prolongement cylindraxile. Cette transformation chimique des éléments chromophiles est accompagnée d'une modification spéciale du réseau cellulaire consistant en un épaississement des trabécules et une modification de leur constitution chimique telle que, sous l'influence des réactifs utilisés dans la méthode de CAJAL, elles prennent une coloration noire ou brune.

Cette double modification, intéressant la partie chromophile et la partie non chromophile du corps cellulaire, surtout lorsqu'elle atteint un certain degré, doit non seulement troubler la nutrition intime des éléments nerveux mais encore diminuer, altérer et peut-être supprimer leur fonctionnement.

La période évolutive des éléments nerveux a été étudiée surtout en ce qui concerne la partie chromophile. Jusque vers le troisième mois de la vie intra-utérine, les blocs de NISSL font complètement défaut dans les cellules radiculaires et les cellules des ganglions spinaux; ces cellules ne sont pas dépourvues cependant de substance chromophile, mais celle-ci s'y trouve à l'état de dissolution puisque, sous l'action du bleu de méthylène, tout le corps cellulaire prend une teinte bleue uniforme.

Au commencement du troisième mois les blocs chromophiles font leur apparition, et cela tout d'abord à la périphérie du corps cellulaire sous la forme de petits grains. Pendant le développement ultérieur, la substance chromophile *dissoute* persiste dans le corps cellulaire, en même temps que les blocs augmentent en nombre, envahissant la cellule de la périphérie vers le centre, au point que, vers le cinquième et sixième mois, ils ne laissent plus libre qu'une zône périnucléaire, pour envahir toute la cellule au moment de la naissance.

Nous avons étudié jusqu'ici la structure interne des cellules nerveuses à l'état de repos; nous devons rechercher maintenant les modifications qui peuvent y survenir dans les différents états fonctionnels, les modifications consécutives à la lésion du prolongement cylindraxile ainsi que les modifications qui accompagnent les troubles circulatoires, les empoisonnements et les intoxications.

Modifications qui accompagnent les différents états fonctionnels.

Ces modifications n'ont été étudiées que dans les cellules somatochromes. Elles peuvent intéresser les deux parties constituantes de leur protoplasme : la partie chromophile et la partie non chromophile.

A. **Modifications de la partie chromophile.** Pour surprendre ces modifications les auteurs ont eu recours à des recherches expérimentales. Les uns ont excité, par le courant faradique ou galvanique, soit les fibres du cordon cervical du sympathique pour étudier ensuite les modifications survenues dans les cellules du ganglion supérieur, soit l'écorce cérébrale de la zone motrice présidant à l'innervation du membre inférieur pour étudier, au bout d'un temps variable, les cellules motrices de la moelle lombaire. D'autres ont pris des animaux qu'ils ont tués après les avoir soumis à un travail musculaire continu, et ont comparé l'état de leurs cellules nerveuses avec celui d'animaux tués au sortir d'un sommeil profond. Toutes ces recherches ont conduit aux mêmes résultats : l'activité de la cellule nerveuse s'accompagne d'un gonflement de son corps cellulaire et d'une diminution dans la quantité de sa substance chromophile.

B. **Modifications de la partie non chromophile.** Il résulte des recherches de CAJAL et de ses élèves que, pendant les différents états fonctionnels, des modifications peuvent également survenir dans l'appareil réticulo-fibrillaire. Pendant le repos, les neurofibrilles peuvent se rapprocher les unes des autres et se fusionner de façon à donner naissance à des neurofibrilles géantes largement espacées, tandis que pendant la période d'activité on voit survenir dans ces cellules le phénomène inverse : les grosses neurofibrilles se résolvent en neuro-fibrilles plus fines et plus abondantes.

Modifications qui accompagnent la lésion du prolongement cylindraxile.

Nous avons vu que la section d'un nerf est suivie de la dégénérescence secondaire des fibres du bout périphérique.

On croyait généralement, jusque il y a une dizaine d'années, que, conformément à la'loi de WALLER, le bout central d'un nerf sectionné restait intact. Les recherches faites dans ces dernières années ont montré que cela n'est pas exact et que, si les fibres du bout central échappent d'ordinaire à la dégénérescence, on voit cependant survenir, dans les cellules nerveuses en connexion avec les fibres sectionnées, des phénomènes réactionnels intenses qui intéressent à la fois et la partie chromophile et la partie non chromophile.

A. **Modifications de la partie chromophile.**

1°) *Neurones moteurs périphériques.*

Ces modifications cellulaires, consécutives à la section d'un nerf, consistent principalement dans une dissolution plus ou moins brusque et plus ou moins complète des blocs de substance chromophile, accompagnée d'un gonflement considérable du corps cellulaire et d'un déplacement du noyau. A cet ensemble de modifications on a donné le nom de *chromatolyse* ou de *chromolyse*.

Les modifications qui caractérisent le phénomène de chromolyse intéressent principalement la substance chromophile. Elles font passer la cellule par deux phases bien distinctes : une *phase de dissolution des éléments chromophiles* et une *phase de reformation des mêmes éléments*.

La première phase ou phase de réaction se caractérise par la dissolution brusque de la substance chromophile, débutant au centre de la cellule nerveuse et envahissant de là rapidement presque tous les éléments. Cette dissolution brusque entraîne la turgescence du protoplasme cellulaire ; celle-ci se manifeste au dehors par une augmentation considérable du volume de la cellule nerveuse et par la propulsion passive du noyau vers les couches périphériques.

Par suite de cette dissolution de la substance chromophile dans le protoplasme cellulaire, celui-ci se colore plus ou moins uniformément sous l'action des couleurs basiques d'aniline, donnant ainsi à la cellule nerveuse un aspect spécial connu sous le nom de *chromophilie*.

Cette première phase de la réaction cellulaire débute objectivement environ 40 heures après la section. Elle atteint presque en même temps toutes les cellules lésées et dure en moyenne 15 à 20 jours, pour faire place insensiblement à la phase de reformation des éléments chromophiles ou phase de réparation.

Cette seconde phase est la plus longue, le travail de reformation des éléments chromophiles se faisant lentement. Elle se caractérise surtout par deux phénomènes : le premier, c'est que les éléments chromophiles reformés sont non seulement plus denses et plus volumineux, mais encore beaucoup plus nombreux que dans la cellule normale. Aussi ces cellules, colorées par le bleu de méthylène, présentent-elles un aspect tout à fait caractéristique. Elles sont dans un état spécial auquel on a donné le nom d'*état pyknomorphe.*

Le second phénomène qui caractérise cette phase de la chromolyse c'est que la cellule nerveuse diminue lentement de volume. Nous l'avons trouvée considérablement gonflée et turgescente à la fin de la période de dissolution (15 à 20 jours après la section), à partir de ce moment cette turgescence diminue et la cellule hypertrophiée retourne lentement vers son volume normal, qu'elle atteint environ 100 jours après la lésion de son prolongement cylindraxile.

Pendant toute la durée de ces modifications cellulaires, le noyau semble rester intact. Il ne fait que se déplacer passivement au début de la phase de dissolution des éléments chromophiles, pour revenir insensiblement à sa position primitive pendant la phase de réparation.

Ces modifications sont assez profondes pour imprimer à la cellule nerveuse un aspect tellement caractéristique, que l'on peut sans peine retrouver une cellule lésée au milieu d'un grand nombre de cellules normales. Ces modifications sont importantes à connaître. Grâce à elles nous avons entre les mains un moyen précieux qui nous permet d'aborder avec succès l'étude si importante des localisations motrices dans le névraxe. Pour savoir, en effet, où se trouvent, dans l'axe nerveux, les cellules en connexion avec un nerf périphérique donné, il nous suffira de sectionner expérimentalement ce nerf chez un animal quelconque pour pouvoir reconnaître, au bout de quelques jours, par la chromolyse survenue dans les cellules d'origine, toutes les cellules en connexion directe avec ce nerf. Cette méthode excessivement importante, que Nissl le premier a fait connaître, nous servira plus tard quand nous aborderons l'étude de l'origine réelle des nerfs périphériques.

Le phénomène de chromolyse ne se produit pas seulement, dans une cellule motrice, à la suite de la *section* de son axone ; on le voit survenir aussi à la suite d'une simple *ligature* de ce dernier ; voire même d'une simple *compression* entre les mors d'une pince. On l'observe aussi à la suite de l'irritation du nerf par un courant électrique, à la suite du trouble fonctionnel déterminé dans le nerf périphérique par l'application de cristaux de chlorure de sodium, à la suite également des lésions pathologiques les plus variées (compression, inflammation) qui interrompent momentanément ou définitivement la connexion anatomique ou fonctionnelle du neurone, etc.

La durée et surtout l'importance de ce phénomène de chromolyse semblent être en rapport immédiat avec le degré de la lésion de l'axone.

Nous avons vu qu'à la suite de la *section* du nerf hypoglosse, la phase de dissolution de la substance chromophile atteint son apogée environ 15 à 20 jours après la lésion. Si au lieu de faire la section du nerf on se contente de la simple *ligature*, le phénomène de chromolyse est beaucoup moins énergique : la dissolution des éléments chromophiles est moins complète et la phase de reformation débute déjà neuf jours après le traumatisme.

Ces phénomènes de chromolyse montrent, à toute évidence, que le neurone est un élément excessivement sensible, que le corps cellulaire du neurone est une partie importante de cet organisme, puisque tout traumatisme, quelque petit qu'il soit, qui intéresse le prolongement cylindraxile, a son contre coup inévitable sur les éléments constituants du protoplasme cellulaire situé à une distance parfois considérable du point lésé. Ils nous démontrent aussi la connexion étroite qui existe entre les fibrilles du cylindre-axe et le protoplasme de la cellule nerveuse, connexion qui se comprend difficilement si l'on admet l'opinion de APATHY, de BETHE et de NISSL sur la structure du protoplasme cellulaire et sur l'origine extracellulaire de ses neurofibrilles.

Ce qui montre encore, d'une façon frappante, la relation intime qui existe entre le degré du traumatisme de l'axone et celui des lésions que ce traumatisme entraîne dans les cellules d'origine, ce sont les phénomènes cellulaires qui surviennent à la suite de l'*arrachement* d'un nerf.

Quand on arrache, chez un lapin, le nerf hypoglosse ou le nerf facial, on constate que la phase de dissolution des éléments chromophiles est beaucoup plus intense que celle qui survient à la suite de la simple section du nerf. De plus, cette phase de dissolution n'est pas suivie de la phase de reformation, mais bien, de la disparition com-

plète de toutes les cellules nerveuses. Il résulte de nos recherches que
cette destruction cellulaire est excessivement rapide : 15 jours après
l'arrachement du nerf, chez le lapin, plus de la moitié des cellules ont
disparu ; 35 jours après la même opération, il ne persiste plus une
seule cellule nerveuse dans toute l'étendue du noyau gris correspondant.

Les modifications que nous venons de décrire intéressent surtout les cellules d'origine des nerfs *moteurs* périphériques, nerfs craniens aussi bien que nerfs spinaux. Il résulte cependant de l'ensemble
des recherches qu'elles sont plus faciles à produire dans les cellules
d'origine des nerfs craniens et que, de plus, l'endroit de la section
intervient pour une certaine part dans leur intensité, en ce sens que
plus cette section est faite près de la cellule nerveuse et plus aussi la
réaction est intense.

2º *Neurones sensibles périphériques.*

Il y a ici lieu de distinguer entre le traumatisme porté sur le prolongement périphérique ou cellulipète et sur le prolongement central
ou cellulifuge.

Les recherches, entreprises sur les ganglions spinaux et le ganglion
noueux du vague chez le lapin, ont montré que la section du prolongement périphérique ou cellulipète entraîne, dans les cellules correspondantes des ganglions cérébro-spinaux, les mêmes modifications
que celles que nous avons décrites pour les cellules motrices : la dissolution de la substance chromophile, la turgescence du corps cellulaire et le déplacement du noyau.

Quant à la section du prolongement cellulifuge (fibres des racines
postérieures), elle n'est suivie d'aucune réaction cellulaire.

Les cellules des ganglions cérébro-spinaux se comportent donc
d'une façon différente suivant qu'on leur sectionne le prolongement
cellulipète ou le prolongement cellulifuge. La section du prolongement cellulipète détermine une chromolyse intense, la section du prolongement cellulifuge reste, au contraire, sans effet sur la cellule
d'origine. Ce fait est important à signaler surtout si on le place en
regard de cet autre : c'est que pour le neurone *moteur* périphérique la
chromolyse est toujours la conséquence de la lésion du prolongement
cellulifuge.

3º *Neurones des centres.*

Si nous nous demandons maintenant la façon dont se comportent les neurones moteurs et sensibles des *centres nerveux* à la suite de la lésion du prolongement cylindraxile, nous voyons qu'ici encore la réaction cellulaire varie d'après le neurone que l'on considère.

Neurones descendants. Il résulte des recherches expérimentales que la section des fibres de la voie motrice centrale, faite dans la substance blanche du cerveau, entraîne, chez le chien, la chromolyse des cellules pyramidales correspondantes de l'écorce, suivie bientôt de la destruction complète de ces cellules. La même réaction survient dans les grandes cellules pyramidales des circonvolutions centrales chez l'homme, après destruction des fibres de la capsule interne et même après interruption des fibres cortico-spinales dans leur trajet médullaire.

A côté de ces fibres descendantes cortico-spinales, il existe encore dans les centres nerveux d'autres fibres descendantes provenant soit du noyau rouge (fibres rubro-spinales), soit du noyau vestibulaire (fibres vestibulo-spinales), soit de la substance réticulaire du mésencéphale et du myélencéphale (fibres réticulo-spinales).

Nos recherches ont montré que la section de ces fibres, faite à la partie supérieure de la moelle, entraîne non seulement une chromolyse intense, mais l'atrophie rapide de toutes les cellules d'origine.

Les neurones moteurs des centres semblent donc se comporter tout autrement que les neurones moteurs périphériques à la suite de la section de leur prolongement cylindraxile : ces derniers passent de la phase de réaction à la phase de réparation, tandis que pour les premiers, la phase de réaction est suivie *très souvent* de la phase de dégénérescence.

Si nous comparons entre eux les neurones moteurs centraux et périphériques, au point de vue de la résistance qu'ils opposent à la lésion de leur prolongement cylindraxile, nous voyons que, de tous les neurones moteurs, les plus résistants semblent être les neurones *périphériques dépendant de la moelle épinière* : la section de leur axone n'entraîne pas *toujours* de réaction cellulaire. Puis viennent les neurones périphériques dépendant de l'encéphale : la section de leur axone est suivie de la dissolution des éléments chromophiles ; mais à cette phase de dissolution fait suite un phase de reformation. Les neurones moteurs centraux semblent être les plus vulnérables surtout ceux qui proviennent du mésencéphale, du métencéphale et du myélencéphale : la section de leur axone est suffisante pour entraîner leur dégénérescence complète.

Neurones ascendants. L'étude des neurones sensibles des centres est plus difficile à faire. Un point établi, c'est que la compression ou la section des fibres du faisceau cérébelleux est suivie du phénomène de chromolyse dans les cellules de la colonne de CLARKE.

Ces neurones sensibles des centres se comportent donc d'une façon autre que les neurones sensibles périphériques, puisque la section de leur prolongement *cellulifuge* est suivie de réaction cellulaire manifeste.

Quant aux autres neurones sensibles de la moelle épinière, nous ne savons rien de la façon dont le corps cellulaire se comporte à la suite de la lésion du prolongement cylindraxile. Nous avons, pour élucider cette question, pratiqué sur un certain nombre de lapins l'hémisection de la moelle cervicale dans le but de rechercher la place occupée par les cellules d'origine des fibres du faisceau de GOWERS. Mais nous n'avons jamais rencontré de cellules en chromolyse dans la substance grise de la partie sous-jacente de la moelle, abstraction faite des cellules de la colonne de CLARKE. Peut-être ces cellules sont-elles trop pauvres en substance chromophile pour que la section de leur axone puisse y amener des troubles assez profonds pour pouvoir être mis en évidence par nos moyens actuels d'investigation.

B. **Modifications de la partie non chromophile.**

Les modifications de la partie neurofibrillaire ont été étudiées surtout avec la méthode de CAJAL. Ces recherches ont montré que la section d'un nerf retentit à distance sur l'appareil réticulo-fibrillaire du cytoplasme et y détermine une double modification; modification chimique à la suite de laquelle les neurofibrilles imprégnées par le nitrate d'argent prennent une coloration rougeâtre au lieu de la teinte noire qu'elles ont dans les cellules normales; modification physique qui rend les neurofibrilles *granuleuses*, les rapproche les unes des autres et donne à la cellule une aspect nettement fibrillaire. Ces modifiations prédominent dans le corps cellulaire et sont faibles ou font défaut dans les ramification protoplasmatiques.

Lorsque le traumatisme est plus intense, comme celui consécutif à l'arrachement du nerf, les phénomènes réactionnels sont beaucoup plus graves : à l'état granuleux des neurofibrilles fait suite une véritable désagrégation granuleuse, suivie elle-même de la destruction et de la disparition des neurofibrilles. Ces modifications marchent de pair avec l'atrophie rapide de toutes les cellules nerveuses.

Modifications consécutives aux troubles circulatoires, aux empoisonnements et aux intoxications.

Les modications cellulaires que nous venons de décrire sont généralement considérées comme des *lésions secondaires* des cellules nerveuses, n'envahissant le corps cellulaire que consécutivement à la lésion du prolongement cylindraxile. A côté de ces lésions secondaires, la cellule nerveuse peut être le siège de modifications spéciales survenant à la suite d'une action *directe* de l'agent nocif sur le protoplasme cellulaire lui-même. On désigne quelquefois ces modifications sous le nom de *lésions primitives*.

Ces lésions primitives des cellules nerveuses ont été observées et décrites dans les cellules de la moelle à la suite de la ligature temporaire de l'aorte abdominale, dans les empoisonnements les plus divers, de même que dans les diverses intoxications.

On a étudié également les modifications survenant dans les cellules nerveuses à la suite de l'inanition, dans l'hyperthermie expérimentale, dans l'urémie, dans l'intoxication consécutive à l'extirpation des capsules surrénales, dans l'infection expérimentale par la peste bubonique, etc.

Un fait important se dégage de toutes ces recherches : quelle que soit la lésion qui retentit sur une cellule nerveuse somatochrome, cette cellule commence toujours par répondre de la même façon, par une modification de ses éléments chromophiles ; mais tandis que, dans les lésions secondaires, le phénomène de chromolyse débute toujours au centre de la cellule nerveuse pour envahir de là les éléments chromophiles des couches périphériques, MARINESCO a fait remarquer que, dans les lésions primitives, la modification des éléments chromophiles commence par les couches périphériques du protoplasme pour envahir de là les parties centrales. Dans le premier cas la chromolyse est centrale, dans le second cas, elle est périphérique. Cette distinction n'est cependant pas nettement tranchée : dans un grand nombre de cas de lésions primitives, on peut observer de la chromolyse centrale comme dans les lésions secondaires.

Toutes ces recherches expérimentales ont eu comme effet utile de nous renseigner sur la véritable signification du phénomène de chromolyse. Lorsque NISSL a décrit pour la première fois ces modifications particulières du protoplasme des cellules nerveuses, il les considérait comme des *phénomènes régressifs* ; plus tard MARINESCO, leur attribuant la valeur de *phénomènes de dégénérescence*, avait proposé de les désigner sous le nom de *dégénérescence de Nissl*. Nous avons montré que ces modifications cellulaires n'étaient pas aussi profondes et n'étaient pas aussi importantes au point de vue fonctionnel du neurone que ces auteurs le croyaient. Nous ne les avons considérées que comme la manifestation extérieure d'un simple trouble cellulaire n'intéressant que la substance chromophile, comme la manière spéciale dont la cellule nerveuse réagit vis-à-vis d'une lésion périphérique. Les recherches ultérieures sont venues confirmer cette manière de voir. Elles ont montré à toute évidence que l'état de chromolyse d'une cellule nerveuse est parfaitement compatible avec le fonctionnement normal du neurone. Il s'ensuit que même les expressions de *lésions* primitives et secondaires ne sont guère justifiées, puisque la dissolution des éléments chromophiles ne peut pas être considérée comme une *lésion* du neurone.

En réfléchissant bien à tous les faits connus jusqu'à présent, nous serions plutôt enclin à considérer le phénomène de chromolyse comme une réaction *utile* du neurone, réaction qui survient chaque fois que ce neurone se trouve lésé dans son intégrité anatomique et qui lui permet de résister plus avantageusement à la lésion subie.

La doctrine des neurones

Le *fait* établi par la méthode de GOLGI est donc l'existence, dans le système nerveux, d'éléments anatomiques indépendants appelés *neurones*; le réseau de GERLACH et le réseau de GOLGI, qui devaient unir entre eux tous les éléments nerveux, n'existent pas, et cela, malgré les efforts faits dans le cours de ces dernières années par un grand nombre d'auteurs en vue de démontrer soit : l'existence d'un réseau péricellulaire ou intercellulaire, soit même l'existence d'un gris nerveux spécial dans lequel s'établirait, par une disposition anatomique inconnue, la continuité entre tous les éléments nerveux.

Le neurone reste donc une *unité anatomique*.

Nous avons vu que, d'après les recherches embryologiques de HIS, l'élément nerveux ou le neurone de l'adulte ne serait que le résultat de la différentiation d'un seul neuroblaste primitif et par conséquent ne représenterait qu'une seule cellule. L'unité anatomique serait donc en même temps une *unité embryologique* ou *cellulaire*.

Les recherches de WALLER tendent à prouver que toutes les parties constituantes de ce que nous appelons actuellement neurone sont sous l'influence trophique de la cellule nerveuse, ou partie nucléifère de l'élément nerveux. Le neurone deviendrait donc une *unité trophique.*

Enfin beaucoup d'auteurs estiment que le corps de la cellule nerveuse, ou partie nucléifère du neurone, est le centre d'action de l'élément nerveux, centre auquel aboutissent nécessairement tous les ébranlements centripètes et d'où doivent partir toutes les excitations centrifuges. Le neurone serait par le fait même une *unité physiologique* ou *fonctionnelle.*

Ces *idées* sur l'unité embryologique, trophique et fonctionnelle du neurone ont été indissolublement liées par quelques auteurs au *fait* de son unité anatomique. Ainsi est né un corps de doctrine auquel on a donné le nom de *doctrine ou théorie des neurones.*

Mais la valeur que les divers auteurs attachent aux différentes parties constituantes de cette doctrine est loin d'être la même pour tous, l'un considérant comme essentielle l'unité trophique ; l'autre, l'unité embryologique ; un autre encore l'unité anatomique ou l'unité fonctionnelle.

La doctrine ainsi édifiée, on a signalé de divers côtés des faits incompatibles tantôt avec la constitution unicellulaire du neurone, tantôt avec l'influence trophique que le corps cellulaire est censé exercer sur toutes les parties de l'élément nerveux, tantôt encore avec l'unité physiologique, en démontrant qu'un neurone peut fonctionner même après résection de la partie de son corps protoplasmique qui renferme le noyau. A chacune de ces constatations toute la doctrine a été déclarée fausse, et cela avec tant de conviction que le fait anatomique initial, l'existence même du neurone comme unité anatomique, a été sur le point de sombrer en même temps que les divers points de la doctrine érigée autour de lui.

Il s'est fait là une confusion regrettable. L'unité anatomique appelée neurone n'a pas besoin pour vivre d'être à la fois une unité embryologique, pathologique et fonctionnelle. Toutes nos idées sur la constitution embryologique du neurone, sur sa valeur trophique et sur son mode de fonctionnement ne sont, somme toute, que des *interprétations* de faits plus ou moins bien observés. A supposer que toutes ces interprétations soient erronées, il ne s'ensuit pas du tout que le

8

neurone, tel que nous l'a montré la méthode de GOLGI, n'existe pas en réalité. La seule conclusion à en tirer, c'est qu'il nous faudrait changer nos idées concernant son origine embryologique, sa valeur pathologique et fonctionnelle.

Unité physiologique.

Il y a quelques années, l'unité physiologique du neurone était généralement acceptée par les auteurs. En nous basant sur la forme extérieure des cellules nerveuses des mammifères, chez lesquels le corps cellulaire ou partie nucléifère du neurone se trouve interposé entre les ramifications protoplasmatiques et le cône d'origine de l'axone, nous avons formulé avec CAJAL la théorie de la polarisation dynamique des éléments nerveux. D'après cette théorie, tout ébranlement nerveux, recueilli par l'une ou l'autre ramification protoplasmatique, doit passer par la partie nucléifère du neurone — véritable centre d'action — avant de pouvoir être transmis au prolongement cylindraxile.

BETHE s'est élevé contre cette doctrine. En se servant d'une méthode spéciale de coloration, il a pu mettre en évidence les neurofibrilles des cellules nerveuses ; il a montré qu'un grand nombre de ces neurofibrilles peuvent passer d'une ramification protoplasmatique dans une autre sans passer par le corps cellulaire ou partie nucléifère du neurone. Comme il considérait ces neurofibrilles comme indépendantes anatomiquement les unes des autres et comme représentant l'élément conducteur par excellence de l'influx nerveux, il en déduisait naturellement cette double conclusion : la première, que tout prolongement protoplasmatique peut conduire dans les deux sens ; la seconde, que des neurofibrilles peuvent fonctionner indépendamment du corps cellulaire.

Mais cette preuve *anatomique*, que BETHE a fait valoir contre l'unité physiologique du neurone, a perdu toute valeur depuis que des méthodes plus délicates sont venues démontrer que les neurofibrilles des ramifications protoplasmatiques ne sont pas indépendantes anatomiquement et que, au moins à la base des ramifications, elles sont unies entre elles par des trabécules unissantes.

Une preuve plus démonstrative contre l'unité physiologique du neurone a été fournie par BETHE au moyen de recherches expérimentales faites sur des animaux inférieurs. Ces recherches montrent que, au moins chez les invertébrés, le corps cellulaire ou partie nucléifère du neurone n'est pas le centre d'action de l'élément nerveux, que l'on peut réséquer ce prétendu centre physiologique du neurone sans entraîner par le fait même la suspension de toute activité fonctionnelle dans les parties restantes. Le neurone n'est donc pas nécessairement une unité physiologique.

Unité trophique.

On sait depuis longtemps que le bout périphérique d'un nerf sectionné perd, au bout de quelques jours, sa coloration blanche et son aspect brillant pour devenir terne et gris, tandis que le bout central reste normal sous ce double rapport. De plus, l'excitation du bout périphérique d'un nerf moteur ou mixte n'amène plus, au bout de 3 à 4 jours (d'après LONGET), de contraction dans les muscles correspondants, alors que celle du bout central d'un nerf sensible ou d'un nerf mixte provoque de la douleur et des réactions motrices plus ou moins étendues.

L'étude histologique du *bout périphérique* a démontré que cette perte de la fonction de conduction est due à une désorganisation complète des fibres nerveuses qui le constituent, et cela depuis le point lésé jusque dans les dernières ramifications périphériques. Cette désorganisation, appelée *dégénérescence*, consiste essentiellement dans une fragmentation et une modification chimique de la myéline qui se réduit en boules de plus en plus petites jusqu'à disparaître complètement, en une fragmentation et une résorption du cylindre-axe, accompagnée d'une multiplication des noyaux de SCHWANN. Tous ces processus conduisent inévitablement à la disparition complète de la partie organisée de toutes les fibres nerveuses. L'étude histologique du bout central a montré que, abstraction faite de la partie immédiatement voisine du point lésé, toutes les fibres restaient normales.

En faisant des recherches sur les dégénérescences consécutives à la section des racines antérieures et postérieures des nerfs spinaux. WALLER a trouvé que, après section des racines antérieures ou motrices, la dégénérescence ne survient que dans les fibres du bout périphérique; les fibres du bout médullaire restent normales. Après section des racines postérieures en dedans des ganglions, le nerf périphérique et la partie de la racine adhérente au ganglion restent normaux, tandis que la dégénérescence survient dans toutes les fibres du bout médullaire et même dans toute l'étendue de leur trajet intramédullaire.

Après section d'une racine postérieure en dehors du ganglion, la dégénérescence survient dans toutes les fibres périphériques, tandis que les fibres des racines postérieures de même que celles du bout adhérent au ganglion restent normales.

Si on analyse bien toutes ces expériences, vérifiées et confirmées par un grand nombre d'auteurs, on voit que ce sont toujours les fibres du bout du nerf resté en connexion avec les cellules nerveuses qui restent normales, tandis que les fibres renfermées dans la partie du nerf séparée des cellules nerveuses (cellules de la corne antérieure pour les fibres motrices, cellules des ganglions spinaux pour les fibres sensitives et les fibres radiculaires postérieures) dégénèrent. Aussi WALLER a-t-il tiré de ses recherches la conclusion : que la dégénérescence des fibres nerveuses devait être attribuée uniquement à ce fait qu'on les avait séparées de leurs cellules nerveuses et qu'il fallait par conséquent admettre que ces dernières excercent normalement sur les fibres nerveuses qui en dépendent une influence spéciale, nutritive ou trophique, nécessaire à la conservation de leur intégrité anatomique.

Loi de Waller. Ces faits et leur interprétation ont été réunis par WALLER dans la proposition suivante, connue sous le nom de *loi de Waller* : quand on interrompt un cordon nerveux, le bout périphérique, séparé de son centre trophique, dégénère ; le bout central, resté en rapport avec ce centre, demeure normal.

Cette loi renferme l'énoncé de deux faits, l'un positif et l'autre négatif, ainsi que l'interprétation qu'il convient de leur donner.

Le *fait positif* — la dégénérescence des fibres du bout périphérique d'un nerf interrompu en un point quelconque —, vérifié et confirmé par de nombreux expérimentateurs, est vrai d'une manière absolue. Il est devenu le point de départ d'une méthode spéciale de recherches, *la méthode des dégénérescences secondaires*, qui a fait faire des progrès immenses à l'étude des voies nerveuses de l'axe cérébro-spinal. Nous verrons, en effet, plus tard que, pour connaître le sens exact suivant lequel conduit un faisceau quelconque de fibres nerveuses et pouvoir suivre ce faisceau dans les différentes régions du névraxe, il suffira de l'interrompre en un point donné et d'étudier les dégénérescences consécutives.

Le *fait négatif* renfermé dans la loi de WALLER — la non dégénérescence des fibres du bout central d'un nerf interrompu — n'a pas eu le même sort.

Il résulte, en effet, d'un grand nombre de recherches expérimentales que toute lésion du prolongement cylindraxile d'une cellule nerveuse retentit à distance sur la cellule d'origine et y détermine des modifications réactionnelles, connues sous le nom de chromolyse. Si cette lésion consiste dans la simple *section* du nerf, les phénomènes réactionnels de la cellule nerveuse sont généralement réparables et les fibres du bout central restent normales, ce qui confirme donc la loi de WALLER.

Mais si, au lieu de sectionner le nerf, on le saisit entre les mors d'une pince et qu'on l'arrache, le tableau change. Dans ces conditions on voit survenir une véritable dégénérescence dans toutes les fibres du bout central, dégénérescence absolument identique à celle qui survient dans les fibres du bout périphérique.

Cette dégénérescence est manifeste, sur toute la longueur du bout central, déjà 20 jours après le traumatisme ; elle reste telle pendant 70 jours pour diminuer ensuite d'intensité et disparaître complètement 150 jours environ après l'arrachement. A ce moment toutes les fibres radiculaires du nerf ont disparu.

Le bout *central* d'un nerf interrompu peut donc, dans certaines conditions, dégénérer comme le bout périphérique, contrairement à la loi de WALLER.

Cette dégénérescence des fibres du bout central ne commence pas dans le voisinage du point lésé pour remonter de là vers la cellule d'origine, comme le pensent certains auteurs ; elle commence, au contraire, dans le voisinage immédiat de la cellule nerveuse pour envahir de là rapidement toute l'étendue du bout central. Elle n'est donc pas cellulipète, ascendante ou rétrogade, mais essentiellement *cellulifuge* ou *descendante*, comme la dégénérescence du bout périphérique.

Il résulte de nos recherches que cette dégénérescence des fibres du bout central ne peut être attribuée ni au traumatisme lui-même, ni à une névrite ascendante, mais qu'elle n'est que la conséquence des modifications profondes qui surviennent dans les cellules d'origine de toutes les fibres lésées. L'arrachement d'un nerf entraine, en effet, des modifications cellulaires réactionnelles tellement intenses qu'elles aboutissent à l'atrophie rapide et à la disparition complète de toutes les cellules du noyau d'origine. Cette atrophie débute déjà 10 jours après le traumatisme ; elle est totale et complète au plus tard 35 à 40 jours après l'opération. C'est cette atrophie cellulaire qui entraine à son tour la dégénérescence des fibres du bout central.

Si l'on compare entre elles la dégénérescence des fibres du bout périphérique et celle des fibres du bout central, on trouve que toutes deux ont une marche *descendante* ou cellulifuge ; l'une commence au point lésé pour envahir de là rapidement toute l'étendue du bout périphérique ; l'autre commence très loin du point lésé, à l'extrémité centrale du bout central, pour envahir de là rapidement toute l'étendue du bout central.

Toutes deux conduisent aussi à la disparition complète des fibres nerveuses.

La dégénérescence du bout périphérique est cependant plus précoce que celle du bout central, puisque la première débute environ 5 à 6 jours après la rupture du nerf tandis que la seconde ne commence à se manifester que 15 jours après la lésion. Cette différence trouve son explication dans ce fait que, lors de la rupture du nerf, les fibres du bout périphérique se trouvent soustraites sur le champ à l'influence trophique de leurs cellules d'origine, tandis que les fibres du bout central restent en connexion avec ces mêmes cellules. Celles-ci subissent des modifications réactionnelles intenses telles, que vers le 10e jour déjà quelques-unes s'atrophient et disparaissent. C'est seulement à partir de ce moment que, l'influence trophique que ces cellules excercent sur les fibres du bout central se trouvant suspendue, la la dégénérescence peut envahir ces dernières.

Les deux dégénérescences sont consécutives à l'interruption du nerf ; la dégénérescence du bout périphérique ne nécessite cependant, pour se produire, que la simple interruption des fibres nerveuses ; elle est *directement* consécutive à cette dernière. Cette condition ne suffit pas pour amener la dégénérescence des fibres du bout central ; il faut, de plus, que la rupture du nerf soit suffisante pour entraîner l'atrophie des cellules d'origine. La dégénérescence du bout central est donc *indirectement* consécutive au traumatisme du nerf. C'est pour distinguer l'une de l'autre ces deux dégénérescences que nous les avons désignées sous les noms de *dégénérescence Wallérienne directe*, ou dégénérescence du bout périphérique et *dégénérescence Wallérienne indirecte*, ou dégénérescence du bout central.

Ces recherches expérimentales ont fourni la preuve indiscutable que le *fait négatif*, renfermé dans la loi de WALLER, n'est pas exact puisque, dans certaines conditions expérimentales et pour certains faisceaux de fibres nerveuses, l'interruption du cordon nerveux est suivie non seulement de la dégénérescence du bout périphérique, mais aussi de la dégénérescence des fibres du bout central. Cette dégénérescence n'est pas lente et rétrograde ou cellullipète, mais rapide, descendante et cellulifuge comme celle du bout périphérique.

La proposition négative renfermée dans la loi de WALLER ne peut donc être maintenue, puisqu'elle ne peut s'appliquer, sans restriction aucune, à tout cordon nerveux. La loi doit être modifiée. Nous croyons qu'elle serait conforme à tous les faits si on la formulait de la façon suivante : quand on interrompt un cordon nerveux central ou périphérique, le bout périphérique dégénère toujours. Quant au bout central, il se comporte d'une façon qui varie d'après l'intensité des phénomènes réactionnels que la lésion détermine dans les cellules d'origine. Si ces phénomènes sont légers et n'entraînent pas la mort des cellules nerveuses, les fibres du bout central restent intactes. Dans les cas contraires, l'atrophie des cellules d'origine entraîne la dégénérescence secondaire des fibres du bout central. Le bout central peut donc dégénérer.

Quant à la cause de cette dégénérescence, tant des fibres du bout périphérique que de celles du bout central, nous devons admettre, avec WALLER, qu'il faut la rechercher dans ce fait que la cellule nerveuse exerce sur la fibre nerveuse une influence spéciale appelée nutritive ou trophique, influence qui est telle, que si la fibre nerveuse s'y trouve soustraite, elle dégénère et disparait.

De tout cela il résulte donc que ce que nous appelons élément nerveux ou neurone est bien une *unité trophique,* comme il est une *unité anatomique.* Le centre de cette action trophique réside dans la partie nucléifère du neurone, qui, chez les mammifères, est généralement désignée sous le nom de *corps cellulaire* ou même sous celui de *cellule nerveuse.*

Unité embryologique.

L'unité cellulaire du neurone est sortie tout entière des recherches embryologiques de HIS. Ce savant a montré, en 1886, que les fibres des racines postérieures ne sont que les prolongements cellulaires des cellules bipolaires des ganglions spinaux, de même que chaque fibre radiculaire antérieure doit être considérée comme le prolongement cellulaire d'un neuroblaste de la corne grise antérieure de la moelle. D'après les recherches de HIS, le neurone de l'adulte n'est que le résultat de la différentiation d'une seule cellule nerveuse embryonnaire et toute fibre nerveuse, quelqu'elle soit, ne représente, au moins dans sa partie essentielle, le cylindre-axe, qu'un prolongement de cette même cellule nerveuse. Il en est de même de toutes les ramifications protoplasmatiques.

Cette origine *unicellulaire* ou *unité embryologique* du neurone n'a cependant jamais été généralement admise, Il y a quelques années on ne constestait encore que l'origine unicellulaire de la *fibre nerveuse* ; dans ces derniers temps quelques auteurs sont allés plus loin et ont même élevé des doutes concernant l'origine unicellulaire du *corp scellulaire* et des *ramifications protoplasmatiques*.

Le fait le plus vivement discuté se rapporte à l'origine uni- ou pluricellulaire de la fibre nerveuse. Contrairement à l'opinion de His, un certain nombre d'auteurs ont soutenu l'idée que toute fibre doit être considérée comme la résultante de la fusion intime d'un grand nombre de cellules nerveuses placées bout à bout, chacune d'elles correspondant chez l'adulte à un segment interannulaire.

Cette origine pluricellulaire ou *caténaire* de la fibre nerveuse a été soutenue, dans ces derniers temps, à la fois par des observations embryologiques et par des recherches expérimentales.

Recherches embryologiques. L'ensemble des recherches embryologiques faites sur l'origine uni- ou pluricellulaire des fibres nerveuses ne conduit cependant pas à des conclusions précises. Ces recherches ne permettent pas, dans l'état de la science, de trancher la question ni dans un sens, ni dans un autre.

Recherches expérimentales. Ce sont surtout les recherches expérimentales sur la régénération des nerfs qui apportent les arguments les plus sérieux contre l'origine unicellulaire du neurone, ou mieux contre l'idée de considérer le cylindre-axe d'une fibre nerveuse comme un simple prolongement cellulaire.

Nous avons vu qu'après section d'une fibre nerveuse le bout périphérique dégénère. Il est cependant d'observation constante que, malgré cette dégénérescence du bout périphérique, le nerf peut se reformer dans sa totalité de manière à rétablir, au bout d'un temps variable, la motilité et la sensibilité dans toute la région périphérique qui en dépend.

Le mécanisme de cette régénération des nerfs a été étudié par un grand nombre d'auteurs, qui sont arrivés à des résultats très divergents.

D'après SCHIFF, la dégénérescence qui survient dans le bout périphérique n'intéresserait que la gaine de myéline, tout en laissant intacts les cylindre-axes. Ceux-ci persisteraient définitivement dans les fibres du bout périphérique de telle sorte que, si la régénération survient, elle ne peut consister que dans une néoformation de la gaine de myéline.

Cette persistance du cylindre-axe dans le bout périphérique d'un nerf interrompu n'est plus admise actuellement, les méthodes techniques plus perfectionnées ayant démontré à toute évidence que les modifications régressives, qui surgissent dans le bout périphérique, amènent en tout premier lieu la désagrégation complète du cylindre-axe et de la gaine enveloppante. Il résulte de là que, si de nouvelles fibres surviennent à un moment donné dans le bout périphérique, elles doivent être ou bien des fibres émanées du bout central, ou bien des fibres régénérées sur place. Ces deux opinions ont trouvé des partisans.

Les uns admettent que le nerf se reforme exclusivement au moyen du bout central. Les cylindre-axes des fibres de ce bout s'allongent lentement et progressivement, jusqu'à regagner les organes périphériques avec lesquels le nerf doit se mettre en connexion et cela en utilisant la voie tracée par les gaines de SCHWANN vides du bout périphérique. D'après ces auteurs, la multiplication des noyaux de SCHWANN, qui survient quelques jours après la lésion, est un processus de dégénérescence tout aussi bien que la fragmentation de la myéline et du cylindre-axe. Ces noyaux de SCHWANN ne prennent donc aucune part active au travail de régénération.

Les autres attribuent au bout périphérique la faculté de refaire de nouvelles fibres nerveuses. Ils admettent que les modifications que subissent le cylindre-axe et la gaine de myéline appartiennent seules au phénomène de dégénérescence, tandis que la multiplication des noyaux de SCHWANN est le début des phénomènes de réparation qui doivent aboutir à la reconstitution du nerf. Pour ces auteurs, les noyaux de SCHWANN du bout périphérique interviennent activement dans la régénération des fibres nerveuses. Après résorption du cylindre-axe et de la gaine de myéline, le protoplasme, qui entoure les noyaux de SCHWANN au sortir d'une longue période de multiplication active, donnerait naissance à des cordons embryonnaires, à des fibres rubanées dans lesquelles se différencieraient des neurofibrilles. Mais cette différenciation fibrillaire ne peut se faire que sous l'influence d'une action spéciale exercée par le bout central du nerf ; de telle sorte que, si la réunion des deux bouts du nerf ne parvient pas à se faire, la régénération dans le bout périphérique ne dépasserait jamais le stade des fibres rubanées.

La régénération des nerfs se fait donc partiellement dans le bout périphérique au moyen des matériaux constitués par les noyaux de SCHWANN. Pour être complète, elle nécessite l'intervention d'une action spéciale, de nature inconnue, exercée par le bout central.

Le fait commun à ces deux opinions différentes est donc que le bout central du nerf est indispensable à la régénération complète du bout périphérique.

Une opinion intermédiaire a été soutenue par ZIEGLER. D'après ce savant, le bout périphérique n'intervient en rien dans la régénération du nerf. Celle-ci dépend exclusivement du bout central. Mais ce ne sont pas les cylindre-axes des fibres de ce bout qui s'allongent pour former les nouvelles fibres nerveuses ; ce sont les cellules de SCHWANN des fibres de ce bout central qui se multiplient, puis se différencient et reconstituent de toutes pièces les nouvelles fibres, et cela progressivement depuis le bout central jusque dans les ramifications périphériques.

BETHE, reprenant la question, a tout d'abord voulu rechercher ce qui advient du bout périphérique d'un nerf mis dans l'impossibilité de rejoindre le bout central.

Sur des chiens âgés de 8 jours à 8 semaines, il sectionne le nerf sciatique à la partie supérieure de la cuisse, puis, après résection d'une partie du bout périphérique, il enfonce celui-ci dans les masses musculaires voisines et cela pour empêcher les deux bouts de se rejoindre. Chez d'autres, il arrache le nerf à sa sortie du trou sacro-sciatique de façon à entraîner les racines médullaires et les ganglions spinaux correspondants ; après résection d'une partie plus ou moins longue, il replie le bout périphérique entre les muscles du creux poplité.

Après une survie de 2 à 6 mois, il a mis à nu le nerf dans le creux poplité et l'a trouvé régénéré aussi bien anatomiquement que fonctionnellement. L'excitation de ce bout périphérique, par un courant induit faible, amenait des contractions dans tous les muscles de la jambe et du pied sans éveiller aucune réaction douloureuse de la part de l'animal, alors que l'excitation du bout central (dans le cas où le nerf avait été seulement sectionné) provoquait de la douleur sans effet aucun sur les muscles périphériques.

A l'autopsie faite avec le plus grand soin, le bout périphérique du nerf était sans connexion aucune avec le bout central, et sans connexion aucune avec la moelle épinière. Toute absence d'anastomoses entre ce bout périphérique et la moelle a été mise en évidence par des coupes sériées microscopiques faites à travers le tissu avoisinant immédiatement le bout périphérique.

Malgré cela, ce nerf périphérique était redevenu blanc et nacré comme un nerf normal et l'examen histologique y a révélé l'existence de nombreuses fibres nerveuses myélinisées, renfermant un cylindre-axe avec des fibrilles primitives très nettes.

Les résultats de ces recherches expérimentales ont été contestées par les uns, tandis qu'elles ont été confirmées par d'autres.

Ces recherches expérimentales, si elles sont exactes, ne permettent qu'une seule conclusion, c'est qu'un nerf séparé de toute connexion avec la moelle épinière, après avoir présenté les différentes phases de ce qu'on appelle improprement dégénérescence secondaire, peut se reconstituer de toutes pièces sans intervention aucune de cellules nerveuses.

En étudiant les phases successives de cette autorégénération, BETHE a constaté que, à partir du quatrième jour après lésion, on voit survenir une multiplication active des noyaux de SCHWANN accompagnée d'une augmentation du protoplasme. Après dix jours cette multiplication a été suffisante pour donner naissance, à l'intérieur des gaines de SCHWANN, à côté des boules de myéline, à des bandes protoplasmatiques parsemées de noyaux. Après 20 jours il n'y a plus trace de boules de myéline : les gaines de SCHWANN sont occupées par des bandes cellulaires présentant une partie centrale légèrement fibrillaire dans le voisinage des noyaux et une partie périphérique ; 54 jours après la lésion un grand nombre de fibres sont complètement régénérées, pourvues d'une gaine de myéline interrompue par places mais existant d'une façon constante, dans les parties voisines des noyaux.

Mais les auteurs ne se sont pas contentés de rechercher l'origine uni- ou pluricellulaire de la *fibre nerveuse* en connexion avec une cellule nerveuse ; ils se sont aussi demandés d'où viennent les prolongements protoplasmatiques et d'où vient le corps cellulaire.

Nous avons vu que, d'après certains auteurs, les prolongements protoplasmatiques proviennent par bourgeonnement du corps cellulaire. Cette opinion a été combattue dans ces derniers temps par FRAGNITO et d'autres qui pensent que les ramifications dentritiques ne peuvent pas être considérées comme des expansions du corps cellulaire, mais comme le résultat de la fusion complète d'un grand nombre de cellules embryonnaires qui, en se fusionnant et perdant leur noyau, produisent la ramification protoplasmatique.

Ils admettent même que le corps de la cellule nerveuse de la corne antérieure et des ganglions spinaux ne provient pas d'un seul neuroblaste, mais résulte de la fusion de plusieurs neuroblastes. Cette fusion se ferait, chez l'embryon du poulet, principalement du sixième au huitième jour.

Ces idées sur l'origine uni- ou pluricellulaire du corps même de la cellule nerveuse et des ramifications protoplasmatiques qui en dépendent, avant de pouvoir être admises, demandent à être confirmées par des observations nombreuses. Mais à supposer même que toutes ces idées soient exactes, il en résulterait tout simplement que l'élément nerveux de l'adulte, mis en évidence par la méthode de GOLGI, et que nous appelons neurone, est un organisme complexe au point de vue embryologique, le résultat final d'une série de modifications subies par un nombre considérable de cellules embryonnaires. Au niveau du corps cellulaire et des ramifications protoplasmatiques, les cellules primitives perdraient, avec leur noyau, tout caractère d'individualité, tandis qu'elles garderaient partiellement au moins ce caractère le long des nerfs périphériques. Mais cet organisme, embryologiquement complexe, est cependant devenu, chez l'adulte, une individualité nouvelle, un tout continu dont les différentes parties constituantes sont sous la dépendance réciproque l'une de l'autre, dépendance qui est tellement intime que la destruction du corps cellulaire entraîne inévitablement la dégénérescence du cylindre-axe et de la gaine de myéline accompagnée de phénomènes réactionnels intenses du côté des noyaux de SCHWANN ; de même la lésion de la fibre nerveuse retentit à distance sur la cellule nerveuse correspondante et y détermine, suivant l'intensité du traumatisme, tantôt des phénomènes réactionnels passagers connus sous le nom de chromolyse, qui ne mettent pas en danger la vie de la cellule nerveuse, tantôt des phénomènes réactionnels beaucoup plus intenses conduisant à la mort rapide du corps cellulaire suivie de la dégénérescence de toutes les fibres du bout central.

Cette individualité nouvelle est formée d'un corps cellulaire plus ou moins volumineux, de ramifications protoplasmatiques plus ou moins nombreuses, plus ou moins longues et plus ou moins ramifiées et d'un prolongement cylindraxile plus ou moins long. Cette individualité nouvelle est, dans l'organisation de notre système nerveux, une véritable *unité anatomique*. C'est l'élément constituant unique de tout notre système nerveux. C'est le neurone tel que nous a appris à le connaître la méthode de GOLGI. Ces éléments anatomiques ainsi entendus sont indépendants les uns des autres. Les faits mis en lumière par la méthode de GOLGI persistent donc dans leur entièreté et cela malgré l'existence plus que probable de l'autorégénération des nerfs. Après comme avant les recherches expérimentales de BETHE, nous pouvons dire : les prolongements protoplasmatiques et le prolongement cylindraxile d'une cellule nerveuse se terminent librement. Une cellule nerveuse avec tous les prolongements qui en dépendent constitue un élément nerveux ou neurone. Tout le système nerveux central est formé de neurones superposés dans les différents sens. Ceux-ci agissent et ne peuvent agir les uns sur les autres que par contiguité ou par contact.

Les éléments de neuroglie

Le second élément qui entre dans la constitution du tissu nerveux central est un élément de soutien, l'élément *neuroglique*.

On trouve, dans l'axe cérébro-spinal, deux espèces de cellules qui représentent cet élément de soutien : les *cellules épendymaires* et les *cellules de neuroglie* proprement dites.

Les *cellules épendymaires* forment le revêtement épithélial de toutes les cavités centrales de l'axe cérébro-spinal.

Pendant les premiers temps du développement embryonnaire, elles s'étendent depuis la cavité ventriculaire jusqu'à la surface libre du névraxe. Elles ne conservent cette disposition embryonnaire qu'à certains endroits de l'axe nerveux de l'adulte et notamment sur toute l'étendue du plan médian au devant et en arrière de la coupe des cavités ventriculaires. Partout ailleurs ces cellules se modifient, en ce sens que leur prolongement périphérique s'atrophie et disparait presque complètement; aussi, chez l'adulte, on voit ce prolongement se terminer dans le voisinage immédiat des parois des cavités ventriculaires.

Les cellules épendymaires proviennent des cellules épithéliales qui, avec les cellules germinatives, constituent primitivement toute l'épaisseur de la paroi du canal neural primitif. Nous avons dit que dès que les cellules germinatives cessent de se multiplier elles prennent le nom de *neuroblastes*, on appelle *spongioblastes* les cellules épithéliales primitives. Les neuroblastes se transforment en neurones, les spongioblastes en cellules épendymaires.

En dehors des cellules épendymaires, on trouve, dans toute l'étendue de la substance blanche et de la substance grise de l'axe cérébro-spinal, un grand nombre de cellules spéciales, de volume variable, pourvues de nombreux prolongements grêles, raides et rarement bifurqués. Tantôt ceux-ci sont très courts et transforment la cellule en une espèce de rosace. Le plus souvent, ils sont excessivement longs et grêles et s'étendent à une distance variable de la cellule d'origine. Tous ces prolongements se terminent librement sans anastomoses. Ces cellules sont connues depuis longtemps ; on leur a donné, à cause de leur aspect spécial, le nom de *cellules en araignée*. Actuellement on les désigne généralement sous le nom de *cellules de neuroglie*. Quelques auteurs considèrent les prolongements longs et grêles comme indépendants des cellules et les décrivent sous le nom de *fibres de neuroglie*. Les imprégnations obtenues par le chromate d'argent prouvent que ces fibres indépendantes n'existent pas, qu'elles ne représentent que les prolongements des cellules, de telle sorte que la neuroglie est formée exclusivement de cellules enchevêtrées par leurs prolongements.

Les auteurs ne sont pas d'accord sur l'origine des cellules de neuroglie. Les uns les considèrent comme des cellules conjonctives venues du dehors avec le tissu conjonctif qui enveloppe les artérioles et les veinules. Les autres sont d'avis que ces cellules en araignée ne présentent que des cellules épendymaires modifiées, qui, par atrophie de leur prolongement central, ont perdu toute connexion avec la cavité ventriculaire.

Outre les éléments nerveux et les éléments de neuroglie, tous deux d'origine ectodermique, on trouve encore dans la structure de l'axe cérébro-spinal des éléments d'origine mésodermique : les vaisseaux sanguins.

II. La moelle épinière.

Tout le système nerveux cérébro-spinal, avons-nous vu, est formé de deux substances : la substance blanche et la substance grise.

Pour nous orienter dans la structure interne de la moelle épinière, nous devons voir tout d'abord comment ces deux substances y sont réparties. Pour cela, nous devons avoir recours à l'étude de coupes transversales. Mais les relations qui existent entre la substance blanche et la substance grise varient quelque peu aux différentes hauteurs de la moelle épinière, nous sommes donc obligés de pratiquer des coupes dans les différentes régions de la partie médullaire de l'axe cérébro-spinal.

Prenons d'abord une coupe de la moelle cervicale.

Ce qui frappe sur cette coupe, c'est que la moelle est divisée presque complètement en deux moitiés symétriques : en avant, par la *fissure médiane antérieure*, en arrière, par le *sillon médian postérieur* et le *septum médian dorsal* ou *postérieur*. La fissure médiane antérieure, que nous avons décrite sur la face antérieure de la moelle, est large et profonde. Elle s'enfonce dans la moelle épinière sur environ un tiers de son épaisseur. Elle est occupée par un repli de la pie-mère. Le *sillon médian postérieur* est tout à fait superficiel. On voit partir de ce sillon une cloison médiane, le *septum médian dorsal*, pénétrant dans la moelle jusque vers le milieu de son épaisseur.

Entre le fond de la fissure médiane antérieure et l'extrémité interne du septum médian postérieur, il ne reste qu'une bande étroite de tissu nerveux reliant l'une à l'autre les deux moitiés de la moelle; on l'appelle la *commissure*. Le tiers antérieur de cette commissure est formé par de la substance blanche : c'est la *commissure antérieure blanche*. Le reste est formé par de la substance grise : c'est la *commissure grise*. Le septum médian dorsal s'étend jusqu'à la commissure grise; la fissure médiane antérieure arrive jusqu'à la commissure blanche. Au milieu de la commissure grise existe la coupe du *canal central* de la moelle épinière. Ce canal est tapissé par l'épithélium épendymaire, entouré d'une substance grise spéciale, quelque peu transparente, constituant la *substance grise centrale*. Le canal central entouré de cette substance grise divise la commissure grise en deux parties : une partie antérieure appelée *commissure antérieure grise* et une partie postérieure connue sous le nom de *commissure postérieure*.

Dans chaque moitié de la moelle épinière, on trouve de la substance grise et de la substance blanche nettement distinctes l'une de l'autre. La substance grise apparaît comme un corps allongé, à grand diamètre antéro-postérieur, légèrement incliné en arrière et en dehors. Ce corps gris est renflé en masse dans sa moitié antérieure constituant ce qu'on appelle la *corne* ou la *colonne grise antérieure*. Il est plus allongé et plus étroit dans sa moitié postérieure appelée *corne* ou *colonne grise postérieure*. Les corps gris des deux moitiés de la moelle sont reliés l'un à l'autre par la commissure grise. Dans son ensemble, la substance grise de la moelle a donc la forme d'un **H**.

La corne antérieure n'arrive pas à la périphérie de la moelle ; elle en est séparée de tous côtés par de la substance blanche. La corne postérieure s'effile en arrière et s'étend jusque près du fond du sillon collatéral postérieur, séparant ainsi le cordon postérieur du cordon latéral. Elle est séparée de la surface de la moelle par une mince zône de substance blanche appelée *zône marginale* ou *zône de Lissauer*. Cette corne postérieure est enveloppée par une coiffe de substance grise spéciale qui porte le nom de *substance gélatineuse de Rolando*.

Entre la corne antérieure et la corne postérieure, vis à vis de la commissure grise, on trouve sur la face latérale de la substance grise une petite saillie triangulaire qui constitue la *corne* ou la *colonne grise latérale*.

La substance grise est nettement séparée de tous côtés de la substance blanche enveloppante, excepté dans l'angle rentrant formé par la corne postérieure et la corne latérale. A ce niveau, on trouve des travées de substance grise qui pénètrent dans la substance blanche et constituent par leurs anostomoses un véritable réseau. C'est ce que l'on désigne sous le nom de *processus* ou *formation réticulaire*.

De la corne antérieure partent les racines antérieures des nerfs périphériques. Les fibres qui les constituent sortent du bord antéro-latéral de la corne grise en formant plusieurs faisceaux ; ceux-ci se dirigent en dehors en traversant horizontalement la substance blanche. Ces fibres radiculaires antérieures quittent la moelle épinière par le sillon collatéral antérieur.

Par le sillon collatéral postérieur on voit pénétrer les fibres des racines postérieures. Elles n'entrent pas dans la substance grise de la corne postérieure, mais pénètrent directement dans la substance blanche du cordon postérieur.

La substance blanche de chaque moitié de la moelle est sub-divisée par les sillons périphériques en trois cordons : le cordon antérieur, le cordon latéral et le cordon postérieur.

La séparation entre le cordon antérieur et le cordon latéral est toute superficielle. Elle est indiquée par le sillon collatéral antérieur et par les racines antérieures des nerfs périphériques. On donne le plus souvent à ces deux cordons réunis le nom de *cordon antéro-latéral*.

Le cordon postérieur est compris entre le sillon médian posté-rieur et le sillon collatéral postérieur. Il a une forme triangulaire à base postérieure et se trouve subdivisé par une lame neuroglique, le *septum paramédian dorsal*, en un faisceau interne appelé *faisceau grêle* ou *faisceau de Goll* et un faisceau externe, le *faisceau cunéiforme* ou *faisceau de Burdach*.

Examinons maintenant une coupe de la moelle faite vers le milieu du renflement cervical. Elle montre que le volume de la moelle a considérablement augmenté. La configuration générale est la même qu'au niveau du troisième nerf cervical. Il n'y a que quelques légères différences dans la forme de la substance grise. La corne latérale n'existe plus comme corne indépendante, elle s'est fusionnée intime-ment avec la corne antérieure. Celle-ci est devenue ainsi volumineuse et triangulaire.

La corne postérieure a quelque peu augmenté de volume surtout du côté de sa face interne. La formation réticulaire tend à disparaître. Le cordon postérieur reste subdivisé en faisceau de GOLL et en faisceau de BURDACH.

Au niveau du troisième segment dorsal la coupe de la moelle, comparée à la coupe précédente, a considérablement diminué de volume. Dans chaque moitié de la moelle la substance grise se pré-sente comme un corps allongé, grêle et délicat. La corne antérieure est arrondie ; la corne latérale est redevenue saillante ; la corne pos-térieure est longue et grêle. Sur la face interne de cette corne posté-rieure, dans le voisinage immédiat de la commissure, apparaît un amas de cellules nerveuses plus ou moins distinct de la substance grise voisine ; on l'appelle la *colonne de Clarke*. Cette colonne de CLARKE existe sur la face interne de chaque corne postérieure depuis le premier ou le deuxième segment dorsal jusqu'au niveau de la partie inférieure du premier ou deuxième segment lombaire. Elle est carac-

9

téristique de la moelle dorsale ; sa présence seule suffit pour distinguer une coupe de la moelle dorsale d'une coupe de la moelle cervicale ou de la moelle lombaire.

Au niveau du troisième segment dorsal, on retrouve encore, dans le cordon postérieur, le septum paramédian dorsal séparant le faisceau de GOLL du faisceau de BURDACH. Ce septum va en s'affaiblissant au fur et à mesure que l'on descend dans la moelle dorsale jusque vers l'origine du huitième nerf dorsal. A partir de ce point, le cordon postérieur est indivis dans toute la partie inférieure de la moelle épinière.

Jusque vers le onzième et même le douzième nerf dorsal, la configuration de la substance blanche et de la substance grise reste la même. La colonne de CLARKE, dont les contours étaient mal limités au niveau du troisième nerf dorsal, prend des limites plus nettes, devient plus volumineuse et fait de plus en plus saillie sur la face interne de la corne postérieure à partir du dixième nerf dorsal jusque dans le premier segment lombaire.

A partir du premier nerf lombaire, la substance grise augmente de nouveau lentement de volume. Des coupes faites aux différents niveaux du renflement lombaire montrent, dans chaque moitié de la moelle, une colonne grise très épaisse. La corne latérale et la corne antérieure se sont fusionnées en une masse unique très volumineuse. La corne postérieure est augmentée de volume surtout le long de sa face interne, ce qui donne à l'ensemble de la colonne grise une direction antéro-postérieure.

Ce qui frappe surtout dans les coupes du renflement lombaire, c'est le développement considérable de la substance grise comparativement au peu d'épaisseur de la substance blanche enveloppante.

Cette disproportion entre le volume de la substance grise et celui de la substance blanche va aller en s'accentuant jusqu'à l'extrémité inférieure du cône médullaire. La substance grise n'augmente plus de volume à partir du milieu du renflement lombaire ; au contraire, sa masse diminue jusqu'à l'extrémité du cône terminal ; mais la substance blanche diminue plus rapidement encore, au point que, près de l'origine du nerf coccygien, toute la moelle n'est plus formée que d'une petite masse grise entouré d'un mince liséré de substance blanche.

Le filet terminal représente en quelque sorte un bout de moelle atrophiée. On n'y rencontre plus que le canal central tapissé par l'épithélium épendymaire et entouré d'une mince couche de substance grise.

Ces différentes coupes nous ont donc appris le mode de répartition de la substance blanche et de la substance grise dans toute l'étendue de la moelle épinière.

Nous devons rechercher maintenant la part que les éléments nerveux et les éléments neurogliques prennent à la constitution des deux substances de la moelle.

Les éléments nerveux de la substance blanche.

La substance blanche de la moelle épinière, comme d'ailleurs la substance blanche de tout l'axe cérébro-spinal, est constituée essentiellement de fibres nerveuses à myéline, sans membrane de SCHWANN.

Ces fibres nerveuses présentent partout les mêmes caractères. *Morphologiquement*, il n'y a pas de différence sensible entre les fibres de la substance blanche du cordon postérieur et celles du cordon antéro-latéral, si ce n'est peut-être que les fibres grêles semblent prédominer dans la partie interne du cordon postérieur.

Cependant, nous savons que, *physiologiquement*, il existe dans la moelle des fibres qui conduisent les impressions sensitives ou fibres à conduction centripète, improprement appelées *fibres sensitives*, et des fibres qui servent à la conduction des excitations motrices ou fibres à conduction centrifuge, improprement appelées *fibres motrices*. Où se trouvent ces fibres à conduction physiologique différente ?

Pour résoudre cette question, nous devons avoir recours à l'étude de ce qu'on appelle les *dégénérescences secondaires*.

Nous avons vu qu'il n'existe pas, dans tout l'organisme humain, une seule fibre nerveuse qui soit indépendante d'une cellule nerveuse. Toute fibre nerveuse, quelle qu'elle soit, doit être considérée, au moins par sa partie essentielle — le cylindre-axe — comme étant en connexion étroite avec l'axone d'une cellule nerveuse. Cette cellule constitue pour cette fibre nerveuse un centre nutritif, un centre trophique exerçant sur elle une influence spéciale, inconnue dans son essence, mais qui est nécessaire à la conservation du cylindre-axe et de la gaine de myéline. Cette influence est telle que, si on sépare une fibre nerveuse de sa cellule nerveuse, la partie périphérique de cette fibre, devenue indépendante de son centre trophique, présentera nécessairement et inévitablement des phénomènes régressifs. La gaine de myéline et le cylindre-axe de cette fibre isolée deviennent le siège de modifications importantes que l'on désigne sous le nom de *phénomènes de dégéné-*

rescence secondaire. Ces modifications ont été étudiées, pour la première fois, par WALLER ; aussi désigne-t-on la dégénérescence secondaire sous le nom de *dégénérescence wallérienne*.

Pour pouvoir étudier avec fruit les phénomènes de dégénérescence qui surviennent dans la moelle après la section des fibres de la substance blanche et en saisir toute l'importance au point de vue de la distribution des fibres à conduction centripète et des fibres à conduction centrifuge, il est bon d'avoir une idée générale de la structure interne de l'axe cérébro-spinal et de la disposition respective de ses éléments nerveux constitutifs.

Tout notre système nerveux est formé d'un nombre incalculable de neurones qui sont superposés les uns aux autres de façon à former des voies nerveuses, dont les unes, *longues*, sont ou des voies *centripètes* reliant les surfaces sensibles du corps à l'écorce cérébrale, ou des voies *centrifuges* reliant l'écorce cérébrale aux muscles périphériques ; dont les autres, *courtes*, relient entre eux les différents étages gris de l'axe nerveux.

Les voies longues ascendantes sont formées de neurones centripètes : ceux-ci ont toujours leurs cellules d'origine dans les parties inférieures du névraxe tandis qu'ils envoient leur axone vers les parties supérieures, ils sont donc pourvus d'un axone ascendant. Les neurones des voies longues descendantes ont une disposition inverse : ils donnent toujours naissance à une fibre descendante.

Ce schéma se complique alors, d'une façon presque inextricable, par l'adjonction de *voies courtes*, c'est-à-dire d'éléments nerveux qui ne sortent pas de l'axe cérébro-spinal, dont la cellule nerveuse et les prolongements protoplasmatiques sont placés à tous les niveaux de la substance grise et dont le prolongement cylindraxile, relativement court, se termine dans la substance grise à une distance variable de la cellule d'origine.

Ce prolongement cylindraxile est tantôt ascendant, tantôt descendant ; le plus souvent même, il se bifurque en donnant un cylindre-axe ascendant et un cylindre-axe descendant.

Les prolongements cylindraxiles de ces neurones constituent les *fibres commissurales*, soit des *fibres commisurales longitudinales* qui existent en nombre incalculable dans la moelle épinière, la moelle allongée, la protubérance annulaire et le cerveau moyen ; soit des *fibres commissurales transversales* qui forment une partie notable de la substance blanche du cerveau terminal.

Les cellules nerveuses de tous les neurones qui entrent dans la constitution de la moelle occupent la substance grise. Leurs prolongements cylindraxiles entourés d'une gaine de myéline occupent la substance blanche.

La substance blanche de la moelle épinière se trouve donc constituée de *cylindres-axes descendants longs* conduisant les excitations motrices, de *cylindres-axes ascendants longs* conduisant les impressions sensitives et de *cylindres-axes ascendants* et *descendants courts* appartenant aux voies courtes.

Pour savoir où se trouvent dans la moelle ces différents groupes de cylindres-axes à conduction physiologique différente, sectionnons en un point quelconque toutes les fibres de la substance blanche et pour cela pratiquons, chez un animal vivant, une section transversale complète de la moelle.

Nous savons que les bouts périphériques de toutes les fibres nerveuses sectionnées doivent subir la dégénérescence secondaire. *Au-dessus* du plan de section, on trouvera donc en dégénérescence toutes les fibres nerveuses *ascendantes*, fibres dont les cylindraxes proviennent de cellules nerveuses situées *en dessous* du point sectionné. Or, nous avons vu que ces fibres ascendantes servent à la conduction des impressions *sensitives. En dessous* du plan de section, au contraire. ce seront les fibres nerveuses *descendantes* qui subiront la dégénérescence, c'est-à-dire les fibres dont les cylindres-axes proviennent de cellules placées *au-dessus* du point sectionné. Nous savons que ces fibres conduisent les incitations *motrices*.

Ces expériences ont été faites sur différents animaux. Pour que la dégénérescence puisse s'établir, il faut que, après la section de la moelle, l'animal survive au moins pendant huit à dix jours. Pendant ce temps, la gaine de myéline des fibres séparées de leur centre trophique se désagrège, se fragmente. Quand on durcit alors cette moelle d'après la méthode de MARCHI (1), les fibres dégénérées se montrent remplies de boules de myéline colorées en noir intense et tranchent très nettement sur le fond brun-clair des fibres normales.

_____

(1) La méthode de MARCHI est précieuse pour rechercher les fibres en dégénérescence quand la cause de cette dernière (une section expérimentale ou une lésion

Mais la distribution des fibres nerveuses dans la substance blanche de la moelle du chien, du rat, du lapin ou du cobaye, animaux qui ont servi à ces expériences, pourrait ne pas être la même que la distribution de ces fibres dans la moelle de l'homme. Pour savoir où se trouvent chez l'homme les fibres à conduction centripète et les fibres à conduction centrifuge, nous devons nous adresser à des moelles où la nature elle-même, par suite d'une lésion pathologique quelconque, a amené, en un point donné, une interruption de toutes les fibres de la substance blanche.

Sur des coupes transversales de ces moelles pathologiques, faites *en dessous* du point lésé, on trouve des fibres dégénérées dans le cordon antérieur et dans le cordon latéral.

Dans le cordon antérieur, les fibres dégénérées se trouvent à la périphérie, tout le long de la fissure médiane antérieure, depuis la commissure blanche jusque dans le voisinage des fibres radiculaires. A l'époque où l'on croyait que toutes ces fibres avaient une origine corticale et n'étaient que la continuation dans la moelle des fibres de la pyramide bulbaire, on a donné à ce faisceau de fibres descendantes le nom de *faisceau pyramidal du cordon antérieur* ou *faisceau de Turck*. Nous verrons plus loin que la constitution de ce faisceau est beaucoup plus complexe; nous estimons donc qu'il est préférable de le désigner soss le nom de *zone pyramidale du cordon antérieur, faisceau sulco-marginal descendant* ou *zone des fibres descendantes* du cordon antérieur. Dans le cordon latéral, les fibres dégénérées forment un faisceau plus compact sur les faces latérales de la corne postérieure : c'est le *faisceau pyramidal du cordon latéral* qu'il vaut mieux appeler, pour ne rien préjuger de sa constitution, *zone pyramidale du cordon latéral* ou *zone des fibres descendantes du cordon latéral*.

Les fibres qui conduisent les incitations motrices occupent donc, dans la moelle de l'homme, ces deux zones pyramidales.

---

pathologique) est toute récente, datant en moyenne de 10 jours à 3 mois. Cette méthode consiste à durcir des tronçons de moelle, par exemple, pendant trois semaines, dans une solution de bichromate de potassium à 3 %. Après cela, on coupe ces tronçons en morceaux plus petits de 2 à 3 millimètres d'épaisseur que l'on transporte, pendant environ trois semaines, dans le mélange suivant :

Bichromate de potassium à 3 %   4 parties
Acide osmique à 1 %   1 partie

L'acide osmique colore en noir intense tous les fragments de myéline dans les seules fibres en dégénérescence. On enrobe alors les morceaux dans la celloïdine et on monte les coupes dans la laque de DAMMAR.

Quand la lésion pathologique se trouve immédiatement en dessous de la moelle allongée et qu'on examine des coupes transversales dans les régions cervicale, dorsale, lombaire et sacrée, on trouve que les zones pyramidales, très volumineuses à la partie supérieure de la moelle cervicale, diminuent d'épaisseur en passant par la région dorsale et la région lombaire.

On peut conclure de là que, au fur et à mesure que ces zones de fibres descendent le long de la moelle, elles doivent abandonner des fibres nerveuses qui se recourbent et se terminent dans la substance grise.

Examinons maintenant une coupe transversale faite dans la moelle de l'homme *au-dessus* du point lésé. Pour des motifs que nous verrons plus loin, nous devons pratiquer cette coupe *en dessous* de l'entrée dans la moelle de la racine postérieure immédiatement voisine. Ici, la dégénérescence ne peut avoir attaqué que les fibres nerveuses ascendantes, conduisant les impressions sensitives. Dans cette coupe, on trouve des fibres dégénérées dans presque toute l'étendue du cordon postérieur : le faisceau de GOLL aussi bien que le faisceau de BURDACH. De plus, des fibres dégénérées occupent encore la périphérie du cordon latéral en dehors de la zône pyramidale où elles forment une *zone marginale de fibres ascendantes*. Parmi ces fibres dégénérées, les unes, celles qui occupent la partie postérieure de cette zone marginale du cordon latéral, forment un faisceau distinct connu sous le nom de *faisceau de Flechsig, faisceau cérébelleux du cordon latéral*, ainsi appelé parce que les fibres qui le constituent se rendent dans le cervelet. Nous verrons plus tard que les fibres de ce faisceau ont leurs cellules nerveuses dans la moelle épinière et qu'elles se terminent dans le cervelet. Il serait donc plus rationnel de le désigner sous le nom de *faisceau médullo-cérébelleux dorsal*. Les autres, occupant la partie antérieure de la zone dégénérée, appartiennent à la voie sensitive centrale et forment le *faisceau de Gowers-Lowenthal* ou *faisceau antéro-latéral superficiel*, mieux appelé *faisceau médullo-cérébelleux ventral* indiquant par là son origine dans la moelle et sa terminaison dans l'écorce cérébelleuse.

Quand la section ou la lésion a été faite dans les parties inférieures de la moelle, les faisceaux dégénérés du cordon latéral sont peu volumineux. Si, au contraire, la lésion s'est produite dans la moelle cervicale, le nombre des fibres en dégénérescence est beaucoup plus considérable. Ce fait prouve que les faisceaux qui renferment les fibres conduisant les impressions sensitives augmentent de volume de bas en haut ; cette augmentation est due à l'adjonction constante de nouvelles fibres nerveuses aux faisceaux préexistants.

Les fibres conduisant les incitations motrices occupent donc, dans la moelle de l'homme, la zone pyramidale du cordon latéral et la zone pyramidale du cordon antérieur. Une fois sectionnées, ces fibres dégénèrent en bas ; on dit qu'elles subissent la *dégénérescence secondaire descendante*.

Les fibres conduisant les impressions sensitives occupent, dans la moelle, presque toute l'étendue du cordon postérieur et, dans le cordon latéral, le *faisceau médullo-cérébelleux dorsal* et le *faisceau médullo-cérébelleux ventral*. Une fois sectionnées, ces fibres dégénèrent en haut ; on dit qu'elles subissent la *dégénérescence secondaire ascendante*.

Ces fibres descendantes et ces fibres ascendantes constituent des *voies longues*.

Tout ce qui reste de la substance blanche de la moelle, dans le cordon antéro-latéral, porte le nom de *faisceau fondamental du cordon antéro-latéral*. Les fibres des racines antérieures, en traversant la substance blanche de la moelle, divisent ce faisceau en un *faisceau fondamental du cordon antérieur* ou *faisceau antérieur propre*, et un *faisceau fondamental du cordon latéral* ou *faisceau latéral propre*. Les fibres qui constituent ces faisceaux forment les *voies courtes*. Elles ont leur origine et leur terminaison dans la substance grise de la moelle elle-même, aussi méritent-elles le nom de *fibres spino-spinales*.

Nous avons dit plus haut que, après une section complète de toutes les fibres de la substance blanche en un point quelconque de la moelle, la dégénérescence envahissait, en dessous de la section, les fibres des deux zones pyramidales, et, au dessus de la section, les fibres des cordons postérieurs et les fibres des deux faisceaux cérébelleux. Cela n'est pas tout à fait exact. On trouve aussi des fibres dégénérées éparses dans le faisceau fondamental du cordon antéro-latéral, aussi bien au-dessus qu'en-dessous du plan de section. Ces fibres dégénérées appartiennent aux voies courtes.

Le volume du faisceau fondamental du cordon antéro-latéral est quelque peu variable dans les différentes régions de la moelle épinière ; très peu développée dans le cône terminal, sa section devient plus volumineuse dans le renflement lombaire, pour diminuer tout le long de la moelle dorsale et reprendre un volume considérable au niveau du renflement cervical. On peut en conclure que ce faisceau est formé de fibres courtes et que, sur toute la longueur de la moelle, il reçoit de nouvelles fibres au fur et à mesure que les fibres qui le constituent se recourbent dans la substance grise.

Méthode embryologique de Flechsig. Ce groupement des fibres nerveuses de la substance blanche en faisceaux physiologiquement distincts a été étudié, pour la première fois et d'une façon précise, par FLECHSIG en 1876. Nous avons déjà vu que, d'après les recherches de FLECHSIG, tout l'axe cérébro-spinal est formé exclusivement de substance grise jusque vers le milieu du cinquième mois de la vie embryonnaire. A partir de cette époque apparaît la substance blanche. Celle-ci est due uniquement aux gaines de myéline qui se développent autour des prolongements cylindraxiles des cellules nerveuses.

Cette *myélinisation* des fibres nerveuses ne se fait pas d'une façon irrégulière, bien au contraire. En étudiant des embryons à différents stades du développement et en les comparant entre eux au point de vue de la répartition des faisceaux de fibres déjà pourvues de leur myéline, FLECHSIG a fait une double découverte : d'abord il a trouvé que, sur des embryons du même âge, ce sont toujours les mêmes faisceaux de fibres nerveuses qui apparaissent comme de la substance blanche, tandis que les embryons d'âge différent présentent également une répartition différente des fibres déjà myélinisées. Il a conclu de ces faits que l'apparition de la myéline, pour les fibres nerveuses des différents faisceaux, se fait d'après un ordre parfaitement déterminé et toujours le même ; de telle sorte que, connaissant l'âge de l'embryon, on peut dire d'avance quels sont les faisceaux dont les fibres constitutives ont déjà leur gaine de myéline et quels sont ceux qui en sont dépourvus.

La seconde découverte de FLECHSIG, beaucoup plus importante que la première au point de vue des connexions qui peuvent exister entre les différentes régions du névraxe, est la suivante :

Toutes les fibres nerveuses qui ont la même origine et la même terminaison — c'est-à-dire qui ont les mêmes connexions anatomiques et qui, par conséquent, doivent remplir les mêmes fonctions — prennent, à la même époque, leur gaine de myéline ; tandis que les faisceaux de fibres nerveuses qui ont des connexions anatomiques différentes développent leur myéline à des époques différentes.

FLECHSIG attache à ce fait une grande importance. Tous ces faisceaux de fibres nerveuses, ainsi *morphologiquement* différents les uns des autres par l'époque à laquelle leurs fibres constitutives prennent leur gaine de myéline, seraient aussi, à son avis, différents les uns des autres au point de vue *physiologique*. Chacun de ces faisceaux constitue pour lui un *système*.

Comme résultats de ces observations, FLECHSIG distingue, dans la substance blanche de la moelle, les différents faisceaux ou systèmes suivants :

Dans le cordon antérieur :

a) le faisceau pyramidal du cordon antérieur et

b) le faisceau fondamental.

Dans le cordon latéral :

a) le faisceau pyramidal du cordon latéral,

b) le faisceau cérébelleux et

c) le faisceau fondamental du cordon latéral.

Dans ce dernier il distingue deux parties : 1° une partie interne : *la couche limitante latérale de la substance grise* ; 2° une partie externe ; *la zone mélangée antérieure du cordon latéral.*

Dans le cordon postérieur :

a) le faisceau de GOLL et

b) le faisceau de BURDACH.

Voici suivant quel ordre et à quelle époque les fibres de ces différents faisceaux s'entourent de leur gaine de myéline :

Chez les embryons de 25 cmt. on trouve la myéline :

a) Aux fibres commissurales et aux fibres radiculaires des nerfs périphériques,

b) aux fibres du faisceau fondamental du cordon antérieur,

c) aux fibres du faisceau de BURDACH et.

d) aux fibres de la zone mélangée antérieure du cordon latéral.

Les fibres du cordon de GOLL sont entourées de leur gaine de myéline chez des embryons de 28 à 30 ctm. de longueur.

Quand l'embryon atteint 32 ctm., la myéline se développe dans les fibres de la couche limitante latérale de la substance grise.

Sur des embryons un peu plus âgés, la myéline apparaît dans le faisceau cérébelleux, puis dans le faisceau de GOWERS-LÖWENTHAL. Enfin, ce n'est que sur des embryons de 49 à 52 ctm. de longueur, c'est-à-dire au moment de la naissance et même quelque peu après celle-ci, que la myéline apparaît dans les faisceaux pyramidaux. Aussi, la moelle épinière d'enfants nouveau-nés constitue-t-elle, pour ce motif, un objet éminemment favorable pour étudier la position exacte des faisceaux pyramidaux, en tant que l'on considère ces faisceaux comme la continuation dans la moelle des fibres de la pyramide bulbaire.

D'après les recherches de FLECHSIG, la substance blanche apparaît d'abord dans la moelle, pour envahir ensuite insensiblement les parties supérieures de l'axe cérébro-spinal. Dans les premiers temps, elle est limitée à des parties de la moelle épinière et de la moelle allongée, puis elle se montre dans la protubérance annulaire, le cervelet et la région de la calotte; en dernier lieu, elle apparaît dans les pédoncules cérébraux et les hémisphères cérébraux. De telle sorte que, au moment de la naissance, la moelle est complètement développée à l'exclusion des faisceaux pyramidaux, tandis que le cerveau terminal est encore entièrement formé de substance grise à l'exclusion de la capsule interne, des lames blanches du noyau lenticulaire et de la capsule externe.

De toutes les parties de l'axe cérébro-spinal, la moelle est donc la première à prendre sa constitution anatomique définitive. Elle est donc aussi la première apte à exercer ses fonctions physiologiques. Mais la moelle ne peut servir que de centre automatique et de centre réflexe. Les premiers mouvements qui apparaissent pendant la vie intra-utérine doivent donc être ou des mouvements automatiques ou des mouvements réflexes.

Le mode d'apparition de la myéline dans les différents faisceaux de la moelle permet de pousser cette analyse plus loin encore. En effet, de toutes les fibres nerveuses de la moelle, celles qui constituent les nerfs périphériques sont les premières à s'entourer de myéline. Ce seront donc aussi les premières à entrer en fonction. Elles ne peuvent que transmettre à la moelle une excitation périphérique; celle-ci ne peut pas arriver au cerveau terminal, puisque toute la partie supérieure de l'axe cérébro-spinal est dépourvue de myéline; elle ne peut donc que se transmettre à une cellule motrice voisine et par là à un muscle périphérique. Les premiers mouvements réflexes seront donc très simples. La myéline apparaît dans ces fibres périphériques sur des embryons de 20 à 25 ctm. de longueur, c'est-à-dire en moyenne pendant la première moitié du cinquième mois de la vie intra-utérine. Or, on sait que les premiers mouvements sensibles apparaissent vers cette époque dans l'embryon.

Après les fibres radiculaires, ce sont les fibres des voies courtes qui développent leur myéline : le faisceau fondamental du cordon antérieur, une partie du faisceau fondamental du cordon latéral et les fibres courtes des cordons postérieurs Les excitations périphériques, transmises à la moelle par les fibres des racines potérieures, pourront donc s'étendre, par ces fibres commisssurales longitudinales, à des portions plus étendues de la moelle, exciter un plus grand nombre de cellules motrices et produire des mouvements réflexes complexes.

Les fibres du faisceau de GOLL achèvent alors leur développement. Puis viennent les fibres de la partie interne du faisceau fondamental du cordon latéral, les fibres du faisceau cérébelleux et du faisceau de GOWERS-LOEWENTHAL. Ces dernières portent les impressions périphériques jusqu'au cervelelet, organe unanimement considéré par les physiologistes comme un centre de coordination des mouvements.

Au huitième mois, les fibres qui partent du noyau du faisceau de GOLL et du noyau du faisceau de BURDACH se myélinisent; ces fibres appartiennent à la voie sensitive centrale et conduisent les impressions aux masses grises supérieures : les couches optiques et la substance corticale du cerveau terminal.

En dernier lieu seulement la myéline se constitue dans les fibres des voies pyramidales amenant l'époque des mouvements d'origine corticale.

Le schéma représentant la répartition, dans la substance blanche de la moelle, des différents faisceaux de fibres nerveuses physiologiquement différents, obtenu par l'étude des dégénérescences secondaires concorde assez bien avec le schéma trouvé par FLECHSIG. Il y a cependant entre ces deux schémas certaines différences qui méritent d'être signalées : FLECHSIG subdivise le faisceau fondamental du cordon latéral en un faisceau interne, *la couche limitant latérale de la substance grise*, et un faisceau externe *la zone mélangée antérieure du cordon latéral*. Cette zone mélangée antérieure correspond, en partie du moins, au faisceau de GOWERS-LÖWENTHAL. Les faisceaux pyramidaux de FLECHSIG ne comprennent que les fibres descendantes d'origine corticale, alors que les zônes pyramidales établies par la méthode des dégénérescences comprennent encore de nombreuses fibres descendantes indépendantes de l'écorce cérébrale.

De l'examen de ces schémas ressort encore un fait qui mérite d'être signalé : les fibres courtes de la moelle épinière se trouvent toujours dans le voisinage immédiat de la substance grise, tandis que les fibres qui constituent les voies longues occupent généralement les zones périphériques de la substance blanche. C'est que l'on désigne sous le nom de *loi de la position excentrique des voies longues dans la moelle épinière.*

Après avoir ainsi établi, dans la substance blanche de la moelle, la situation et les rapports réciproques des différents faisceaux de fibres nerveuses physiologiquement différents, nous devons nous demander : d'où viennent ces fibres nerveuses ? en d'autres termes, où ces fibres nerveuses ont-elles leurs cellules nerveuses et où se terminent-elles ?

Prenons d'abord les fibres des zones pyramidales.

Origine des fibres des zones pyramidales.

Nous avons vu que, en sectionnant transversalement la moelle en un point quelconque, les fibres des zones pyramidales dégénèrent toujours en dessous du point sectionné. Nous en avons conclu que chacune de ces fibres doit avoir sa cellule nerveuse en un point de l'axe cérébro-spinal situé au-dessus du plan de section. En étudiant la structure interne des parties supérieures de l'axe nerveux, nous verrons que ces zones pyramidales peuvent se poursuivre, en partie du moins, à travers toute la longueur de la moelle allongée, de la protubérance annulaire et du pédoncule cérébral; nous les reverrons encore dans la capsule interne et dans la substance blanche du centre ovale de chaque hémisphère. Les fibres qui constituent ces zones ont, en effet, en bonne partie leurs cellules d'origine dans une région déterminée de l'écorce grise du cerveau terminal.

Ces fibres descendantes d'origine corticale, renfermées dans les zones pyramidales antérieures et latérales de la moelle épinière, y forment tout spécialement ce que l'on a appelé de tout temps le *faisceau pyramidal du cordon antérieur* ou *faisceau de Türck* et le *faisceau pyramidal du cordon latéral*, et cela parce qu'elles représentent la continuation dans la moelle des fibres de la pyramide bulbaire.

Nous avons déjà dit que, en descendant le long de la moelle, ces zones pyramidales diminuent insensiblement de volume, parce que, à chaque instant, des fibres quittent ces faisceaux pour se terminer dans la substance grise.

Depuis l'application de la méthode de GOLGI à l'étude de la fine structure de l'axe cérébro-spinal, nous savons que, en descendant le long de la moelle, les cylindres-axes de ces fibres nerveuses émettent encore des *collatérales* qui pénètrent horizontalement dans la substance grise et s'y terminent par des ramifications libres.

Les *fibres cortico-spinales* qui entrent dans la constitution des zones pyamidales de la moelle, se laissent poursuivre comme faisceaux distincts, dans des cas de dégénérescence récente, jusqu'au niveau du premier segment lombaire dans le cordon antérieur et jusqu'à la partie inférieure du renflement lombaire dans le cordon latéral. Elles se laissent poursuivre, comme fibres isolées, respectivement jusqu'au niveau du quatrième segment sacré et jusqu'à la base du filet terminal.

Certaines fibres des zones pyramidales de la moelle ont donc leurs cellules nerveuses dans la substance grise de l'écorce cérébrale et elles se terminent, par leurs ramifications collatérales et terminales dans la substance grise de la corne antérieure de la moelle épinière. Et, chose remarquable, les fibres cortico-spinales qui proviennent de l'hémisphère cérébral *droit* trouvent leur terminaison dans la substance grise de la moitié *gauche* de la moelle, tandis que les fibres provenant de l'hémisphère cérébral *gauche*, arrivées dans la moelle, se terminent dans la corne antérieure de la moitié *droite*.

En descendant de l'écorce cérébrale jusque dans la moelle épinière, ces fibres subissent un entrecroisement. Cet entrecroisement se fait, pour les fibres du faisceau pyramidal du cordon latéral, à la partie inférieure de la moelle allongée, là où nous avons décrit la *décussation des pyramides*; pour les fibres du faisceau pyramidal antérieur, cet entrecroisement se fait dans la commissure antérieure le long de la moelle épinière elle-même. Les fibres du faisceau pyramidal latéral renferment donc, le long de la moelle, des fibres déjà entrecroisées, qui se termineront dans la substance grise de la corne antérieure du même côté. Pour ce motif, on appelle souvent ce faisceau : le *faisceau pyramidal croisé*. Le faisceau pyramidal antérieur, au contraire, renferme, le long de la moelle, des fibres provenant directement de l'hémisphère cérébral correspondant, fibres qui ne s'entrecroiseront dans la commissure antérieure que pour aller se terminer dans la substance grise du côté opposé. Ce faisceau porte encore le nom de *faisceau pyramidal direct*.

Ces fibres des faisceaux pyramidaux, ou *fibres cortico-spinales*, ne constituent cependant pas à elles seules toutes les fibres des zones pyramidales de la moelle.

Zone pyramidale latérale. Il est d'observation constante que la zone des fibres en dégénérescence descendante, dans le cordon latéral, est plus étendue à la suite d'une lésion ou d'une hémisection médullaire que dans les cas de lésion corticale ou sous-corticale. Il résulte de là que, à côté des fibres cortico-spinales, la zone pyramidale du cordon latéral doit renfermer d'autres fibres descendantes.

Où ces fibres ont-elles leurs cellules nerveuses ?

Les observations anatomiques et les recherches expérimentales ont établi que ces fibres proviennent, en partie, du noyau rouge contralatéral du mésencéphale, qu'elles s'entrecroisent dans la décussation de FOREL et qu'elles peuvent se poursuivre jusque dans la moelle sacrée.

A côté des *fibres cortico-spinales*, la zone pyramidale du cordon latéral renferme donc un assez grand nombre de *fibres rubro-spinales*. La plupart des fibres cortico-spinales sont des fibres *croisées*, provenant de l'hémisphère du côté opposé; un petit nombre d'entre elles cependant sont *directes* ainsi que nous le verrons plus tard. Pour les fibres rubro-spinales presque toutes sont croisées; quelques rares fibres proviennent cependant du noyau rouge du côté correspondant.

Mais les fibres cortico-spinales et rubro-spinales ne sont pas seules à constituer la zone pyramidale du cordon latéral. Il résulte, en effet, des recherches expérimentales que nous avons faites sur le lapin, au moyen de la méthode de la dégénérescence wallérienne indirecte, que, après une section de la moelle cervicale supérieure ayant intéressé toute l'épaisseur du cordon latéral, on peut poursuivre *au-dessus du point lésé*, après une survie de 30 à 50 jours, des fibres en dégénérescence à travers la partie latérale de la formation réticulaire du myélencéphale, fibres passant successivement en arrière et en dehors du noyau ambigu, du noyau du facial et en arrière du noyau masticateur du trijumeau. Près du bord supérieur du pont de VAROLE, ces fibres deviennent transversales en s'inclinant en dedans, passent le raphé en traversant les fibres les plus dorsales du faisceau longitudinal postérieur, pour s'étendre jusque dans la partie la plus latérale de la formation réticulaire du côté opposé. Ce sont des fibres *mésencéphalo-spinales* ou *réticulo-spinales latérales* prenant part à la constitution de la zone pyramidale du cordon latéral de la moelle.

La zone pyramidale latérale de la moelle se trouve donc constituée au moins de trois espèces de fibres : des fibres cortico-spinales, des fibres rubro-spinales et trois fibres réticulo-spinales.

Zone pyramidale antérieure. La zone pyramidale du cordon antérieur a une constitution beaucoup plus complexe. Elle renferme d'abord, au moins chez l'homme, un certain nombre de *fibres cortico-spinales* provenant de la pyramide antérieure du bulbe du côté correspondant. Ces fibres n'ont pas pris part à la décussation des pyramides et forment, dans le cordon antérieur de la moelle, le *faisceau pyramidal direct* ou *faisceau de Türck.*

A côté de ces *fibres cortico-spinales*, la zone des fibres descendantes du cordon antérieur renferme encore un grand nombre d'autres fibres nerveuses ayant une origine sous-corticale. Ce qui le prouve, c'est que les fibres cortico-spinales du cordon antérieur font généralement défaut chez les animaux et que, malgré cela, une hémisection de la moelle cervicale est suivie, au bout de 10 à 15 jours, d'une dégénérescence descendante occupant toute la périphérie du cordon antérieur depuis la commissure blanche jusqu'à la sortie des filets radiculaires antérieurs.

Il résulte des nombreuses recherches expérimentales qui ont été faites dans ces dernières années que ces fibres descendantes du cordon antérieur proviennent au moins de quatre sources différentes :

1) Les unes ne sont que la continuation dans la moelle des fibres du faisceau longitudinal postérieur, ayant leurs cellules nerveuses dans une masse grise voisine de la commissure blanche postérieure du diencéphale.

2) Les autres, à la fois directes et croisées, proviennent du tubercule acoustique latéral et des masses grises en connexion avec le nerf vestibulaire, véritables *fibres acoustico-* et *vestibulo-spinales* gagnant la moelle épinière en devenant des fibres constituantes du faisceau longitudinal postérieur.

3) D'autres encore, à la fois directes et croisées, proviennent de cellules nerveuses éparpillés dans la formation réticulaire du pont de Varole et de la moelle allongée. Ce sont les fibres *réticulo-spinales antérieures.*

Toutes ces fibres occupent généralement la partie du cordon antérieur qui avoisine la fissure médiane.

4) Le faisceau le plus important est constitué par des fibres des-

cendantes provenant des grandes cellules nerveuses qui constituent le *noyau de Deiters*, situé à la limite du myélencéphale et du métencéphale, et qui est le noyau terminal principal des fibres du nerf vestibulaire. Ce *faisceau vestibulo-spinal* est formé uniquement de fibres directes qui occupent principalement la partie marginale du cordon antérieur.

Origine des fibres des cordons postérieurs.

D'où viennent les fibres des cordons postérieurs ?

D'une manière générale on peut dire que ces fibres ont leurs cellules d'origine en dehors de l'axe cérébro-spinal, dans les ganglions spinaux.

Les ganglions spinaux sont des amas de cellules nerveuses situés sur le trajet des racines postérieures des nerfs spinaux, immédiatement en dedans de l'endroit où ces fibres postérieures se réunissent aux fibres de la racine antérieure correspondante pour constituer le nerf mixte périphérique. Chaque ganglion spinal est formé d'un nombre considérable de cellules nerveuses, groupées en ilots plus ou moins distincts par le passage des fibres de la racine postérieure.

Ce sont des cellules somatochromes, présentant entre elles de légères différences quant à la façon dont la substance chromophile se trouve répartie dans leur corps protoplasmique. Elles ont presque toutes comme caractère saillant de n'être pourvues que d'un seul prolongement cellulaire. Ce prolongement unique commence, dans le corps même de la cellule nerveuse, par une partie évasée en forme de cône, totalement dépourvue de substance chromophile et connue sous le nom de *cône d'origine de l'axone*. Ce cône présente une structure nettement fibrillaire.

A une distance variable de la cellule le prolongement unique se bifurque en un prolongement central et un prolongement périphérique. Cette bifurcation peut se faire sous les angles les plus variables.

De ces deux prolongements qui dépendent de chacune de ces cellules nerveuses, l'externe, devenu le cylindre axe d'une fibre périphérique, se termine par des ramifications libres, soit entre les cellules épithéliales de l'épiderme et des muqueuses périphériques pour y recueillir les impressions du dehors, soit dans les parties internes du corps : les os, le périoste, les muscles, les séreuses, etc., pour y recueillir les impressions internes. Le prolongement interne devient le cylindre-axe d'une fibre nerveuse des racines postérieures, arrive à la moelle au niveau du sillon collatéral dorsal et pénètre directement dans la partie externe du cordon postérieur. Là, ce prolongement se bifurque en une branche ascendante et une branche descendante qui vont devenir l'une et l'autre cylindre-axe d'une fibre constitutive des cordons postérieurs.

Les branches *descendantes* sont généralement courtes ; elles descendent plus ou moins loin dans le cordon postérieur, puis se recourbent à angle droit sur elles-mêmes et pénètrent horizontalement dans la substance grise pour s'y terminer par des ramifications libres.

Les branches *ascendantes* peuvent se comporter de différentes manières. Ou bien ces branches sont courtes, elles ne montent dans le cordon postérieur que sur une faible étendue, puis elles se recourbent dans la substance grise et s'y terminent ; ce sont les *fibres courtes* des cordons postérieurs. Ou bien, les branches ascendantes sont excessivement longues, elles parcourent toute la longueur de la moelle épinière, depuis l'entrée de la racine postérieure à laquelle elles appartiennent jusqu'à la partie inférieure de la moelle allongée, où elles vont se terminer dans la substance grise qui existe au niveau de la *clava* ; ce sont les *fibres longues*.

Ou bien encore, les branches ascendantes ont une longueur comprise entre ces deux extrêmes ; elles montent donc plus ou moins haut dans le cordon postérieur, puis se recourbent sur elles-mêmes et se terminent dans la substance grise ; ce sont les *fibres moyennes*. En montant et en descendant dans le cordon, les branches ascendantes et descendantes émettent de nombreuses branches collatérales qui pénètrent horizontalement dans la substance grise et s'y terminent par des ramifications libres. Ces collatérales, nées des branches de bifurcation des fibres des racines postérieures, sont principalement des *collatérales longues*, sensitivo-motrices, dans le voisinage immédiat de la bifurcation. Ces collatérales longues se ramifient et se terminent entre les cellules nerveuses de la corne antérieure. Au fur et à mesure que l'on s'éloigne du point de bifurcation, les collatérales sont *courtes* ; elles se ramifient et se terminent dans les diverses régions de la corne postérieure.

Les branches ascendantes nées de la bifurcation des fibres radiculaires postérieures comprennent donc des fibres longues et des fibres courtes.

Où se trouvent, dans le cordon postérieur, ces fibres longues et ces fibres courtes et quel est le trajet que suivent les fibres longues qui appartiennent à une racine postérieure déterminée ?

Pour résoudre ces questions, on a eu recours à des recherches expérimentales sur des animaux et à des observations anatomo-pathologiques chez l'homme. Nous avons dit que, après une section transversale complète de la moelle, il y avait dégénérescence de toutes les fibres du cordon postérieur dans les coupes pratiquées non seulement *au-dessus* du plan de section, mais encore *en dessous* de l'entrée dans la moelle de la racine postérieure immédiatement voisine. Cette remarque avait son importance, parce que chaque racine postérieure amène dans le cordon postérieur des fibres nouvelles, lesquelles, n'ayant pas été sectionnées, ne subissent pas la dégénérescence secondaire.

Prenons une moelle présentant, en un point quelconque, une interruption complète de toutes les fibres de la substance blanche soit à la suite d'une section expérimentale, soit comme conséquence d'une lésion pathologique. Vous savez que si l'on pratique dans cette moelle une coupe transversale immédiatement *au-dessus* du point sectionné ou lésé, on y trouvera en dégénérescence toutes les fibres du cordon postérieur. Si, au contraire, on pratique une coupe à quelques centimètres au-dessus du point lésé, c'est-à-dire *au-dessus* de l'entrée, dans ce tronçon supérieur de la moelle, des racines postérieures d'un ou de deux nerfs périphériques, la zone des fibres dégénérées n'occupera plus que la partie interne du cordon postérieur, tandis que sa partie externe sera formée de fibres normales. Celles-ci ne peuvent appartenir qu'aux racines postérieures qui ont pénétré dans la moelle entre le niveau d'interruption des fibres de la substance blanche et le niveau auquel correspond la coupe. A leur entrée dans les cordons postérieurs, les fibres des racines postérieures vont donc occuper la partie du cordon voisine de la corne grise. Cette partie externe du cordon postérieur porte le nom de *zone radiculaire*. Si l'on pratique dans cette moelle une coupe à un endroit plus éloigné encore du point lésé, la zone des fibres dégénérées n'occupera plus dans le cordon postérieur que la partie voisine du septum médian. Le faisceau de fibres dégénérées diminue en même temps de volume de bas en haut ; cette diminution est due aux fibres courtes qui quittent ce faisceau pour se terminer dans la substance grise au fur et à mesure qu'il monte dans la moelle. Ce faisceau, de plus en plus réduit, peut se poursuivre jusqu'au niveau de la masse grise du myélencéphale connue sous le nom de *noyau du faisceau de Goll.* Cette masse grise représente le noyau terminal des fibres longues des cordons postérieurs appartenant aux nerf sacrés, aux nerfs lombaires et aux nerfs dorsaux inférieurs.

Pour faire la contre-épreuve de ces expériences et pour déterminer plus exactement encore le trajet, dans le cordon postérieur, des fibres provenant d'une racine postérieure donnée, sectionnons sur un chien, d'un seul côté de la moelle, les racines postérieures des 26e, 27e et 28e nerf spinal, puis celles des 20e, 21e et 22e nerf spinal. Une coupe transversale faite au-dessus de l'entrée du 26e nerf spinal montre des fibres en dégénérescence le long de la face interne de la corne postérieure. Au dessous du 22e nerf spinal, les fibres dégénérées ont quitté la corne postérieure et forment une zone triangulaire tout près de la cloison médiane dorsale. Ces fibres dégénérées appartiennent aux racines inférieures sectionnées ; elles ont été refoulées vers la partie interne du cordon postérieur par les fibres normales provenant des racines des 25e, 24e et 23ᵉ nerf spinal.

Entre le 20e et le 22e nerf spinal, les fibres dégénérées venant des 26e, 27e et 28e nerf spinal restent près de la cloison médiane, tandis que de nouvelles fibres dégénérées appartenant aux racines des 22e et 21e nerf spinal, apparaissent le long de la corne postérieure.

Au niveau du 18e nerf dorsal, cette dernière zone de fibres en dégénérescence a été écartée de la corne postérieure par les fibres radiculaires du 19e et du 18e nerf et occupe la partie moyenne du cordon postérieur, tandis que la zone dégénérée des fibres inférieures reste près de la cloison médiane.

Dans la moelle dorsale, les deux zones dégénérées tendent à fusionner , tandis qu'au niveau du renflement cervical cette fusion est faite ; on n'y trouve plus qu'une zone triangulaire unique près de la cloison médiane.

Si l'on arrache à un animal le nerf sciatique au niveau du grand trou sacro-sciatique, la rupture du nerf se fait, le plus souvent, à la surface même de la moelle entraînant les ganglions spinaux du dernier nerf lombaire, du premier et quelquefois du deuxième nerf sacré. Les fibres radiculaires intra-médullaires en rapport avec les cellules des ganglions de ces deux ou trois racines postérieures dégénèrent et leur trajet dans le cordon postérieur peut se poursuivre avec la plus grande facilité depuis la moelle sacrée jusque dans le noyau du faisceau de GOLL à la partie inférieure du bulbe. Il est à remarquer que si, dans ce cas, la dégénérescence envahit presque tout le cordon postérieur au niveau du dernier segment lombaire, le faisceau de fibres dégénérées diminue constamment de volume en remontant dans le cordon postérieur ; dans la moelle cervicale, le faisceau de BURDACH reste complètement intact, tandis que le faisceau de GOLL présente seul des fibres en dégénérescence.

Si l'on arrache de la même façon les fibres du plexus brachial à la partie la plus élevée du creux axillaire, on enlève le ganglion spinal du huitième nerf cervical et du premier nerf dorsal. Le cordon postérieur du côté correspondant de la moelle présente une dégénérescence ascendante ; celle-ci reste localisée exclusivement dans le faisceau de BURDACH pour s'arrêter complètement dans le noyau de ce faisceau à la partie inférieure du bulbe. De plus, pendant ce trajet ascendant ce faisceau est constamment refoulé en dedans par l'entrée des fibres saines en même temps qu'il diminue lentement de volume.

Si l'on sectionne la racine postérieure du premier ou du deuxième nerf cervical, on observe de même une dégénérescence ascendante restant localisée dans la partie externe du faisceau de BURDACH et se terminant dans la partie la plus élevée du noyau de ce faisceau.

De la position de ces fibres dégénérées dans le cordon postérieur à différentes hauteurs de la moelle, on peut donc déduire naturellement le trajet que suivent, dans ce cordon, les fibres provenant d'une racine spinale donnée. A leur entrée dans la moelle, ces fibres se placent dans la partie externe du cordon, c'est-à-dire sur la face interne de la corne grise postérieure où elles forment la *zone radiculaire*. Elles conservent cette position jusqu'à l'entrée des fibres de la racine immédiatement supérieure. A ce niveau, elles sont refoulées en dedans par ces fibres nouvelles. La même chose se répète à l'entrée de chaque racine postérieure, jusqu'à ce que, à la fin, les fibres de la racine inférieure occupent la partie tout à fait interne du cordon. Pendant ce trajet ascendant, le faisceau de fibres nerveuses appartenant à une racine donnée diminue rapidement de volume parce qu'il abandonne ses fibres courtes et ses fibres moyennes, pour se réduire aux seules fibres longues se laissant poursuivre jusqu'à la partie inférieure du bulbe.

Les fibres de chaque racine postérieure, à leur entrée dans le cordon postérieur, se divisent donc en deux groupes : des fibres longues, peu nombreuses, qui se laissent poursuivre jusque dans un noyau gris du bulbe, et des fibres courtes, en nombre beaucoup plus considérable, qui se terminent dans la substance grise de la moelle elle-même. Les fibres longues ou *bulbopètes* représentent essentiellement la voie de transmission de la sensibilité profonde (os, muscles, tendons, articulations), tandis que les fibres courtes ou *myélopètes* appartiennent à la voie de transmission de la sensibilité superficielle ou cutanée (tact, douleur et température).

Le cordon postérieur de la moelle augmente de volume de bas en haut parce que chaque racine postérieure amène dans ce cordon de nouvelles fibres constitutives. Mais cette augmentation de volume du cordon postérieur n'est pas proportionnelle au nombre des fibres amenées par chaque racine. Parmi ces fibres, en effet, quelques-unes seulement constituent des voies longues et peuvent être poursuivies à travers toute la longueur de la moelle jusque dans certaines masses grises du bulbe, ce sont des *fibres bulbopètes* ; le plus grand nombre d'entre elles, au contraire, sont des voies courtes, c'est-à-dire qu'après avoir été, sur un certain trajet, fibres constitutives du cordon postérieur, elles quittent ce cordon pour se terminer dans la substance grise de la moelle, d'où leur nom de *fibres myélopètes*.

Mais les cordons postérieurs de la moelle ne renferment pas seulement des fibres radiculaires *ascendantes*, on y trouve aussi des fibres radiculaires *descendantes*. Nous avons vu, en effet, que les fibres des racines postérieures, arrivées dans le cordon postérieur, se bifurquent en branches ascendantes et en branches descendantes. Où se trouvent ces branches descendantes ?

Dans les recherches expérimentales que nous avons faites pour résoudre cette question, nous avons vu que, après section de la racine postérieure du premier et du deuxième nerf cervical, il existait dans le cordon postérieur correspondant un petit faisceau de fibres dégénérées pouvant se poursuivre respectivement jusqu'au niveau du quatrième et du cinquième segment cervical. Après arrachement de la racine postérieure du huitième nerf cervical et du premier nerf dorsal, les fibres les plus longues du faisceau descendant ne trouvaient leur terminaison qu'au niveau du huitième segment dorsal. Ce faisceau de fibres descendantes, d'abord placé dans le voisinage immédiat de la corne grise postérieure, s'en écarte insensiblement, refoulé en dedans par les fibres radiculaires des racines sous-jacentes.

Après arrachement du nerf sciatique, un faisceau de fibres descendantes se laisse poursuivre depuis le deuxième jusqu'au cinquième segment sacré.

Le faisceau descendant se comporte donc, en partie du moins, comme le faisceau ascendant ; mais tandis que ce dernier est compact, occupant au beau milieu du cordon postérieur une zone qui lui appartient et dont la disparition donnera naissance à une tache de sclérose, le faisceau descendant est lâche, ses fibres constituantes se trouvant entremêlées avec un grand nombre de fibres saines ascendantes et descendantes appartenant aux racines voisines. Il résulte de là que, dans les cas de lésion uniradiculaire ancienne, l'existence de fibres descendantes peut passer entièrement inaperçue.

Il résulte donc de toutes ces recherches qu'il existe, dans chaque cordon postérieur, autant de petits faisceaux radiculaires descendants qu'il y a de racines postérieures en connexion avec ce cordon. La longueur des fibres constituantes de ces faisceaux descendants paraît variable, non seulement d'une espèce animale à l'autre, mais encore, chez le même animal, d'une racine postérieure à l'autre ; mais la longueur de ces fibres descendantes ne dépasse jamais six ou sept segments médullaires.

Toutes les fibres du cordon postérieur ont-elles la même signification, c'est-à-dire devons-nous les considérer toutes comme les prolongements internes des cellules des ganglions spinaux ? Ou bien existe-t-il dans le cordon postérieur des fibres qui ont leurs cellules d'origine dans la substance grise de la moelle elle-même ?

Pour résoudre cette question par l'étude des dégénérescences secondaires, on peut s'y prendre de deux façons : ou bien on peut sectionner, chez un animal, toutes les racines postérieures des nerfs lombo-sacrés et voir alors s'il persiste, dans le cordon postérieur, des fibres qui échappent à la dégénérescence ; ou bien, on peut chercher un moyen quelconque pour détruire la substance grise de la moelle en respectant les fibres de la substance blanche et les ganglions spinaux des racines postérieures, et voir si l'on rencontre dans le cordon postérieur des fibres en dégénérescence.

Les deux expériences ont été réalisées et ont donné des résultats concordants.

En 1884, EHRLICH et BRIEGER ont montré qu'une ligature temporaire de l'aorte abdominale (expérience de STENSON) amène la nécrose de la substance grise de la moelle lombaire. Cette expérience nous met entre les mains un moyen d'étudier les dégénérescences secondaires accompagnant la destruction des cellules nerveuses de la substance grise. Ils ont trouvé, chez des animaux qui avaient survécu quelques semaines à cette expérience, outre la dégénérescence des fibres des racines antérieures et d'un grand nombre de fibres du cordon antéro latéral, sur lesquelles nous reviendrons plus loin, une zone de fibres en dégénérescence au sommet du cordon postérieur tout près de la commissure grise.

Les mêmes fibres existent dans les cordons postérieurs de la moelle chez l'homme. Il y a une maladie organique du système nerveux caractérisée par une dégénérescence des fibres des racines postérieures (le tabes). On trouve, dans la moelle de certains de ces malades, une dégénérescence complète des fibres des cordons postérieurs, à l'exception d'une zone de fibres nerveuses voisine de la commissure grise. Ces fibres non dégénérées ne peuvent donc pas appartenir aux racines postérieures.

Le même fait a été observé dans des cas d'écrasement de la queue de cheval : tout le long de la moelle sacrée et de la moelle lombaire, les fibres des cordons postérieurs étaient dégénérées, sauf dans une zone assez large bordant la commissure grise et se prolongeant en pointe le long du col de la corne postérieure.

Il existe donc, dans les cordons postérieurs, deux espèces de fibres nerveuses : les unes représentent la continuation directe des fibres des racines postérieures. Elles forment la plus grande masse du cordon. Elles ont leurs cellules d'origine dans les ganglions spinaux. On les appelles *fibres radiculaires* ou *fibres exogènes*. Les autres ont leur origine dans la substance grise de la moelle; elles sont désignées sous le nom de *fibres médullaires* ou *fibres endogènes*.

Les fibres endogènes qui occupent le sommet de chaque cordon postérieur paraissent être des fibres courtes, à la fois ascendantes et descendantes, véritables fibres commissurales longitudinales formant par leur ensemble le *faisceau fondamental du cordon postérieur*, appelé quelquefois encore *zone marginale de Westphal*, *zone ventrale des cordons postérieurs* ou encore, à cause de leur situation dans le voisinage immédiat de la substance grise, *faisceau des fibres cornu-commissurales*.

En étudiant la structure de la substance grise au moyen de la méthode de GOLGI, nous verrons que les cellules nerveuses de ces fibres commissurales postérieures siègent dans la substance grise des cornes postérieures et que ces fibres se terminent dans la moelle elle-même. Ce sont donc de véritables *fibres spino-spinales* des cordons postérieurs.

Nous avons ainsi établi l'origine et la terminaison des fibres des zones pyramidales de la moelle et des fibres radiculaires ou fibres exogènes des cordons postérieurs. Il nous reste encore à rechercher d'où viennent les fibres endogènes du cordon postérieur, les fibres du faisceau médullo-cérébelleux dorsal, les fibres du faisceau de GOWERS ou faisceau médullo-cérébelleux ventral et celles du faisceau fondamental du cordon antéro latéral.

Toutes ces fibres ont leurs cellules nerveuses dans la substance grise de la moelle elle-même et sont par conséquent de véritables *fibres médullaires*. Nous avons, pour établir ce fait, une preuve positive et une preuve négative.

Preuve négative. Ces fibres ne proviennent pas [des nerfs périphériques, puisqu'elles restent intactes après la section de toutes les racines postérieures. Elles ne proviennent pas non plus des parties supérieures de l'axe cérébro-spinal, puisqu'elles ne subissent pas la dégénérescence après une section transversale de la partie supérieure de la moelle cervicale.

Preuve positive. La destruction de la substance grise de la moelle, soit de la moelle lombaire après ligature temporaire de l'aorte abdominale, soit de la moelle cervicale après injection intra-médullaire d'une petite quantité d'eau, amène la dégénérescence d'un grand nombre de fibres dans les cordons antéro-latéraux et les cordons postérieurs.

Pour connaître la place occupée, dans la substance grise de la moelle, par les cellules nerveuses en connexion avec les fibres du faisceau cérébelleux dorsal et ventral, du faisceau fondamental du cordon antéro-latéral et du faisceau fondamental ou zone ventrale du cordon postérieur, nous devons étudier la structure de la substance grise elle-même.

Les éléments nerveux de la substance grise.

On distingue, dans la substance grise de la moelle, la *substance gélatineuse* et la *substance spongieuse*. La première est caractérisée par une transparence spéciale. Elle existe autour du canal central, où elle constitue ce qu'on appelle la *substance grise centrale*. On la trouve encore autour de la corne postérieure : elle entoure comme une coiffe ou comme une calotte le sommet de cette corne et porte le nom de *substance gélatineuse de Rolando*. Tout le reste de la substance grise est formé de substance spongieuse.

La substance grise de la moelle épinière, comme la substance grise de tout l'axe cérébro-spinal, est formée essentiellement de cellules nerveuses. Entre ces cellules, on trouve un entrelacement inextricable de fines fibrilles nerveuses. Celles-ci ne sont en grande partie que les ramifications collatérales et les ramifications terminales des fibres de la substance blanche.

Nous avons donc à étudier, dans la substance grise de la moelle :

1º les cellules nerveuses,

2º l'origine et le mode de terminaison des ramifications cylindraxiles des fibres de la substance blanche.

A. Les cellules nerveuses de la moelle.

Les cellules nerveuses de la substance grise de la moelle épinière appartiennent toutes au type multipolaire. La forme et le volume de ces cellules sont variables à l'infini, mais toutes possèdent les deux espèces de prolongements qui caractérisent toute cellule des centres nerveux : des prolongements à conduction cellulipète, prolongements protoplasmatiques ou dendrites, et au moins un prolongement à conduction cellulifuge, prolongement cylindraxile ou axone.

Les prolongements protoplasmatiques finissent tous par des ramifications libres, soit entre les éléments cellulaires de la substance grise, soit entre les fibres nerveuses de la substance blanche.

Par la façon dont se comporte le prolongement cylindraxile, ces cellules appartiennent aux deux types découverts par GOLGI : des cellules à cylindre-axe court, appelées encore *cellules de Golgi*, et des cellules à cylindre-axe long. Les cellules de GOLGI n'ont été observées que dans les cornes postérieures. On ignore encore quelle peut être leur signification physiologique.

Les cellules nerveuses à cylindre-axe long existent dans toutes les régions de la substance grise.

Parmi ces cellules, les unes envoient leur prolongement cylindraxile dans les raci..es antérieures des nerfs périphériques ; on les appelle pour ce motif des *cellules radiculaires*. Les autres envoient leur prolongement cylindraxile dans la substance blanche de la moelle elle-même pour y devenir le cylindre-axe d'une fibre nerveuse : ce sont les *cellules des cordons*.

Les cellules des cordons se rangent en trois groupes.

Les unes envoient leur prolongement cylindraxile dans la substance blanche de la moitié correspondante de la moelle ; ce sont les *cellules des cordons proprement dites*. Nous les avons appelées, pour éviter toute confusion, cellules des *cordons tautomères*, c'est-à-dire des éléments nerveux dont le prolongement cylindraxile se rend dans les cordons du *même côté* de la moelle.

D'autres cellules de la substance grise de la moelle envoient leur prolongement cylindraxile, par la commissure antérieure, dans la substance blanche du cordon antéro-latéral du côté opposé.

Ce sont des *cellules des cordons hétéromères*.

Enfin, le prolongement cylindraxile de certaines cellules nerveuses se bifurque dans la substance grise elle-même. Les deux branches de bifurcation peuvent se rendre dans la substance blanche de la moitié correspondante de la moelle ; elles appartiennent alors à une cellule des cordons tautomères. Les deux branches de bifurcation peuvent traverser la commissure ; elles appartiennent dans ce cas à une cellule des cordons hétéromères. Mais il arrive souvent que de ces deux branches, l'une se rend dans la substance blanche de la moitié correspondante de la moelle, tandis que l'autre traverse la commissure antérieure pour devenir fibre constitutive du cordon antéro-latéral du côté opposé. Nous avons appelé ces cellules nerveuses des *cellules des cordons hécatéromères*, c'est-à-dire des éléments nerveux dont le prolongement cylindraxile se dirige à la fois dans les cordons de l'*un et de l'autre côté* de la moelle.

Les cellules nerveuses à cylindre-axe long comprennent donc les groupes suivants :

I. Les cellules radiculaires.

II. Les cellules des cordons subdivisées en :

1º Cellules des cordons tautomères,

2º Cellules des cordons hétéromères et

3º Cellules des cordons hécatéromères.

I. Cellules radiculaires. Ce sont des cellules volumineuses occupant la corne antérieure de la substance grise. On les trouve aussi bien dans la partie latérale que dans la partie médiane de cette corne. Leurs prolongements protoplasmatiques longs et volumineux rayonnent dans tous les sens autour de la cellule d'origine.

Le prolongement cylindraxile de chacune de ces cellules nerveuses se rend directement dans la racine antérieure du nerf périphérique, où il devient le cylindraxe d'une fibre motrice. Avant de sortir de la corne antérieure, ce prolongement cylindraxile émet fréquemment une petite branche collatérale qui retourne dans la substance grise, où elle se termine par des ramifications libres .

Les cellules radiculaires antérieures sont des cellules motrices. Leur nombre varie considérablement d'une région de la moelle à l'autre. Il est en rapport immédiat avec le nombre des fibres nerveuses renfermées dans les racines antérieures correspondantes et avec le nombre et l'importance fonctionnelle des muscles qui en reçoivent l'innervation motrice. Peu nombreuses le long de la moelle dorsale, ces cellules radiculaires deviennent surtout abondantes le long du renflement cervical et du renflement lombaire, c'est-à-dire aux régions de la moelle qui président à l'innervation des muscles du membre thoracique et du membre abdominal. Ces variations dans le nombre des cellules radiculaires se traduisent au dehors par le volume correspondant des cornes grises. Nous avons vu, en effet, que celles-ci sont grêles et étroites le long de la moelle dorsale, tandis qu'elles sont volumineuses et renflées au niveau des deux renflements médullaires. Il résulte de recherches récentes que toutes les racines antérieures provenant *d'un côté* de la moelle d'un homme adulte renferment environ 203700 fibres nerveuses. Nous devons donc admettre que les cornes antérieures de la moelle d'un homme adulte hébergent pour le moins 400,000 cellules radiculaires.

II. Cellules des cordons tautomères. Ces cellules des cordons occupent toutes les régions de la substance grise, aussi bien la corne antérieure où elles se trouvent mêlées aux cellules radiculaires, que les cornes postérieures et les régions intermédiaires Leur caractère principal est que leur prolongement cylindraxile traverse plus ou moins horizontalement la substance grise et pénètre dans la substance blanche du *même côté* de la moelle, pour y devenir cylindre-axe d'une fibre constitutive du cordon antérieur, du cordon latéral ou du cordon postérieur. Arrivé dans la substance blanche, ce prolongement cylindraxile peut se comporter de différentes façons :

a) il peut se recourber en haut et devenir cylindre-axe d'une fibre ascendante ;

b) il peut se recourber en bas et constituer le cylindre-axe d'une fibre descendante ;

c) le plus souvent encore, ce prolongement cylindraxile se bifurque devenant à la fois cylindre-axe ascendant et cylindre-axe descendant.

Dans quelques cas, ce prolongement cylindraxile se divise à la fois en trois branches qui toutes vont devenir cylindre-axe de fibres nerveuses soit ascendantes, soit descendantes.

Cette division du prolongement cylindraxile peut se faire dans la substance grise elle-même. Les deux branches qui en proviennent peuvent se rendre dans les cordons de la même moitié de la moelle ; ou bien l'un d'eux se rend directement dans le cordon antérieur, latéral ou postérieur du même côté et l'autre passe par la commissure antérieure pour devenir fibre constitutive dans le cordon antéro-latéral du côté opposé ; dans ce cas, l'élément nerveux prend le nom de neurone ou cellule des cordons hécatéromères. Chacun de ces cylindres-axes va devenir, dans la substance blanche, soit une fibre ascendante, soit une fibre descendante, soit à la fois, en se bifurquant, une fibre ascendante et descendante.

III. Cellules commissurales ou cellules des cordons hétéromères. Ces cellules des cordons se trouvent dans toutes les régions de la substance grise ; leur prolongement cylindraxile passe par la commissure antérieure pour se rendre dans le cordon antéro-latéral du côté opposé. Ces cellules sont très nombreuses. Ce sont leurs prolongements cylindraxiles, entourés d'une gaine de myéline, qui forment l'élément principal de la commissure blanche de la moelle.

Le prolongement cylindraxile de ces cellules des cordons hétéromères se comporte comme celui des cellules des cordons tautomères. Arrivé dans la substance blanche du cordon antéro-latéral, il peut s'y diviser en deux ou trois branches qui vont devenir cylindres-axes de fibres nerveuses soit ascendantes, soit descendantes. Cette divison peut se faire aussi dans la substance grise, soit quand le prolongement cylindraxile a déjà dépassé la commissure, soit quand il se trouve encore dans la moitié de la moelle où il a sa cellule d'origine. Dans ce dernier cas, les deux branches de bifurcation peuvent traverser la commissure, ou bien l'une se rend dans la substance blanche du même côté et l'autre dans celle du côté opposé. Ces branches appartiennent alors à une cellule des cordons hécatéromères.

IV. Cellules mixtes ou cellules des cordons hécatéromères. Ce sont des cellules des cordons dont le prolongement cylindraxile se divise dans la substance grise de la moelle et dont une branche se rend dans un des cordons du même coté de la moelle, tandis que l'autre branche se rend dans le cordon antéro-latéral du côté opposé.

Un caractère constant du prolongement cylindraxile des cellules des cordons, c'est, avant de se recourber dans la substance blanche, d'émettre sur son trajet des branches collatérales qui se ramifient et se terminent dans la substance grise voisine.

Ce sont les cellules des cordons qui constituent l'origine des fibres nerveuses du faisceau fondamental du cordon antéro-latéral, du faisceau fondamental du cordon postérieur, du faisceau cérébelleux du cordon latéral et du faisceau de GOWERS-LOEWENTHAL. Nous allons voir, pour chacun de ces faisceaux, la place occupée dans la substance grise de la moelle par les cellules d'origine de leurs fibres constitutives.

Origine des fibres du faisceau fondamental du cordon antéro-latéral.

Les cellules d'origine des fibres constitutives de ce faisceau se trouvent dans toutes les régions de la substance grise : dans la corne antérieure, dans la corne postérieure et dans la région intermédiaire, et cela non seulement dans la substance grise de la moitié correspondante de la moelle, mais aussi dans celle de la moitié opposée. Les fibres de ce faisceau proviennent donc aussi bien de cellules des cordons tautomères, que de cellules commissurales ou cellules des cordons hétéromères, ainsi que de cellules des cordons hécatéromères.

On ne peut faire une coupe transversale de la moelle épinière à n'importe quel niveau sans rencontrer, dans la substance grise, un grand nombre de cellules des cordons envoyant leur prolongement cylindraxile dans le faisceau fondamental. En montant dans la moelle épinière, ce faisceau devrait donc augmenter de volume, puisqu'il acquiert continuellement de nouvelles fibres nerveuses. Cependant en comparant une coupe de la moelle cervicale à une coupe du renflement lombaire, on ne trouve pas de différence très sensible dans le volume du faisceau fondamental. Ce fait s'explique facilement. Les fibres de ce faisceau ne sont pas des fibres longues, mais des fibres courtes. Chacune d'elles ne reste dans le faisceau que sur une petite étendue de la moelle, puis quitte la substance blanche pour rentrer dans la substance grise. Il s'ensuit qu'au fur et à mesure que de nouvelles fibres nerveuses arrivent de la substance grise dans le faisceau fondamental, d'autres fibres quittent ce faisceau pour se terminer dans la substance grise. Les fibres de ce faisceau sont donc de véritables *fibres proprio-spinales* ou *spino-spinales*.

Origine des fibres du faisceau fondamental du cordon postérieur.

Nous avons vu que ces fibres forment un petit faisceau compact au sommet de ce cordon contre la commissure grise. C'est ce faisceau que l'on désigne souvent sous le nom de *zone ventrale du cordon postérieur* ou *faisceau des fibres cornu-commissurales*. Les fibres de ce faisceau proviennent de cellules nerveuses situées dans la corne postérieure de la substance grise et dans la substance gélatineuse de ROLANDO. Arrivées dans le cordon postérieur, elles se bifurquent en une branche ascendante et une branche descendante, lesquelles, après un trajet de longueur variable, se recourbent dans la substance grise. Ce sont donc aussi des fibres spino-spinales, appartenant en propre à la moelle épinière.

Origine des fibres du faisceau médullo-cérébelleux dorsal.

Les fibres de ce faisceau cérébelleux ont leurs cellules d'origine dans la *colonne de Clarke*, groupe de cellules nerveuses assez nettement circonscrit, situé sur la face interne de la corne postérieure près de la commissure grise depuis le premier ou le deuxième nerf dorsal jusqu'au niveau du premier ou deuxième nerf lombaire. Ce noyau dorsal ne forme cependant pas une colonne cellulaire continue. Examiné sur des coupes longitudinales, on le voit constitué d'amas cellulaires superposés séparés les uns des autres par des parties complètement dépourvues de cellules. Les cellules de ce noyau sont excessivement riches en prolongements protoplasmatiques rayonnant tout autour de la cellule d'origine. Outre ces cellules nerveuses, on trouve, dans la colonne de CLARKE, un entrelacement inextricable de fines fibrilles nerveuses, entrelacement qui est constitué par les ramifications terminales de nombreuses collatérales nées des fibres du cordon postérieur.

Le prolongement cylindraxile de ces cellules se dirige un peu en avant, puis se recourbe transversalement en dehors traversant la substance grise et la partie interne de la substance blanche. Arrivé à la périphérie du cordon latéral, dans le faisceau cérébelleux, ce prolongement se recourbe en haut pour devenir une fibre constitutive de ce faisceau.

Nous savons, depuis STILLING, que des cellules nerveuses analogues à celles des colonnes de CLARKE existent isolées dans la moelle lombaire et dans la moelle cervicale. Leur prolongement cylindraxile se rend aussi dans le faisceau cérébelleux.

Ce faisceau augmente de volume de bas en haut, parce que les fibres qui le constituent sont des voies longues, et que, au fur et à mesure que ce faisceau remonte le long de la moelle, de nouvelles fibres viennent constamment le renforcer.

Origine des fibres du faisceau médullo-cérébelleux ventral.

Le faisceau de GOWERS ou faisceau médullo-cérébelleux ventral est un faisceau de fibres nerveuses qui existe dans la partie périphérique du cordon latéral, au devant du faisceau cérébelleux et de la zone pyramidale latérale. Ses fibres constitutives, une fois sectionnées, présentent la dégénérescence secondaire ascendante. Elles appartiennent à la voie sensitive centrale. Les fibres de ce faisceau ont probablement leurs cellules d'origine dans la substance grise des cornes postérieures ; ces cellules sont, en majeure partie, des cellules commissurales ou cellules des cordons hétéromères, en petite partie aussi, des cellules des cordons proprement dites ou cellules des cordons tautomères.

Pour gagner le faisceau de GOWERS, ces fibres traversent la commissure antérieure de la moelle ; arrivées dans le cordon antérieur du côté opposé, elles se recourbent en haut, en suivant un trajet qui les fait contourner lentement la convexité de la corne grise pour les amener jusqu'à la périphérie du cordon latéral.

Le faisceau de GOWERS augmente de volume de bas en haut, parce que ses fibres constitutives sont des fibres longues et qu'au fur et à mesure que ce faisceau monte dans la moelle, de nouvelles fibres nerveuses viennent constamment le renforcer.

La substance grise centrale.

Nous avons dit que la substance grise qui entoure le canal central se distingue de la substance grise voisine par une transparence spéciale et par un aspect granuleux caractéristique. On lui a donné de tout temps le nom de substance gélatineuse centrale. Les recherches entreprises avec la méthode de GOLGI ont montré qu'il n'existe à ce niveau que de rares cellules nerveuses. Cette partie de la substance grise de la moelle est, au contraire, excessivement riche en cellules de neuroglie ; elle est de plus traversée en tous sens par le prolongement périphérique des cellules épendymaires.

La substance gélatineuse de Rolando.

En décrivant les coupes transversales de la moelle épinière, nous avons vu que l'on donne ce nom à une zone de substance grise spéciale, entourant comme une coiffe la corne postérieure et séparée de la périphérie de la moelle par une mince zone de substance blanche : *la zone marginale de Lissauer*. On a signalé depuis longtemps, dans cette substance de ROLANDO, de nombreux éléments cellulaires, que les uns considéraient comme de nature nerveuse, tandis que les autres leur attribuaient une nature conjonctive. La méthode de GOLGI a montré que, de toutes les parties de la substance grise de la moelle, la substance de ROLANDO est la plus riche en cellules nerveuses. C'est là que l'on trouve les cellules nerveuses à cylindre-axe court ou cellules de GOLGI et des cellules nerveuses à cylindre-axe long, véritables cellules des cordons, dont le prolongement cylindraxile se rend dans le cordon postérieur ou dans le cordon latéral.

B. Origine et mode de terminaison des ramifications cylindraxiles des fibres de la substance grise.

Outre les cellules nerveuses que nous venons de décrire, on trouve encore, dans la substance grise de la moelle, un entrelacement inextricable de fines fibrilles nerveuses. Celles-ci représentent les ramifications cylindraxiles des fibres de la substance blanche.

Quand on examine au microscope une coupe longitudinale d'une moelle épinière traitée par la méthode de GOLGI, on constate que tous les prolongements cylindraxiles qui constituent la substance blanche émettent, à des distances variables, des branches collatérales. Celles-ci se dirigent horizontalement dans la substance grise, s'y divisent et s'y subdivisent pour s'y terminer par des branches libres et indépendantes. Ces *collatérales* s'étudient le mieux sur des coupes transversales. Quand la réduction par le chromate d'argent a été quelque peu complète, on voit ces collatérales rayonner dans la substance grise de tous les points de la substance blanche. Ces fines fibrilles nerveuses entremêlées forment, dans la substance grise, un plexus tellement compact, qu'il est impossible d'y poursuivre le sort définitif de ces branches collatérales. Quand on étudie, au contraire, ces collatérales sur des coupes où la réduction est moins complète, ou sur des moelles embryonnaires où elles n'ont pas encore atteint tout leur développement, on peut constater, avec la plus grande évidence, que chacune de ces branches collatérales se termine librement dans la substance grise, sans s'anastomoser avec les branches voisines.

Les collatérales des fibres du cordon antérieur s'épanouissent dans la corne antérieure du même côté ; un certain nombre cependant de ces collatérales passent par la commissure antérieure pour se terminer dans la substance grise de la corne antérieure du côté opposé.

Les collatérales des fibres du cordon latéral se rendent dans toutes les régions de la substance grise de la moitié correspondante de la moelle ; quelques-unes passent par la commissure postérieure pour se terminer dans la substance grise du côté opposé.

Les collatérales des fibres du cordon postérieur se terminent dans la substance gélatineuse de ROLANDO, ou dans la corne postérieure. Le long de la moelle dorsale on en voit un grand nombre s'épanouir dans la colonne de CLARKE. Les collatérales les plus longues de ce cordon traversent toute l'épaisseur de la substance grise pour se terminer dans la corne antérieure. Elles forment le faisceau des collatérales sensitivo-motrices, les collatérales pour les mouvements réflexes.

Un certain nombre des collatérales du cordon postérieur passent par la commissure postérieure pour se terminer dans la substance grise du côté opposé de la moelle.

Jusqu'ici nous n'avons parlé que des branches *collatérales*. Il ne faut pas oublier cependant qu'un grand nombre de ces branches dites *collatérales* sont de véritables branches *terminales*. En étudiant l'origine des fibres de la substance blanche, nous avons vu que les zones pyramidales diminuent de volume de haut en bas, parce que, en descendant le long de la moelle, elles abandonnent à chaque instant des fibres nerveuses, qui se recourbent à angle droit sur elles-mêmes, pénètrent horizontalement dans la substance grise et s'y comportent comme de véritables branches collatérales. Le même fait se reproduit pour toutes les fibres du faisceau fondamental du cordon antéro-latéral et du faisceau fondamental du cordon postérieur, pour toutes les branches descendantes des fibres provenant des racines postérieures et pour un grand nombre de leurs branches ascendantes. Il nous est difficile de distinguer sur une coupe transversale de la moelle les branches terminales des véritables collatérales.

Cet entrelacement produit, dans la substance grise, par les ramifications cylindraxiles des fibres de la substance blanche devient plus complexe encore par les branches collatérales qu'émet quelquefois le prolongement cylindraxile des cellules radiculaires, par les collatérales qui proviennent du prolongement cylindraxile des cellules des cordons pendant qu'il traverse la substance grise, par les divisions et les subdivisions du prolongement cylindraxile des cellules nerveuses à cylindre-axe court ou cellules de GOLGI, par les ramifications des prolongements protoplasmatiques de toutes les cellules nerveuses, par les prolongements longs et grêles des cellules de neuroglie et par les branches périphériques des cellules épendymaires. Toutes ces ramifications entremêlées forment, au sein de la substance grise, un plexus serré et compact, dans lequel sont englobés les corps des cellules nerveuses et des cellules de neuroglie. Enfin cette structure de la substance grise de la moelle est rendue plus complexe encore par les artérioles et les capillaires qui forment un réseau à mailles très serrées dans toute l'étendue de la substance grise.

Nous avons recherché jusqu'ici la part que les *éléments nerveux* prennent à la constitution de la substance blanche et de la substance grise de la moelle épinière. Il nous reste encore à étudier quelle part revient, dans l'organisation interne de la moelle épinière, aux *éléments* de soutien, les *éléments neurogliques* ou la neuroglie.

Les éléments neurogliques.

Les éléments neurogliques comprennent essentiellement deux espèces de cellules : les *cellules épendymaires* et les *cellules de Deiters*, appelées encore *cellules en araignée, cellules de neuroglie* ou *astrocytes*.

A. Cellules épendymaires. Les cellules épendymaires forment le revêtement épithélial du canal central de la moelle épinière.

Si l'on examine une coupe transversale d'une moelle embryonnaire du poulet au quatrième ou au cinquième jour d'incubation, traitée par la méthode de GOLGI, on voit ces cellules épendymaires partir du canal central et rayonner de ce point à travers toute l'épaisseur de la moelle. Le corps cellulaire est situé dans le voisinage immédiat du canal central. Il est pourvu d'un prolongement interne court et épais qui arrive à la surface libre du canal, où il se termine souvent par un filament plus grêle flottant librement dans la cavité médullaire. A son pôle opposé la cellule présente un prolongement périphérique long et grêle qui traverse toute l'épaisseur de la moelle. Sur la moelle d'embryons plus âgés, ce prolongement périphérique est recouvert de fines branches collatérales excessivement courtes qui lui donnent un aspect épineux. Arrivé dans les couches externes, il se bifurque communément en deux ou trois branches qui vont en divergeant se terminer par un épaississement conique à la face profonde de la pie-mère.

La disposition de ces cellules épendymaires, sur des moelles de poulets plus âgés, est quelque peu spéciale au fond de la fissure médiane longitudinale antérieure et au niveau du sillon médian et du septum médian postérieurs. Entre le canal central et la fissure médiane antérieure, les cellules épendymaires présentent une disposition en fuseau résultant de la direction curviligne, à convexité externe, des cellules épendymaires latérales. Cette disposition caractéristique des cellules épendymaires médianes antérieures provient uniquement de la modification que la moelle a subie, dans sa conformation extérieure, pendant les premiers jours du développement. Au quatrième jour d'incubation toutes les cellules épendymaires rayonnent régulièrement autour du canal central. A partir de cette époque, le développement de la partie médiane antérieure de la moelle reste un peu en retard sur celui des parties latérales. Celles-ci débordent bientôt la partie médiane, et, continuant à se développer, finissent par se rapprocher au point qu'elles ne laissent plus entre elles que la fissure médiane. Les cellules épendymaires voisines des cellules médianes ont suivi cette incurvation de la moelle et ont pris une disposition en arcade d'autant plus prononcée qu'elles sont plus externes.

La disposition des cellules épendymaires est toute différente entre la partie postérieure du canal central et le fond du sillon médian longitudinal postérieur. Ce sillon médian est tout à fait superficiel, il ne s'enfonce pas dans l'épaisseur de la moelle, mais il est relié au canal central par une cloison médiane. Celle-ci n'est pas une dépendance de la pie-mère ; elle est formée uniquement par un faisceau de cellules épendymaires.

Cette disposition si caractéristique des cellules épendymaires se retrouve dans les moelles embryonnaires des mammifères. Elle disparaît insensiblement, dans le cours du développement, et cela, en partie, par atrophie du prolongement périphérique de presque toutes les cellules épendymaires qui restent en connexion avec le canal central ; en partie aussi par déplacement d'un grand nombre de cellules épendymaires qui s'éloignent du canal central et se transforment en cellules de neuroglie. Au huitième mois de la vie intra-utérine on voit déjà le prolongement périphérique des cellules épendymaires latérales, dans la moelle de l'homme, se perdre dans le voisinage plus ou moins immédiat de la coupe du canal central.

B. Cellules de neuroglie. Les cellules de neuroglie sont répandues dans toute l'épaisseur de la substance grise et de la substance blanche. Ce sont des cellules multipolaires dont les prolongements longs et grêles rayonnent dans toutes les directions. Un grand nombre d'entre elles proviennent manifestement des cellules épendymaires par atrophie du prolongement interne. Mais en dehors de ces cellules de neuroglie dont le grand axe a conservé, par rapport au canal central, la disposition primitive des cellules épendymaires, on trouve dans la moelle un grand nombre de cellules de neuroglie occupant par rapport au canal central une disposition toute différente. On ignore encore quelle peut être, d'une façon précise, l'origine de ces cellules de soutien.

Les cellules de neuroglie sont excessivement abondantes dans toutes les régions de la substance blanche et de la substance grise de la moelle, à l'exclusion de la substance gélatineuse de ROLANDO.

Tous les éléments neurogliques de la moelle épinière, les cellules épendymaires comme les cellules de neuroglie, sont indépendants les uns des autres et indépendants aussi des éléments nerveux avec lesquels ils sont entremêlés. C'est ce mélange d'éléments neurogliques et d'éléments nerveux enchevêtrés par leurs prolongements qui donne naissance au tissu nerveux de la moelle épinière. La moelle épinière n'est donc pas formée de *tissu nerveux* et de *tissu de neuroglie*, comme on le dit quelquefois, mais simplement et uniquement d'éléments nerveux et d'éléments de neuroglie entremêlés.

Le fait le plus important qui domine toute la structure interne de la moelle épinière, telle que nous l'avons exposée, c'est qu'il n'existe nulle part une trace d'anastomose ni entre les prolongements protoplasmatiques, ni entre les prolongements cylindraxiles des cellules nerveuses. Les éléments nerveux ou neurones sont donc indépendants les uns des autres. Ils agissent les uns sur les autres par contiguïté ou par contact. Le contact utile, celui qui seul sert à transmettre un ébranlement nerveux d'un neurone donné à un autre neurone, c'est celui qui se fait entre les ramifications terminales du prolongement cylindraxile du premier neurone, les ramifications des prolongements protoplasmatiques et le corps cellulaire du second neurone.

Une pareille structure des centres nerveux nous permet d'interpréter les phénomènes physiologiques avec autant de facilité qu'en admettant une continuité entre les éléments nerveux, soit par le réseau de GERLACH, soit par le réseau de GOLGI.

Pour qu'une contraction musculaire puisse se produire sous l'action de l'influx nerveux, il faut nécessairement qu'un ébranlement parte d'une cellule nerveuse radiculaire et parcoure le prolongement cylindraxile de cette cellule pour arriver au muscle périphérique.

Cet ébranlement peut naître sur place dans le corps même de la cellule radiculaire ; on dit alors que le mouvement musculaire produit est un mouvement *automatique*. Cet ébranlement peut être transmis à la cellule radiculaire par les ramifications cylindraxiles d'une fibre des racines postérieures : on dit que le mouvement est *réflexe*. La cellule radiculaire peut recevoir cet ébranlement par les ramifications collatérales ou terminales d'une fibre des voies cortico-spinales, on dit alors que le mouvement est *volontaire*.

L'existence d'un réseau nerveux, établissant, entre toutes les cellules nerveuses, une véritable continuité de substance, semblait surtout favorable pour expliquer le mécanisme des mouvements réflexes. L'indépendance des éléments nerveux permet de concevoir un mécanisme tout aussi simple.

Quand une excitation périphérique ébranle les ramifications intra-épidermiques d'une fibre sensitive, cette excitation est transmise tout d'abord à la cellule du ganglion spinal à laquelle appartient la fibre excitée. De là, elle passe dans le prolongement cylindraxile de cette cellule nerveuse et arrive ainsi, par une racine postérieure, dans une fibre du cordon postérieur de la moelle. Si cette fibre du cordon postérieur est une voie courte, elle pourra transmettre l'ébranlement nerveux, par ses branches collatérales et par ses branches terminales, à quelques cellules radiculaires placées au même niveau de la moelle. Ces cellules excitées produiront une contraction musculaire périphérique dans le voisinage du point excité. On dit que le réflexe est simple. Si la fibre du cordon postérieur est, au contraire, une voie longue, l'ébranlement nerveux peut, ou bien se réfléchir sur les premières branches collatérales et se transmettre encore à quelques cellules radiculaires situées au même niveau ; le réflexe sera encore simple ; ou bien, l'ébranlement peut parcourir toute la longueur de la fibre, se transmettre par un grand nombre de branches collatérales à un grand nombre de cellules radiculaires ; dans ce cas, le mouvement réflexe sera plus complexe.

Au lieu de se transmettre directement à des cellules radiculaires, l'ébranlement nerveux, amené par une fibre du cordon postérieur, peut être transmis à des cellules des cordons, soit des cellules des cordons tautomères, soit des cellules des cordons hétéromères. Le prolongement cylindraxile de ces cellules nerveuses peut venir à son tour en contact avec des cellules radiculaires des deux moitiés de la moelle et produire ainsi un mouvement réflexe beaucoup plus étendu et beaucoup plus complexe.

Enfin, l'excitation périphérique, amenée à la moelle par une fibre des racines postérieures, peut parcourir toute l'étendue de cette moelle par une fibre des voies longues, être transmise à la partie inférieure de la moelle allongée, au niveau de la clava, à un second élément nerveux à cylindre-axe ascendant et par là arriver jusque dans l'écorce cérébrale de l'hémisphère du côté opposé en passant par la couche optique; cette excitation produira alors une *sensation*.

L'existence d'un réseau nerveux n'est donc pas requise pour interpréter les phénomènes physiologiques.

Ces phénomènes s'interprètent avec une égale facilité en admettant l'indépendance des éléments nerveux. Notons cependant que toutes ces interprétations des phénomènes physiologiques sont de pures hypothèses. Des considérations qui précèdent nous ne pouvons nullement conclure que les phénomènes physiologiques, que nous venons d'analyser, se passent en réalité tels que nous venons de les décrire, mais uniquement qu'ils *peuvent* se passer ainsi.

Loin de compliquer la structure interne des centres nerveux, l'indépendance morphologique des éléments nerveux la simplifie au contraire considérablement.

Circulation de la moelle.

Pour terminer l'étude de l'organisation interne de la moelle épinière, il nous reste encore à étudier la circulation de la moelle.

Circulation artérielle. Quand on examine une moelle épinière après injection de tout le système artériel, on trouve dans l'épaisseur de la pie-mère trois artères plus ou moins volumineuses à direction longitudinale. L'une occupe la face antérieure de la moelle, directement au devant de la fissure médiane longitudinale antérieure. C'est l'*artère spinale antérieure*. Les deux autres descendent sur la face postérieure de la moelle le long des sillons collatéraux dorsaux. Ce sont les *artères spinales postérieures*.

L'artère spinale antérieure provient directement des deux artères vertébrales, un peu en dessous de leur point de réunion pour former le tronc basilaire. Chaque artère vertébrale donne une petite branche interne qui se dirige en bas et en dedans. Les branches des deux vertébrales se réunissent sur la ligne médiane en un tronc un peu plus volumineux qui constitue l'artère spinale antérieure.

Les artères spinales postérieures proviennent des artères cérébelleuses inférieures et postérieures, au moment où ces artères contournent la face postérieure de la moelle allongée pour se rendre au cervelet. Les artères spinales postérieures restent indépendantes. Elles se dirigent d'abord en dedans, jusque sur la face postérieure de la partie inférieure de la moelle allongée, puis elles divisent en une branche ascendante pour la moelle allongée, et une branche descendante pour la moelle épinière.

On admet généralement qu'en descendant le long de la moelle ces trois artères spinales sont renforcées, au niveau de chaque nerf spinal, par une petite branche artérielle accompagnant ce nerf et provenant successivement de l'artère vertébrale, de l'artère cervicale profonde, des artères intercostales, lombaires et sacrées.

D'après des recherches très minutieuses de KAYDI, ces artères spinales ne devraient pas être considérées comme des branches des artères vertébrales, mais chacune d'elles représenterait une chaîne artérielle formée par des anastomoses longitudinales de toutes les petites artères qui accompagnent les nerfs spinaux. En dehors de la dure-mère, chaque nerf spinal est accompagné d'une petite artère plus ou moins volumineuse provenant soit de la vertébrale, soit de la cervicale profonde, soit d'une artère intercostale, lombaire ou sacrée. Cette artère traverse la dure-mère et se subdivise alors en une branche antérieure et une branche postérieure accompagnant les deux racines du nerf spinal jusqu'à la moelle. Arrivée sur la face antérieure de la moelle, chaque petite artère antérieure gagne la ligne médiane, se fusionne avec l'artère correspondante du côté opposé, puis se divise en une branche ascendante qui s'anastomose avec la branche descendante de la petite artère placée au-dessus, et en une branche descendante qui s'anastomose avec la branche ascendante voisine.

Sur la face postérieure de la moelle, les petites artères qui accompagnent les racines postérieures ne s'étendent que jusqu'au niveau du sillon collatéral postérieur pour s'y comporter comme les artères de la face antérieure.

Parmi les artères des nerfs spinaux, un grand nombre sont tellement petites qu'elles s'épuisent sur les racines de ces nerfs sans arriver jusqu'à la moelle; d'autres, au contraire, sont plus volumineuses et desservent alors la moelle sur une étendue plus considérable.

De ces trois artères spinales partent des branches transversales qui se divisent et se subdivisent dans l'épaisseur de la pie-mère, s'anastomosent les unes avec les autres de manière à constituer autour de la moelle épinière un véritable réseau artériel.

De ce réseau artériel naissent des branches collatérales qui pénètrent directement dans la moelle. Elles représentent toutes des *artères terminales* dans le sens que CORNHEIM a donné à cette dénomination, c'est-à-dire que ces artères ne s'anastomosent plus entre elles. Chacune d'elles est destinée à porter le sang à une partie déterminée de la moelle. L'oblitération d'une de ces artères amène donc, comme conséquence immédiate, la mort de toute la région nourrie par elle.

Les plus volumineuses de ces artères terminales viennent de l'artère spinale antérieure. Elles pénètrent jusqu'au fond de la fissure médiane antérieure puis se recourbent, soit à gauche, soit à droite, dans la substance nerveuse pour aller se terminer dans la substance grise de la corne antérieure par un grand nombre de petites branches terminales rayonnant dans tous les sens. Ces artères envoient aussi une petite branche dans la colonne de CLARKE. Ce sont les *artères du sillon* ou *artères centrales de la moelle.* D'après certaines recherches, il existerait en moyenne, sur toute la longueur de la moelle, 200 de ces artères centrales.

Les autres artères nourricières de la moelle naissent du réseau périphérique, pénètrent dans la substance blanche de la moelle, y abandonnent des branches collatérales et vont se terminer dans les zones périphériques de la substance grise. Les plus volumineuses de toutes ces artères sont celles qui accompagnent le septum médian dorsal. Parmi ces artères on doit signaler, d'une façon spéciale, les deux ou trois petites artères qui accompagnent les fibres de chaque racine antérieure et arrivent avec celle-ci jusque dans la corne antérieure de la substance grise. On les appelle encore *artères radiculaires.*

Circulation veineuse. Au réseau capillaire artériel de la moelle fait suite un réseau veineux. Les capillaires veineux se réunissent en des veinules plus grosses qui accompagnent les ramifications artérielles et qui se rendent dans un plexus veineux situé dans l'épaisseur de la pie-mère. Les veines intra-médullaires sont cependant beaucoup plus nombreuses que les artères correspondantes. D'après les recherches de KADYI, on trouverait, dans la fissure médiane antérieure par exemple, environ un nombre double de veines que d'artères.

Le plexus veineux extra-médullaire entoure complètement la moelle. On peut y distinguer quelques veines plus volumineuses que les autres à direction longitudinale : l'une est siuée vis-à-vis de la fissure médiane antérieure accompagnant l'artère spinale antérieure, c'est la *veine médiane antérieure*; l'autre, plus volumineuse, court sur la face postérieure de la moelle le long de la cloison médiane, c'est la *veine médiane postérieure.* Outre ces deux veines assez constantes, on trouve encore une veine longitudinale dans chaque sillon collatéral antérieur le long des racines antérieures des nerfs spinaux. Ces veines logitudinales sont reliées les unes aux autres par de nombreuses veines transversales.

Au niveau de chaque racine d'un nerf spinal, une petite veine se détache du plexus et accompagne la racine à travers la dure-mère. Ce sont les *veines radiculaires* allant se déverser dans les plexus veineux intra-rachidiens et extra-rachidiens.

Les nerfs spinaux ou nerfs rachidiens.

Division des nerfs spinaux. Les nerfs périphériques qui dépendent de la moelle épinière portent le nom de *nerfs spinaux* ou *nerfs rachidiens*. On compte communément 31 paires de nerfs spinaux. Ils sortent du canal vertébral en traversant les trous de conjugaison. D'après les régions du rachis dont ces nerfs traversent les trous intervertébraux on les divise en *nerfs cervicaux, nerfs dorsaux, nerfs lombaires, nerfs sacrés* et *nerf coccygien*. Il y a 8 nerfs cervicaux, 12 nerfs dorsaux, 5 nerfs lombaires, 5 nerfs sacrés et 1 nerf coccygien.

Origine réelle et origine apparente. Tout nerf spinal est un nerf mixte, c'est-à-dire qu'il est formé de fibres centripètes ou sensitives et de fibres centrifuges ou motrices. Il commence à la moelle par deux groupes de filets radiculaires : les uns sortent du sillon collatéral antérieur et constituent la *racine antérieure;* les autres émergent du sillon collatéral postérieur et forment la *racine postérieure*. Les fibres de la racine antérieure sont toutes des fibres motrices ; les fibres de la racine postérieure sont toutes des fibres sensitives. Les filets radiculaires antérieurs convergent les uns vers les autres et se rendent, après un trajet plus ou moins long, vers le trou de conjugaison. Les filets radiculaires postérieurs se comportent d'une façon identique. Les filets radiculaires du premier nerf cervical ont une direction légèrement ascendante, ceux du deuxième nerf cervical ont une direction horizontale; à partir du troisième nerf spinal la direction est oblique. Cette obliquité augmente jusqu'au dernier nerf spinal. Entourées par un prolongement de l'arachnoïde, les deux racines de chaque nerf spinal traversent la dure-mère qui leur fournit une gaine commune. A ce niveau la racine postérieure présente un renflement ovalaire qui constitue le *ganglion spinal*. Pour les nerfs cervicaux, dorsaux et lombaires, le ganglion spinal est situé dans le trou intervertébral, on l'appelle quelquefois *ganglion intervertébral*. Celui des nerfs sacrés et du nerf coccygien occupe le canal rachidien lui-même.

En dehors du ganglion spinal les fibres de la racine antérieure se réunissent avec celles de la racine postérieure pour former le nerf mixte périphérique.

Tout nerf périphérique présente une double origine : l'une *apparente* et l'autre *réelle*. L'*origine réelle* d'un nerf c'est l'ensemble des cellules nerveuses d'où proviennent les cylindres-axes de ses fibres constitutives. L'*origine apparente* d'un nerf c'est l'endroit précis où ce nerf émerge à la face externe de l'axe cérébro-spinal.

L'origine apparente de tout nerf spinal est double : la racine antérieure émerge du sillon collatéral ventral, tandis que les filets de la racine postérieure sortent du sillon collatéral dorsal de la moelle.

L'origine réelle de tout nerf spinal est double également : les fibres de la racine antérieure ont leurs cellules nerveuses dans les cellules radiculaires de la corne antérieure de la substance grise de la moelle ; les fibres de la racine postérieure ont leurs cellules dans le ganglion spinal.

En dehors du trou de conjugaison tous les nerfs spinaux se comportent d'une façon identique : ils émettent un petit rameau méningé qui rentre dans le canal rachidien pour s'y distribuer aux méninges, puis se divisent en une branche antérieure et une branche postérieure.

Les branches postérieures des nerfs spinaux sont généralement plus grêles que les branches antérieures correspondantes, excepté pour les deux premiers nerfs cervicaux. Elles se dirigent toutes en arrière, restent généralement indépendantes les unes des autres et vont innerver les muscles du dos et de la nuque, et porter la sensibilité à la peau qui recouvre la région de la nuque et celle des régions dorsale, lombaire et sacrée.

Les branches antérieures, d'ordinaire plus volumineuses que les postérieures, s'anastomosent avec le ganglion voisin du sympathique par les rameaux communicants. Elles restent indépendantes dans la région dorsale où elles deviennent les nerfs intercostaux. Elles s'anastomosent entre elles dans les régions cervicale, lombaire et sacrée en donnant naissance à plusieurs plexus : le plexus cervical, le plexus brachial, le plexus lombaire, le plexus sacré et le plexus coccygien.

Nerfs cervicaux.

Les nerfs cervicaux sont au nombre de huit. Le premier sort du canal rachidien entre l'occipital et l'atlas, le dernier passe par le trou de conjugaison formé par la septième vertèbre cervicale et la première vertèbre dorsale.

Le dernier filet radiculaire du huitième nerf cervical quitte la moelle épinière vers le milieu du corps de la septième vertèbre cervicale, c'est là la limite inférieure de la moelle cervicale. Rapportée aux apophyses épineuses des vertèbres, cette limite inférieure correspond au bord supérieur de l'apophyse épineuse de la septième vertèbre cervicale.

En dehors du trou de conjugaison, chaque nerf cervical se divise en une branche postérieure et une branche antérieure. Les branches postérieures des deux premiers nerfs cervicaux sont plus volumineuses, celles des six derniers nerfs cervicaux sont plus grêles que les branches antérieures correspondantes.

Branches postérieures.

La branche postérieure du premier nerf cervical porte le nom de *petit nerf sous-occipital*. Elle sort du canal rachidien entre l'occipital et l'arc postérieur de l'atlas, traverse le triangle formé par le muscle grand droit postérieur de la tête et les deux muscles obliques et se divise en branches terminales ; l'une s'anastomose avec la branche postérieure du deuxième nerf cervical en contournant le muscle grand oblique, tandis que les autres innervent les deux muscles droits et les deux muscles obliques.

La branche postérieure du deuxième nerf cervical, beaucoup plus importante, porte le nom de *grand nerf sous-occipital*. Elle sort du canal rachidien entre l'arc postérieur de l'atlas et la lame de l'axis, passe sous le muscle grand oblique de la tête, donne un rameau anastomique ascendant pour le petit nerf sous-occipital et un rameau descendant pour la branche postérieure du troisième nerf cervical, traverse les muscles profonds de la nuque, le grand complexus et le splenius, et devient sous-cutanée, tout près de la ligne médiane, un peu en dessous de la ligne demi-circulaire supérieure de l'occipital. Par ses branches terminales ce grand nerf sous-occipital va porter la sensibilité à la peau qui recouvre la région occipitale depuis l'insertion du trapèze jusqu'au sommet de la tête.

Les branches postérieures des six derniers nerfs cervicaux sont plus grêles que les branches antérieures correspondantes. Elles proviennent des nerfs cervicaux immédiatement en dehors du trou intervertébral, se dirigent directement en arrière et un peu en dedans, innervent les muscles de la nuque et traversent, près de la ligne médiane, les fibres tendineuses du muscle trapèze pour devenir sous-cutanées. Elles se recourbent alors en dehors et portent la sensibilité à la peau qui recouvre la région de la nuque.

Branches antérieures.

Les branches antérieures des quatre premiers nerfs cervicaux s'anastomosent les unes avec les autres et donnent naissance au *plexus cervical*. Celles des quatre derniers nerfs cervicaux et du premier nerf dorsal produisent par leurs anastomoses le *plexus brachial*.

Plexus cervical. Le plexus cervical est situé au niveau des apophyses transverses des quatre premières vertèbres cervicales, au-devant des insertions supérieures du muscle scalène postérieur et du muscle angulaire, derrière le bord postérieur du muscle sterno-cléido-mastoïdien. La branche antérieure du premier nerf cervical descend au-devant de l'apophyse transverse de l'atlas pour s'anastomoser avec la branche correspondante du deuxième nerf cervical, formant ainsi une première anse nerveuse. Les branches antérieures des trois autres nerfs cervicaux passent derrière l'artère vertébrale, puis entre les muscles inter-transversaires antérieurs et postérieurs et arrivent au sommet des apophyses transverses ; là elles s'anastomosent l'une avec l'autre de façon à produire deux anses nerveuses. Les quatre branches cervicales avec les trois anses qui les réunissent forment par leur ensemble le plexus cervical.

De ce plexus ainsi constitué partent trois groupes de branches terminales ; des branches *anastomotiques*, des branches *musculaires* et des branches *cutanées*.

1° *Branches anastomotiques.* Le plexus cervical s'anastomose avec les nerfs voisins.

a) Avec le ganglion cervical supérieur du sympatique au moyen de trois ou quatre branches nerveuses provenant des trois ou quatre premiers nerfs cervicaux.

b) Avec le nerf grand hypoglosse par des filets qui partent de la première anse cervicale.

c) Avec le ganglion plexiforme du nerf pneumo-gastrique par un filet nerveux provenant du premier nerf cervical.

d) Avec la branche externe du nerf spinal au moyen d'un filet nerveux sorti du troisième nerf cervical.

e) Avec la branche descendante du nerf hypoglosse au moyen d'une branche nerveuse assez volumineuse et très longue provenant du deuxième et du troisième nerf cervical. Cette branche anastomotique descend obliquement en bas et en dedans, passe au devant de la carotide primitive et de la veine jugulaire interne où elle rencontre la branche descendante de l'hypoglosse avec laquelle elle forme une anse nerveuse appelée l'*anse de l'hypoglosse.* De la convexité de cette anse partent les filets nerveux qui innervent les muscles de la région sous-hyoïdienne.

f) Avec le plexus brachial par un filet nerveux qui relie le quatrième nerf cervical au cinquième.

2° *Branches musculaires.* Le plexus cervical fournit des branches motrices à tous les muscles intertransversaires antérieurs et postérieurs, le muscle grand droit antérieur de la tête, le muscle petit droit antérieur de la tête, le muscle droit latéral, le long du cou, la partie supérieure des muscles scalène moyen et scalène postérieur, l'angulaire de l'omoplate, le sterno-cléido-mastoïdien et le trapèze (ces deux derniers muscles sont innervés aussi par le nerf spinal). Il innerve encore les muscles de la région sous-hyoïdienne, par des filets qui proviennent de l'anse nerveuse de l'hypoglosse ainsi que nous le verrons en décrivant ce dernier nerf, et le muscle diaphragme. La branche nerveuse qui innerve ce dernier muscle constitue un nerf important appelé *nerf phrénique.*

Le *nerf phrénique* naît communément du quatrième nerf cervical, très souvent aussi d'une branche anastomotique entre le quatrième nerf cervical et le cinquième. Les fibres motrices de ce nerf ont leur origine réelle dans une longue colonne de cellules nerveuses, occupant la partie centrale de la corne antérieure depuis la partie inférieure du troisième jusqu'à la partie moyenne du sixième segment cervical. De son origine apparente, ce nerf se dirige en bas et en dedans, passe sur la face antérieure du muscle scalène antérieur contre lequel il est maintenu par l'aponévrose de ce muscle, pénètre dans la cage thoracique en passant entre l'artère et la veine sous-clavières, en dehors du nerf pneumo-gastrique et du grand sympathique ; il longe la veine-cave supérieure à droite, croise, au contraire, la crosse de l'aorte à gauche, puis descend verticalement en bas au-devant du hile du poumon, entre le péricarde et la plèvre, accompagné des vaisseaux diaphragmatiques, le gauche étant situé un peu plus en avant que le droit, et pénètre dans le muscle diaphragme auquel il se distribue.

Près de son origine, le nerf phrénique s'anastomose avec le ganglion cervical inférieur du sympathique et avec le nerf du muscle sous-clavier.

Le nerf phrénique n'est pas un nerf exclusivement moteur, il renferme des fibres sensitives qu'il abandonne, sur son trajet à travers la cage thoracique, aux parties voisines du péricarde et de la plèvre (péricardique, costale et phrénique) ; quelques filets terminaux donnent également la sensibilité à la partie du péritoine qui recouvre la face inférieure du muscle diaphragme.

3° *Branches cutanées.* Les branches cutanées contournent toutes la partie moyenne du bord postérieur du muscle sterno-cléido-mastoïdien et se dirigent en haut, en avant et en bas.

Les *branches ascendantes* sont au nombre de deux : le nerf *petit occipital* et le nerf *auriculaire principal.* Il n'y a qu'une seule *branche antérieure* : le *nerf cervical transverse* ou *nerf cutané du cou.* Les *branches descendantes* sont plus nombreuses et constituent les *nerfs sus-claviculaires.*

Le nerf *petit occipital* provient de l'anse nerveuse reliant le deuxième nerf cervical au troisième. Il monte le long du bord postérieur du muscle sterno-cléido-mastoïdien jusqu'au niveau de la ligne demi-circulaire supérieure de l'occipital, où il se divise en branches terminales qui innervent la peau de la région mastoïdienne et de la région occipitale latérale.

Le *nerf auriculaire principal* provient du troisième nerf cervical. C'est la branche cutanée la plus volumineuse du plexus. Il contourne la partie moyenne du bord postérieur du muscle sterno-cléido-mastoïdien, se dirige en haut et en dedans, sur la face externe de ce muscle, vers le pavillon de l'oreille, accompagné de la veine jugulaire externe et recouvert par le muscle peaucier. Arrivé vers l'angle du maxillaire inférieur, le nerf auriculaire principal se divise en une branche antérieure qui va innerver la peau de la région parotidéo-massétérine en même temps qu'une partie de la face externe du pavillon de l'oreille, et une branche postérieure qui porte la sensibilité à toute l'étendue de la face interne du pavillon de l'oreille.

Le *nerf cutané du cou* provient du troisième nerf cervical ; il contourne le bord postérieur du muscle sterno-cléïdo-mastoïdien pour se diriger horizontalement en avant entre ce muscle et le peaucier. Il passe en dessous de la veine jugulaire externe et, arrivé vers le bord antérieur du sterno-cléïdo-mastoïdien, il se divise en branches terminales ascendantes qui portent la sensibilité à la peau qui recouvre la région sus-hyoïdienne et en branches terminales descendantes pour la peau de la région sous-hyoïdienne.

Les *nerfs sus-claviculaires* proviennent en nombre variable du quatrième nerf cervical. Ils sortent derrière le bord postérieur du muscle sterno-mastoïdien, traversent le triangle sus-claviculaire en s'écartant les uns des autres et perforent l'aponévrose cervicale et le muscle peaucier en passant au-dessus de la clavicule. Les fibres les plus internes innervent la peau qui recouvre la poignée du sternum et la partie supérieure du muscle grand pectoral ; les fibres moyennes sont destinées à la peau de la paroi thoracique antérieure jusqu'au niveau de la quatrième côte, tandis que les fibres les plus externes se rendent à la peau de la partie supérieure de l'épaule.

Plexus brachial. Le plexus brachial est constitué par les anastomoses des branches antérieures des quatre derniers nerfs cervicaux et du premier nerf dorsal. Il commence sur les parties latérales des vertèbres cervicales inférieures et s'étend jusque en dessous de la clavicule où il donne naissance à ses branches terminales. Il a, dans son ensemble, une forme triangulaire à base interne. Celle-ci correspond aux apophyses transverses des vertèbres cervicales inférieures. Formé à ce niveau par les cinq branches nerveuses indépendantes, le plexus brachial est situé au-dessus de la première côte, au-dessus et en arrière de l'artère sous-clavière, dans l'espace triangulaire compris entre le muscle scalène antérieur, le muscle scalène moyen et la face supérieure de la première côte. De là, les branches constitutives se dirigent en bas et en dehors, en s'anastomosant les unes avec les autres d'une façon quelque peu variable, et produisent, en dessous de la clavicule, trois troncs volumineux, deux antérieurs et un postérieur, d'où partent les branches terminales. La disposition la plus commune est la suivante.

Le cinquième nerf cervical s'anastomose d'abord avec le quatrième nerf cervical, puis se réunit au sixième nerf cervical pour former un nerf volumineux. Celui-ci, après un trajet d'une longueur

12

variable, se divise en une branche antérieure et une branche postérieure.

Le septième nerf cervical reste indépendant des nerfs voisins, il
se divise en une branche antérieure et une branche postérieure.

Le huitième nerf cervical se réunit au premier nerf dorsal. Le
tronc qui en résulte se divise également en une branche antérieure et
une branche postérieure.

Les trois branches postérieures se réunissent en un tronc volumineux : c'est le *tronc postérieur* d'où partent, comme branches terminales, le *nerf circonflexe* et le *nerf radial.*

La branche antérieure du septième nerf cervical se réunit avec la
branche correspondante provenant du tronc formé par les cinquième
et sixième nerfs cervicaux, pour constituer le *tronc antéro-externe* d'où
partent, comme branches terminales, le *nerf musculo-cutané* et la *racine
externe du nerf médian.*

La branche antérieure provenant du huitième nerf cervical et du
premier nerf dorsal reste indépendante et devient le *tronc antéro-interne;*
celui-ci donne naissance à quatre branches terminales : la *racine interne
du nerf médian,* le *nerf cutané brachial interne,* l'*accessoire du cutané brachial interne* et le *nerf cubital.*

Les branches du plexus brachial se divisent en *branches anastomotiques,* en *branches collatérales* et en *branches terminales.* Les branches
collatérales elles-mêmes peuvent se subdiviser en deux groupes : celles
qui proviennent du plexus au-dessus de la clavicule, dans le triangle
sus-claviculaire, et celles qui proviennent du plexus en dessous de la
clavicule, dans le creux axillaire.

1º *Branches anastomotiques.* Chaque nerf cervical, un peu en dehors
du trou de conjugaison, avant la constitution même du plexus, est
relié au ganglion voisin du sympathique par un ou deux rameaux communicants. Cette anastomose se fait avec le ganglion cervical moyen
pour le cinquième et sixième nerfs cervicaux, avec le ganglion cervical inférieur pour les septième et huitième nerfs cervicaux et avec le
premier ganglion thoracique pour le premier nerf dorsal.

Le cinquième nerf cervical est relié à la branche inférieure du
plexus cervical par une anse nerveuse d'où sort souvent le nerf phrénique.

2° *Branches collatérales. a) Branches sus-claviculaires.* Au-dessus de la clavicule le plexus brachial fournit le *nerf du muscle sous-clavier*, le *nerf scapulaire supérieur*, le *nerf thoracique postérieur*, le *nerf thoracique latéral* ou *nerf respiratoire de Ch. Bell* et les *nerfs thoraciques antérieurs.*

Le *nerf du muscle sous-clavier* est très grêle. Il provient du tronc antéro-externe du plexus, descend verticalement en bas au-devant du muscle scalène antérieur un peu en dehors du nerf phrénique, passe derrière la clavicule et va se terminer dans le muscle sous-clavier.

Le *nerf scapulaire supérieur*, assez volumineux, provient du tronc postérieur du plexus. Il se dirige transversalement en dehors en longeant le bord postérieur de la clavicule, accompagné de l'artère scapulaire supérieure. Il passe sous le muscle trapèze, arrive au bord supérieur de l'omoplate, traverse le trou coracoïdien et pénètre dans la fosse sus-épineuse où il donne des filets au muscle sus-épineux. Il contourne ensuite le bord externe de l'épine de l'omoplate, abandonne quelques filets à l'articulation scapulo-humérale puis se termine dans le muscle sous-épineux.

Le *nerf thoracique postérieur* provient du cinquième nerf cervical, il se dirige en arrière en traversant les muscles scalène moyen et scalène postérieur, descend entre ce dernier muscle et l'angulaire de l'omoplate auquel il fournit quelques rameaux, puis se termine dans le muscle rhomboïde.

Le *nerf thoracique latéral* ou *nerf respiratoire de Ch. Bell* présente deux racines : l'une provient du sixième et l'autre du septième nerf cervical. Ces racines se dirigent en arrière, traversent le scalène moyen puis se réunissent en un tronc unique. Celui-ci passe derrière la clavicule, descend le long de la face latérale de la cage thoracique entre le muscle sous-scapulaire et les pectoraux, appliqué sur la face externe du muscle grand dentelé qu'il innerve.

Les *nerfs thoraciques antérieurs* ou *nerfs pectoraux* sont au nombre de deux. L'un, destiné au grand pectoral, provient du tronc antéro-externe du plexus ; il passe derrière la clavicule, au-devant de l'artère axillaire, et va se terminer dans le muscle grand pectoral. L'autre, destiné au muscle petit pectoral, provient du tronc antéro-interne du plexus, passe derrière l'artère axillaire, s'anastomose avec le nerf du muscle grand pectoral, puis se termine dans le muscle petit pectoral. Quelques filets nerveux traversent ce dernier muscle pour se rendre également dans le grand pectoral.

b) Branches sous-claviculaires. En dessous de la clavicule le plexus brachial fournit les *nerfs sous-scapulaires*. Ceux-ci sont au nombre de trois et proviennent du tronc postérieur du plexus. Ils descendent en bas au devant du muscle sous-scapulaire et se terminent : le premier, dans la partie supéro-interne du muscle sous-scapulaire, le deuxième, dans la partie externe du même muscle et dans le muscle grand rond, le troisième, le plus volumineux, s'épuise dans le muscle grand dorsal.

3o *Branches terminales*. Les branches terminales proviennent du plexus brachial au niveau de l'articulation scapulo-humérale. Elles sont au nombre de sept : le *nerf musculo-cutané*, le *nerf médian*, le *nerf cutané brachial interne*, le *nerf accessoire du cutané interne*, et le *nerf cubital* forment le groupe superficiel. Ils proviennent des deux troncs antérieurs. Le *nerf radial* et le *nerf axillaire* ou *nerf circonflexe* provenant du tronc postérieur forment le groupe profond.

Nerf musculo-cutané. C'est la plus externe de toutes les branches terminales du plexus brachial. Avec la racine externe du nerf médian, elle provient du tronc antéro externe du plexus. Ce nerf se dirige en bas et en dehors en passant au-devant du tendon du muscle sous-scapulaire, perfore le muscle coraco-brachial, se met entre le biceps et le brachial antérieur et longe ainsi toute la région antérieure du bras. Au pli du coude, il occupe le bord externe du tendon du biceps, traverse l'aponévrose du bras et devient sous-cutané. Il se divise alors en deux branches dont l'une passe devant et l'autre derrière la veine médiane céphalique ; ces branches vont porter la sensibilité à la peau qui recouvre la région antéro-externe de l'avant-bras depuis le pli du coude jusqu'à la main. Pendant son trajet le long du bras, le nerf musculo-cutané donne des branches collatérales qui innervent le muscle coraco-brachial, les deux chefs du biceps et le brachial antérieur.

Nerf médian. Il provient du plexus brachial par deux racines qui se continuent avec les deux troncs antérieurs du plexus. Ces racines se réunissent en bas en un tronc unique de façon à circonscrire un V ouvert en haut et en dedans dans lequel chemine l'artère axillaire. A son origine le nerf médian est situé un peu en dehors de l'artère axillaire, entre le nerf musculo-cutané qui est en dehors et le nerf cubital qui est en dedans. Il descend, avec l'artère humérale, le long du bord interne du bras, dans l'interstice qui sépare le biceps du brachial antérieur. Placé d'abord au-devant et un peu en dehors de l'artère, le nerf médian passe insensiblement au-devant puis en dedans de l'artère. Arrivé au pli du coude, il repose sur le muscle brachial antérieur en dedans de l'artère, il passe alors en dessous d'une arcade aponévrotique formée par le muscle rond pronateur, croise l'artère cubitale qui devient interne et se met sur la ligne médiane, dans la région antérieure de l'avant-bras, entre le muscle fléchisseur superficiel et le muscle fléchisseur profond. Près de l'articulation radio-carpienne il devient sous-aponévrotique, étant situé entre le tendon du grand palmaire et celui du petit palmaire. Il passe sous le ligament annulaire antérieur du carpe au-devant des tendons des fléchisseurs et, arrivé dans la paume de la main, il se divise en branches terminales.

Branches collatérales. Le long du bras le nerf médian ne fournit aucune branche collatérale. Au pli du coude il fournit quelques rameaux articulaires au ligament antérieur de l'articulation, puis, le long de l'avant-bras, un grand nombre de branches collatérales destinées a innerver tous les muscles de l'avant-bras, à l'exception du muscle cubital antérieur et de la partie interne du fléchisseur profond qui reçoivent leur innervation du nerf cubital. Toutes ces branches naissent du nerf médian un peu en dessous du pli du coude. La branche destiné au muscle carré pronateur est longue et grêle, elle porte un nom spécial : c'est le *nerf interrosseux antérieur*. On le trouve sur la face antérieure du ligament interrosseux, accompagné de l'artère et des veines interrosseuses, entre le muscle fléchisseur profond des doigts et le long fléchisseur propre du pouce. Il se termine dans le muscle carré pronateur et donne quelques filets à l'articulation radio-carpienne.

Un peu au-dessus de l'articulation radio-carpienne, le nerf médian fournit encore une branche cutanée : le *rameau cutané palmaire* ; celui-ci traverse l'aponévrose antibrachiale pour devenir sous-cutané, passe au devant du ligament annulaire antérieur du carpe et se distribue à la peau de l'éminence thénar et à la paume de la main.

Branches terminales. En dessous du ligament annulaire antérieur du carpe, le nerf médian se résout en cinq branches terminales : les *nerfs digitaux palmaires communs*.

La première, très courte, se rend dans l'éminence thénar pour y

innerver les trois muscles : court abducteur, court fléchisseur et oppo-
sant. La deuxième branche longe le tendon du muscle long fléchisseur
propre du pouce et se subdivise en deux branches plus grêles, les *nerfs
digitaux palmaires propres*, dont l'une va porter la sensibilité au bord
externe du pouce : *nerf collatéral palmaire externe du pouce*, et l'autre
innerve la peau du bord interne du pouce : *nerf collatéral palmaire
interne du pouce*.

La troisième branche innerve le premier lombrical et donne la
sensibilité au bord externe de la face palmaire de l'indicateur : *nerf
collatéral palmaire externe de l'index*.

La quatrième branche descend dans la paume de la main, innerve
le deuxième lombrical et se subdivise en *nerf collatéral palmaire interne
de l'index* et *nerf collatéral palmaire externe du médius*.

La cinquième branche innerve quelquefois le troisième muscle
lombrical, s'anastomose avec la branche superficielle du nerf cubital,
puis se subdivise en *nerf collatéral palmaire interne du médius* et *nerf
collatéral palmaire externe de l'annulaire*.

Nerf cutané brachial interne. Ce nerf provient, avec la racine
interne du nerf médian et avec le nerf cubital, du tronc antéro-interne
du plexus brachial. Il descend le long du bras, au-devant de l'artère
humérale, entre le nerf médian et le nerf cubital. Arrivé vers la partie
moyenne du bras, il traverse l'orifice de l'aponévrose brachiale qui
donne passage à la veine basilique et devient sous-cutané. Il se divise
alors en deux branches terminales qui vont porter la sensibilité à la
peau de la partie inférieure et interne du bras et à celle qui recouvre
la région antéro-interne de l'avant-bras jusqu'au poignet.

Nerf accessoire du cutané brachial interne. Il provient du même
tronc nerveux que le précédent ; d'abord situé en arrière de la veine
axillaire, il se place plus bas en dedans de cette veine et s'anastomose
avec' le rameau perforant du deuxième nerf intercostal. De ce tronc
unique partent alors des branches terminales qui portent la sensibilité
à la peau du creux axillaire et à celle qui recouvre la face interne du
bras jusqu'au niveau de l'épicondyle.

Nerf cubital. Il naît du tronc antéro-interne du plexus brachial,
origine qui lui est commune avec la racine interne du nerf médian, le

nerf cutané brachial interne et son accessoire. Il descend le long de la face interne du bras, au-devant du nerf radial, en dedans du nerf médian, de l'artère axillaire et de l'artère brachiale. Arrivé vers le milieu de la région interne du bras, il se dirige en arrière, traverse la cloison intermusculaire interne le long de laquelle il descend. Il parcourt la gouttière située entre l'épitrochlée et l'olécrane, passe sous une arcade aponévrotique étendue entre les insertions supérieures du muscle cubital antérieur, se recourbe un peu en avant et arrive ainsi à la face antérieure de l'avant-bras. Il descend entre le muscle cubital antérieur et le muscle fléchisseur profond des doigts étant accompagné, dans la moitié inférieure de l'avant-bras, de l'artère cubitale qui est placée en dehors. Au niveau de l'articulation radio-carpienne il devient tout-à-fait sous-aponévrotique, passe avec l'artère cubitale au-devant du ligament annulaire antérieur du carpe, dans un canal ostéo-fibreux formé par ce ligament, l'os pisiforme et une expansion aponévrotique du muscle cubital antérieur, et pénètre ainsi dans la paume de la main où il se divise en branches terminales.

Branches collatérales. Le long du bras, le nerf cubital ne fournit aucune branche collatérale.

Les branches collatérales fournies le long de l'avant-bras peuvent se diviser en branches *articulaires, musculaires* et *cutanées.*

Les branches *articulaires* sont destinées à la partie postérieure de l'articulation du coude. Elles proviennent du nerf cubital pendant son trajet dans la gouttière olécranienne.

Les branches *musculaires* proviennent du nerf cubital au moment où il passe en dessous de l'insertion supérieure du muscle cubital antérieur. Elles sont destinées à ce muscle et à la partie interne du muscle fléchisseur profond des doigts.

Les branches *cutanées,* réunies en un tronc assez volumineux, naissent du nerf cubital un peu au-dessus de l'articulation radio-carpienne. Ce tronc contourne le cubitus en passant en dessous du tendon du cubital antérieur. Arrivé ainsi dans la région postérieure de l'avant-bras, il traverse l'aponévrose, devient sous-cutané et se divise en branches terminales qui vont porter la sensibilité à la peau qui recouvre la partie interne du dos de la main, la face dorsale de la première phalange du petit doigt, de l'annulaire et de la partie externe du doigt médian.

Branches terminales. Arrivé dans la paume de la main, vers l'extrémité supérieure de l'éminence hypothénar, le nerf cubital, devenu *rameau palmaire*, se divise en une branche superficielle et une branche profonde.

La *branche superficielle* innerve le muscle cutané palmaire, fournit des filets à la peau de l'éminence hypothénar et s'anastomose avec la branche voisine du nerf médian, puis se divise en deux rameaux, les *nerfs digitaux palmaires communs* : l'interne gagne le côté correspondant de l'auriculaire, c'est le *nerf collatéral palmaire interne du petit doigt* ; l'externe se subdivise pour constituer le *nerf collatéral palmaire externe du petit doigt* et le *nerf collatéral palmaire interne de l'annulaire*.

Les nerfs collatéraux *palmaires* du cubital aussi bien que ceux du nerf médian s'étendent jusqu'à l'extrémité distale de la troisième phalange. Ils présentent sur leur trajet de nombreux corpuscules de PACINI et envoient des filets à toute la face palmaire des doigts et à la face dorsale de la deuxième et de la troisième phalanges. Pendant leur trajet dans la paume de la main, ils sont situés en dessous de l'aponévrose palmaire moyenne. Ils ne deviennent sus-aponévrotiques que près de l'articulation métacarpo-phalangienne en passant en-dessous des arcades interdigitales de l'aponévrose palmaire moyenne.

La *branche profonde* traverse d'avant en arrière les muscles de l'éminence hypothénar qu'elle innerve, se dirige ensuite en dehors, derrière les tendons des muscles fléchisseurs, au devant de l'extrémité proximale des métacarpiens, accompagnée de l'arcade palmaire profonde, et va se terminer dans le muscle adducteur du pouce. Pendant ce trajet, elle envoie des filets nerveux aux articulations du carpe, au troisième et au quatrième muscle lombrical et à tous les muscles interosseux palmaires et dorsaux.

Nerf radial. C'est la plus volumineuse de toutes les branches terminales du plexus brachial. Le nerf radial se continue directement avec le tronc postérieur de ce plexus, étant situé à son origine, au-devant des tendons du muscle grand rond et du muscle grand dorsal, en arrière de l'artère axillaire et du nerf cubital. Il se dirige alors en bas et en dehors, s'engage avec l'artère humérale profonde dans la gouttière radiale de l'humérus entre le vaste interne et le vaste externe du triceps brachial. Il contourne dans cette gouttière la face postérieure de l'os du bras, traverse la cloison intermusculaire externe au niveau de l'insertion supérieure du muscle long supinateur, puis descend dans la région du pli du coude étant situé profondément entre le muscle long supinateur et le muscle brachial antérieur. Arrivé près de l'épicondyle, il se divise en deux branches terminales : l'une superficielle et l'autre profonde.

Branches collatérales. Pendant son trajet le long du bras, le nerf radial fournit plusieurs branches collatérales.

1° Le *nerf cutané interne du radial* ou *nerf cutané postérieur du bras.* Il provient du radial au moment de son entrée dans la gouttière de l'humérus, traverse directement l'aponévrose du bras pour devenir sous-cutané et porte la sensibilité à la partie postéro-interne du bras jusque près de l'olécrane.

2ᵉ Le *nerf du triceps et de l'anconé.* Pendant son trajet dans la gouttière humérale, le nerf radial abandonne un grand nombre de filets qui vont innerver les trois chefs du triceps brachial. Un de ces filets, destiné au vaste externe, se termine dans le muscle *anconé.*

3° Le *nerf cutané externe du radial* ou *nerf dcutané orsal de l'avant-bras.* Il provient du nerf radial à l'extrémité inférieure de la gouttière humérale, traverse l'aponévrose du bras entre le long supinateur et le vaste externe, donne quelques filets à la peau de la partie inférieure du bras, passe entre l'épicondyle et l'olécrane et se distribue à la peau qui recouvre la face postérieure de l'avant-bras.

4° Un peu au-dessus du pli du coude, il donne les filets nerveux pour le muscle long supinateur et pour le premier radial externe.

Branches terminales. Le *nerf radial superficiel* est exclusivement sensitif. Il descend verticalement en bas sur le côté externe de la région antérieure de l'avant-bras, en dedans du muscle long supinateur et des deux muscles radiaux, en dehors de l'artère radiale. Vers le tiers inférieur de l'avant-bras, ce nerf contourne le radius en passant sous le tendon du muscle long supinateur et devient dorsal. Il traverse l'aponévrose antibrachiale, s'anastomose avec une branche du nerf musculo-cutané et se divise, un peu au-dessus de l'articulation radio-carpienne, en deux branches dont l'externe va devenir le nerf collatéral dorsal externe du pouce, tandis que l'interne se divise et se subdivise encore pour fournir les nerfs collatéraux dorsaux interne du pouce, externe et interne de l'indicateur et du médius. Les nerfs collatéraux dorsaux du pouce portent la sensibilité jusqu'à l'extrémité distale de la seconde phalange, tandis que les nerfs collatéraux dorsaux des autres doigts n'innervent que la peau de la première phalange.

Le *nerf radial profond* est une branche exclusivement motrice. Elle est plus volumineuse que la branche superficielle. Un peu en dessous de son origine elle donne des filets au muscle second radial externe, traverse le court supinateur et l'innerve, contourne la partie supérieure du radius et arrive à la face postérieure de l'avant-bras entre le plan musculaire superficiel et le plan musculaire profond. Il abandonne dans cette région de nombreux filets qui vont innerver les muscles des deux plans, puis, considérablement réduit et appliqué sur la face postérieure du ligament interosseux sous le nom du *nerf interosseux postérieur*, il va se terminer dans les articulations du carpe.

Nerf axillaire ou circonflexe. Il provient, avec le nerf radial, du tronc postérieur du plexus brachial, descend derrière l'artère axillaire, au-devant du muscle sous-scapulaire. Il passe, avec l'artère circonflexe postérieure, par une ouverture quadrilatère limité par le bord inférieur du muscle sous-scapulaire, le bord supérieur des tendons réunis du grand dorsal et du grand rond, l'humérus et la longue portion du triceps, contourne le col chirurgical de l'humérus et gagne la face profonde du muscle deltoïde dans lequel il se termine.

Pendant ce trajet le nerf axillaire fournit :

a) Des rameaux articulaires pour l'articulation scapulo-humérale.

b) Le nerf du muscle petit rond.

c) Le nerf cutané de l'épaule. Celui-ci contourne le bord postérieur du muscle deltoïde et donne des rameaux ascendants, horizontaux et descendants qui portent la sensibilité à la peau qui recouvre la partie postérieure du deltoïde et la partie supérieure de la face postérieure du bras.

Nerfs dorsaux.

Les nerfs dorsaux sont au nombre de douze. Le premier passe par le trou de conjugaison formé par la première et la deuxième vertèbre dorsale, le douzième, par le trou invertébral situé entre la douzième vertèbre dorsale et la première vertèbre lombaire.

L'extrémité inférieure de la moelle dorsale, c'est-à-dire l'endroit où le dernier filet radiculaire du douzième nerf dorsal sort de la moelle épinière, descend dans le canal rachidien jusqu'au niveau du corps de la dixième vertèbre dorsale. Rapportée aux apophyses épineuses des vertèbres, cette limite inférieure correspond au bord inférieur de l'apophyse épineuse de la dixième vertèbre dorsale.

Au sortir du trou de conjugaison, chaque nerf dorsal se divise en une branche antérieure et une branche postérieure.

Branches postérieures.

Les branches postérieures des nerfs dorsaux sont plus grêles que les branches antérieures. Elles se dirigent en arrière, entre les apophyses transverses des vertèbres dorsales, en dedans du ligament costo-transversaire supérieur. Dès leur entrée dans la gouttière vertébrale, elles se divisent en deux rameaux : un rameau externe et un rameau interne. Le rameau interne des huit premiers nerfs dorsaux est plus volumineux, celui des quatre derniers nerfs dorsaux, au contraire, plus grêle que le rameau externe correspondant.

Pour les huit premiers nerfs dorsaux, les rameaux externes sont presque exclusivement moteurs, ils innervent avec les filets des rameaux internes tous les muscles profonds du dos. Les rameaux internes renferment surtout des fibres sensitives. Ils traversent le muscle trapèze tout près de la ligne médiane, deviennent sous-cutanés, se recourbent en dehors et portent la sensibilité à la peau qui recouvre la région dorsale correspondante.

Pour les quatre derniers nerfs dorsaux, les rameaux internes sont presque exclusivement musculaires ; ils innervent avec des filets venus des rameaux externes les muscles profonds du dos. Les rameaux externes sont aussi cutanés. Ils traversent les insertions du muscle long dorsal, deviennent sous cutanés, se divisent en filets internes et en filets externes qui innervent, pour la sensibilité, la peau de la partie correspondante du dos.

Branches antérieures.

Les branches antérieures des nerfs dorsaux portent le nom de *nerfs intercostaux*, parce qu'elles parcourent d'arrière en avant toute l'étendue des espaces intercostaux. Le premier nerf intercostal parcourt le premier espace tandis que le douzième nerf est situé immédiatement en dessous de la douzième côte.

Chaque nerf intercostal provient du nerf dorsal correspondant immédiatement en dehors du trou de conjugaison, au devant du ligament costo-transversaire supérieur. Il se dirige vers l'espace intercostal, se place, jusqu'à l'angle de la côte, entre le muscle intercostal externe et la lame fibreuse qui remplace le muscle intercostal interne, à égale distance des deux côtes. Vers l'angle de la côte il est recouvert en dedans par le muscle intercostal interne, s'infléchit un peu en haut, gagne le bord inférieur de la côte supérieure et parcourt la gouttière creusée le long de ce bord, depuis l'angle de la côte jusque près du sternum, étant placé en dessous de l'artère et de la veine intercostales.

Les six derniers nerfs intercostaux n'atteignent pas le sternum, mais passent de la paroi thoracique dans la paroi abdominale, entre le muscle petit oblique et le muscle transverse et s'y étendent jusque près de la ligne blanche.

Dans ce trajet, chaque nerf intercostal fournit des rameaux anastomotiques, des rameaux musculaires et des rameaux cutanés.

Rameaux anastomotiques. Tout près du trou de conjugaison, chaque nerf intercostal s'anastomose avec le ganglion voisin du sympathique par un ou deux rameaux communicants.

Le premier nerf intercostal est excessivement grêle. La plus grande partie des fibres du premier nerf dorsal prennent part à la constitution du plexus brachial. Le douzième nerf intercostal s'anastomose avec le premier nerf lombaire tout près du trou intervertébral.

Rameaux musculaires. Pendant leur trajet dans les espaces intercostaux, les premiers nerfs intercostaux émettent des branches collatérales qui vont innerver les muscles intercostaux externes et internes, les sous-costaux, le triangulaire du sternum, les sur-costaux et le muscle petit dentelé supérieur. Les six derniers nerfs intercostaux donnent des branches motrices pour les muscles intercostaux, sous-costaux et sur-costaux correspondants, le muscle petit dentelé inférieur et les muscles de la paroi abdominale antérieure : grand oblique, petit oblique, transverse, grand droit et pyramidal. Enfin quelques fibres se rendent dans la portion lombaire du muscle diaphragme.

Rameaux cutanés. Chaque nerf intercostal fournit un rameau perforant latéral et un rameau perforant antérieur.

Le rameau perforant latéral du premier nerf intercostal manque. Celui du deuxième nerf intercostal se jette tout entier dans le nerf accessoire du cutané brachial interne provenant du plexus brachial.

Les rameaux perforants latéraux des autres nerfs intercostaux traversent sur les faces latérales de la cage thoracique, au niveau de la ligne axillaire antérieure, soit les muscles intercostaux externes et le grand dentelé, soit les muscles intercostaux externes et le grand oblique et deviennent sous-cutanés. Ils se divisent alors en deux branches terminales, dont l'une, la plus volumineuse, se dirige en avant et l'autre en arrière. Ces branches vont porter la sensibilité à la peau qui recouvre la région latérale de la cage thoracique et la paroi abdominale latérale.

Les branches antérieures des rameaux perforants latéraux du troisième au sixième nerf intercostal contournent le bord inférieur du muscle grand pectoral pour se distribuer à la peau de la région mammaire.

Le rameau perforant latéral du douzième nerf intercostal croise la crête iliaque et donne la sensibilité à la peau qui recouvre la partie supérieure de la région fessière ; on le désigne sous le nom de *nerf cutané fessier supérieur*.

Les rameaux perforants antérieurs des six premiers nerfs intercostaux traversent le muscle grand pectoral sur le bord latéral du sternum, deviennent sous-cutanés et se terminent par des branches internes à la peau qui recouvre le sternum et par des branches externes plus volumineuses à la peau de la région antérieure du thorax.

Les rameaux perforants antérieurs des six derniers nerfs intercostaux traversent la gaine du grand droit et se distribuent à la peau de la paroi antérieure de l'abdomen.

Nerfs lombaires.

Il existe cinq paires de nerfs lombaires. Ils sortent par les trous de conjugaison de la région lombaire du rachis. Le premier nerf passe entre la première et la deuxième vertèbre lombaire ; le cinquième, entre la cinquième vertèbre lombaire et la base du sacrum. La limite inférieure de la moelle lombaire correspond généralement au bord supérieur du corps de la première vertèbre lombaire. Rapportée aux apophyses épineuses du rachis, elle répond au milieu de l'apophyse épineuse de la douzième vertèbre dorsale.

Au sortir du trou de conjugaison, chaque nerf lombaire se divise en une branche antérieure et une branche postérieure.

Branches postérieures.

Les branches postérieures, moins considérables que les branches antérieures, se dirigent en arrière entre les apophyses transverses des vertèbres lombaires et arrivent dans la région lombaire où elles se divisent en rameaux internes et en rameaux externes qui innervent les muscles profonds de la région lombaire et portent la sensibilité à la peau de la région lombaire et de la partie supérieure de la région fessière.

Branches antérieures.

Les branches antérieures des nerfs lombaires s'anastomosent avec les ganglions voisins du sympathique, puis se dirigent en dehors entre le muscle carré des lombes et le grand psoas, en envoyant des rameaux à ces deux muscles.

La branche antérieure du cinquième nerf lombaire reçoit une branche anastomotique du quatrième nerf lombaire et constitue le nerf *lombo-sacré*. Celui-ci descend dans le petit bassin au-devant de l'articulation sacro-iliaque et va prendre part à la formation du plexus sacré.

Les branches antérieures des quatre premiers nerfs lombaires s'anastomosent les unes avec les autres pour constituer le *plexus lombaire*.

Plexus lombaire. Ce plexus est situé sur les faces latérales des vertèbres lombaires, en partie dans l'épaisseur du muscle psoas, en partie entre le psoas et le carré des lombes.

Le premier nerf lombaire se divise en deux branches : l'une se dirige en dehors et va produire en se subdivisant les deux *nerfs abdominaux* ; l'autre descend en bas pour se réunir avec le deuxième nerf lombaire. Celui-ci descend obliquement en bas et en dehors, émet sur son trajet deux branches collatérales, les deux *nerfs inguinaux*, puis se divise en une branche antérieure et une branche postérieure. Le troisième et le quatrième nerfs lombaires se dirigent aussi en bas et en dehors ; ils se subdivisent chacun en une branche postérieure volumineuse et une branche antérieure plus grêle. Les branches antérieures de ces trois derniers nerfs lombaires se réunissent ensemble et forment le *nerf obturateur*. Les branches postérieures des mêmes nerfs se réunissent en un tronc volumineux : le *nerf crural*. De plus, le quatrième nerf lombaire donne une branche anastomotique au cinquième nerf lombaire pour former le nerf *lombo-sacré*.

Outre les branches musculaires fournies aux muscles carré lombaire, grand psoas et petit psoas, on peut distinguer au plexus lombaire quatre branches collatérales et trois branches terminales. Les branches collatérales sont les deux *nerfs inguinaux* et les deux *nerfs abdominaux*. Les branches terminales sont le *nerf lombo-sacré*, le *nerf obturateur* ou le *nerf crural*.

Branches collatérales. 1° Le *nerf grand abdominal*, appelé plus communément *nerf ilio-hypogastrique*, naît de la branche antérieure du premier nerf lombaire par un tronc qui lui est commun avec le *nerf petit abdominal* ou *nerf ilio-inguinal*. Ce tronc unique porte encore le nom de *nerf lombo dorsal*.

Le nerf ilio-hypogastrique se dirige en dehors sur la face antérieure du muscle carré lombaire parallèlement à la direction du douzième nerf intercostal. Arrivé à la crête iliaque, il traverse l'aponévrose postérieure du muscle transverse de l'abdomen, puis longe d'arrière en avant la crête de l'os iliaque entre l'insertion du muscle transverse et celle du muscle petit oblique. Vers le milieu de cette crête, il se comporte comme un nerf intercostal, fournit un rameau cutané perforant, puis continue son trajet entre les deux muscles en leur fournissant des branches d'innervation. Au niveau de l'orifice interne du canal inguinal, il traverse obliquement le muscle petit oblique, l'aponévrose du grand oblique et, devenu sous-cutané, va se distribuer à la peau comprise entre la ligne blanche et le canal inguinal.

Le rameau cutané perforant ou latéral traverse les muscles petit oblique et grand oblique, pour se distribuer à la peau de la partie supérieure de la région fessière.

2° Le *nerf petit abdominal* ou *nerf ilio-inguinal* provient avec le nerf ilio-hypogastrique du tronc lombo-dorsal. Plus grêle que ce dernier, il descend obliquement en bas et en dehors, étant placé un peu plus bas que le nerf grand abdominal. A la crête iliaque, il traverse également le muscle transverse de l'abdomen, se dirige en avant entre ce muscle et le petit oblique, s'anastomose souvent avec le nerf voisin près de l'épine iliaque antérieure et supérieure, descend le long de l'arcade crurale, parcourt le canal inguinal et arrive ainsi sur la face antérieure du cordon spermatique chez l'homme ou du ligament rond chez la femme ; il se distribue à la peau du pubis et à une partie de la peau du scrotum chez l'homme et de la grande lèvre chez la femme. Pendant son trajet entre les muscles petit oblique et transverse, ce nerf leur abandonne des filets d'innervation.

3° Le *nerf inguinal externe, nerf inguino-cutané* ou *nerf cutané externe de la cuisse.* Il provient de la branche antérieure du deuxième nerf lombaire, descend obliquement au-devant du muscle iliaque, recouvert par l'aponévrose iliaque et par le péritoine, sort de l'abdomen entre les deux épines iliaques antérieures en passant au-devant de l'artère circonflexe iliaque, en dessous de l'arcade crurale. Il descend sur la face antérieure de la cuisse dans un dédoublement de l'aponévrose crurale, puis traverse l'aponévrose et se divise en branches terminales qui donnent la sensibilité à la peau de la région antéro-externe de la cuisse jusque près du genou.

4° Le *nerf inguinal interne* ou *nerf génito-crural* provient aussi du deuxième nerf lombaire. Il traverse d'arrière en avant toute l'épaisseur du muscle grand psoas, descend sur la face antérieure de ce muscle, puis sur la face antérieure de l'artère iliaque externe et se divise en deux rameaux terminaux : un rameau interne, *rameau génital* ou *nerf spermatique externe* et un rameau externe, *rameau crural* ou *nerf lombo-inguinal.* Cette division du nerf génito-crural peut se faire en un point variable de son trajet.

Le rameau interne pénètre dans le canal inguinal, parcourt ce canal, innerve le muscle crémaster et se termine dans le fond des bourses. Chez la femme, il se termine dans les grandes lèvres.

Le rameau externe descend en dessous de l'arcade crurale, traverse l'aponévrose crurale et se termine à la peau de la partie supérieure et antérieure de la cuisse.

Branches terminales du plexus lombaire. 1° *Nerf lombo-sacré.* Le nerf lombo-sacré est formé par la branche antérieure du cinquième nerf lombaire et une partie de la branche correspondante du quatrième nerf lombaire ; il descend au-devant de l'articulation sacro-iliaque, se réunit avec les branches antérieures des quatre premiers nerfs sacrés pour constituer le plexus sacré.

2° *Nerf obturateur.* Le nerf obturateur provient à la fois des deuxième, troisième et quatrième nerfs lombaires. Il descend le long du bord interne du muscle psoas, croise l'articulation sacro-iliaque, passe derrière l'artère et la veine iliaques primitives, longe ensuite la paroi externe de l'excavation pelvienne, parcourt le canal sous-pubien et se termine dans les muscles de la région interne de la cuisse : l'obturateur externe, le droit interne, le moyen ou long adducteur, le petit adducteur et le grand adducteur. Il fournit aussi un rameau cutané qui longe le bord interne du muscle long adducteur, s'anastomose souvent avec une branche du nerf crural et se termine dans la peau de la partie inférieure et interne de la cuisse.

3º *Nerf crural*. Le nerf crural est la branche la plus volumineuse du plexus lombaire. Il reçoit ses fibres des deuxième, troisième et quatrième nerfs lombaires par trois racines qui se réunissent derrière le muscle grand psoas. Il parcourt alors le sillon formé par le muscle iliaque et par le muscle psoas, séparé des vaisseaux cruraux pour toute l'épaisseur de ce dernier muscle. Il sort de la cavité abdominale en passant par l'anneau crural, en arrière et en dehors des vaisseaux cruraux, entre le muscle psoas et son aponévrose. Arrivé à la face antérieure de la cuisse, le nerf crural se divise en branches terminales.

Branches collatérales. Pendant son projet du plexus lombaire à l'arcade crurale, le nerf crural donne des branches au muscle psoas et au muscle pectiné.

Branches terminales. Les branches terminales du nerf crural sont au nombre de quatre. Elles se placent sur deux plans : un plan superficiel et un plan profond. Le plan superficiel est formé par le *nerf musculo-cutané externe* et par le *nerf cutané interne*. Le plan profond comprend le *nerf du quadriceps crural* et le *nerf saphène interne*.

1º *Nerf musculo-cutané externe*. Il passe entre le psoas et la partie supérieure du muscle couturier, descend le long de la face postérieure du couturier et se divise en rameaux musculaires qui innervent ce dernier muscle et en rameaux cutanés. Ceux-ci sont au nombre de deux : un *rameau perforant supérieur* qui traverse le couturier vers le point d'union de son tiers supérieur avec son tiers moyen, devient sous-cutané et peut être poursuivi jusqu'au genou ; un *rameau perforant inférieur* qui longe la face postérieure du couturier, traverse ce muscle vers sa partie moyenne ou passe simplement en dessous de lui, devient sous-cutané et descend également jusqu'au genou.

2º *Nerf cutané interne*. Ce nerf est souvent formé de deux ou de trois branches. La branche externe est la plus volumineuse. Elle descend le long du bord interne du muscle couturier, traverse l'aponévrose crurale vers le tiers inférieur de la cuisse et se distribue à la peau de la face interne du genou. Les autres branches, beaucoup plus grêles, traversent l'aponévrose crurale et accompagnent la veine saphène interne jusque vers le milieu de la face interne de la cuisse.

3° *Nerf du quadriceps crural.* Ce nerf appartient au plan profond des branches terminales du nerf crural, et se divise immédiatement en plusieurs rameaux qui se rendent dans le muscle droit antérieur, le vaste externe, le vaste interne et le muscle crural.

4° *Nerf saphène interne.* Il naît de la branche profonde du nerf crural. D'abord situé en dehors des vaisseaux cruraux, il descend en bas et en dedans, pénètre dans la gaine des vaisseaux qu'il parcourt jusque vers l'anneau du troisième adducteur. Là, il traverse la paroi antérieure de la gaine des vaisseaux, descend derrière le bord postérieur du muscle couturier jusqu'au niveau de la face interne du genou, traverse l'aponévrose et devient sous-cutané. Il accompagne alors la veine saphène interne le long de la face interne de la jambe, passe au-devant de la malléole interne et se termine le long du bord interne du pied, vers le milieu du premier métatarsien.

Dans ce long trajet ce nerf fournit :

a) Quelques rameaux cutanés à la partie inférieure de la face interne de la cuisse.

b) Un rameau articulaire à la partie interne du genou.

c) Un rameau rotulien qui se distribue à la peau recouvrant la face antérieure de la rotule.

d) Des rameaux jambiers qui donnent la sensibilité à la peau de la face antéro-interne de la jambe.

Nerfs sacrés.

On compte cinq paires de nerfs sacrés. Les quatre premières paires sortent du canal rachidien par les trous sacrés antérieurs et postérieurs du sacrum, tandis que la cinquième paire passe entre le sacrum et le coccyx. La limite inférieure de la moelle sacrée se trouve au niveau du bord inférieur du corps de la première vertèbre lombaire. Nous avons vu que la limite inférieure de la moelle lombaire atteint le bord supérieur de la même vertèbre, il s'en suit que toute la moelle sacrée repose en avant sur le corps de la première vertèbre lombaire. Les racines des nerfs sacrés descendent dans le canal rachidien, parcourent toute la partie lombo-sacrée du rachis et présentent leur ganglion spinal dans le canal lui-même. Elles enveloppent le cône terminal et prennent part ainsi à la constitution de la queue de cheval.

Les nerf sacrés se divisent en branches antérieures et en branches postérieures dans le canal sacré-lui-même.

Branches postérieures.

Les branches postérieures des nerfs sacrés traversent les trous sacrés postérieurs et s'anastomosent en arcades dans les gouttières sacrées, constituant ainsi un *plexus sacré postérieur* d'où partent les *rameaux cutanés* destinés à la peau de la région sacro-coccygienne et de la partie supérieure de la région fessière.

Branches antérieures.

Les branches antérieures des quatre premiers nerfs sacrés passent par les trous sacrés antérieurs. La branche correspondante du cinquième nerf sacré longe le côté de l'articulation sacro-coccygienne. Ces branches antérieures sont plus considérables que les branches postérieures ; elles diminuent de volume de haut en bas et s'anastomosent avec les ganglions voisins du sympathique.

Les branches antérieures des quatre premiers nerfs sacrés se réunissent au nerf lombo-sacré pour constituer le *plexus sacré*. La branche antérieure du cinquième nerf sacré se réunit avec une branche correspondante du nerf coccygien pour constituer le *plexus coccygien*.

Plexus sacré. Le plexus sacré est formé par la réunion des branches antérieures des quatre premiers nerfs sacrés et du nerf lombo-sacré provenant du plexus lombaire.

Le nerf lombo-sacré lui-même provient de la branche antérieure du cinquième nerf lombaire réunie à une branche anastomotique du quatrième. Ce nerf descend dans l'excavation pelvienne au-devant de l'articulation sacro-iliaque et va se réunir aux branches antérieures des nerfs sacrés à la partie inférieure du grand trou sacro-sciatique. Les branches antérieures des nerfs sacrés sortent du sacrum par les trous sacrés antérieurs, passent au-devant du muscle pyramidal et gagnent ainsi la partie inférieure du grand trou sacro-sciatique, où elles se réunissent au nerf lombo-sacré.

Le plexus sacré dans son ensemble a une forme triangulaire à base interne et à sommet externe. La base correspond aux trous sacrés antérieurs, le sommet à la partie inférieure du grand trou sacro-sciatique. Ce plexus repose en arrière sur le muscle pyramidal. Il est uni au plexus lombaire par une anse nerveuse reliant le quatrième et le cinquième nerf lombaire, et au plexus coccygien par une anse nerveuse unissant le quatrième et le cinquième nerf sacré. Il s'anastomose par des rameaux communicants avec les ganglions voisins du sympathique.

Quelques auteurs divisent ce plexus sacré en deux parties :

a) Une partie supérieure, formée par le nerf lombo-sacré et les branches antérieures des trois premiers nerfs sacrés, à laquelle ils donnent le nom de *plexus ischiatique*. Cette partie du plexus sacré fournit exclusivement les nerfs destinés au membre inférieur, pour autant que ces nerfs ne proviennent pas du plexus lombaire.

b) Une partie inférieure formée par des anastomoses entre une partie du troisième nerf sacré et toute la racine antérieure du quatrième nerf sacré : c'est le *plexus honteux*. Cette partie du plexus sacré ne fournit pas de nerfs au membre inférieur, mais simplement des branches aux viscères abdominaux et aux parois de l'excavation pelvienne.

Cette division du plexus sacré en plexus ischiatique et plexus honteux facilite considérablement la description des branches collatérales et terminales qui en proviennent ; c'est pour ce motif que nous l'adoptons.

Plexus honteux. Le plexus honteux donne un grand nombre de branches collatérales et terminales que l'on peut diviser en deux groupes : les nerfs destinés aux parois de la partie inférieure du tronc ou *nerfs pariétaux*, et les nerfs destinés aux viscères de l'excavation pelvienne, ou *nerfs viscéraux*.

Nerfs pariétaux. Il existe quatre nerfs pariétaux : le *nerf honteux commun*, le *nerf du muscle releveur de l'anus*, le *nerf du muscle coccygien* et le *nerf du muscle obturateur interne*.

1° *Nerf honteux commun.* C'est la branche la plus volumineuse de toutes celles qui naissent du plexus honteux. Elle sort du bassin par le grand trou sacro-sciatique en passant sous le bord inférieur du muscle pyramidal avec le nerf fessier inférieur et le grand nerf sciatique. Elle s'applique alors contre la surface externe de l'épine sciatique, passe par le petit trou sacro-sciatique et arrive ainsi sur la face interne de la tubérosité ischiatique, qui constitue la paroi externe de l'excavation ischio-rectale.

Au moment où ce nerf sort par le grand trou sacro-sciatique, il se divise en trois branches terminales.

a) Le nerf anal ou *nerf hémorrhoïdal.* Il passe par le petit trou sacro-sciatique, traverse l'excavation ischio-rectale et va se terminer dans le muscle constricteur de l'anus ́ et dans la peau qui recouvre ce muscle.

b) Le nerf périnéal. Arrivé sur le face interne de la tubérosité ischiatique, il se subdivise en deux branches :

Le *rameau superficiel* ou *rameau cutané.* Il se porte en avant et en dedans, entre l'aponévrose périnéale superficielle et le fascia superficialis, et se distribue à la peau de la région antérieure du périnée et à la peau des bourses.

Le *rameau profond* ou *rameau musculaire* passe au-dessus du muscle transverse superficiel du périnée et s'épanouit en filets destinés aux muscles voisins : le transverse superficiel du périnée, le bulbocaverneux, l'ischio-caverneux et la partie antérieure du constricteur de l'anus. Un filet de ce nerf accompagne l'artère transverse du bulbe de l'urèthre et se distribue à la muqueuse du canal du l'urèthre.

c) Le nerf dorsal de la verge ou *du clitoris, nerf hénien* ou *clitoridien.* Il monte le long de la face interne de la branche ischio-pubienne jusqu'en dessous de la symphyse pubienne en émettant des branches d'innervation destinées au muscle tranverse profond, perfore le ligament sous-pubien, longe le ligament suspenseur de la verge ou du clitoris et gagne ainsi le dos de la verge ou du clitoris qu'il parcourt d'arrière en avant, en donnant des branches collatérales à la peau et des branches terminales à la muqueuse du gland.

2º *Le nerf du muscle releveur de l'anus.*

3º *Le nerf du muscle obturateur interne.*

4º *Le nerf du muscle coccygien.* Ces trois derniers nerfs se rendent directement dans les muscles correspondants.

Nerfs viscéraux. Ces nerfs sont grêles et assez nombreux. Il naissent du troisième et du quatrième nerf sacré dans l'intérieur même du petit bassin et prennent le nom de *nerfs érecteurs.* Ceux-ci se dirigent en avant sur les parties latérales du rectum et du bas-fond de la vessie, pour se rendre dans des ganglions sympathiques du plexus hypogastrique, ganglions auxquels aboutissent également les *nerfs hypogastriques* nés du ganglion mésentérique inférieur et d'où partent les filets nerveux allant innerver les muscles lisses de tous les organes intrapelviens.

Plexus ischiatique. Le plexus ischiatique émet trois branches collatérales et une branche terminale.

Branches collatérales. 1º Les rameaux du muscle pyramidal, des muscles jumeau supérieur, jumeau inférieur et carré de la cuisse.

2º *Le nerf fessier supérieur.* Il provient du sommet du plexus ischiatique, en dedans de l'excavation pelvienne. Il sort par le grand trou sacro-sciatique au-dessus du muscle pyramidal, arrive dans la région fessière et donne des branches d'innervation au muscle moyen fessier, au muscle petit fessier et au tenseur du fascia lata.

3º *Le nerf fessier inférieur* ou *nerf petit sciatique*. Il sort du bassin par le grand trou sacro-sciatique en passant au-dessous du muscle pyramidal, descend dans la région fessière derrière le grand nerf sciatique, au-devant de la partie inférieure du muscle grand fessier, entre le grand trochanter et la tubérosité ischiatique. Il donne des filets d'innervation au muscle grand fessier (*nerf fessier inférieur*); arrivé au bord inférieur de ce muscle, il prend le nom de *nerf cutané postérieur de la cuisse*. Celui-ci descend sous l'aponévrose de la cuisse jusque vers le milieu de cette région, traverse alors l'aponévrose et s'étend par ses branches terminales jusqu'à la partie inférieure du creux poplité. Dans ce trajet il émet, au bord inférieur du grand fessier, des *rameaux récurrents* qui portent la sensibilité à la peau de la partie inférieure de la région fessière; un *rameau périnéal* qui donne la sensibilité à la partie supérieure de la face interne de la cuisse et à la partie externe du périnée, et se termine dans la peau du scrotum chez l'homme, dans celle de la grande lèvre chez la femmme.

Branches terminales. Le plexus ischiatique n'émet qu'une seul branche terminale. C'est le *grand nerf sciatique*.

Le grand nerf sciatique doit être considéré comme la continuation directe du plexus ischiatique. Ses fibres constitutives proviennent à la fois du nerf lombo-sacré et des branches antérieures des trois premiers nerfs sacrés. Il sort du bassin par la partie inférieure du grand trou sacro-sciatique en passant au-dessous du bord inférieur du muscle pyramidal. Il descend entre le grand trochanter et la tubérosité de l'ischion, derrière le muscle obturateur interne, les jumeaux pelviens et le muscle carré de la cuisse, au-devant de la partie inférieure du muscle grand fessier. Il pénètre dans la région postérieure de la cuisse au-devant des muscles de cette région qui s'insèrent à l'ischion, des-

cend le long de la face postérieure du grand adducteur, se place plus
bas entre le biceps et les muscles demi-tendineux et demi-membraneux et, arrivé à la partie supérieure du creux poplité, il se divise en
deux branches terminales : le *nerf sciatique poplité externe* ou *nerf péronier* et le *nerf sciatique poplité interne* ou *nerf tibial*.

Branches collatérales. Pendant son trajet depuis le grand trou
sacro-sciatique jusque dans le creux poplité, le nerf sciatique fournit
un grand nombre de branches collatérales :

a) Des rameaux articulaires à l'articulation coxo-fémorale.

b) Des rameaux musculaires pour les deux portions du biceps
fémoral, le demi-membraneux, le demi-tendineux et le troisième
adducteur.

c) Des rameaux articulaires pour l'articulation du genou.

Branches terminales. I. Nerf sciatique poplité externe ou *nerf péronier
commun.* C'est la branche de bifurcation externe du nerf sciatique. Ce
nerf descend obliquement en bas et en dehors, en longeant le bord
interne du tendon du biceps crural. Il croise le condyle externe du
fémur et l'insertion supérieure du muscle jumeau externe, passe derrière la tête du péroné, contourne la face externe du col de cet os, étant
situé entre ce col et le muscle long péronier latéral, arrive ainsi dans
le région antéro-externe de la jambe et se divise en deux branches terminales : le *nerf musculo-cutané* ou *nerf péronier superficiel* et le *nerf
tibial antérieur* ou *nerf péronier profond*.

Au cours de ce trajet, le nerf péronier commun a fourni des
branches collatérales :

a) Des rameaux articulaires au genou.

b) Le nerf saphène péronier. Il naît dans le creux du jarret, se
dirige en bas et en dedans sur la face postérieure du jumeau externe,
traverse l'aponévrose et se réunit au *nerf saphène tibial* pour constituer le *nerf saphène externe*.

c) Le nerf cutané péronier ou *nerf cutané latéral du mollet*. Il provient soit directement du nerf péronier, soit d'un tronc commun avec
le nerf saphène péronier. Il traverse bientôt l'aponévrose jambière et
se distribue à la peau qui recouvre la face externe de la jambe.

Nerf musculo-cutané ou *nerf péronier superficiel*. Il passe sous le
muscle long péronier latéral, puis descend entre ce muscle et le court
péronier en fournissant des branches à ces deux muscles. Il traverse

ensuite l'aponévrose jambière vers le tiers inférieur de la région antérieure de la jambe entre le muscle long péronier latéral et le muscle extenseur commun des orteils et se divise en deux branches qui se distribuent à la peau de la face dorsale du pied.

La branche interne, *nerf cutané dorsal interne du pied*, est la plus volumineuse. Elle se divise encore, se subdivise et va porter la sensibilité à la moitié interne du dos du pied, à la face dorsale des deux premiers orteils et à la partie interne du troisième orteil.

La branche externe, *nerf cutané dorsal externe du pied*, donne la sensibilité à la peau de la moitié externe du dos du pied ; elle se divise et se subdivise, s'anastomose avec le nerf cutané dorsal interne en dedans, avec le nerf saphène externe en dehors et va fournir les nerfs collatéraux dorsaux externe du troisième, interne et externe du quatrième et interne du cinquième orteil. Ce nerf cutané dorsal externe est très variable d'individu à individu. Il est souvent remplacé totalement par le nerf saphène externe.

Nerf tibial antérieur ou *nerf péronier profond*. Il passe sous le muscle long péronier latéral et sous le muscle long extenseur commun des orteils, arrive ainsi sur la face antérieure du ligament interosseux le long de laquelle il descend, étant situé d'abord entre le muscle tibial antérieur et l'extenseur commun des orteils, puis entre le muscle tibial et l'extenseur propre du gros orteil. Il passe alors, avec l'artère tibiale antérieure, sous le ligament annulaire dorsal du tarse, où il est croisé par le tendon de l'extenseur propre du gros orteil, et arrive sur le dos du pied, où il prend le nom de *nerf pédieux*.

En descendant le long du ligament interosseux, le nerf tibial antérieur fournit des branches au muscle tibial antérieur, à l'extenseur propre du gros orteil et à l'extenseur commun des orteils.

Le *nerf pédieux* longe le côté interne de l'artère pédieuse et se divise en deux rameaux. Le rameau interne s'étend jusqu'au premier espace interosseux qu'il parcourt d'arrière en avant, traverse ensuite l'aponévrose pour aller s'anastomoser avec les branches terminales du nerf cutané dorsal interne. Il fournit aussi des rameaux à l'articulation métatarso-phalangienne du premier et du deuxième orteil. Le rameau externe se dirige en dehors, passe en-dessous du muscle pédieux et donne donne des filets nerveux :

a) à la face profonde de ce dernier muscle, filets moteurs qui innervent ce muscle ;

b) aux trois derniers espaces interosseux, filets sensitifs destinés aux articulations métatarso-phalangiennes correspondantes.

II. Nerf sciatique poplité interne ou *nerf tibial.* C'est la branche de division interne du grand nerf sciatique. Elle provient de ce dernier nerf à la partie supérieure du creux poplité, traverse ce creux de haut en bas, étant situé en dessous de l'aponévrose, en arrière et un peu en dehors des vaisseaux poplités. Ce nerf pénètre dans la région postérieure de la jambe en passant sous l'anneau aponévrotique du muscle soléaire. Il parcourt cette région postérieure étant placé entre le plan musculaire superfiel et le plan musculaire profond, appliqué contre ce plan profond par le feuillet correspondant de l'aponévrose jambière et accompagné par l'artère tibiale postérieure jusqu'au niveau de l'articulation tibio-tarsienne. Là, il est situé sur la face interne du calcanéum et se divise, en arrière de la malléole interne, en deux branches terminales : le *nerf plantaire interne* et le *nerf plantaire externe.*

Branches collatérales. Pendant son trajet, depuis la partie supérieure du creux poplité jusqu'à la plante du pied, le nerf sciatique poplité interne fournit un grand nombre de branches collatérales, musculaires, articulaires et cutanées.

Les *branches musculaires* qui naissent à la partie inférieure du creux poplité innervent les muscles jumeaux, le plantaire grêle, le soléaire et le poplité. Celles qui proviennent du nerf tibial postérieur pendant son trajet entre les deux plans musculaires de la région postérieure de la jambe sont destinées aux muscles tibial postérieur, long fléchisseur commun des orteils et long fléchisseur propre du gros orteil. Le nerf tibial postérieur fournit souvent une branche qui traverse la partie supérieure du ligament interosseux pour se rendre dans le muscle tibial antérieur.

Les *branches articulaires* sont destinées au ligament postérieur de l'articulation du genou.

Les *branches cutanées* sont le *nerf saphène tibial,* branche d'origine du *nerf saphène externe,* et les *rameaux cutanés plantaires.*

Le *nerf saphène tibial* provient du nerf sciatique poplité interne vers la partie moyenne du creux poplité. Il descend verticalement sur la face externe du plan musculaire superficiel, le long de la ligne de réunion des deux muscles jumeaux. Il s'anastomose avec le *nerf saphène péronier* vers le milieu de la jambe et prend le nom de *nerf saphène externe*. Il traverse alors l'aponévrose jambière, accompagne la veine saphène externe le long du côté externe du tendon d'Achille, passe avec cette veine derrière la malléole externe, donne des rameaux à la peau qui recouvre cette malléole et la face externe du calcanéum. Il longe le bord externe du pied, s'anastomose avec le cutané dorsal externe et s'étend à toute la longueur de ce bord externe jusqu'à l'extrémité du petit orteil.

Quand le nerf cutané dorsal externe est peu développé le nerf saphène externe peut le suppléer. Celui-ci se distribue alors à toute la moitié externe de la face dorsale du pied.

Les *rameaux cutanés plantaires* se distribuent à la peau de la face interne du calcanéum et de la partie postérieure de la plante du pied.

Branches terminales. 1° Nerf plantaire interne. C'est la plus volumineuse des deux branches terminales du nerf tibial postérieur. Il se dirige directement en avant, situé d'abord au-dessus de l'extrémité postérieure du muscle adducteur du gros orteil, puis entre les muscles de la région plantaire interne et ceux de la région plantaire moyenne, et se divise en branches terminales au niveau de la région métatarsienne.

Pendant ce trajet, il fournit des *branches cutanées* à la partie interne de la plante du pied et des *branches musculaires* à l'adducteur du gros orteil, au court fléchisseur commun des orteils et à l'accessoire du long fléchisseur.

Les branches terminales, *nerfs digitaux plantaires communs*, sont au nombre de quatre. L'interne, la plus volumineuse, naît tout près de l'extrémité proximale du premier métatarsien ; elle longe le bord externe du muscle adducteur du gros orteil, en donnant de petites branches cutanées au bord interne du pied et un filet d'innervation au muscle court fléchisseur propre du pouce, et se termine en formant le *nerf collatéral plantaire interne du gros orteil*.

Les trois autres branches proviennent du nerf plantaire interne au niveau de la partie moyenne du deuxième métatarsien. Elles parcourent d'arrière en avant les trois premiers espaces interrosseux et se subdivisent encore en deux branches qui vont devenir les *nerfs collatéraux plantaires internes* du *deuxième*, du *troisième* et du *quatrième orteil*, et les *nerfs collatéraux plantaires externes* du *premier*, du *deuxième* et du *troisième orteil*.

2° *Nerf plantaire externe.* Il se dirige obliquement à la plante du pied en avant et en dehors, en passant entre le muscle accessoire du long fléchisseur et le muscle court fléchisseur commun des orteils. Arrivé entre les muscles de la région plantaire externe et ceux de la région plantaire moyenne, il se divise en une branche superficielle et une branche profonde. Pendant ce trajet il envoie des filets au muscle abducteur du petit orteil et à la partie externe du muscle accessoire.

La *branche superficielle* s'anastomose avec la branche la plus externe du nerf plantaire interne, envoie des filets aux deux muscles lombricaux externes, puis se divise en deux rameaux qui vont fournir le *nerf collatéral plantaire externe du quatrième orteil*, et les *nerfs collatéraux plantaires interne* et *externe du cinquième*.

La *branche profonde* passe obliquement en dedans, entre le muscle abducteur oblique du gros orteil et les muscles interosseux plantaires, décrivant ainsi une courbe à convexité antérieure. De cette courbe partent les filets d'innervation pour tous les muscles interrosseux plantaires et dorsaux, les muscles lombricaux internes, le muscle court fléchisseur du cinquième orteil et l'abducteur transverse du gros orteil. Cette branche profonde se termine elle-même dans le muscle abducteur oblique du premier orteil.

Les nerfs collatéraux plantaires et dorsaux des orteils se comportent comme les nerfs correspondants des doigts, avec cette différence que les nerfs dorsaux innervent presque toute la face dorsale des orteils. Chaque nerf collatéral plantaire n'envoie à la face dorsale qu'un petit rameau sous-unguéal.

Nerf coccygien.

On ne décrit généralement qu'un seul nerf coccygien. Il provient de la partie inférieure du cône médullaire au niveau du corps de la deuxième vertèbre lombaire, traverse les parties lombaire, sacrée et coccygienne du rachis, étant placé de chaque côté du filet terminal, et se divise à la partie inférieure du canal rachidien en une branche antérieure et une branche postérieure.

Branche postérieure.

La branche postérieure du nerf coccygien sort du canal rachidien en traversant la partie latérale du ligament sacro-coccygien postérieur et superficiel. Elle s'anastomose avec les branches postérieures des nerfs sacrés en prenant part à la constitution du *plexus sacré postérieur* et se distribue à la peau de la région coccygienne.

Branche antérieure.

La branche antérieure du nerf coccygien sort du canal rachidien au niveau de la réunion des deux premières vertèbres coccygiennes. Elles est reliée par une anse nerveuse à la branche antérieure du cinquième nerf sacré, avec laquelle elle constitue le *plexus sacro-coccygien* ou *plexus coccygien*.

Plexus coccygien. Le plexus coccygien est donc constitué par l'anastomose qui relie le cinquième nerf sacré au nerf coccygien. Il est relié au plexus sacré par l'anse nerveuse unissant le quatrième au cinquième nerf sacré. Il est uni également à la partie inférieure de la chaine ganglionnaire du sympathique par quelques rameaux communicants.

Du plexus coccygien partent quelques filets nerveux très grêles qui se rendent dans le plexus hypogastrique du sympathique, puis un filet assez volumineux, le nerf *ano-coccygien*, destiné en partie au muscle coccygien, en partie à la peau qui s'étend entre la pointe du coccyx et l'anus.

III. Le myélencéphale.

La structure interne du myélencéphale.

La structure interne de la moelle allongée s'étudie le mieux sur une série de coupes transversales faites dans l'axe nerveux depuis le premier nerf cervical jusqu'au bord inférieur de la protubérance annulaire.

Quand on parcourt ces coupes de bas en haut, en les comparant à des coupes transversales de la moelle, on voit des modifications profondes survenir progressivement dans l'organisation interne de la moelle, modifications qui intéressent ses deux parties constituantes : la substance blanche et la substance grise.

Modifications de la substance blanche.

A. *Cordons postérieurs.* Les fibres courtes des cordons postérieurs se sont terminées dans la substance grise de la moelle. Les fibres longues de ces mêmes cordons, arrivées vers le tiers inférieur du bulbe, se terminent dans des amas de substance grise qui apparaissent au beau milieu du faisceau de GOLL et du faisceau de BURDACH et appelés *noyaux des cordons postérieurs* ou encore *noyaux du faisceau de Goll et du faisceau de Burdach*. Ces noyaux gris sont à la fois des *noyaux de terminaison* pour les fibres longues des cordons postérieurs et des *noyaux d'origine* pour les fibres de la voie centrale reliant ces noyaux gris à la couche optique, ou *voie sensitive médullo-thalamique*. Au sortir de ces noyaux, les fibres de cette voie centrale s'inclinent horizontalement en avant, puis en dedans, pour gagner la ligne médiane au-devant de la coupe du canal central sous le nom de *fibres arciformes internes* et s'y entrecroiser avec les fibres du côté opposé en constituant l'*entrecroisement des fibres sensitives*, appelé quelquefois encore *entrecroisement des fibres du ruban de Reil*.

Au-delà de la ligne médiane ces fibres se courbent en haut, en constituant de chaque côté du raphé, en arrière de la pyramide du bulbe, une large zône blanche, la *couche des fibres sensitives* ou *couche interolivaire* que l'on peut poursuivre de bas en haut jusque dans la protubérance.

En même temps que les fibres des cordons postérieurs se terminent dans les noyaux gris correspondants, on voit ces cordons diminuer de volume, puis disparaître, amenant ainsi progressivement le canal central jusqu'à la surface dorsale du bulbe. Comme ce canal central s'élargit à ce niveau il se transforme ainsi en quatrième ventricule par simple disparition des parties constituantes des cordons postérieurs.

B. *Cordons latéraux.* Les fibres des cordons latéraux de la moelle subissent également des déplacements considérables.

Fibres cortico-spinales. A la partie inférieure du bulbe, on voit les fibres cortico-spinales de la zône pyramidale latérale s'incliner en avant et en dedans, traverser la substance grise à la base de la corne antérieure et arriver ainsi au fond de la fissure médiane où elles s'entrecroisent avec celles du côté opposé en constituant la *décussation des pyramides*. Après entrecroisement ces fibres cortico-spinales, venues du cordon latéral, se réunissent avec les fibres cortico-spinales du cordon antérieur pour former un faisceau volumineux faisant saillie sur toute l'étendue de la face antérieure du bulbe, de chaque côté de la fissure médiane, et connu sous le nom de *pyramide du bulbe*.

Fibres du faisceau de Flechsig. Après le départ des fibres cortico-spinales, le cordon latéral de la moelle, devenu *faisceau latéral du bulbe*, abandonne les fibres du faisceau de FLECHSIG ou faisceau médullo-cérébelleux dorsal. Les fibres de ce faisceau, en remontant dans le bulbe, s'inclinent, en effet, lentement en arrière. Elles croisent la face externe de la racine descendante du trijumeau pour prendre part à la constitution du corps restiforme ou partie externe du pédoncule cérébelleux inférieur.

Faisceau hétérogène. Ce qui reste alors des fibres longues du cordon latéral de la moelle : les fibres ascendantes du faisceau de GOWERS et les fibres descendantes rubro-spinales et réticulo-spinales de la zône pyramidale latérale, forme le *faisceau hétérogène.* Celui-ci monte à travers toute la hauteur du bulbe, entre l'olive bulbaire placée en avant et le pédoncule cérébelleux inférieur situé en arrière.

C. *Cordons antérieurs.* En passant de la moelle épinière dans le bulbe, chaque cordon antérieur augmente considérablement de volume :

1º par l'arrivée des fibres cortico-spinales du cordon latéral venant former, avec les fibres cortico-spinales du cordon antérieur, la pyramide du bulbe.

2º par l'arrivée des fibres de la voie médullo-thalamique qui viennent former les fibres de la couche interolivaire immédiatement en arrière de chaque pyramide.

Les fibres longues du cordon antérieur : fibres vestibulo-spinales, fibres réticulo-spinales antérieures et fibres du faisceau longitudinal postérieur, refoulées en arrière forment une mince zône de substance blanche le long de la face ventrale de la substance grise.

Modifications de la substance grise.

Par suite de l'ouverture du canal central et sa transformation en quatrième ventricule, la forme de la substance grise se modifie considérablement. Sur toute la longueur du plancher de ce ventricule on trouve une zône continue de substance grise. Au niveau du trigone de l'hypoglosse cette masse grise forme le noyau d'origine du nerf hypoglosse ; au niveau de l'aile grise, le plancher du quatrième ventricule présente deux noyaux distincts : un noyau externe qui appartient au nerf pneumo-gastrique et qui forme le *noyau moteur dorsal* de ce nerf ; un noyau interne situé en dedans d'un petit faisceau de fibres descendantes connu sous le nom de *faisceau solitaire,* c'est le *noyau du faisceau solitaire.*

Dans la partie ventrale du bulbe, entre la pyramide et le faisceau latéral, apparaît une lamelle de substance grise, repliée sur elle-même. C'est l'*olive du bulbe*. Elle fait saillie sur toute la moitié supérieure de la face ventrale du bulbe. On admet que les cellules de cette lamelle grise donnent origine à des fibres nerveuses qui passent la ligne médiane, traversent l'olive du côté opposé pour prendre part à la constitution du corps restiforme et se rendre par là au cervelet. Ce sont des *fibres olivo-cérébelleuses*.

En dehors de l'olive, au beau milieu de la formation réticulaire, on rencontre encore une mince colonne grise connue sous le nom de *noyau ambigu*. C'est un noyau moteur appartenant à la fois au nerf pneumo-gastrique et au nerf glosso-pharyngien.

On y rencontre encore une autre masse grise, appelée *noyau latéral du bulbe*. Elle donne origine à des fibres nerveuses, *nucléo-cérébelleuses*, qui se dirigent en arrière pour entrer dans la constitution du corps restiforme et par là se rendre au cervelet.

Fibres appartenant en propre au myélencéphale.

Fibres arciformes externes. Sur la face externe du bulbe, on voit des fibres nerveuses sortir de la fissure médiane, contourner la pyramide et l'olive et se rendre dans le corps restiforme. Ces fibres arciformes externes sont des *fibres réticulo-cérébelleuses* directes et croisées ayant leurs cellules d'origine dans la formation réticulaire du bulbe et qui se terminent dans l'écorce grise cérébelleuse.

Corps restiforme. Au moment où les fibres des cordons postérieurs se terminent dans les noyaux de ces cordons, on voit apparaître, sur la face postérieure du bulbe, deux faisceaux blancs qui délimitent, de chaque côté, le triangle inférieur du plancher du quatrième ventricule. Ce sont les corps restiformes ou parties externes des pédoncules cérébelleux inférieurs. Chaque corps restiforme, en montant dans le bulbe, se constitue lentement par la réunion d'un grand nombre de fibres :

1°) *fibres médullo-cérébelleuses* ou continuation dans le bulbe des fibres du faisceau de FLECHSIG de la moelle.

2°) *fibres olivo-cérébelleuses* reliant l'olive du bulbe d'un côté à l'hémisphère cérébelleux du côté opposé.

3°) *fibres nucléo-cérébelleuses* et

4°) *fibres réticulo-cérébelleuses*.

Racine descendante du trijumeau. A travers toute la hauteur du bulbe, on trouve, entre la coupe du faisceau latéral et celle du corps restiforme, la coupe de la racine descendante du nerf trijumeau. Le long de la face interne de cette racine se trouve une colonne grise : le *noyau terminal du trijumeau*, noyau de terminaison pour les fibres sensitives du nerf de la cinquième paire en même temps que noyau d'origine pour les fibres de la voie centrale de ce nerf. Ces fibres, au sortir de la masse grise, se dirigent en dedans, passent le raphé pour se recourber en haut dans la partie latérale de la formation réticulaire et former une voie ascendante qui se laisse poursuivre jusqu'à la couche optique.

La circulation du myélencéphale.

Circulation artérielle. Toutes les artères qui arrivent au bulbe proviennent, comme branches collatérales, des deux artères vertébrales. Celles-ci naissent des artères sous-clavières. La vertébrale gauche est généralement plus volumineuse que la vertébrale droite. Elle provient de l'artère sous-clavière correspondante, un peu avant que cette artère ne se recourbe en dehors pour s'engager entre les muscles scalènes. Elle se trouve donc dans l'axe même de l'ondée sanguine venant du cœur. La vertébrale droite, au contraire, naît de la sous-clavière correspondante lorsque celle-ci s'est déjà recourbée au-dessus de la première côte.

Chaque artère vertébrale se dirige alors en arrière, passe entre les apophyses transverses de la sixième et de la septième vertèbre cervicale, puis se recourbe en haut pour monter verticalement, dans un trajet flexueux, à travers les trous transversaires des vertèbres cervicales supérieures. Entre l'axis et l'atlas, elle décrit une forte courbure verticale, puis se recourbe horizontalement en arrière pour contourner les masses latérales de l'atlas. L'artère perfore alors, entre l'arc postérieur de l'atlas et le pourtour postérieur du trou occipital, le ligament occipito-atloïdien postérieur, puis la dure-mère et pénètre ainsi dans la boîte cranienne. Elle se dirige en haut, en avant et en dedans, en contournant quelque peu la moelle allongée, pour venir se placer entre la moelle allongée et la gouttière basilaire de l'occipital. Pendant ce trajet elle se rapproche insensiblement de l'artère vertébrale du côté opposé et se fusionne avec elle en un tronc volumineux, le *tronc basilaire*, un peu en dessous de la protubérance annulaire.

Pour arriver du cœur jusqu'à la moelle allongée, l'ondée sanguine se trouve donc considérablement affaiblie par le trajet tortueux des artères vertébrales.

Pendant leur trajet sur la face latérale et la face antérieure du bulbe, les artères vertébrales fournissent de nombreuses artères collatérales.

La plus volumineuse est destinée au cervelet, c'est l'*artère céré-belleuse inférieure*. Elle naît de la vertébrale près de la partie inférieure du bulbe, contourne ce dernier en arrière et en dedans et va se rendre à la face inférieure du cervelet. Au moment où elle décrit sa première courbure, elle donne une branche collatérale, l'*artère spinale postérieure*, destinée à la partie postérieure de la moitié inférieure du bulbe et à la face postérieure de la moelle épinière.

Tout près de la formation du tronc basilaire, chaque artère verté-brale fournit encore, du côté interne, une artère importante : l'*artère spinale antérieure*. Elle se dirige en bas et en dedans, se réunit sur la ligne médiane avec l'artère spinale du côté opposé et descend sur la face antérieure de la moelle vis-à-vis de la fissure médiane longitudi-nale antérieure.

De ces gros troncs artériels : artères vertébrales, artère spinale antérieure et artères spinales postérieures, partent des artères plus petites destinées à s'épuiser dans le bulbe : ce sont les *artères nourri-cières du bulbe*.

On les divise en trois groupes :

1º Les *artères médianes* ou *artères des noyaux* destinées à porter le sang aux noyaux gris du plancher du quatrième ventricule.

2º Les *artères radiculaires* qui accompagnent les fibres radiculaires des nerfs périphériques.

3º Les *artères accessoires* destinées aux couches périphériques du bulbe.

Artères médianes. On les divise, d'après leur situation, en *artères médianes antérieures* et *artères médianes postérieures*.

Les *artères médianes antérieures* naissent de l'artère spinale anté-rieure ou de la partie inférieure du tronc basilaire. Elles se dirigent horizontalement en arrière, pénètrent dans la fissure médiane anté-rieure, traversent le raphé d'avant en arrière, et, arrivées sur le plan-cher du quatrième ventricule, en dessous de l'épendyme, elles se re-courbent en dehors pour se terminer dans les noyaux gris de ce plancher.

Pendant leur trajet antéro-postérieur dans le bulbe, elles four-nissent quelques fines branches collatérales aux parties blanches voisines. Ces artères médianes antérieures correspondent donc aux artères du sillon de la moelle.

14

Les *artères médianes postérieures* proviennent des artères spinales correspondantes. L'artère spinale postérieure est une branche de l'artère cérébelleuse inférieure. Arrivée sur la face postérieure du bulbe, elle se divise en une branche ascendante destinée à la moitié inférieure du bulbe et une branche descendante qui se rend à la moelle cervicale.

Les branches ascendantes des artères spinales postérieures fournissent, en dehors, des artères plus petites pour les parties latérales du bulbe, et, en dedans, des artères très fines qui pénètrent dans le sillon médian postérieur : ce sont les artères médianes postérieures destinées à la substance blanche des cordons postérieurs.

Artères radiculaires. Les artères radiculaires proviennent directement des deux artères vertébrales. Ce sont des artères excessivement fines qui se dirigent transversalement en dehors, pénètrent dans les filets radiculaires des nerfs qui dépendent du bulbe : l'hypoglosse, le pneumo-gastrique et le glosso-pharyngien, puis se divisent en une branche centrale et une branche périphérique. La branche périphérique s'épuise dans la partie voisine du nerf. La branche centrale accompagne les fibres radiculaires jusqu'à leur noyau d'origine et là se résout en réseau capillaire.

Chaque noyau d'origine d'un nerf périphérique reçoit donc le sang artériel de deux sources différentes : des artères médianes voisines et des artères radiculaires.

Un fait important à noter c'est que toutes ces artères médianes et radiculaires sont des *artères terminales* dans le sens de COHNHEIM, c'est-à-dire que ces artères ne s'anastomosent jamais entre elles, si ce n'est par leur réseau capillaire.

Artères accessoires. Ce sont de petites branches nées des artères vertébrales, des artères radiculaires, artères spinales ou artères cérébelleuses inférieures et qui se rendent dans la partie voisine de la substance blanche du bulbe. Parmi ces artérioles, quelques-unes suivent les filets radiculaires du nerf hypoglosse et pénètrent dans l'olive.

Circulation veineuse. Les veines suivent le trajet des artères et viennent se déverser dans les grosses veines périphériques qui forment plexus à la face externe du bulbe.

Les nerfs périphériques dépendant du myélencéphale.

Les nerfs périphériques qui dépendent de l'axe cérébro-spinal se divisent en nerfs spinaux et en nerfs cérébraux. Les nerfs spinaux, au nombre de 31 paires, proviennent de la moelle épinière. Les nerfs cérébraux, appelés aussi nerfs craniens, proviennent de l'encéphale. On compte douze paires de nerfs craniens que l'on désigne par leur numéro d'ordre en allant du cerveau terminal vers le myélencéphale. La première paire, le nerf olfactif, I, provient du cerveau terminal ou télencéphale ; la deuxième paire, le nerf optique, II, dépend du cerveau intermédiaire ou diencéphale. Le nerf oculo-moteur commun, III, provient du cerveau moyen ou mésencéphale. Le nerf pathétique, IV, quatrième paire, est en connexion avec l'isthme du rhombencéphale. Les quatre paires suivantes : le nerf trijumeau, V, l'oculo-moteur externe, VI, le facial, VII, et l'acoustique, VIII, dépendent du métencéphale. Enfin du myélencéphale proviennent la neuvième paire, le nerf glosso-pharyngien, IX ; la dixième paire, le nerf pneumo-gastrique, X ; la onzième paire, le nerf accessoire de WILLIS, XI et la douzième paire, le nerf grand hypoglosse, XII.

Pour compléter l'étude du myélencéphale, il nous reste donc à décrire l'origine réelle, l'origine apparente et le trajet périphérique des quatre dernières paires de nerfs craniens.

XII. Le nerf grand hypoglosse.

Le nerf grand hypoglosse, la douzième paire des nerfs craniens, est un nerf exclusivement moteur. Il provient du bulbe et va innerver tous les muscles de la langue.

Il a son *origine réelle* dans une longue colonne de substance grise située en partie au-devant et en dehors du canal central dans la moitié inférieure de la moelle allongée, en partie directement en dessous du plancher du quatrième ventricule, de chaque côté de la ligne médiane, dans la moitié supérieure du bulbe. La partie supérieure de cette colonne grise se trouve au niveau de l'aile blanche interne, que nous avons décrite sur la face postérieure du bulbe et qu'on appelle encore, à cause du voisinage de ce noyau d'origine, le trigone de l'hypoglosse. Cette colonne grise est formée de cellules nerveuses volumineuses entremêlées de fibrilles nerveuses.

Ces cellules nerveuses sont des cellules radiculaires. Leur prolongement cylindraxile se dirige horizontalement en avant et en dehors, et devient le cylindre-axe d'une fibre radiculaire.

Les fibrilles nerveuses forment, dans toute la longueur de cette colonne grise, un plexus inextricable. Elles représentent, sans aucun doute, des ramifications cylindraxiles collatérales et terminales venant se mettre en contact avec les cellules radiculaires. Pour le moment, on ignore encore d'où viennent toutes ces fibrilles nerveuses. Ce qui est certain, c'est qu'un grand nombre d'entre elles doivent être considérées comme les ramifications terminales de fibres nerveuses provenant, au moyen de la voie pyramidale, des cellules nerveuses motrices de l'écorce grise de l'hémisphère cérébral du côté opposé. Pour atteindre le noyau d'origine du nerf hypoglosse, ces fibres motrices d'origine corticale doivent donc passer la ligne médiane en un point quelconque de leur trajet.

Un point encore soumis à discussion est celui de savoir si toutes les fibres du nerf hypoglosse proviennent de cellules nerveuses placées du même côté du bulbe, ou bien si chaque nerf périphérique ne renferme pas quelques fibres provenant du noyau d'origine placé dans la moitié opposée. Les fibres radiculaires du nerf hypoglosse présentent-elles une décussation partielle ?

La méthode de NISSL a permis de résoudre la question d'une manière définitive. Quand on sectionne le nerf hypoglosse chez un animal quelconque, et qu'après une dizaine de jours on examine des coupes du bulbe, on n'observe de modifications que dans les cellules du noyau du côté correspondant, tandis que *toutes* les cellules du noyau opposé restent normales.

Quand on arrache le nerf hypoglosse et qu'on laisse survivre l'animal 40 à 50 jours, toutes les cellules du noyau du côté correspondant ont disparu. Si on examine alors l'état des fibres radiculaires par la méthode de MARCHI, on trouve que toutes les fibres, envahies par la dégénérescence wallérienne indirecte, proviennent de la masse grise du côté correspondant et qu'aucune d'entre elles ne se laisse poursuivre jusque dans le noyau du côté opposé. Nous pouvons conclure de ces faits que les fibres radiculaires du nerf hypoglosse ne subissent pas d'entrecroisement ; toutes les fibres renfermées dans le tronc périphérique sont donc des *fibres directes*.

Les fibres radiculaires du nerf hypoglosse, réunies en faisceaux plus ou moins volumineux, traversent d'arrière en avant toute l'épaisseur du bulbe. Elles longent en dehors la couche des fibres sensitives, passent le long de la face interne de l'olive et sortent du bulbe par le sillon collatéral antérieur situé entre la pyramide antérieure qui est en dedans, l'olive et le cordon latéral placés en dehors.

C'est dans ce sillon collatéral antérieur que le nerf hypoglosse a son *origine apparente.*

Cette origine se fait au moyen de dix à douze petits faisceaux qui se dirigent, en convergeant, en avant et en dehors. Ils se réunissent en deux faisceaux plus volumineux qui traversent séparément la dure-mère cranienne, puis se fusionnent en un tronc unique. Celui-ci sort du crâne par le canal condylien.

Trajet périphérique. Au sortir du canal, le nerf grand hypoglosse descend dans le triangle pharyngo-maxillaire, en arrière du nerf pneumo-gastrique et de la veine jugulaire interne. Il s'accole alors au ganglion plexiforme du pneumo-gastrique, contourne ce ganglion en dehors, passe entre la veine jugulaire interne et la carotide interne, sous le muscle stylo-hyoïdien et le ventre postérieur du muscle digastrique. Il croise la carotide externe et arrive ainsi au bord antérieur du muscle sterno-cléido-mastoïdien. Là, il se recourbe en avant, en suivant la courbure du muscle digastrique, un peu au-dessus de la grande corne de l'os hyoïde, étant situé sur la face externe du muscle hyo-glosse qui le sépare de l'artère linguale. Il s'enfonce alors au-dessus du muscle mylo-hyoïdien et pénètre dans le noyau musculaire de la langue.

Dans ce trajet, le nerf grand hypoglosse fournit des branches anastomotiques, des branches collatérales et des branches terminales.

Branches anastomotiques. Le nerf grand hypoglosse s'anastomose :

1º Avec le ganglion cervical supérieur du sympathique, au sortir du canal condylien.

2º Avec le ganglion plexiforme du pneumo-gastrique pendant que le nerf grand hypoglosse contourne ce ganglion.

3º Avec l'anse nerveuse qui unit l'une à l'autre les branches antérieures des deux premiers nerfs cervicaux. D'après les recherches de HOLL, cette anastomose amènerait au nerf hypoglosse des fibres des nerfs cervicaux. Celles-ci remontent en partie dans le tronc de l'hypoglosse pour se rendre aux muscles grand droit et petit droit antérieurs de la tête ; elles descendent en partie dans le tronc de l'hypoglosse pour se rendre, soit dans l'anse nerveuse que forme ce nerf avec le

plexus cervical, et, par là, dans les muscles de la région sous-hyoïdienne, soit dans les muscles thyro-hyoïdien et génio-hyoïdien.

4º Avec le nerf lingual. Cette anastomose se fait sur la face externe
du muscle hyo-glosse.

Ces nombreuses anastomoses expliquent comment le nerf grand
hypoglosse, à son origine exclusivement moteur, puisse renfermer, dans
son trajet périphérique, des fibres sensitives.

Branches collatérales. Outre les filets d'innervation qu'il donne
aux deux muscles droits antérieurs de la tête et qui lui viennent des
nerfs cervicaux, le nerf grand hypoglosse fournit encore plusieurs
branches collatérales :

1º Un *rameau récurrent* méningé.

2º La *branche descendante* de l'hypoglosse. Elle se détache du tronc
nerveux au moment où il croise la carotide externe. Elle se porte
directement en bas, se place généralement sur la face externe de la
carotide primitive, devant ou derrière la veine jugulaire interne, et
s'anastomose, vers le milieu de la région sous-hyoïdienne, avec une
branche descendante du plexus cervical, constituant ainsi une anse à
concavité supérieure appelée *anse nerveuse de l'hypoglosse.*

De la convexité de cette anse partent des rameaux musculaires
destinés aux muscles de la région sous-hyoïdienne : le ventre postérieur du muscle omo-hyoïdien, les muscles sterno-hyoïdien et sterno-
thyroïdien. Ces fibres d'innervation des muscles de la région sous-
hyoïdienne proviennent en réalité des nerfs cervicaux, soit par la
branche descendante du plexus cervical, soit par l'anastomose de
l'hypoglosse avec les deux premiers nerfs cervicaux.

3º Le *nerf du ventre antérieur du muscle omo-hyoïdien.*

4º Le *nerf du muscle thyro-hyoïdien.* Il provient de l'hypoglosse
tout près de la grande corne de l'os hyoïde. Ce sont des fibres d'emprunt qui viennent du plexus cervical par l'anse nerveuse de l'hypoglosse.

5º Un *rameau pour le muscle génio-hyoïdien.* Il est formé également
de fibres provenant du plexus cervical.

Branches terminales. Par ses branches terminales, le nerf hypoglosse innerve tous les muscles de la langue : le stylo-glosse, l'hyo-
glosse, le génio-glosse et le lingual. Ces filets d'innervation appartiennent exclusivement au nerf grand hypoglosse.

XI. Le nerf accessoire de Willis.

Le nerf accessoire de WILLIS ou nerf spinal est exclusivement moteur. On le considère généralement comme formé de deux parties : une *partie médullaire* provenant de la plus grande partie de la moelle cervicale, et une *partie bulbaire* représentée par un certain nombre de filets radiculaires sortant de la partie inférieure du sillon collatéral dorsal du bulbe. Ces deux parties se réunissent en un tronc unique. Celui-ci sort de la boîte cranienne par le trou déchiré postérieur, puis se divise en deux branches terminales : un rameau interne se jetant tout entier dans le nerf pneumo-gastrique, et un rameau externe qui va innerver le muscle sterno-cléïdo-mastoïdien et le muscle trapèze.

Origine réelle. La *partie médullaire* du nerf de WILLIS a son origine réelle dans les cellules radiculaires de la corne latérale de la moelle cervicale sur toute la hauteur des 5 à 7 premiers segments cervicaux.

Quand on coupe le nerf de WILLIS dans la cavité rachidienne chez le lapin et que, après une survie d'une dizaine de jours, on recherche les cellules lésées dans le névraxe, on trouve en chromolyse toutes les cellules motrices en connexion avec le nerf de la onzième paire. Ces cellules lésées occupent la partie latérale de la corne antérieure. Elles représentent le noyau d'origine des fibres de la partie spinale.

Si on arrache le nerf à la base du crâne, et qu'on laisse survivre l'animal 3o à 4o jours, afin de permettre à la dégénérescence wallérienne indirecte d'envahir toutes les fibres du bout central, on peut poursuivre, sur une série de coupes transversales pratiquées dans toute l'étendue de la moelle cervicale, le trajet particulier que les fibres radiculaires y décrivent pour se rendre de leur origine réelle dans la corne grise antérieure jusqu'à leur origine apparente sur la face latérale de la moelle. Ces coupes montrent que les cylindres-axes des cellules radiculaires commencent par se diriger horizontalement en arrière jusque près de la base de la corne grise postérieure. Là, ils se réunissent en un petit faisceau distinct, qui monte verticalement en haut étant situé au sein de la substance grise; après un trajet de longueur variable il se coude transversalement en dehors, pour sortir de la moelle épinière immédiatement au-devant du sillon collatéral dorsal.

Dans la partie inférieure du myélencéphale on trouve encore des cellules lésées dans une longue colonne grise située de chaque côté de la ligne médiane, en arrière de la partie inférieure du noyau de l'hypoglosse.

Cette colonne cellulaire se continue directement, en haut, avec le noyau moteur dorsal du vague constituant ainsi un noyau unique que l'on a désigné, avec MATH. DUVAL, sous le nom de noyau *pneumo-spinal* ou *vago-spinal*.

Les deux tiers inférieurs environ de ce noyau vago-spinal sont formés exclusivement par les cellules d'origine des *fibres bulbaires* du nerf de WILLIS.

Origine apparente. Les fibres de la portion spinale ont leur origine apparente sur la face latérale de la moelle cervicale, un peu au-devant des faisceaux radiculaires postérieurs des cinq ou six premiers nerfs cervicaux. Cette origine se fait par une série de filets nerveux qui se dirigent en dehors et se réunissent en un seul tronc. Celui-ci remonte dans le canal rachidien jusqu'à la partie inférieure du bulbe, pénètre dans la boîte cranienne en passant par le trou occipital et reçoit les filets d'origine de la portion bulbaire. Ceux-ci sortent de la partie inférieure du sillon collatéral postérieur du bulbe, en dessous des filets d'origine du nerf pneumo-gastrique. Ils se dirigent horizontalement en dehors et vont se joindre au tronc formé par les fibres spinales.

Toutes les fibres qui entrent dans la constitution de ce nerf sont des *fibres directes*, elles proviennent toutes des masses grises situées dans la moitié correspondante de l'axe nerveux.

Trajet périphérique. Le tronc unique du nerf accessoire de WILLIS ainsi constitué se dirige en dehors vers le trou déchiré postérieur, par lequel il sort de la boite cranienne, immédiatement derrière le nerf pneumo-gastrique, au-devant du sinus latéral qui va se continuer avec la veine jugulaire interne. Sorti du crâne, l'accessoire de WILLIS se divise directement en deux branches terminales.

Pendant son trajet ascendant dans le canal rachidien, le nerf spinal s'anastomose d'une façon presque constante avec les racines postérieures des nerfs cervicaux.

Branches terminales. La branche interne du nerf spinal se jette tout entière dans le nerf pneumo-gastrique.

La branche externe descend obliquement en dehors, derrière ou devant la veine jugulaire interne, passe sous l'insertion supérieure du muscle stylo-hyoïdien et du ventre supérieur du muscle digastrique, gagne ainsi la face profonde du muscle sterno-cléido-mastoïdien et traverse ce muscle vers l'union du tiers supérieur avec le tiers moyen, en lui abandonnant des filets d'innervation. Il parcourt ensuite, de haut en bas, le triangle sus-claviculaire et se termine dans le muscle trapèze.

Il résulte des recherches anatomiques et expérimentales d'un grand nombre d'auteurs que ce sont les fibres *bulbaires* seules qui se rendent dans le tronc du nerf vague par la branche interne du nerf spinal.

Ces fibres bulbaires sont exclusivement des fibres *motrices*.

On a beaucoup discuté sur la valeur physiologique de ces fibres qui, par la branche interne du nerf accessoire, se rendent dans le tronc du nerf pneumo-gastrique.

Il résulte de toutes les recherches expérimentales que nous avons faites sur le lapin que les fibres motrices que le nerf de WILLIS abandonne au nerf vague ne sont destinées ni à l'estomac, ni au cœur, mais qu'elles pénètrent toutes dans le nerf laryngé inférieur et interviennent dans l'innervation des muscles du larynx.

On peut maintenant se demander si les fibres *bulbaires* du nerf de WILLIS appartiennent bien en propre au nerf de la onzième paire, ou bien s'il ne convient pas de les rattacher au nerf pneumo-gastrique.

Si l'on considère : 1º Que les fibres bulbaires du nerf spinal se rendent à certains muscles du larynx, alors que les autres muscles laryngés sont innervés par le nerf pneumo-gastrique.

2º Que les fibres bulbaires du nerf spinal proviennent de la moitié inférieure d'une longue colonne grise dont la moitié supérieure appartient incontestablement au nerf pneumo-gastrique.

3º Que les fibres motrices que le pneumo-gastrique abandonne au larynx proviennent de cette même colonne cellulaire.

4º Que chez certains animaux les fibres *bulbaires* du nerf de WILLIS restent indépendantes des fibres médullaires et se jettent directement dans le tronc du vague, on aura des motifs suffisants pour admettre que les filets radiculaires inférieurs du bulbe sont indépendants du nerf de WILLIS, qu'ils ne font que s'accoler momentanément au nerf spinal, pendant leur passage à travers le trou déchiré postérieur, pour rentrer ensuite dans le tronc du vague. Le nerf de WILLIS devient donc un nerf *exclusivement médullaire*, ainsi que WILLIS lui-même l'avait décrit il y a plus de deux cents ans. Il provient de la partie latérale de la corne antérieure de la moelle cervicale et va innerver (avec certains filets nerveux provenant du plexus cervical) le muscle sterno-cléido mastoïdien et le muscle trapèze.

X. Le nerf pneumo-gastrique.

Les deux *nerfs pneumo-gastriques*, appelés encore *nerfs vagues*, constituent la dixième paire des nerfs craniens. Ils proviennent de la moelle allongée, sortent du crâne par les trous déchirés postérieurs, parcourent de haut en bas toute la région cervicale et toute la région thoracique, pour traverser le diaphragme et se terminer dans les parois de l'estomac, dans le foie et dans le plexus solaire du sympathique. Ce sont des nerfs mixtes qui abandonnent sur leur trajet des branches d'innervation motrices et sensibles à tous les viscères du cou, du thorax et à une partie des viscères de l'abdomen.

Origine réelle. Chaque nerf pneumo-gastrique présente deux noyaux d'origine, l'un pour sa partie motrice et l'autre pour sa partie sensitive.

Origine des fibres motrices. Pour déterminer d'une manière précise la place occupée dans le myélencéphale par les cellules d'origine de ses fibres motrices, nous devons avoir recours à des recherches expérimentales. Si l'on coupe, chez le lapin, le nerf de la dixième paire dans le voisinage immédiat de la base du crâne et que l'on cherche, au bout d'une dizaine de jours, la place occupée par les cellules en état chromolytique, on trouve que les cellules lésées forment deux colonnes cellulaires nettement distinctes : une colonne ventrale et une colonne dorsale.

La colonne ventrale est formée de cellules volumineuses. C'est le *noyau moteur ventral du vague* ou *noyau moteur à grosses cellules*. Il correspond, en majeure partie, au *noyau ambigu* des auteurs. La colonne dorsale est formée de cellules beaucoup plus petites, le *noyau moteur dorsal* ou *noyau moteur à petites cellules*.

Le *noyau moteur ventral* ou *noyau ambigu* commence, par une partie épaissie, immédiatement en dessous du noyau du facial. Il constitue une colonne cellulaire d'environ quatre millimètres de longueur, plus ou moins continue, que l'on peut poursuivre, au milieu de la formation réticulaire, jusqu'au niveau de l'extrémité inférieure du noyau de l'hypoglosse. Ce noyau est formé de cellules volumineuses dont l'axone se dirige d'abord en arrière et en dedans vers la profondeur du bulbe. Arrivé dans le voisinage du faisceau solitaire, il se recourbe sur lui-même pour se diriger en dehors et sortir de l'axe cérébro-spinal par le sillon collatéral dorsal du myélencéphale.

Le *noyau moteur dorsal* représente une longue colonne cellulaire, plus ou moins fusiforme, d'environ sept millimètres de longueur. Sa moitié inférieure accompagne le noyau de l'hypoglosse, en arrière duquel elle est placée. Elle donne naissance aux fibres radiculaires inférieures du nerf vague. La moitié supérieure du noyau dorsal apparaît sur le plancher du quatrième ventricule, où elle forme la partie interne de la région grise appelée *aile grise* ou *trigone du vague*.

Toutes les fibres radiculaires motrices sont des *fibres directes*.

Origine des fibres sensitives. Les fibres sensitives du nerf pneumogastrique ont leurs cellules d'origine en dehors de l'axe cérébro-spinal, dans deux ganglions situés sur le trajet du nerf : le supérieur s'appelle le *ganglion jugulaire* et l'inférieur constitue le *ganglion plexiforme*. Ces ganglions du pneumo-gastrique sont formés en majeure partie de cellules nerveuses unipolaires dont le prolongement unique se bifurque, à une distance variable de la cellule d'origine, en une branche centrale et une branche périphérique. Celle-ci devient le cylindre-axe d'une fibre périphérique et va se terminer dans une des muqueuses où le nerf vague porte la sensibilité. La branche interne devient le cylindre-axe d'une fibre centrale. Elle pénètre dans la moelle allongée par le sillon collatéral postérieur et, arrivée au niveau du faisceau solitaire, elle se bifurque en une branche descendante qui devient fibre constitutive de ce faisceau et une branche horizontale ou quelque peu ascendante ; celle-ci va se terminer dans la partie supérieure de la masse grise longeant la face interne du faisceau solitaire et connue sous le nom de *noyau du faisceau solitaire* ou *noyau terminal* des fibres sensitives des nerfs *IX* et *X*.

C'est dans ce noyau que se terminent les prolongements cylindraxiles des éléments nerveux sensitifs périphériques appartenant à ces deux nerfs. C'est là aussi que se trouvent les cellules nerveuses des neurones sensitifs de second ordre dont les prolongements cylindraxiles vont se rendre dans les parties supérieures de l'axe nerveux.

Les branches descendantes de ces fibres sensitives peuvent être poursuivies, dans le *faisceau solitaire* ou *racine descendante*, jusqu'au niveau de l'extrémité supérieure de la moelle cervicale. Elles émettent, sur leur trajet, de nombreuses collatérales et se terminent dans une masse grise qui longe cette racine en dedans et qui forme la partie inférieure du *noyau terminal* du vague.

Origine apparente. Toutes les fibres du nerf vague ont leur origine apparente sur la face latérale du bulbe, dans la plus grande partie du sillon collatéral postérieur, au dessous des filets radiculaires du nerf glosso-pharyngien. Cette origine se fait par de nombreux petits filets radiculaires qui se dirigent en dehors en convergeant les uns vers les autres.

Trajet périphérique. Du sillon collatéral postérieur du bulbe, les faisceaux radiculaires du nerf vague se dirigent en haut et en dehors vers le trou déchiré postérieur. Les supérieurs et les moyens, réunis en un tronc unique, traversent la dure-mère cranienne au-devant du nerf glosso-pharyngien. A leur sortie du crâne, ils présentent un renflement en forme de nœud ; c'est le *ganglion jugulaire.*

Les filets inférieurs vont s'accoler momentanément aux fibres médullaires du nerf accessoire avec lesquelles ils traversent le trou déchiré postérieur. Une fois sortis de la boite crannienne, ces filets quittent le nerf accessoire dont ils constituent la branche interne, pour rentrer dans le tronc du vague. Celui-ci s'élargit et présente un ganglion volumineux : le *ganglion plexiforme.*

Le ganglion jugulaire et le ganglion plexiforme du pneumo-gastrique appartiennent aux fibres sensitives de ce nerf et représentent un ganglion spinal.

Le nerf pneumo-gastrique descend verticalement dans toute la région cervicale, étant situé au-devant de la colonne vertébrale, dans la gaine des gros vaisseaux du cou, entre la veine jugulaire interne et le carotide interne en haut, entre la veine jugulaire interne et la carotide primitive en bas.

Le nerf pneumo-gastrique pénètre ensuite dans la cage thoracique.

A droite, il passe entre la veine et l'artère sous-clavière, donne au bord inférieur de cette artère son *rameau récurrent* ou *nerf laryngé inférieur droit*, passe derrière la bronche droite et se rend à la face postérieure de l'œsophage. A gauche, il descend entre la carotide primitive et l'artère sous-clavière gauche, passe derrière le tronc veineux brachio-céphalique gauche, puis au-devant de la crosse de l'aorte. Au bord inférieur de cette crosse, il abandonne le *nerf récurrent* ou *nerf laryngé inférieur gauche*. Il passe ensuite derrière la bronche gauche et se rend sur la face antérieure de l'œsophage.

Les deux nerfs vagues, enlaçant l'œsophage, traversent le diaphragme et pénètrent dans la cavité abdominale. Le pneumo-gastrique gauche se termine dans la face antérieure de l'estomac. Le pneumo-gastrique droit aboutit à la face postérieure de l'estomac et donne une branche au ganglion semi-lunaire droit du plexus solaire appartenant au sympathique.

Pendant ce long trajet, chaque nerf pneumo-gastrique émet des branches anastomotiques, des branches collatérales et des branches terminales.

Branches anastomotiques. Depuis le ganglion jugulaire jusqu'à l'extrémité inférieure du ganglion plexiforme, le nerf vague s'anastomose :

1º avec le ganglion pétreux du nerf glosso-pharyngien,

2º avec le ganglion cervical supérieur du sympathique,

4º avec le nerf grand hypoglosse au moment où celui-ci contourne le ganglion plexiforme.

Branches collatérales. Pour la facilité de la description des nombreuses branches collatérales qui proviennent du nerf vague, on les divise en branches cervicales, branches thoraciques et branches abdominales.

Dans sa *portion cervicale*, le nerf pneumo-gastrique donne :

1º Un *rameau méningé* à la dure-mère voisine du trou déchiré postérieur.

2º Le *rameau auriculaire du vague*. Celui-ci provient du ganglion jugulaire, reçoit un rameau anastomotique du nerf glosso-pharyngien et se dirige en dehors, en contournant quelque peu la veine jugulaire interne. Il traverse alors l'os temporal dans un canal particulier appelé *canal mastoïdien*, s'anastomose dans ce trajet avec un rameau du nerf facial et va se distribuer à la face externe de la membrane du tympan et à la peau de la paroi supérieure et postérieure du conduit auditif externe.

3º Les *rameaux pharyngiens*. Ils sont au nombre de deux. Ces rameaux proviennent du ganglion plexiforme, se dirigent obliquement en bas et en dedans, en passant entre la carotide interne et la carotide externe et, arrivés sur la paroi latérale du pharynx, à la hauteur du muscle constricteur moyen, ils s'anastomosent avec des branches du nerf glosso-pharyngien et du sympathique pour constituer le *plexus pharyngien*, d'où partent les filets d'innervation pour les muscles et la muqueuse du pharynx.

4° Le *nerf laryngé supérieur*. Il quitte le nerf vague vers l'extrémité inférieure du ganglion plexiforme, se dirige en bas et en dedans sur la face interne de la carotide interne et, arrivé près de l'os hyoïde, il se divise en un rameau externe et un rameau interne.

Le rameau laryngé externe descend sur la face externe du larynx et va innerver le muscle crico-thyroïdien.

Le rameau laryngé interne, accompagné de l'artère laryngée supérieure, traverse la membrane thyro-hyoïdienne et se résout en branches terminales qui vont porter la sensibilité à la muqueuse de toute la partie sus-glottique du larynx.

5° Les *rameaux cardiaques supérieurs*. Ils proviennent, au nombre de deux ou de trois, d'un point variable du pneumo-gastrique ; ils descendent le long de la carotide primitive pour se rendre dans le *plexus cardiaque*.

Un de ces filets cardiaques, naissant directement du nerf vague, ou bien se formant par la réunion d'une branche du nerf laryngé supérieur avec une branche du nerf vague, constitue le *nerf dépresseur du cœur* ou *nerf de Cyon*.

Dans sa *portion thoracique* le nerf pneumo-gastrique fournit :

1° Le *nerf laryngé inférieur* ou *nerf récurrent*. Ce nerf provient du pneumo-gastrique *droit*, en dessous de l'artère sous-clavière ; il contourne cette artère d'avant en arrière, puis remonte vers le larynx sur la face latérale de l'œsophage. Du côté *gauche*, le nerf laryngé inférieur provient du pneumo-gastrique au bord inférieur de la crosse de l'aorte. Il contourne cette crosse d'avant en arrière, puis remonte vers le larynx étant situé dans la gouttière que forme la trachée-artère avec l'œsophage. Les nerfs laryngés inférieurs pénètrent dans le larynx, en passant en dessous du bord inférieur du muscle constricteur inférieur du pharynx, et vont innerver, par leurs branches terminales, tous les muscles intrinsèques du larynx, à l'exception du muscle crico-thyroïdien.

Pendant ce trajet récurrent, chaque nerf laryngé inférieur émet :

a) des *rameaux cardiaques* se rendant dans le *plexus cardiaque*, *b)* des *rameaux anastomotiques* avec le ganglion cervical inférieur du sympathique,

c) des *filets œsophagiens* et *trachéens* destinés aux muscles de la partie voisine de l'œsophage et de la trachée-artère.

2º Les *rameaux cardiaques inférieurs* ; ils se rendent dans le *plexus cardiaque.*

3º Les *rameaux bronchiques antérieurs et postérieurs.* Ils proviennent des nerfs vagues au moment où ceux-ci passent derrière les bronches et se rendent à la face antérieure et à la face postérieure de ces dernières.

Les rameaux antérieurs forment, avec des filets du sympathique, le *plexus bronchique antérieur.* Les rameaux postérieurs forment, avec des filets du sympathique, le *plexus bronchique postérieur.* De ces deux plexus partent de nombreux rameaux qui accompagnent, dans l'intérieur du poumon, les divisions et les subdivisions des bronches.

4º Les *nerfs œsophagiens.* Les deux nerfs vagues, en descendant sur la face postérieure de l'œsophage, émettent un grand nombre de branches collatérales qui s'anastomosent entre elles et constituent le *plexus œsophagien,* d'où partent les filets d'innervation pour les muscles et la muqueuse de l'œsophage.

Dans sa *portion abdominale* le nerf pneumo-gastrique gauche innerve, par ses branches terminales, les muscles et la muqueuse de la paroi antérieure de l'estomac et s'étend, par l'épiploon gastro-hépatique, jusque dans le foie. Le nerf pneumo-gastrique droit donne des filets moteurs et des filets sensibles à la paroi postérieure de l'estomac et se termine dans le ganglion semi-lunaire droit du plexus solaire. Nous verrons plus tard qu'à ce même ganglion aboutit le *nerf grand splanchnique* du sympathique thoracique. Il en résulte une anse à concavité supérieure connue sous le nom de *anse mémorable de Wrisberg.*

IX. Le nerf glosso-pharyngien.

Le nerf glosso-pharyngien ou neuvième paire des nerfs craniens est un nerf mixte, à la fois sensitif et moteur. Il provient de la moelle allongée, sort de la boîte cranienne par le trou déchiré postérieur, présente à ce niveau deux petits épaississements ganglionnaires, qui constituent le *ganglion supérieur* et le *ganglion pétreux*, et va se terminer dans les muscles de la paroi du pharynx, dans la muqueuse du pharynx et dans celle du tiers postérieur de la face dorsale de la langue.

Origine réelle. Les fibres motrices du nerf glosso-pharyngien ont leurs cellules d'origine dans l'axe cérébro-spinal, dans une petite colonne de cellules nerveuses située en dedans de l'extrémité supérieure du noyau moteur ventral du vague, immédiatement en dessous du noyau du facial. Les cellules radiculaires de ces fibres se comportent comme celles de la partie motrice du nerf pneumo-gastrique. Leur prolongement cylindraxile se dirige d'abord vers la profondeur du bulbe, puis se recourbe brusquement en dehors pour se joindre aux fibres sensitives. Toutes ces fibres sont des fibres directes.

Les fibres sensitives de la neuvième paire des nerfs craniens ont leurs cellules d'origine en dehors de l'axe cérébro-spinal, dans les deux ganglions, *supérieur* et *pétreux*, que présente le nerf au niveau du trou déchiré postérieur. Ces ganglions ont la même structure que ceux des nerfs spinaux. Ils sont formés de cellules unipolaires dont la branche unique se bifurque et donne naissance à un prolongement périphérique et à un prolongement central. Le prolongement périphérique va se terminer dans les muqueuses où le nerf glosso-pharyngien porte la sensibilité. Le prolongement central devient le cylindre-axe d'une fibre radiculaire, pénètre dans le bulbe par la partie supérieure du sillon collatéral postérieur et, arrivé au niveau du faisceau solitaire, il se bifurque en une branche descendante et une branche ascendante. La branche descendante devient fibre constitutive du faisceau solitaire, constituant une véritable *racine descendante* du nerf ; elle est plus ou moins longue et peut être poursuivie jusque vers le tiers moyen de ce faisceau ; elle se termine, par des ramifications collatérales et terminales, dans la substance grise voisine. La branche ascendante est plus courte ; elle constitue plutôt une branche horizontale qui se termine directement dans la partie supérieure du noyau de substance grise avoisinant le faisceau solitaire.

Origine apparente. Les filets radiculaires du nerf de la neuvième paire, au nombre de cinq ou six, sortent de l'axe cérébro-spinal entre le pédoncule cérébelleux inférieur et l'olive, par la partie supérieure du sillon collatéral postérieur du bulbe, au-dessus de l'origine apparente des filets du nerf vague, en dessous de l'origine du nerf acoustique.

Trajet périphérique. Les filets radiculaires du nerf glosso-pharyngien se dirigent en dehors et se réunissent bientôt en un tronc unique.

Celui-ci traverse la dure-mère, dont il reçoit une gaine, au niveau du trou déchiré postérieur, et sort de ce trou au-devant du nerf pneumo-gastrique. A ce niveau, ses filets postérieurs présentent un petit gan-glion découvert par ANDERSCH et appelé *ganglion d'Andersch* ; il se trouve dans le voisinage immédiat du rocher et s'appelle encore *gan-glion pétreux*.

Un peu au-dessus du ganglion pétreux, en dedans même du trou déchiré postérieur, le nerf glosso-pharyngien présente un second ganglion plus petit, découvert par EHRENRITTER et appelé *ganglion d'Ehrenritter, ganglion jugulaire* ou *ganglion supérieur*.

Le ganglion pétreux et le ganglion jugulaire représentent un ganglion spinal. Ils appartiennent à la partie sensitive du nerf glosso-pharyngien. Ils sont formés par des cellules nerveuses unipolaires qui sont les cellules d'origine de toutes les fibres sensitives.

Arrivé à la base du crâne, le nerf de la neuvième paire passe, avec le nerf grand hypoglosse, entre la veine jugulaire interne qui est en arrière et la carotide interne qui est en avant. Il se place alors sur la face externe de la carotide, contourne le bord postérieur du muscle stylo-pharyngien, puis se recourbe en avant entre ce dernier muscle et le muscle stylo-glosse. Il longe une partie de la paroi latérale du pharynx, passe sur la face externe de l'amygdale et se termine dans la base de la langue.

Pendant ce trajet, le nerf glosso-pharyngien fournit des branches anastomotiques, des branches collatérales et des branches terminales.

Branches anastomotiques. Au sortir du crâne, le nerf de la neuvième paire s'anastomose :

1º avec le nerf pneumo gastrique placé dans le voisinage,

2º avec le ganglion cervical supérieur du sympathique,

3º avec le nerf facial au moment où ce dernier nerf sort du trou stylo-mastoïdien.

Branches collatérales. 1º Du ganglion pétreux du glosso-pharyngien part une branche collatérale importante qui va donner la sensibilité à la paroi interne de l'oreille moyenne et qu'on appelle le *nerf tympanique* ou *rameau anastomotique de Jacobson*. Il naît du ganglion pétreux, se dirige directement en haut et pénètre dans un petit canal osseux, le *canalicule tympanique*, dont l'orifice inférieur se trouve sur la face infé-rieure du rocher, entre la fosse jugulaire et le canal carotidien. Ce canalicule s'ouvre sur la paroi inférieure de la caisse du tympan. Arrivé dans cette caisse, le rameau de JACOBSON parcourt le sillon creusé sur la paroi interne de l'oreille moyenne et se divise en branches terminales.

2° Les *nerfs pharyngiens*, au nombre de deux ou trois, se rendent dans la paroi latérale du pharynx et constituent le *plexus pharyngien* avec les filets pharyngiens du sympathique et du nerf pneumo-gastrique.

3° Le *nerf du stylo-pharyngien* quitte la neuvième paire au moment où elle contourne le muscle stylo-pharyngien.

4° Des *rameaux tonsillaires* destinés à la muqueuse de l'amygdale et du pilier du voile du palais.

Branches terminales. Arrivé à la base de la langue, le nerf glosso-pharyngien se résout en branches terminales qui se rendent dans la muqueuse du tiers postérieur du dos de la langue, depuis le voisinage de l'épiglotte jusqu'un peu au-devant du V lingual.

Ces branches terminales donnent à la muqueuse du tiers postérieur de la langue les filets de la sensibilité générale et les filets de la sensibilité gustative ou filets gustatifs ; ceux-ci se terminent principalement dans les bulbes gustatifs.

IV. Le métencéphale.

Le métencéphale est la partie du rhombencéphale comprise entre l'isthme du rhombencéphale et le myélencéphale. Il est formé d'une partie ventrale, la *protubérance annulaire* ou le *pont de Varole*, et d'une partie dorsale, le *cervelet*. Ces deux parties sont reliées l'une à l'autre par les *pédoncules cérébelleux moyens* ou *bras du pont*.

La structure interne du pont de Varole.

Une coupe transversale faite à travers la protubérance annulaire la montre formée de deux parties : une *partie antérieure* et une *partie postérieure*.

La *partie antérieure* ou *basale* est essentiellement formée d'un nombre considérable de fibres nerveuses à direction transversale entremêlées d'amas irréguliers de substance grise connus sous le nom de *noyaux du pont*. Les fibres nerveuses se rendent dans les pédoncules cérébelleux moyens et, par là, dans l'écorce grise des hémisphères cérébelleux. Elles ont leurs cellules d'origine dans les noyaux du pont, en petite partie dans les noyaux du même côté en majeure partie dans ceux du côté opposé. Ces *fibres ponto-cérébelleuses*, directes et croisées, forment à elles seules toutes les fibres constituantes des bras du pont.

Entre ces fibres à direction transversale, passe un faisceau compact de fibres nerveuses longitudinales. C'est la continuation dans le pont de VAROLE des fibres de la pyramide antérieure du bulbe, c'est-à-dire des fibres cortico-spinales. En traversant le pont de VAROLE ces fibres descendantes d'origine corticale abandonnent un grand nombre de ramifications collatérales se terminant dans les noyaux du pont. Ces fibres cortico-protubérantielles superposées aux fibres ponto-cérébelleuses constituent une voie descendante croisée, cortico-ponto-cérébelleuse, reliant l'écorce grise d'un hémisphère cérébral à l'écorce grise de l'hémisphère cérébelleux du côté opposé.

La *partie postérieure ou dorsale* du pont de VAROLE est formée de substance blanche et de substance grise.

Les fibres de la substance blanche ne sont en grande partie que la continuation dans la protubérance des fibres ascendantes et descendantes que nous avons décrites dans le bulbe.

1) Les fibres de la voie sensitive médullo-thalamique en pénétrant dans le pont de VAROLE constituent un faisceau aplati de fibres nerveuses situé immédiatement en arrière des fibres ponto-cérébelleuses. Ce faisceau porte le nom de *lemniscus médian* ou *ruban de Reil médian*. Il est la continuation dans la protubérance de la couche inter-olivaire du bulbe.

2) Les fibres du *faisceau hétérogène* du bulbe forment un petit faisceau compact en dehors du lemniscus médian. En traversant de bas en haut le pont de VAROLE, ce faisceau hétérogène abandonne les fibres ascendantes du faisceau de GOWERS. Celui-ci passe d'avant en arrière au-dessus du noyau masticateur du trijumeau, contourne de dehors en dedans la face externe du pédoncule cérébelleux supérieur sous le nom de *faisceaux arqués de l'isthme du rhombencéphale*, pour pénétrer dans la valvule de VIEUSSENS et se rendre par là dans l'écorce grise du lobe médian du cervelet.

Les fibres descendantes rubro-spinales et réticulo-spinales latérales du faisceau hétérogène montent plus haut dans la protubérance. Les unes, fibres réticulo-spinales, se laissent poursuivre jusque dans des cellules éparpillées de la formation réticulaire du côté opposé. Les autres, fibres rubro-spinales, pénètrent dans le mésencéphale.

3) Les fibres de la *voie centrale du trijumeau* occupent la partie latérale de la formation réticulaire, en dedans du noyau masticateur du même nerf.

A côté de ces fibres qui ne font que traverser la protubérance annulaire et qui appartiennent à des voies nerveuses longues ascendantes ou descendantes, on trouve encore, dans cette partie de l'axe nerveux, l'origine de nouvelles voies nerveuses ascendantes et descendantes en connexion avec les noyaux terminaux des deux branches du nerf acoustique : la branche cochléaire à laquelle fait suite la *voie acoustique centrale*, et la branche vestibulaire en connexion avec des fibres ascendantes vestibulo-mésencéphaliques et des fibres descendantes vestibulo-spinales.

A la limite du bulbe et de la protubérance annulaire, sur la face ventrale du pédoncule cérébelleux inférieur, se trouvent deux amas gris en connexion avec la branche cochléaire du nerf acoustique. Ce sont : le *tubercule latéral* et le *noyau accessoire de l'acoustique*. Ces amas gris sont des noyaux terminaux des fibres de la branche cochléaire en même temps que les noyaux d'origine des fibres de la voie acoustique centrale.

Du noyau accessoire partent des fibres nerveuses à direction horizontale. Elles se dirigent transversalement en dedans, immédiatement en arrière des fibres ponto-cérébelleuses, passent au-devant d'une masse grise appelée *olive supérieure*, croisent la ligne médiane et se laissent poursuivre jusqu'au devant de l'olive supérieure du côté opposé. L'ensemble de ces fibres transversales forme le *corps trapézoïde*. Au devant de l'olive du côté opposé, les fibres de ce corps trapézoïde, ou voie acoustique ventrale, changent de direction pour devenir ascendantes. Elles montent entre le lemniscus médian et le faisceau hétérogène, pour s'incliner bientôt en arrière, contourner la face externe du pédoncule cérébelleux supérieur, en formant une mince lamelle blanche connue sous le nom de *ruban de Reil*, et se terminer dans le tubercule quadrijumeau inférieur et le corps genouillé interne.

En contournant le pédoncule cérébelleux ces fibres prennent part à la constitution du *lemniscus latéral*.

Les cellules du tubercule latéral donnent origine à des fibres nerveuses qui contournent d'avant en arrière et de dehors en dedans le pédoncule cérébelleux inférieur. Ces fibres croisent alors plus ou moins transversalement le plancher du quatrième ventricule sous le nom de *stries médullaires*. Près du raphé, elles s'inclinent en avant, croisent la ligne médiane et se rendent jusque sur la face postérieure de l'olive supérieure du côté opposé où elles deviennent ascendantes. Ces fibres montent dans la protubérance, forment la zone profonde du lemniscus latéral, contournent le pédoncule cérébelleux supérieur et se rendent également dans le tubercule quadrijumeau inférieur et le corps genouillé interne. Ces fibres forment par leur ensemble la voie acoustique dorsale.

Le nerf vestibulaire ou racine interne du nerf acoustique passe en dedans du pédoncule cérébelleux inférieur. Arrivées sur le plancher du quatrième ventricule ces fibres se recourbent en bas, entrent dans la constitution du segment interne du pédoncule cérébelleux inférieur en formant la racine descendante du nerf vestibulaire. Le long de la face interne de cette racine existe une masse grise volumineuse qui fait saillie sur le plancher du quatrième ventricule où elle constitue la *zone vestibulaire*. Cette masse grise est formée de plusieurs noyaux distincts : l'un, formé de cellules nerveuses volumineuses, porte le nom de *noyau de Deiters*. Ce sont les cellules de ce noyau qui donnent origine à des fibres descendantes qui traversent la formation réticulaire du pont de VAROLE et du bulbe pour entrer dans la constitution de la zone pyramidale du cordon antérieur de la moelle. Ces fibres appartiennent au faisceau vestibulo-spinal. Un autre noyau, situé dans l'angle latéral du quatrième ventricule, est connu sous le nom de *noyau de Bechterew*. Il donne origine à des fibres nerveuses qui se rendent dans le faisceau longitudinal postérieur du même côté et du côté opposé pour y devenir, soit fibres ascendantes se laissant poursuivre jusque dans le mésencéphale, soit fibres descendantes se laissant poursuivre jusque dans la zone pyramidale du cordon antérieur de la moelle.

Outre ces mases grises, acoustiques et vestibulaires, en connexion avec les fibres nerveuses du nerf de la huitième paire, on trouve, dans le pont de VAROLE, d'autres masses grises encore en rapport avec les fibres motrices et les fibres sensitives renfermées dans le nerf facial, le nerf oculo-moteur externe et le nerf trijumeau.

La circulation du pont de Varole.

Circulation artérielle. La protubérance annulaire reçoit ses artères nourricières du *tronc basilaire*, tronc artériel qui résulte de la réunion des deux artères vertébrales. Ce tronc artériel est plus volumineux que le calibre d'une des deux vértébrales qui lui donnent naissance, mais il est moins volumineux que le calibre des deux artères réunies.

Le tronc basilaire est situé sur la ligne médiane entre la gouttière basilaire et la protubérance annulaire. Il s'étend ordinairement depuis la partie supérieure de la moelle allongée, où se fait la réunion des deux artères vertébrales, jusqu'un peu au-dessus du bord supérieur de la protubérance annulaire, où il se bifurque presque à angle droit pour donner naissance aux deux *artères cérébrales postérieures*.

Pendant ce trajet, le tronc basilaire fournit de chaque côté deux artères volumineuses : l'*artère cérébelleuse moyenne* vers le milieu de la protubérance, et l'*artère cérébelleuse supérieure* tout près du bord supérieur de cette dernière.

Du tronc basilaire et des artères cérébelleuses supérieure et moyenne naissent les artères nourricières de la protubérance, que l'on divise en *artères médianes* ou *artères des noyaux, artères radiculaires* et *artères accessoires*.

Les *artères médianes* naissent toutes du tronc basilaire. Elles pénètrent directement dans la protubérance en suivant un trajet antéro-postérieur. Arrivées dans le voisinage du plancher du quatrième ventricule, elles se recourbent en dehors et vont se distribuer aux masses grises de ce plancher : les noyaux du nerf facial, du nerf oculo-moteur externe et du nerf trijumeau. Pendant leur trajet dans le raphé, elles émettent des branches collatérales destinées à la substance blanche voisine.

Les *artères radiculaires* naissent, soit directement du tronc basilaire : artères radiculaires du nerf oculo-moteur externe et une artère radiculaire volumineuse destinée au nerf trijumeau ; soit de l'artère cérébelleuse moyenne et de l'artère vertébrale : artères radiculaires du facial, de l'acoustique et une petite artère encore destinée au nerf de la cinquième paire.

Arrivée au nerf auquel elle est destinée, chaque artère radiculaire se divise en une branche périphérique et une branche centrale. La branche périphérique se termine entre les fibres nerveuses périphériques. La branche centrale pénètre dans la protubérance annulaire en accompagnant les filets radiculaires du nerf et se résout en un réseau capillaire dans la profondeur du noyau d'origine de ce nerf.

Comme dans la moelle allongée, chaque noyau d'origine d'un nerf périphérique reçoit donc son sang de deux sources différentes : de l'artère médiane voisine et de l'artère radiculaire correspondante. Toutes ces artères appartiennent au groupe des *artères terminales*.

Les artères accessoires proviennent du tronc basilaire, des artères cérébelleuses, des artères médianes ou des artères radiculaires et se terminent dans la substance blanche.

Circulation veineuse. Aux réseaux capillaires artériels font suite des réseaux veineux ; les capillaires veineux se réunissent en veinules qui accompagnent les artérioles et qui vont se déverser dans le plexus veineux extra-médullaire que l'on trouve sur la face externe de la protubérance.

Les nerfs périphériques qui dépendent du pont de Varole,

Quatre nerfs périphériques dépendent du métencéphale. Ce sont : le nerf acoustique ou huitième paire des nerfs craniens, le nerf facial ou septième paire, le nerf oculo-moteur externe ou sixième paire et la cinquième paire, la plus volumineuse de toutes, le nerf trijumeau.

VIII. Le nerf acoustique.

Le nerf acoustique ou nerf de la huitième paire est un nerf exclusivement sensoriel. Il provient du sillon horizontal qui sépare la protubérance annulaire de la moelle allongée et parcourt le conduit auditif interne, au fond duquel il se divise en deux branches terminales : une branche vestibulaire ou *nerf vestibulaire* et une branche limacéenne ou *nerf cochléaire.*

Origine réelle. Le nerf acoustique étant un nerf exclusivement sensitif doit avoir son noyau d'origine réelle en dehors de l'axe cérébro-spinal. Sur le trajet de chacune des branches terminales de ce nerf, on trouve, en effet, des amas de cellules nerveuses connus sous le nom de ganglions. La branche cochléaire se rend au limaçon, après avoir donné un rameau vestibulaire au saccule et à l'ampoule du canal demi-circulaire inférieur. Elle présente sur son trajet, à la base de la lame spirale, un ganglion appelé *ganglion spiral* ou *ganglion de Corti.*

Le rameau vestibulaire de cette branche cochléaire présente également sur son trajet, au fond du conduit interne, un petit ganglion.

Le ganglion de la branche vestibulaire du nerf acoustique est situé au fond du conduit auditif interne ; il est connu depuis longtemps sous le nom de *ganglion de Scarpa* ou *ganglion vestibulaire.*

Tous ces ganglions sont formés de cellules nerveuses bipolaires dont le prolongement externe se termine, par des ramifications libres, entre les cellules épithéliales de l'organe de CORTI pour les cellules du ganglion spiral, entre les cellules épithéliales des taches et des crêtes acoustiques pour les cellules du ganglion de SCARPA. Le prolongement interne de ces cellules bipolaires représente le prolongement cylindraxile de la cellule nerveuse ; il devient le cylindre-axe d'une fibre constitutive du nerf acoustique.

L'origine réelle des fibres du nerf acoustique se trouve donc dans ces ganglions périphériques.

Origine apparente. Le nerf acoustique apparait à la face externe de l'axe cérébro-spinal dans la partie la plus reculée du sillon horizontal qui sépare la protubérance annulaire de la moelle allongée. Cette origine se fait par deux racines. La racine externe ou racine cochléaire contourne le pédoncule cérébelleux inférieur ; ses fibres constitutives, arrivées dans le tubercule latéral et dans le noyau accessoire, se bifurquent toutes en une branche descendante et une branche ascendante se terminant rapidement dans la substance grise de ces noyaux.

La racine interne ou racine vestibulaire pénètre dans le tronc cérébral entre le pédoncule cérébelleux inférieur et la racine descendante du nerf trijumeau ; ses fibres constitutives, arrivées au niveau d'une masse grise volumineuse, appelée *noyau à grosses cellules de l'acoustique* ou *noyau de Deiters*, se divisent également en une branche ascendante et une branche descendante. Les branches ascendantes se terminent dans la substance grise voisine : le *noyau de Deiters* et le *noyau de Bechterew*. Quelques unes se laissent poursuivre, à travers le noyau de BECHTEREW, jusque dans le noyau du toit du cervelet. Les branches descendantes, beaucoup plus longues, se réunissent en un faisceau compact qui constitue la *racine descendante du nerf vestibulaire*. Ces fibres vont se terminer, par des ramifications collatérales et terminales, dans une longue colonne de substance grise située en dedans de la racine descendante et là vont se mettre en connexion avec les cellules d'origine de la voie sensitive centrale correspondante.

Trajet périphérique. A partir de son origine apparente, le nerf acoustique se dirige en dehors, passe entre le pédoncule cérébelleux moyen et le lobule du pneumo-gastrique du cervelet et pénètre dans le conduit auditif interne. Il parcourt ce conduit avec le nerf facial et le nerf intermédiaire de WRISBERG, étant placé sur le plan le plus inférieur et, arrivé au fond du conduit, il se divise en une branche cochléaire et une branche vestibulaire, dont nous verrons le trajet ultérieur en étudiant l'oreille interne.

VII. Le nerf facial.

Le nerf facial constitue la septième paire des nerfs craniens. Il provient de la protubérance annulaire, se dirige en avant et en dehors pour parcourir le conduit auditif interne et le canal de FALLOPE. Au sortir de ce canal par le trou stylo mastoïdien, il traverse d'arrière en avant toute l'épaisseur de la glande parotide et, arrivé sur la face externe du muscle masséter, il se divise en nombreuses branches terminales qui vont innerver tous les muscles superficiels de la face et du cou.

Origine réelle. Le nerf facial renferme presque exclusivement des fibres motrices ; il a donc son origine réelle dans le tronc cérébral. Ce noyau se trouve dans l'épaisseur de la protubérance annulaire, en arrière des fibres protubérantielles, entre l'olive supérieure qui en est dedans et la racine descendante du nerf trijumeau qui est située en dehors. Les prolongements cylindraxiles de ces cellules nerveuses se dirigent en arrière et en dedans vers le plancher du quatrième ventricule. Arrivées tout près du raphé, ces fibres radiculaires changent de direction, elles deviennent verticales ascendantes, en constituant la *branche radiculaire ascendante* du facial. Après un trajet de quelques millimètres, ce faisceau se recourbe horizontalement en dehors, contournant aussi la face postérieure du noyau d'origine du nerf de la sixième paire ; dans cette partie de son trajet, le faisceau radiculaire porte le nom de *genou* du facial. Arrivé au bord externe du noyau d'origine du nerf oculo-moteur externe, le facial se recourbe une troisième fois en bas, en avant en dehors, passe entre son noyau d'origine et la racine descendante du nerf trijumeau pour sortir de l'axe cérébro-spinal par le sillon horizontal qui sépare la protubérance du bulbe.

La branche ascendante et le genou du facial contournent le noyau d'origine du nerf de la sixième paire. Ces trois parties réunies produisent, sur le plancher du quatrième ventricule, la partie inférieure d'une saillie oblongue à grand axe vertical que nous avons appris à connaître sous le nom d'*éminence médiane*. Cette partie inférieure porte encore le nom d'*éminence faciale* ou *éminence de l'abducteur*.

Un point longtemps soumis à discussion est celui de l'existence ou de la non-existence d'une décussation partielle entre les fibres radiculaires du facial. Toutes les fibres d'un nerf facial proviennent-elles des cellules nerveuses placées dans la moitié correspondante du tronc cérébral, ou bien quelques-unes de ces fibres passent-elles la ligne médiane pour trouver leurs cellules d'origine dans la masse grise du côté opposé ?

Les recherches expérimentales ont prouvé que la section ou l'arrachement de toutes les fibres du facial, chez un animal quelconque, est suivi de la chromolyse de *toutes* les cellules du noyau du côté correspondant, tandis que les cellules du noyau opposé restent *toutes* normales. Si on arrache le nerf facial chez le lapin et que, après une survie de 40 jours, on traite le tronc cérébral avec la méthode de MARCHI, on trouve en dégénérescence *toutes* les fibres radiculaires du nerf lésé, aucune de ces fibres ne provient du noyau du côté opposé. Nous pouvons conclure de ces faits que *toutes* les fibres du nerf périphérique sont des *fibres directes*.

Le nerf facial n'est cependant pas formé exclusivement de fibres motrices. Il renferme, au sortir du trou stylo-mastoïdien, un certain nombre de fibres sensitives. Où ces fibres ont-elles leurs cellules d'origine ? Si l'on sectionne le nerf facial au niveau du trou stylo-mastoïdien, on observe, au bout de quelques jours, le phénomène de chromolyse dans un certain nombre de cellules du ganglion géniculé. Ce ganglion représente donc, au moins par une partie de ses cellules, l'origine réelle des fibres sensitives renfermées dans le tronc périphérique du nerf de la septième paire. Il résulte de ce fait que le nerf facial est un nerf mixte absolument comme le nerf glosso-pharyngien et le nerf vague.

Origine apparente. Le nerf facial a son origine apparente dans le sillon horizontal qui sépare la protubérance annulaire de la moelle allongée, au-dessus des fibres radiculaires du nerf glosso-pharyngien et au-devant de l'origine apparente du nerf acoustique.

Trajet périphérique. A partir de son origine apparente, le nerf facial se dirige obliquement en avant et en dehors vers l'orifice interne du conduit auditif interne. Il parcourt ce conduit avec le nerf acoustique, étant placé dans une gouttière que présente la face supérieure de ce dernier nerf. Arrivé au fond du conduit auditif interne, il se sépare du nerf acoustique et pénètre dans le canal de FALLOPE qui lui est destiné. Avec ce canal, il se dirige d'abord horizontalement en avant et en dehors ; après un court trajet, il se coude brusquement en arrière, étant situé dans cette partie du canal de FALLOPE qui surplombe quelque peu la partie supérieure de la paroi interne de la caisse du tympan. Arrivé à la limite postérieure de cette caisse, il se coude une seconde fois sur lui-même et prend une direction verticale pour sortir bientôt par l'orifice inférieur du canal de FALLOPE ou trou stylo-mastoïdien. A sa sortie du canal, le facial se dirige en bas et en avant vers le bord postérieur du muscle masséter en traversant, d'arrière en avant et de dedans en dehors, l'épaisseur de la glande parotide. Pendant ce trajet, il est situé en dehors du ventre postérieur du muscle digastrique, en dehors aussi de la carotide externe et de la veine temporo-maxillaire. C'est dans l'épaisseur de la parotide qu'il se divise en deux branches terminales : une *branche temporo-faciale* et une *branche cervico-faciale*.

Branches collatérales. Pendant ce trajet assez complexe, le nerf facial fournit un grand nombre de branches collatérales.

A l'endroit où le canal de FALLOPE se recourbe pour la première fois horizontalement en arrière, le nerf facial présente un épaississement triangulaire connu sous le nom de *genou du facial* et formé par un amas de cellules nerveuses constituant le *ganglion géniculé* ou *genouillé*. A ce niveau, le nerf facial émet deux branches collatérales : le *nerf grand pétreux superficiel* et le *nerf petit pétreux superficiel*, ou *rameau anastomotique du facial avec le plexus tympanique*.

1º Le *nerf grand pétreux superficiel* parcourt d'abord l'*hiatus de Fallope* qui l'amène dans une gouttière que présente la face antérieure du rocher. Cette gouttière conduit le nerf grand pétreux superficiel jusqu'au trou déchiré antérieur. Là, il sort de la boite cranienne et se réunit à un rameau du sympathique *(nerf grand pétreux profond* des auteurs allemands) provenant du plexus carotidien pour former le *nerf vidien* ou *nerf du canal ptérygoïdien*. Celui-ci parcourt le canal vidien percé dans la base de l'apophyse ptérygoïde du sphénoïde et arrive ainsi dans la fosse ptérygo-palatine, où il se jette dans le ganglion sphénopalatin du nerf maxillaire supérieur.

2º Le *rameau anastomotique* provient du facial au niveau du ganglion géniculé. Il se réunit avec le *nerf petit pétreux superficiel*, branche du rameau de JACOBSON, traverse un petit canal creusé dans la paroi antérieure du rocher et arrive ainsi dans la boîte cranienne. Il se dirige en avant, parallèlement au nerf grand pétreux superficiel, et sort du crâne par un petit orifice situé en dedans du trou ovale. Arrivé ainsi à la face externe de la base du crâne, il se jette dans le ganglion otique qui dépend du nerf maxillaire inférieur, branche inférieure du nerf trijumeau. Ce nerf amène au ganglion otique des fibres motrices du facial et des fibres sensitives du glosso-pharygien dont on ignore la destinée.

3° Le *nerf du muscle de l'étrier*. Il provient du facial pendant son trajet dans la partie verticale descendante du canal de FALLOPE, pénètre en avant dans la saillie osseuse appelée *pyramide* et s'y termine dans le muscle de l'étrier.

4° La *corde du tympan* provient du facial un peu au-dessus du trou stylo-mastoïdien. Ce nerf se dirige directement en haut et en avant, de façon à former avec le facial un angle aigu ouvert en haut, et parcourt un petit canal osseux qui vient s'ouvrir dans la caisse du tympan près du bord postérieur et inférieur de la membrane du tympan. Dans la caisse du tympan, ce nerf décrit une courbe à une convexité supérieure et à direction antéro-postérieure. Pendant ce trajet, il passe entre le manche du marteau et la grande apophyse de l'enclume, et sort de la caisse par un petit canal situé à l'extrémité interne de la fente de GLASER ou fissure pétro-tympanique. Arrivée ainsi à la base du crâne, la corde du tympan se dirige en bas et en avant pour s'unir au nerf lingual. Unie à ce dernier nerf, elle fournit des branches au ganglion sous-maxillaire, puis se termine avec les fibres du nerf lingual dans la muqueuse qui recouvre les deux tiers antérieurs du dos de la langue.

On admet généralement que la corde du tympan renferme :

1° des *fibres secrétoires* destinées à la glande sous-maxillaire et à la glande sublinguale ; ces fibres proviennent directement du nerf facial ou bien doivent être considérées comme des fibres sympathiques ;

2° des *fibres gustatives* dont l'origine est très contestée.

Ce qui est certain, c'est qu'après la section de la corde du tympan dans l'oreille moyenne les impressions gustatives ne sont plus perçues dans les deux tiers antérieurs du dos de la langue. La corde du tympan renferme donc des fibres gustatives. On ne connaît pas exactement l'origine de ces fibres.

L'opinion la plus probable, c'est qu'elles proviennent directement du tronc cérébral lui-même par le nerf intermédiaire de WRISBERG, dont nous parlerons plus loin.

5° Un *rameau anastomotique* avec le nerf auriculaire du vague.

Après sa sortie du canal de FALLOPE, le nerf facial fournit les branches collatérales suivantes :

6° Le *rameau auriculaire postérieur*. Il se sépare du facial au niveau du trou stylo-mastoïdien et se dirige en arrière entre l'apophyse mastoïde et le conduit auditif externe. Ce nerf arrive sur la face externe de l'apophyse mastoïde, s'anastomose avec le nerf auriculaire principal du plexus cervical et se divise en deux branches terminales qui se rendent dans le muscle auriculaire supérieur, le muscle auriculaire postérieur et le muscle occipital.

7° Un *rameau anastomotique* avec le nerf glosso-pharyngien.

8° Le *rameau du stylo-hyoïdien et du digastrique* destiné à innerver le muscle stylo-hyoïdien et le ventre postérieur du muscle digastrique.

Branches terminales. Dans l'épaisseur de la glande parotidienne, le nerf facial se divise en une branche supérieure appelée *temporo-faciale* et une branche inférieure ou *cervico-faciale*. Arrivées sur sa face externe du muscle masséter, ces deux branches s'anastomosent fréquemment entre elles et forment un plexus d'où partent en divergeant toutes les branches terminales pour se rendre dans les muscles superficiels de la face, depuis le muscle frontal jusque dans la partie supérieure du muscle peaucier du cou.

La *branche temporo-faciale* est la plus volumineuse. Elle se dirige en haut et en avant vers le col du condyle du maxillaire inférieur. Là, elle reçoit plusieurs filets anastomotiques du nerf auriculo-temporal et se divise en plusieurs rameaux qui se divisent et se subdivisent à leur tour et se rendent dans tous les muscles de la face, depuis le front jusqu'à la lèvre supérieure.

On divise ces filets terminaux, d'après les régions auxquelles ils se rendent, en :

1° *rameaux temporaux* et *frontaux*, innervant le muscle auriculaire antérieur, le muscle frontal et le muscle sourcilier ;

2° *rameaux orbitaires* ou *palpébraux* destinés au muscle orbiculaire des paupières ;

3° *rameaux sous-orbitaires* ou *nasaux* donnant des fibres motrices au muscle zygomatique, à l'élévateur de la commissure ou muscle carré de la lèvre supérieure et au muscle transverse du nez ; enfin, en

4° *rameaux buccaux supérieurs* se terminant dans le musle buccinateur et la partie supérieure du muscle orbiculaire des lèvres.

La *branche cervico-faciale* descend, dans l'épaisseur de la parotide,
vers l'angle du maxillaire inférieur où elle se divise en branches terminales :

a) les *rameaux buccaux inférieurs* destinés au muscle buccinateur
et à la moitié inférieure du muscle orbiculaire des lèvres ;

b) le *rameau mentonnier* longeant le bord inférieur du maxillaire
pour se terminer dans les muscles de la lèvre inférieure et du menton ;

c) le *rameau du cou* qui descend dans la région sus-hyoïdienne,
s'anastomose avec les branches terminales du nerf cutané du cou et
innerve par ses filets terminaux le muscle peaucier.

Toutes ces branches terminales du nerf facial s'anastomosent
fréquemment avec les branches terminales voisines du nerf trijumeau.

Le nerf intermédiaire ou nerf de Wrisberg.

Entre l'origine apparente du nerf acoustique et celle du nerf facial,
on trouve, dans le sillon horizontal qui sépare le métencéphale du
myélencéphale, un mince filet nerveux que l'on considère généralement comme une seconde racine du nerf facial. Ce filet nerveux a
été décrit par WRISBERG sous le nom de *nerf intermédiaire*. On lui
donne communément le nom de *nerf intermédiaire de Wrisberg*. A
partir de son origine apparente, il se dirige en avant et en dehors,
étant situé entre le nerf acoustique qui est en dessous et le nerf
facial qui se trouve au-dessus ; il parcourt avec ces deux nerfs le
conduit auditif interne, envoie quelques filets anastomotiques au nerf
acoustique pour se jeter finalement dans le nerf facial.

On a beaucoup discuté sur la valeur de ce nerf intermédiaire et
sur son noyau d'origine que l'on cherchait toujours dans le tronc
cérébral.

D'après SAPOLINI, le nerf intermédiaire de WRISBERG, le ganglion
géniculé du facial et la corde du tympan ne constitueraient que les
trois parties d'un même nerf, auquel il donne le nom de *treizième nerf
cérébral*.

Un fait établi, c'est que le ganglion géniculé doit être considéré
comme un ganglion cérébro-spinal.

Dans ces conditions, il ne reste plus que deux alternatives : ou bien, nous devons considérer le nerf intermédiaire de WRISBERG comme un nerf distinct, un treizième nerf cérébral, comme le propose SAPOLINI. Ce serait alors un nerf exclusivement sensitif ayant son noyau d'origine réelle dans le ganglion géniculé. Ou bien, nous pouvons considérer le nerf de WRISBERG comme la partie sensitive du nerf facial. Dans cette hypothèse, le nerf de la septième paire serait un nerf mixte comme le trijumeau, le glosso-pharyngien et le pneumogastrique. La partie sensitive du nerf facial aurait naturellement son noyau d'origine réelle dans le ganglion géniculé.

Dans l'une et l'autre de ces hypothèses, les fibres qui dépendent du ganglon géniculé doivent, à leur entrée dans le tronc cérébral, se comporter comme les fibres d'un nerf sensitif, c'est-à-dire qu'elles doivent se bifurquer en branches ascendantes et en branches descendantes. Nous avons vu que les branches ascendantes des nerfs sensitifs craniens sont généralement très courtes et se terminent dans la substance grise voisine, tandis que les branches descendantes sont beaucoup plus longues. Elles constituent, en effet, pour la dixième et la neuvième paires, la racine descendante de ces deux nerfs.

Le nerf de WRISBERG se comporte d'une façon identique. Il résulte, en effet, de nos recherches expérimentales que, après interruption de ce nerf en dedans du ganglion géniculé, on voit survenir la dégénérescence secondaire dans un petit faisceau de fibres nerveuses qui pénètre dans le tronc cérébral, accolé aux fibres du nerf vestibulaire. Près de la partie la plus dorsale de la racine descendante du nerf trijumeau ces fibres se recourbent en bas, en constituant une véritable racine descendante pour le nerf de WRISBERG. Les fibres de cette racine descendante, plus ou moins mêlées avec les fibres voisines de la racine descendante du nerf vestibulaire et du nerf trijumeau, s'en trouvent séparées plus bas : d'abord par les fibres descendantes du nerf glosso-pharyngien, puis par les fibres descendantes du nerf pneumo-gastrique. Elles interviennent ainsi, pour une petite part, dans la constitution du faisceau solitaire. Le long de la face interne de ce long faisceau descendant on observe une colonne grise, *le noyau du faisceau solitaire* qui est à la fois *le noyau terminal* pour les fibres sensitives périphériques des nerfs VII, IX et X et le *noyau d'origine* pour les fibres centrales, corticales ou réflexes, en correspondance avec ces mêmes nerfs.

Quant aux prolongements externes des cellules du ganglion géniculé, ils constituent, en grande partie, le nerf grand pétreux superficiel, en même temps qu'ils entrent dans la constitution du nerf facial lui-même, pour passer, soit dans la corde du tympan, soit dans le nerf périphérique. La corde du tympan renferme donc des fibres sensitives. Ces fibres vont se terminer, avec le nerf lingual, dans les deux tiers antérieurs du dos de la langue,

Les fibres gustatives, qui existent en réalité dans la corde du tympan, ne doivent donc pas être des fibres d'emprunt soit du nerf trijumeau, soit du nerf glosso-pharyngien ; elles peuvent être les fibres constitutives du nerf de WRISBERG elles-mêmes.

VI. Nerf oculo-moteur externe.

C'est la sixième paire des nerfs craniens. Ce nerf provient du tronc cérébral, parcourt d'arrière en avant le sinus caverneux, entre dans la cavité orbitraire par la fente sphénoïdale et va innerver le muscle droit externe du globe oculaire.

Origine réelle. Le nerf de la sixième paire ne renferme que des fibres motrices. Celles-ci proviennent des cellules nerveuses radiculaires qui constituent un noyau gris situé profondément dans la protubérance annulaire, un peu en dessous du plancher du quatrième ventricule, au niveau de l'extrémité inférieure des éminences rondes, dans la concavité de l'anse nerveuse formée par les fibres radiculaires du nerf facial. Les prolongements cylindraxiles de ces cellules nerveuses se dirigent en bas et en avant, traversent toute l'épaisseur du tronc cérébral et sortent de ce tronc par le sillon horizontal qui sépare la protubérance annulaire de la moelle allongée.

Toutes les fibres radiculaires de ce nerf ne proviennent cependant pas de ce *noyau dorsal* ou *principal*, un certain nombre de ces fibres ont leurs cellules d'origine dans une masse grise placée dans le voisinage du nerf facial, entre le noyau d'origine de ce nerf et le noyau dorsal que nous venons de décrire. C'est le *noyau ventral* ou *accessoire.*

Origine apparente. Le nerf oculo-moteur externe sort de l'axe cérébro-spinal dans le sillon horizontal qui sépare la protubérance annulaire du bulbe, immédiatement au-dessus de la pyramide antérieure. Cette origine se fait par un grand nombre de petits filets radiculaires qui se réunissent bientôt en un tronc unique.

Trajet périphérique. A partir de son origine apparente, le nerf oculo-moteur externe se dirige en haut et en avant, entre la protubé-rance annulaire et la gouttière basilaire.

Il traverse la dure-mère sur le côté de la partie antérieure de la gouttière basilaire, parcourt le sinus caverneux, étant situé sur la face externe de la carotide interne, entre dans la cavité orbitaire par la partie moyenne de la fente sphénoïdale, traverse l'anneau aponévro-tique du muscle droit externe ou *anneau de Zinn*, pour se terminer dans la face profonde de ce muscle.

Pendant son passage à travers le sinus caverneux, le nerf oculo-moteur externe s'anastomose avec le plexus carotidien interne du sym-pathique et avec la branche ophtalmique du nerf trijumeau.

V. Le nerf trijumeau.

Le nerf trijumeau forme la cinquième paire des nerfs craniens. Il provient de la face latérale de la protubérance annulaire, passe au-dessus de l'extrémité interne de la portion pierreuse du temporal et présente, sur la face supérieure de la grande aile du sphénoïde, un ganglion, appelé *ganglion de Gasser* ou *ganglion semilunaire*, d'où partent les trois branches terminales auxquelles ce nerf doit son nom. Ces branches vont porter la sensibilité à la peau de la face, à la muqueuse de la cavité buccale et des fosses nasales et à la peau d'une partie de la tête. Elles donnent aussi la motilité aux différents muscles de la mastication et à quelques muscles de la région sus-hyoïdienne.

Origine réelle. Le nerf trijumeau est un nerf mixte ; il a donc deux noyaux d'origine : un noyau central pour sa partie motrice et un noyau périphérique pour sa partie sensitive.

Les fibres motrices du nerf trijumeau proviennent de cellules nerveuses situées dans l'axe nerveux où elles forment deux masses grises nettement distinctes : une masse volumineuse située dans la protubérance annulaire, le *noyau principal* ou *noyau masticateur*, et une longue traînée de substance grise qui s'étend depuis la partie supé-rieure de la protubérance annulaire jusque près de l'extrémité supé-rieure des tubercules quadrijumeaux, le *noyau accessoire*.

Le *noyau principal* est situé profondément dans la protubérance annulaire. Il est formé de cellules nerveuses volumineuses, dont les prolongements cylindraxiles deviennent les cylindre-axes des fibres motrices périphériques.

Le *noyau accessoire* de la partie motrice du nerf trijumeau est for-

mé par une longue traînée de substance grise qui commence près du
bord supérieur du mésencéphale et traverse, de haut en bas, le cerveau moyen, étant située sur la face latérale de l'aqueduc de SYLVIUS.
Les cellules constitutives de cette colonne grise, toutes unipolaires,
envoient leurs prolongements cylindraxiles en bas. Tous ces prolongements réunis forment un petit faisceau de fibres nerveuses, augmentant de volume de haut en bas, connu sous le nom de *racine motrice,
racine cérébrale, racine supérieure* ou *racine mésencéphalique* du nerf
trijumeau. Arrivées dans le voisinage du noyau masticateur, les fibres
constitutives de cette racine se recourbent en dehors et se joignent
aux fibres radiculaires venues du noyau principal pour constituer
ensemble la racine motrice du nerf de la cinquième paire.

D'après les recherches expérimentales que nous avons faites sur
le lapin au moyen de la méthode de NISSL, toutes les fibres motrices
du nerf trijumeau sont des *fibres directes.*

Le *noyau sensitif* est situé en dehors de l'axe cérébro-spinal. Il est
représenté par le ganglion de GASSER. Ce ganglion est constitué en
majeure partie, chez tous les vertébrés que nous avons étudiés, de
cellules nerveuses unipolaires, identiques aux cellules des ganglions
spinaux. Le prolongement unique de chacune de ces cellules nerveuses
se bifurque bientôt en une branche externe et une branche interne.
La branche externe devient le cylindre-axe d'une fibre nerveuse sensitive périphérique. La branche interne devient le cylindre-axe d'une
fibre de la racine sensitive. Arrivées dans la profondeur de la protubérance annulaire, toutes ces fibres sensitives se bifurquent en une
branche ascendante et une branche descendante. Les branches ascendantes sont courtes et grêles ; elles se terminent, par des ramifications libres, entre les cellules constitutives de la masse grise voisine,
qui représente la partie supérieure du noyau sensitif terminal du
trijumeau.

Les branches descendantes sont beaucoup plus longues. Elles se
réunissent en un faisceau très compact connu sous le nom de *racine descendante* ou mieux encore *racine inférieure, racine spinale, racine sensitive*
du nerf trijumeau. On peut poursuivre cette racine à travers la partie
inférieure de la protubérance et toute l'étendue de la moelle allongée
jusqu'au niveau du premier nerf cervical. Cette racine descendante
recouvre toujours en dehors la substance gélatineuse de ROLANDO. Elle
diminue de volume de haut en bas, parce qu'à chaque instant des fibres

quittent ce faisceau pour se rendre dans la substance grise avoisinante. Pendant ce trajet descendant, toutes les fibres constitutives de cette racine abandonnent de nombreuses collatérales qui se terminent dans la longue colonne de substance grise qui accompagne en dedans cette racine et que l'on désigne sous le nom de *noyau de la racine spinale du trijumeau*. Cette colonne grise représente à la fois le *noyau terminal* pour les fibres constitutives du nerf périphérique et le *noyau d'origine* pour les fibres de la voie sensitive centrale.

Dans cette racine descendante, les fibres en connexion avec le nerf maxillaire inférieur occupent la partie dorsale, celles en connexion avec le nerf ophtalmique occupent la partie ventrale ; la région intermédiaire est essentiellement formée par les fibres sensitives en connexion avec le nerf maxillaire supérieur.

Origine apparente. Le nerf trijumeau sort de l'axe cérébro-spinal sur la partie latérale de la protubérance annulaire au point où celle-ci se continue avec le pédoncule cérébelleux moyen. Cette origine se fait par deux racines : l'une externe, très volumineuse, constitue la *grosse racine* ou *racine sensitive* ; l'autre, interne, beaucoup plus grêle, s'appelle la *petite racine* ou *racine motrice*.

Trajet périphérique. A partir de leur origine apparente, les deux racines du nerf trijumeau se dirigent en avant et en dehors. Elles passent par un orifice ovalaire formé par la petite dépression que présente la partie interne du bord supérieur du rocher et par le bord correspondant de la tente du cervelet qui passe comme un pont au-dessus de cette dépression. Arrivé ainsi sur la face antérieure du rocher, le nerf trijumeau présente son ganglion volumineux, de forme semi-lunaire, appelé *ganglion de Gasser*. Ce ganglion est situé dans une loge fibreuse constituée par un dédoublement des deux feuillets constitutifs de la dure-mère et connu sous le nom de *loge de Meckel*. La face inférieure du ganglion, ou *face sphénoïdale*, repose simplement sur la grande aile du sphénoïde, tandis que la face supérieure, ou *face cérébrale*, adhère intimement à la dure-mère voisine. Son bord interne, se continuant avec la branche ophtalmique, est en connexion intime avec la paroi externe du sinus caverneux.

De ce ganglion de GASSER partent les trois grandes branches terminales du trijumeau : 1º le *nerf ophtalmique de Willis*, qui entre dans la cavité orbitaire par la fente sphénoïdale, 2º le *nerf maxillaire supé-*

rieur, qui sort du crâne par le trou grand rond et, 3° le *nerf maxillaire inférieur* ou *nerf mandibulaire* qui quitte la boîte cranienne par le trou ovale.

La racine motrice, d'abord située en dedans de la racine sensitive depuis le pont de VAROLE jusqu'au bord supérieur du rocher, passe ensuite en dessous de cette dernière, puis en dessous du ganglion de GASSER pour se jeter tout entière dans le nerf maxillaire inférieur.

Première branche.

Le nerf ophtalmique.

C'est la plus grêle et la plus interne des trois branches du nerf trijumeau. Elle est exclusivement *sensitive*. Ce nerf provient du ganglion de GASSER, parcourt d'arrière en avant la paroi externe du sinus caverneux et, arrivé à la fente sphénoïdale, se divise en trois branches terminales : le *nerf lacrymal*, le *nerf frontal* et le *nerf nasal*.

Nerf lacrymal. Le nerf lacrymal est la plus grêle des trois branches du nerf ophtalmique. Il pénètre dans la cavité orbitaire par la partie la plus externe de la fente sphénoïdale et, placé immédiatement contre le périoste de cette cavité, il se dirige vers la glande lacrymale en longeant le bord supérieur du muscle droit externe. Arrivé près de la glande lacrymale, le nerf se divise en deux rameaux : l'un, le rameau externe ou inférieur, descend et va s'anastomoser avec le nerf zygomatique du nerf maxillaire supérieur ; de l'anse nerveuse ainsi formée partent des filets destinés à la glande lacrymale ; l'autre, le rameau interne ou supérieur, pénètre jusque dans la glande et se résout en rameaux terminaux destinés à la glande, à la conjonctive, à la peau de la paupière supérieure et à la peau de l'angle externe de l'œil.

2° Le *nerf frontal*. Le nerf frontal constitue la branche la plus volumineuse du nerf ophtalmique. Il pénètre dans la cavité orbitaire par le milieu de la fente sphénoïdale, chemine le long de la paroi supérieure de l'orbite directement appliqué contre le périoste et, arrivé près de la base de l'orbite, il se divise en deux branches terminales : le *nerf frontal interne* et le *nerf frontal externe*.

Le *nerf frontal externe* ou *nerf sus-orbitaire* sort de l'orbite par l'échancrure sus-orbitaire et se divise en rameaux *palpébraux* destinés à la peau de la paupière supérieure et en rameaux *frontaux*, beaucoup plus volumineux, qui vont porter la sensibilité à la peau de la région frontale jusque dans le voisinage de la suture coronaire. Au niveau de l'échancrure sus-orbitaire, il abandonne un petit filet nerveux qui s'en-gage dans l'épaisseur même de l'os. frontal pour se rendre dans les sinus frontaux.

Le *nerf frontal interne* sort de l'orbite un peu en dedans de l'échan-crure sus-orbitaire ; il se divise en rameaux descendants qui se ter-minent dans la peau de la partie interne de la paupière supérieure et en rameaux ascendants destinés à la peau de la partie médiane de la région frontale.

3º Le *nerf nasal* ou *naso-ciliaire*. Il pénètre dans l'orbite par la partie interne de la fente sphénoïdale et traverse l'anneau de ZINN. Placé en dessous du muscle releveur de la paupière supérieure et du muscle droit supérieur, il est d'abord situé en dehors du nerf optique, puis se dirige obliquement en dedans, en passant au dessus de ce der-nier nerf ; il longe ensuite la paroi interne de la cavité orbitaire et se termine, au niveau du conduit orbitaire interne et antérieur, en *nerf nasal interne* et en *nerf nasal externe*.

Pendant ce trajet, le nerf nasal fournit les *branches collatérales* suivantes :

a) En dehors du nerf optique, une branche nerveuse a un ganglion gris placé sur la face externe de ce nerf : le *ganglion ciliaire* ou *gan-glion ophtalmique*. Cette branche du nerf nasal constitue la *longue racine* ou la *racine sensitive* de ce ganglion.

b) En dedans du nerf optique, le nerf nasal fournit quelques filets longs et grêles appelés *nerfs ciliaires longs* ; ceux-ci se rendent au globe oculaire avec les nerfs ciliaires courts qui viennent du ganglion ophtal-mique.

Branches terminales. Le nerf nasal fournit deux branches termi-nales :

1º Le *nerf nasal interne* ou *nerf sous-trochléaire*. Il longe la paroi interne de l'orbite en dessous du muscle grand oblique, passe sous la poulie cartilagineuse de ce muscle, traverse l'orbiculaire des paupières et se divise en rameaux ascendants destinés à la peau de la paupière supérieure et à celle de la partie voisine du front, et en rameaux des-cendants destinés à la conjonctive, à la caroncule lacrymale, aux con-duits lacrymaux, au sac lacrymal, à la peau de l'angle interne des paupières et à celle de la racine du nez.

2º Le *nerf nasal interne* ou *nerf ethmoïdal* traverse le conduit orbi-taire interne et antérieur et arrive ainsi dans la boite cranienne, sur la face supérieure de la lame criblée de l'éthmoïde. Il traverse la fente ethmoïdale et pénètre dans les fosses nasales, où il se divise en un filet interne et un filet externe. Le filet interne se termine dans la muqueuse de la cloison des fosses nasales. Le filet externe donne quelques ramuscules à la muqueuse de la paroi externe des fosses nasales, descend sur la face postérieure de l'os propre du nez, passe entre cet os et le cartilage de l'aile du nez pour se terminer dans la peau du lobule du nez sous le nom de *nerf naso-lobaire* ou *nerf nasal externe*.

Le ganglion ophtalmique ou ganglion ciliaire.

Sur la face externe du nerf optique, au fond de la cavité orbitaire, dans le voisinage immédiat du trou optique, on trouve un petit renflement grisâtre connu sous le nom de *ganglion ophtalmique* ou *ganglion ciliaire*. A ce ganglion aboutissent en arrière trois filets nerveux : ce sont les *branches afférentes* ou les *racines* du ganglion. De ce même ganglion partent en avant un grand nombre de filets nerveux très grêles : ce sont les *branches efférentes* connues sous le nom de *nerfs ciliaires*.

Les branches *afférentes* ou les *racines* du ganglion ciliaire comprennent :

a) Une *racine motrice* ou *courte racine* reliant le ganglion à la branche inférieure du nerf oculo-moteur commun.

b) Une *racine sensitive* ou *longue racine* unissant le ganglion à la branche nasale du nerf ophtalmique de WILLIS.

c) Une *racine sympathique* ou *racine intermédiaire* amenant au ganglion ciliaire des filets sympathiques provenant du plexus qui entoure la carotide interne dans le sinus caverneux.

Les branches *efférentes* du ganglion ciliaire constituent les *nerfs ciliaires courts*. Ils sont au nombre de cinq ou six au moment où ils partent du ganglion ciliaire ; ils se dirigent horizotalement en avant, se divisent et se subdivisent et, mélangés avec les *nerfs ciliaires longs* provenant de la branche nasale de l'ophtalmique de WILLIS, ils traversent la sclérotique, courent entre celle-ci et la choroïde, abandonnent des filets destinés aux différentes couches du globe oculaire et peuvent être poursuivis jusqu'au niveau du corps ciliaire où ils se divisent en branches terminales : les unes, *sensibles*, se portent dans toutes les parties voisines du globe oculaire et principalement dans l'épithélium antérieur de la cornée ; d'autres, *motrices*, vont innerver les muscles intrinsèques de l'œil : le muscle ciliaire ou tenseur de la choroïde et le muscle constricteur de l'iris ; d'autres encore, de *nature sympathique*, vont former les plexus nerveux des vaisseaux.

Les cellules constitutives du ganglion ciliaire sont des cellules nerveuses multipolaires identiques aux cellules constitutives des ganglions de la chaine sympathique. Le ganglion ciliaire doit donc être considéré comme un ganglion sympathique. C'est dans ce ganglion que se terminent les fibres motrices provenant du nerf oculo-moteur commun par la courte racine ; c'est là que se trouvent en réalité les cellules d'origine des fibres motrices innervant les deux muscles intrinsèques du globe oculaire.

Deuxième branche.

Le nerf maxillaire supérieur.

Le nerf maxillaire supérieur provient du ganglion de GASSER entre le nerf ophtalmique de WILLIS qui est en dedans et un peu au-dessus et le nerf maxillaire inférieur placé en dehors et un peu en dessous. Il se dirige directement en avant et en dehors, sort du crâne par le trou grand rond, ou trou du nerf maxillaire supérieur, que présente la base de la grande aile du sphénoïde, traverse d'arrière en avant la partie supérieure de la fosse ptérygo-maxillaire, entre dans la cavité orbitaire par la fente sphéno-maxillaire, parcourt la gouttière sous-orbitaire, puis le canal sous-orbitaire et sort par le trou sous-orbitaire pour se terminer, sous le nom de *nerf sous-orbitaire*, dans la peau de la face depuis la paupière inférieure jusqu'à la lèvre supérieure.

Branches collatérales. Pendant ce trajet, le nerf maxillaire supérieur fournit un grand nombre de branches collatérales :

1º Un *rameau méningé moyen* ; il est destiné à la dure-mère et accompagne les ramifications de l'artère méningée moyenne.

2º Le *nerf zygomatique* ou *temporo-malaire*. Il naît du nerf maxillaire supérieur en dessous du trou grand rond, se dirige directement en avant en traversant la fosse ptérygo-maxillaire, passe par la fente sphéno-maxillaire pour entrer dans la cavité de l'orbite dont il longe la paroi externe. Dans cette cavité orbitaire, il s'anastomose avec le nerf lacrymal, et donne ainsi quelques filets à la glande lacrymale ; il pénètre ensuite dans le canal temporo-malaire où il se divise en deux rameaux : un *rameau malaire* ou *rameau zygomatico-facial* qui sort par le trou malaire, sur la face externe de l'os malaire, pour se distribuer dans la peau de la pommette ; et un *rameau zygomatico-temporal* qui arrive dans la fosse temporale, traverse le muscle temporal et l'aponévrose et se distribue à la peau de la partie antérieure de la région temporale.

3° Les *nerfs sphéno-palatins*. Il sont au nombre de deux ou de trois ; nés du nerf maxillaire supérieur dans la fosse ptérygo-maxillaire, ils se dirigent verticalement en bas et, après un trajet de quelques millimètres, se jettent dans un ganglion nerveux dépendant de la deuxième branche du nerf trijumeau et appelé *ganglion sphéno-palatin*.

Les nerfs sphéno-palatins constituent la *longue racine* ou la *racine sensitive* de ce ganglion.

4° Les *nerfs dentaires supérieurs et postérieurs*. Ils proviennent du nerf maxillaire supérieur, au nombre de deux ou de trois, au moment où ce nerf pénètre dans la cavité orbitaire. Ils descendent verticalement en bas sur la tubérosité du maxillaire supérieur, fournissent des filets nerveux à la muqueuse des gencives des dents molaires supérieures et parcourent les canaux dentaires supérieurs et postérieurs dans l'épaisseur de la paroi externe du sinus maxillaire. Ils s'anastomosent, dans l'épaisseur de cette paroi, avec le nerf dentaire supérieur et antérieur et fournissent des rameaux aux racines de toutes les dents molaires supérieures.

5° Le *nerf dentaire supérieur et antérieur*. Il provient du nerf sousorbitaire pendant son passage à travers le canal sous-orbitaire, descend dans un canal osseux creusé dans la paroi externe du sinus du maxillaire, s'anastomose avec les nerfs dentaires supérieurs et postérieurs en formant dans l'épaisseur du maxillaire supérieur le *plexus dentaire supérieur*, et envoie ses filets terminaux dans la racine des dents incisives et canines supérieures.

Branches terminales. Arrivé dans le canal sous-orbitaire, le nerf maxillaire supérieur prend le nom de *nerf sous-orbitaire*. Il sort par le trou sous-orbitaire et se divise en un grand nombre de branches terminales que l'on peut diviser en trois groupes :

a) Des *filets ascendants* ou *palpébraux inférieurs* destinés à la peau et à la conjonctive de la paupière inférieure.

b) Des *filets descendants* ou *labiaux supérieurs* qui vont s'épanouir dans la peau et la muqueuse de la lèvre supérieure.

c) Des *filets internes* ou *nasaux* donnant la sensibilité à la peau de l'aile du nez.

Le ganglion sphéno-palatin.

Du nerf maxillaire supérieur dépend un ganglion nerveux appelé ganglion sphéno-palatin. Il est situé dans la partie supérieure de la fosse ptérygo-maxillaire. Il est relié à des nerfs craniens par un certain nombre de filets nerveux constituant ses *branches afférentes* et émet un certain nombre d'autres filets nerveux qui constituent ses *branches efférentes.*

Les *branches afférentes* du ganglion sphéno-palatin comprennent :

a) Deux ou trois rameaux qui relient ce ganglion au nerf maxillaire supérieur ; ils sont connus sous le nom de *nerfs sphéno-palatins.*

b) Un rameau nerveux appelé *nerf vidien* ou *nerf du canal ptérygoïdien*. Celui-ci parcourt le canal vidien et se jette dans la partie postérieure du ganglion sphéno-palatin. Nous avons vu, en décrivant le nerf facial, que le nerf vidien lui-même est formé de fibres sympathiques, provenant du plexus carotidien interne, et de fibres sensitives venues du facial par le nerf grand pétreux superficiel.

Branches efférentes. Du ganglion sphéno-palatin partent les branches efférentes suivantes :

1º Le *nerf pharyngien* ou *ptérygo-palatin* ; il se dirige directement en arrière, parcourt le canal ptérygo-palatin et se distribue à la muqueuse de la partie supérieure du pharynx.

2º Les *nerfs nasaux postérieurs et supérieurs.* Ils proviennent du côté interne du ganglion sphéno-palatin, traversent directement le trou sphéno-palatin et arrivent ainsi dans les fosses nasales. Là, ils se divisent en rameaux internes et en rameaux externes.

Les *rameaux internes* se rendent à la partie postérieure et supérieure de la muqueuse qui tapisse la cloison des fosses nasales. Un de ces rameaux, plus volumineux que les autres, est connu sous le nom de *nerf naso-palatin de Scarpa.* Il se dirige obliquement en bas et en avant, en parcourant toute l'étendue de la cloison des fosses nasales entre le périoste et la muqueuse. Il pénètre ensuite dans le canal palatin antérieur ou canal incisif et va se distribuer, par ses branches terminales, à la muqueuse qui recouvre la partie antérieure de la voûte palatine.

Les *rameaux externes*, beaucoup plus nombreux, se divisent en branches antérieures se distribuant à la muqueuse de la paroi externe des fosses nasales au niveau du cornet supérieur, du méat supérieur et du cornet moyen, et en branches postérieures destinées à la muqueuse de la voûte et de la paroi latérale du pharynx.

3º Les *filets orbitaires*. Ils pénètrent dans la cavité orbitaire par la fente sphéno-maxillaire et se distribuent au périoste de la paroi externe de l'orbite, aux cellules ethmoïdales supérieures et au sinus sphénoïdal.

4º Les *nerfs palatins*. Ils sortent du bord inférieur du ganglion sphéno-palatin et descendent verticalement en bas dans le canal palatin postérieur et les petits canaux accessoires. Ils sont au nombre de trois que l'on désigne sous le nom de *nerfs palatins antérieur, moyen* et *postérieur*.

Le *nerf palatin antérieur* parcourt de haut en bas le canal palatin postérieur et arrive ainsi à la partie postérieure de la voûte palatine. Là, il se divise en rameaux postérieurs destinés à la muqueuse de la face antérieure du voile du palais et en un rameau antérieur plus volumineux ; celui-ci parcourt d'arrière en avant la gouttière latérale de la voûte palatine et se termine, par de nombreux filets, dans la gencive supérieure et dans la muqueuse de la voûte de la cavité buccale.

Pendant son trajet dans le canal palatin postérieur, le nerf palatin antérieur fournit le *rameau nasal postérieur et inférieur* ; celui-ci traverse la lame verticale de l'os palatin et se distribue à la muqueuse de la paroi externe des fosses nasales au niveau du méat moyen, du cornet et du méat inférieurs, et du sinus du maxillaire supérieur.

Le *nerf palatin moyen* descend, sur la tubérosité du maxillaire, dans un canal palatin accessoire et va se distribuer à la muqueuse des amygdales et de la partie voisine du voile du palais.

Le *nerf palatin postérieur* parcourt également un conduit palatin accessoire qui l'amène jusqu'au bord antérieur du voile du palais. Il pénètre alors dans ce voile et s'y termine à la muqueuse qui recouvre les deux faces.

Ganglion sphéno-palatin. Le ganglion sphéno palatin est généralement considéré comme une dépendance du système nerveux sympathique. Il est formé de cellules nerveuses multipolaires identiques aux cellules constitutives des ganglions de la chaîne sympathique.

Troisième branche.

Le nerf mandibulaire.

Le nerf maxillaire inférieur ou nerf mandibulaire constitue la branche terminale la plus volumineuse du nerf trijumeau. Il est formé d'une racine sensitive, qui lui vient du ganglion de GASSER en dessous et en dehors de l'origine du nerf maxillaire supérieur, et d'une racine motrice qui lui vient directement du tronc cérébral. Le nerf maxillaire inférieur devient donc un nerf mixte. Il va porter la motilité à tous les muscles de la mastication et à quelques-uns des muscles de la région sus-hyoïdienne, et la sensibilité à la peau de la partie inférieure de la face, à la muqueuse de la joue, de la partie antérieure de la langue et à la peau de la partie antérieure de la région temporale.

Du ganglion de GASSER, le nerf maxillaire inférieur se dirige en bas et en dehors ; il sort du crâne par le trou ovale du sphénoïde, fournit une branche collatérale qui rentre dans la boite cranienne et, arrivé dans la fosse zygomatique, se divise directement en *sept* branches terminales.

Branche collatérale. Avant sa division en branches terminales, le nerf maxillaire inférieur fournit un *rameau méningé.* Celui-ci rentre dans la boite cranienne par le trou sphéno-épineux et se distribue à la dure-mère voisine.

Branches terminales. Les branches terminales peuvent se diviser en deux groupes : des *branches sensitives* et des *branches mixtes.*

Les *branches mixtes* renferment des fibres sensitives et des fibres motrices ; celles-ci sont destinées aux muscles de la mastication, au muscle péristaphylin externe, au muscle interne du marteau, au muscle mylo-hyoïdien et au ventre antérieur du muscle digastrique. Elles comprennent :

1° Le *nerf masséterin.* Il se dirige de dedans en dehors, croise le bord supérieur du muscle ptérygoïdien externe, puis le bord postérieur du muscle temporal, traverse l'échancrure sigmoïde de la branche verticale du maxillaire inférieur et pénètre dans la face profonde du muscle masséter auquel il est destiné. Pendant ce trajet, il abandonne une branche collatérale à l'articulation temporo-maxillaire et envoie un rameau dans la partie postérieure du muscle temporal : le *rameau temporal profond postérieur.*

2° Le *nerf buccal* provient du nerf maxillaire inférieur en dessous du trou ovale. Il se dirige en dehors et traverse le muscle ptérygoïdien externe ; il longe un peu en dedans la partie antérieure du muscle temporal, puis passe entre l'apophyse coronoïde du maxillaire inférieur et la tubérosité du maxillaire supérieur. Arrivé sur la face externe du muscle buccinateur, il se divise en branches terminales.

Pendant son trajet, le nerf buccal fournit des filets moteurs au muscle ptérygoïdien externe et abandonne un rameau à la partie antérieure du muscle temporal, le *rameau temporal profond antérieur*.

Les branches terminales sont toutes sensitives et se terminent soit à la peau, soit à la muqueuse de la joue.

3° Le *nerf du muscle ptérygoïdien interne*. Il provient du nerf maxillaire inférieur et va se distribuer à la face interne du muscle ptérygoïdien interne. Dans le voisinage du ganglion otique, il abandonne deux petits filets nerveux qui se réunissent avec des filets venus de ce ganglion et vont se rendre dans le muscle péristaphylin externe, ou tenseur du voile du palais et dans le muscle interne du marteau.

4° Le *nerf temporal profond moyen* se dirige de dedans en dehors. Il longe la paroi supérieure de la fosse zygomatique et se réfléchit sur la face profonde du muscle temporal dans lequel il se termine.

Toutes ces branches nerveuses réunies constituent le *nerf masticateur*.

5° Le *nerf dentaire* ou *alvéolaire inférieur*. C'est la plus volumineuse de toutes les branches terminales du nerf maxillaire inférieur. Ce nerf descend entre les deux muscles ptérygoïdiens, étant situé en arrière et en dehors du nerf lingual. Il passe ensuite entre le muscle ptérygoïdien interne et la branche verticale du maxillaire inférieur, pénètre dans l'orifice supérieur du canal dentaire inférieur et parcourt ce canal jusqu'au niveau du trou mentonnier, où il se divise en branches terminales.

Pendant ce trajet, le nerf dentaire inférieur fournit :

a) Le *rameau mylo-hyoïdien*. C'est un rameau moteur qui quitte le nerf dentaire au moment où celui-ci entre dans le canal dentaire, il descend alors dans le sillon creusé sur la face interne du corps du maxillaire inférieur et va se terminer dans le muscle mylo-hyoïdien et dans le ventre antérieur du muscle digastrique.

b) Les *rameaux dentaires inférieurs et postérieurs*. Ils proviennent du nerf dentaire pendant qu'il parcourt le canal dentaire et se rendent aux racines des dents molaires, à la paroi des alvéoles dentaires et à la gencive voisine.

Branches terminales. Arrivé au trou mentonnier. le nerf dentaire inférieur se divise en *nerf mentonnier* et *nerf incisif*.

Le *nerf mentonnier* sort par le trou mentonnier et se résout en branches terminales destïnées à la muqueuse de la lèvre inférieure et à la peau de la lèvre inférieure et du menton.

Le *nerf incisif* poursuit son trajet dans le canal dentaire inférieur et se distribue aux racines et aux alvéoles de la dent canine et des dents incisives inférieures et à la gencive voisine.

Les *branches sensitives* du nerf maxillaire inférieur sont au nombre de deux. Ce sont :

1° Le *nerf temporal superficiel* ou *nerf auriculo-temporal*. Il provient du nerf maxillaire inférieur par deux racines qui embrassent l'artère méningée moyenne, puis se dirige en bas, en arrière et en dehors vers le col du condyle du maxillaire inférieur. Arrivé au bord postérieur de ce col, il se recourbe en haut, monte en dessous de la parotide, entre l'articulation temporo-maxillaire et le conduit auditif externe, abandonne des filets à la parotide et va se terminer dans la peau qui recouvre la face externe du pavillon de l'oreille et dans la peau de la région temporale.

Pendant ce trajet, le nerf auriculo-temporal s'anastomose :

a) Avec le ganglion otique. Ce sont des filets du ganglion otique qui passent dans le nerf auriculo-temporal. On admet généralement que ces filets originaires du ganglion otique proviennent du nerf glosso-pharyngien, par l'intermédiaire du nerf petit pétreux superficiel, et qu'ils quittent plus loin le nerf temporal pour se rendre dans la glande parotide.

b) Avec le nerf facial. Cette anastomose se fait au niveau du col du condyle du maxillaire inférieur.

2° Le *nerf lingual*. Le nerf lingual descend entre le muscle ptéry-goïdien externe et le muscle ptérygoïdien interne, puis entre ce der-nier muscle et la face interne de la branche verticale du maxillaire inférieur. Arrivé au bord inférieur du muscle ptérygoïdien interne, il se recourbe en avant et croise la face externe du muscle hyo-glosse, étant recouvert par la glande sous-maxillaire. Le nerf lingual passe alors au-dessus du muscle mylo-hyoïdien, étant en rapport immédiat avec le conduit excréteur de la glande et avec la muqueuse qui tapisse le plancher de la cavité buccale, puis il pénètre dans la substance même de la langue en passant entre le muscle lingual et le muscle génio-glosse, et se résout en branches terminales qui vont porter la sensibilité générale et la sensibilité gustative à la muqueuse qui recouvre la face inférieure, les bords latéraux et les deux tiers antérieurs du dos de la langue, c'est-à-dire, depuis la pointe de la langue jusqu'au V lingual.

Durant ce trajet, le nerf lingual s'anastomose avec plusieurs nerfs voisins et fournit quelques branches collatérales et un grand nombre de branches terminales. Il s'anastomose :

a) Avec le *nerf dentaire inférieur*, un peu en dessous du ganglion otique, par un petit filet nerveux provenant du nerf dentaire et se dirigeant obliquement en bas et en dedans pour se réunir au nerf lingual.

b) Avec le *nerf facial*. Cette anastomose, beaucoup plus importante, se fait par l'intermédiaire de la *corde du tympan* que nous avons décrite avec le nerf facial. Cette corde du tympan amène dans le nerf lingual des *fibres sécrétoires* destinées à la glande sous-maxillaire et à la glande sublinguale, qui viennent soit directement du nerf facial, soit du plexus sympathique ; et des *fibres gustatives* dont nous avons étudié l'origine en décrivant le nerf de la septième paire et le nerf intermédiaire de WRISBERG.

c) Avec le *nerf grand hypoglosse*. Cette anastomose a lieu sur la face externe du muscle hyo-glosse, tout près de la terminaison des deux nerfs.

Branches collatérales. 1º En passant derrière la glande sous-maxillaire, le nerf lingual envoie quelques filets nerveux à un petit ganglion appelé *ganglion sous-maxillaire*.

2º A l'extrémité postérieure de la glande sublinguale, le nerf lingual fournit un *rameau sublingual*. Celui-ci se dirige en avant, longe la face externe de la glande sublinguale, en donnant à cette glande des fibres sécrétoires, et va se terminer dans la muqueuse des gencives et dans celle de la partie antérieure du plancher de la cavité buccale. Quelques auteurs décrivent sur le trajet de ce rameau un petit ganglion nerveux, appelé *ganglion sublingual*. Le rameau sublingual fournirait à ce ganglion des fibres sensitives ; de ce ganglion partiraient ensuite les fibres d'innervation de la glande sublinguale.

3º En dedans du muscle ptérygoïdien interne, le nerf lingual abandonne quelques filets à la muqueuse de la partie postérieure du plancher de la cavité buccale.

Branches terminales. Par ses branches terminales, le nerf lingual donne la sensibilité gustative (fibres de la corde du tympan) et la sensibilité générale (fibres du nerf trijumeau) à la muqueuse de la face inférieure, des bords latéraux et des deux tiers antérieurs de la face dorsale de la langue.

Le ganglion otique.

Le *ganglion otique* ou *ganglion d'Arnold* est un petit renflement ganglionnaire d'environ 4 mm. de diamètre. Il est situé dans le voisinage immédiat du trou ovale, sur la face interne du nerf maxillaire inférieur, entre ce nerf et la partie cartilagineuse de la trompe d'Eustache.

Ce ganglion présente des *branches afférentes* et des *branches efférentes*.

Branches afférentes. Les *branches afférentes* du ganglion otique sont au nombre de trois. On les désigne communément sous le nom de *racines*. On distingue une *courte racine*, une *longue racine* et un *racine ganglionnaire*.

La *courte racine* lui vient du nerf trijumeau. Elle est représentée par quelques filets nerveux qui partent de la face interne du nerf maxillaire inférieur et qui se rendent dans [le ganglion otique. On ignore si ces filets nerveux conduisent à ce ganglion des fibres sensitives ou des fibres motrices.

La *longue racine* est constituée par le *nerf petit pétreux superficiel*. En décrivant le nerf facial, nous avons vu que ce nerf petit pétreux superficiel provient du nerf glosso-pharyngien et qu'il est relié au ganglion géniculé du facial par un rameau anastomotique.

La *racine ganglionnaire* est représentée par quelques minces filets nerveux qui relient le ganglion au plexus sympathique de l'artère méningée moyenne.

Branches efférentes. Les branches qui partent du ganglion otique sont encore mal connues. On admet généralement que le ganglion otique s'anastomose avec les branches nerveuses du nerf maxillaire inférieur (amenées par le nerf du muscle ptérygoïdien interne) qui se rendent dans le muscle interne du marteau, ou muscle tenseur de la membrane du tympan, et dans le muscle péristaphylin externe, ou muscle tenseur du voile du palais.

On ignore si le ganglion otique appartient au système nerveux cérébro-spinal ou au système nerveux sympathique. On ne connait

pas la forme de ses cellules constitutives. Peut-être devra-t-on le considérer comme un ganglion sympathique analogue au ganglion sphéno-
palatin et au ganglion ophtalmique.

Le ganglion sous-maxillaire.

C'est un renflement fusiforme d'environ 3 ou 4 mm. de diamètre
dont on ignore la signification morphologique. On le considère généralement comme un ganglion sympathique. Il est relié au nerf lingual
par un certain nombre de filets nerveux qui constituent ce qu'on est
convenu d'appeler la *racine motrice* et la *racine sensitive*. Les fibres de
la racine motrice lui viennent du nerf facial par la corde du tympan
déjà fusionnée à ce niveau avec le nerf lingual. Cette corde du tympan
lui fournit des fibres secrétoires. Les fibres de la racine sensitive lui
viennent du nerf trijumeau par le nerf lingual lui-même. Enfin ce
ganglion sous-maxillaire reçoit encore quelques filets du plexus
sympathique qui entoure l'artère faciale. Ils constituent sa *racine
ganglionnaire*.

Du ganglion sous-maxillaire partent des filets nerveux qui
pénètrent dans la substance même de la glande et d'autres qui accompagnent son conduit excréteur ou conduit de WHARTON.

La structure interne du cervelet.

Le cervelet forme la partie postérieure du métencéphale. C'est
une partie volumineuse de l'axe cérébro-spinal occupant les fosses
occipitales inférieures. Il est situé en arrière du pont de VAROLE, en
arrière et au-dessus du myélencéphale, en dessous des lobes occipitaux du cerveau terminal dont il est séparé par la tente du cervelet.

Le cervelet, comme toutes les parties de l'axe cérébro-spinal, est
formé de deux substances : la substance blanche et la substance grise.

La substance grise.

La substance grise se trouve à la périphérie du cervelet où elle
constitue la *couche corticale grise* ; c'est une mince lamelle grise qui
recouvre régulièrement toute la surface cérébelleuse en suivant tous
les replis qui donnent à cette surface son aspect lamelleux. Elle existe
encore dans la profondeur même du cervelet, où elle forme plusieurs
noyaux enclavés plus ou moins dans la substance blanche. Les plus
importantes de ces masses grises centrales sont les *noyaux dentelés* ou
olives cérébelleuses, et les *noyaux du toit* ou *noyaux de Stilling*.

Les *noyaux dentelés* sont formés d'une mince lamelle grise repliée irrégulièrement sur elle-même et située, de chaque côté de la ligne médiane, au point de réunion du lobe médian avec les hémisphères cérébelleux. Ils sont entourés de tous côtés par de la substance blanche, excepté à leur extrémité inférieure et interne où ils touchent directement la paroi ventriculaire.

Les *noyaux du toit* ou *noyaux médians* sont deux masses grises situées de chaque côté de la ligne médiane, en dedans des olives cérébelleuses, dans la partie la plus élevée et la plus ventrale du lobe médian du cervelet. Par leur face inférieure, ces noyaux correspondent au toit du quatrième ventricule dont ils ne sont séparés que par l'épithélium épendymaire.

Masses grises centrales. Les *masses grises centrales* sont formées de cellules nerveuses multipolaires et d'un plexus inextricable de fines fibrilles nerveuses. Les connexions de ces masses grises commencent à être connues d'une façon assez précise.

Les noyaux du toit ou noyaux médians et les noyaux dentelés ou noyaux latéraux paraissent se comporter d'une façon différente.

Noyaux dentelés. Pour les *noyaux dentelés*, il est établi que les fibrilles nerveuses qui s'y terminent représentent, en partie du moins, les ramifications cylindraxiles des cellules de PURKINJE de l'écorce cérébelleuse, non seulement des cellules de l'écorce du lobe médian, mais aussi des cellules des hémisphères cérébelleux.

Ce qui paraît établi aussi, c'est qu'un certain nombre de ces ramifications cylindraxiles représentent des collatérales nées des fibres du pédoncule cérébelleux inférieur correspondant.

Quant aux cellules constitutives des noyaux dentelés, il a été établi dans ces derniers temps, par de nombreuses recherches expérimentales, que toutes ces cellules envoient leur prolongement cylindraxile dans le pédoncule cérébelleux supérieur, pour se rendre dans le noyau rouge et la couche optique du côté opposé, constituant une *voie croisée olivo-rubro-thalamique.*

Noyaux du toit. Les connexions des noyaux médians sont moins bien connus. Il ressort cependant des recherches expérimentales récentes, que les cellules du noyau du toit donnent naissance à des fibres nerveuses qui passent la ligne médiane dans le lobe médian du cervelet où elles s'entrecroisent avec les fibres du côté opposé. Elles contournent ensuite le pédoncule cérébelleux supérieur, étant comprises entre les fibres ascendantes, olivo-rubro-thalamiques, de ce dernier et les fibres horizontales du faisceau de GOWERS. Dans leur trajet ultérieur, elles descendent en partie dans le segment interne du pédoncule cérébelleux inférieur, et, en partie, dans la formation réticulaire du bulbe, en diminuant lentement en nombre jusqu'à disparaître complètement vers l'extrémité inférieure du bulbe, constituant ainsi un véritable *faisceau cérébello-bulbaire* appelé quelquefois encore *faisceau en crochet.*

Ecorce cérébelleuse. La *couche corticale grise* du cervelet est formée de deux couches distinctes ; une couche externe, d'une teinte grisâtre, appelée généralement *couche moléculaire,* et une couche interne. d'une teinte roussâtre, connue sous le nom de *couche granuleuse.* Ces deux couches sont séparées l'une de l'autre par une série continue de cellules volumineuses, décrites pour la première fois par PURKINJE en 1837 et appelées *cellules de Purkinje.*

Nous allons décrire successivement :

1° Les cellules de PURKINJE.

2° La couche granuleuse.

3° La couche moléculaire.

I. *Cellules de Purkinje.* Ce sont des cellules nerveuses volumineuses situées à la limite de la couche granuleuse et de la couche moléculaire. Elles sont pourvues de nombreux prolongements protoplasmatiques qui tous pénètrent dans la couche moléculaire, s'y divisent et s'y subdivisent pour se terminer par des ramifications libres à la surface du cervelet. Du côté de la couche granuleuse, chaque cellule de PUR-KINJE émet un prolongement cylindraxile qui traverse cette couche et va devenir le cylindre-axe d'une fibre constitutive de la substance blanche. GOLGI a montré qu'en traversant la couche granuleuse, ce prolongement cylindraxile émet quelques branches collatérales qui retournent dans la couche moléculaire où elles se terminent librement.

II. *La couche granuleuse.* La couche interne de l'écorce cérébelleuse est décrite généralement comme formée de petites cellules à noyau volumineux et à corps cellulaire peu développé, pourvu de deux prolongements courts et grêles.

Ces éléments appartiennent à trois espèces de cellules ayant des caractères nettement distincts :

1º Les grains ou petites cellules de la couche granuleuse.

2º Les grandes cellules de la couche granuleuse.

3º Les cellules de neuroglie.

Les grains ou petites cellules de la couche granuleuse. Chacun des grains de la couche granuleuse est formé d'un petit corps polyédrique, des angles duquel partent des prolongements protoplasmatiques. Ceux-ci sont généralement au nombre de quatre ou de cinq. Ils ont une longueur variable et se terminent par une petite touffe de trois ou quatre branches courtes et épaisses. Le prolongement cylindraxile est beaucoup plus grêle que les prolongements protoplasmatiques. Il naît le plus souvent, à quelque distance du corps cellulaire, de l'un ou de l'autre des prolongements protoplasmatiques ; quelquefois cependant il provient du corps cellulaire lui-même. Il se dirige alors vers la couche moléculaire en suivant un trajet plus ou moins ondulé et, arrivé dans cette couche, il se bifurque en deux branches terminales qui courent parallèlement à la direction des lamelles du cervelet. Dans toute l'épaisseur de la couche moléculaire on trouve ces *fibres parallèles,* de telle sorte que, sur une coupe antéro-postérieure du cervelet, toute la couche externe grise est criblée de points noirs, sections des branches terminales du prolongement cylindraxile des grains. Sur des coupes frontales, au contraire, ces fibres se montrent suivant leur longueur et la couche moléculaire apparaît doublement striée : on y voit des fibres horizontales qui représentent les branches terminales du prolongement cylindraxile, et des fibres verticales, perpendiculaires aux premières, représentant la partie des mêmes prolongements cylindraxiles comprise entre les grains et leur point de division en branches terminales. Toutes ces fibres horizontales semblent se terminer librement dans l'épaisseur de la couche moléculaire.

Les grandes cellules de la couche granuleuse. Ce sont des cellules vo·lumineuses pourvues de nombreux prolongements protoplasmatiques, qui se divisent et subdivisent pour se terminer librement soit dans la couche granuleuse elle-même, soit dans la couche moléculaire. Le prolongement cylindraxile pénètre plus profondément dans la couche granuleuse, s'y divise et s'y subdivise un nombre considérable de fois, de façon à donner naissance, par toutes ses branches de division entrelacées, à un plexus inextricable occupant une grande étendue de la couche granuleuse.

Les cellules de neuroglie. On trouve, dans la couche granuleuse du cervelet, deux espèces de cellules de neuroglie. Les unes, petites, sont pourvues d'un grand nombre de prolongements courts et grêles rayonnant dans tous les sens autour de la cellule dont ils proviennent. Les autres, beaucoup plus volumineuses, ont un corps cellulaire irrégulier; elles émettent, dans la couche ganuleuse, quelques petits prolongements gros et courts ; mais du côté de la couche moléculaire, elles sont pourvues de prolongements plus volumineux et plus longs qui traversent toute l'épaisseur de cette couche pour se terminer, près de la pie-mère enveloppante, par un petit épaississement triangulaire.

III. *La couche moléculaire.* La couche moléculaire est riche en cellules qui occupent surtout les deux tiers internes. Le corps cellulaire est pourvu de nombreux prolongements protoplasmatiques qui se terminent librement dans la couche moléculaire. Le prolongement cylindraxile de ces cellules nerveuses traverse la couche suivant une direction antéro-postérieure, perpendiculaire à la direction des fibres parallèles qui dépendent des petites cellules de la couche granuleuse. D'une longueur variable, il émet sur son trajet des branches collatérales qui descendent verticalement en bas et se terminent, par une touffe de branches libres, autour du corps des cellules de PURKINJE, puis se recourbe lui-même en bas et se termine comme une de ses branches collatérales.

En dehors de ces cellules nerveuses, on trouve encore, dans la couche moléculaire, les branches verticales et les fibres parallèles qui représentent les prolongements cylindraxiles des petites cellules de la couche granuleuse, les ramifications protoplasmatiques des cellules de PURKINJE et les ramifications des cellules de neuroglie de la couche granuleuse.

En décrivant les fibres de la substance blanche, nous verrons qu'un grand nombre d'entre elles viennent encore s'y terminer par des ramifications libres.

La substance blanche.

La substance blanche du cervelet est formée de fibres nerveuses, dont les unes appartiennent en propre au cervelet (*fibres d'association*), et dont les autres forment trois paires de faisceaux volumineux, appelés pédoncules cérébelleux, servant à relier le cervelet aux parties voisines de l'axe cérébro-spinal (*fibres de projection*).

Fibres d'association. Les *fibres d'association* du cervelet sont représentées, en partie, par les fibres qui unissent l'écorce grise aux noyaux dentelés et aux noyaux du toit ; en partie, par les faisceaux en guirlande de STILLING reliant les circonvolutions cérébelleuses les unes aux autres.

On a cru pendant longtemps à l'existence, dans le cervelet, de véritables fibres commissurales reliant l'un à l'autre les deux hémisphères cérébelleux en passant, soit par le pont de VAROLE, soit par les commissures qui existent à la partie supérieure du vermis. Mais les recherches expérimentales entreprises avec la méthode de MARCHI ne démontrent pas l'existence de ces fibres.

Il existe cependant, à la partie supérieure du lobe médian, des faisceaux de fibres nerveuses qui s'entrecroisent sur la ligne médiane et que l'on désigne sous le nom de *commissures*. Une de ces commissures relie l'un à l'autre les deux noyaux médians. Une deuxième passe au-devant *(commissure supérieure et antérieure)* et une troisième passe en arrière de ces noyaux *(commissure supérieure et postérieure)*. Mais les recherches récentes ont établi qu'il s'agit là uniquement de l'*entrecroisement* de fibres nerveuses dont les unes, ascendantes, proviennent soit du corps restiforme ou partie externe des pédoncules cérébelleux inférieurs, soit du faisceau de GOWERS ; tandis que les autres, descendantes, appartiennent à un faisceau de fibres nerveuses provenant du noyau du toit et connu sous le nom de *faisceau cérébellobulbaire*. Ce ne sont donc pas de véritables commissures, mais de simples entrecroisements de fibres nerveuses.

Fibres de projection. L'origine et la terminaison des fibres entrant dans la constitution des pédoncules cérébelleux méritent une étude spéciale.

Pédoncules cérébelleux inférieurs. Nous avons vu que ces pédoncules commencent vers la partie moyenne de la moelle allongée. On les divise généralement, depuis STILLING, en deux parties ou segments : un segment externe formant le corps restiforme proprement dit et un segment interne.

Corps restiforme ou segment externe du pédoncule cérébelleux inférieur. Le segment externe de chaque pédoncule cérébelleux inférieur est formé exclusivement de *fibres ascendantes*. Ces fibres proviennent en partie de la moelle épinière et en partie de la moelle allongée.

A. *Fibres médullaires*. Les fibres *médullaires* viennent de la colonne de CLARKE ; elles représentent la continuation dans le myélencéphale des fibres du faisceau médullo-cérébelleux dorsal.

B. *Fibres bulbaires*. Il résulte de nos recherches expérimentales que les fibres *bulbaires*, qui prennent part à la constitution du corps restiforme, proviennent au moins de trois sources différentes.

1º Un grand nombre ont leurs cellules d'origine dans la formation réticulaire du bulbe du même côté et du côté opposé : ce sont nos *fibres réticulo-cérébelleuses*.

Les unes, *dorsales*, vont constituer la partie postéro-interne du corps restiforme ; les autres, *ventrales*, sont, pendant une partie de leur trajet, des fibres arciformes externes. Elles contournent la pyramide bulbaire et l'olive, croisent la face externe de la racine descendante du nerf trijumeau et vont devenir les fibres ventrales du corps restiforme.

2º D'autres fibres nerveuses proviennent du noyau latéral du bulbe du même côté ; elles croisent la face externe de la racine descendante du trijumeau, recouvertes par les fibres médullo-cérébelleuses, et vont constituer la partie tout à fait dorsale du corps restiforme. Ce sont nos *fibres nucléo-cérébelleuses*.

3º Enfin tous les auteurs admettent l'existence de *fibres olivo-cérébelleuses* reliant l'olive bulbaire d'un côté à l'écorce grise de la moitié opposée du cervelet en passant par le corps restiforme, sans que la position de ces fibres dans ce dernier soit exactement connue.

Les fibres ascendantes du segment externe du pédoncule cérébelleux inférieur pénètrent dans la substance blanche des hémisphères cérébelleux. Leur terminaison n'est pas encore exactement connue.

Ce qui paraît établi d'une façon incontestable, c'est que les fibres d'origine médullaire de même que les fibres réticulo-cérébelleuses, tout en abandonnant des collatérales aux masses grises centrales, se terminent dans l'écorce grise du ver supérieur du même côté et du côté opposé. Quant aux fibres d'origine olivaire — qui constituent la partie la plus importante des fibres ascendantes de ce pédoncule — les auteurs ne sont guère d'accord sur leur connexion cérébelleuse. Quelques-uns les mettent en connexion avec le noyau dentelé, d'autres sont d'avis que ces fibres sont indépendantes de l'olive cérébelleuse et se terminent dans l'écorce grise comme toutes les autres fibres du corps restiforme.

Segment interne du pédoncule cérébelleux inférieur. Le long de la face interne du corps restiforme proprement dit, en arrière du bord postérieur de la racine spinale du nerf trijumeau, on trouve des faisceaux de fibres nerveuses entremêlées avec des cellules nerveuses. Cet ensemble de substance grise et de substance blanche constitue le segment interne du pédoncule cérébelleux inférieur.

La substance grise de ce segment interne forme, dans sa partie supérieure et interne, le noyau] de DEITERS et le noyau de BECHTE-REW ; dans sa partie inférieure et externe, l'extrémité supérieure du noyau de BURDACH. Elle se continue par des traînées irrégulières avec la substance grise du noyau du toit ou noyau médian du cervelet.

La substance blanche du segment interne du pédoncule cérébelleux inférieur a une structure assez complexe.

Il résulte de nos recherches que dans la constitution de ce segment interne interviennent tout d'abord les *fibres radiculaires du nerf vestibulaire.* Nous avons vu que ces fibres pénètrent dans le tronc cérébral en dedans de la section du pédoncule cérébelleux inférieur et que, arrivées dans le voisinage du plancher du quatrième ventricule, elle se bifurquent en branches ascendantes et en branches descendantes. Les branches ascendantes se réunissent en un petit faisceau de fibres nerveuses qui traverse le noyau de BECHTEREW pour se terminer entre les cellules du noyau du toit *(faisceau vestibulo-cérébelleux).*

Les branches descendantes constituent la *racine descendante du nerf vestibulaire,* elles forment un faisceau compact de fibres nerveuses surtout dans la partie supérieure du pédoncule ; ce faisceau diminue rapidement de volume, ses fibres constituantes allant se terminer dans le noyau triangulaire. Il forme la zone interne du segment interne.

A côté de ces fibres descendantes vestibulaires, le segment interne renferme encore les *fibres descendantes du faisceau cérébello-bulbaire* provenant du noyau du toit du côté opposé. Elles occupent d'abord la partie externe du segment interne, entre les fibres vestibulaires et la section du corps restiforme. Au fur et à mesure que la racine vestibulaire disparaît, on voit le faisceau cérébello-bulbaire venir occuper sa place.

Ces deux faisceaux de fibres descendantes diminuent de volume de haut en bas. Ils forment ensemble un faisceau épais, de forme plus ou moins triangulaire, à base supérieure et à sommet inférieur, occupant la partie interne du segment interne.

L'espace laissé libre, dans la partie inférieure et externe de ce segment, est formé de fibres *ascendantes*, dont les unes appartiennent aux *fibres radiculaires ascendantes des premiers nerfs cervicaux*, qui vont se terminer dans la partie proximale du noyau du faisceau de BURDACH, et dont les autres appartiennent aux *fibres réticulo-cérébelleuses dorsales* que nous avons vu sortir de la formation réticulaire du bulbe et qui, avant d'entrer dans le corps restiforme proprement dit, traversent pendant un certain temps la partie inférieure du segment interne du pédoncule cérébelleux inférieur.

En résumé donc, le segment externe du pédoncule cérébelleux inférieur est formé principalement, si pas exclusivement, de fibres *ascendantes* se terminant dans le ver supérieur (fibres médullaires) et peut-être dans les noyaux dentelés. Le segment interne comprend essentiellement les fibres *descendantes* provenant du nerf vestibulaire et du faisceau en crochet ou cérébello-bulbaire.

Pédoncules cérébelleux moyens. Nous avons vu que toutes les fibres qui entrent dans la constitution de ce pédoncule ont leurs cellules d'origine soit dans les noyaux du pont, soit dans la formation réticulaire du métencéphale. Ce sont à la fois des fibres directes et des fibres croisées se terminant dans l'écorce grise des hémisphères cérébelleux. Ce sont donc des *fibres ponto-* et *réticulo-cérébelleuses*.

Pédoncules cérérelleux supérieurs. Les fibres constitutives de ces pédoncules sortent de l'olive cérébelleuse, montent sur la face postérieure de l'isthme du rhombencéphale en se rapprochant insensiblement de la ligne médiane, puis disparaissent sous les éminences postérieures des tubercules quadrijumeaux. Elles s'entrecroisent alors sur la ligne médiane au-devant de l'aqueduc de SYLVIUS, entre le faisceau longitudinal postérieur et la couche des fibres sensitives médullo-thalamiques, pour se mettre en connexion, après entrecroisement, avec le noyau rouge, le noyau d'origine du nerf oculo-moteur commun et la couche optique.

Il résulte des recherches expérimentales récentes que les fibres des pédoncules cérébelleux supérieurs proviennent exclusivement des noyaux dentelés.

Après entrecroisement sur la ligne médiane, les fibres se bifurquent en branches ascendantes et en branches descendantes.

Les branches ascendantes peuvent se poursuivre à travers le noyau rouge jusque dans la couche optique. En passant par le noyau rouge, ce faisceau diminue sensiblement de volume parce qu'il abandonne à cette masse grise un certain nombre de ses fibres constitutives. Quelques-unes d'entre elles se terminent également dans le noyau d'origine du nerf oculo-moteur commun.

Les branches descendantes constituent le *faisceau cérébelleux descendant latéral* de CAJAL ou *faisceau cérébello-protubérantiel* ; elles peuvent être poursuivies jusque dans la partie dorsale du pont de VAROLE.

Les pédoncules cérébelleux supérieurs renferment donc exclusivement des fibres *ascendantes*. Ces fibres proviennent des noyaux dentelés et se terminent dans le noyau rouge et dans la couche optique du côté opposé. L'entrecroisement de ces fibres est complet.

Nous avons déjà vu que ces fibres olivo-rubro-thalamiques des pédoncules cérébelleux supérieurs sont contournées, de dehors en dedans et de haut en bas, par les fibres du faisceau cérébello-bulbaire et les fibres du faisceau de GOWERS qui, sur une partie de leur trajet, deviennent ainsi fibres constitutives *descendantes* de ces pédoncules.

Quand on étudie, avec la méthode de GOLGI, les éléments constitutifs de la substance blanche du cervelet, on y trouve deux espèces de fibres nerveuses.

1º Des fibres qui ont leurs cellules d'origine dans la couche corticale grise du cervelet ; elles représentent les prolongements cylindraxiles des cellules de PURKINJE.

On a cru pendant longtemps qu'un certain nombre de ces cellules nerveuses donnaient origine à des fibres se rendant dans l'une ou l'autre des trois paires de pédoncules. Nous savons maintenant que cette opinion est erronée : l'écorce cérébelleuse est sans connexion *directe* avec les pédoncules cérébelleux, les fibres qui en proviennent se rendent exclusivement dans les masses grises centrales : les noyaux dentelés et les noyaux du toit.

2º Des fibres qui se terminent, par des ramifications libres, dans la couche corticale grise du cervelet. Ces fibres appartiennent à deux types : les unes se terminent dans la couche granuleuse et les autres dans la couche moléculaire. Les premières, arrivées dans la couche granuleuse, se bifurquent fréquemment et présentent, soit en un point quelconque de leur trajet, soit à leur terminaison, une touffe de branches plus grêles se terminant librement dans la couche granuleuse. A cause de leur aspect particulier, on leur a donné le nom de *fibres mousseuses*. On croit que ces fibres se mettent en connexion avec les grains de la couche granuleuse. On ne sait de quelles cellules proviennent toutes ces fibres nerveuses. Ce qui est certain, c'est qu'un grand nombre d'entre elles représentent les ramifications terminales des fibres constitutives des pédoncules cérébelleux inférieurs.

Les fibres du second type se terminent dans la couche moléculaire. Elles viennent de la substance blanche, traversent la couche granuleuse, pénètrent dans la couche moléculaire et s'y terminent par un grand nombre de branches qui viennent se mettre en contact avec les prolongements protoplasmatiques des cellules de PURKINJE. On ignore également où ces fibres ont leurs cellules d'origine.

En dehors de ces fibres nerveuses, il existe encore, dans toute l'épaisseur de la substance blanche, de nombreuses cellules de neuroglie remarquables par leurs prolongements longs et grêles.

Le cervelet apparaît donc, en nous basant sur sa structure et ses connexions, comme un organe central recueillant dans son écorce grise toutes les excitations amenées par les fibres médullaires et bulbaires renfermées dans le corps restiforme, ainsi que par les fibres ponto- et réticulo-cérébelleuses qui constituent les pédoncules cérébelleux moyens. Ces deux pédoncules et les deux corps restiformes sont les véritables *voies afférentes du cervelet* ou *voies nerveuses cérébellipètes*. De l'écorce grise partent maintenant des fibres nerveuses allant se terminer soit dans les olives cérébelleuses, soit dans les noyaux du toit. De là naissent les *véritables voies efférentes* du cervelet ou *voies nerveuses cérébellifuges. Toutes ces voies sont croisées.* Les unes se rendent, par le *faisceau cérébello-bulbaire*, jusque dans le bulbe, sans que la terminaison précise de ces fibres soit bien connue. Tout ce que l'on sait c'est qu'une partie d'entre elles se terminent probablement dans le noyau de DEITERS et le noyau de BECHTEREW. Or, nous savons que du noyau de DEITERS part un faisceau descendant, le *faisceau vestibulo-spinal*, qui se laisse poursuivre dans le cordon antéro-latéral de la moelle jusque près de son extrémité inférieure. De plus, nous verrons plus tard que du noyau de BECHTEREW et des masses grises voisines partent des fibres nerveuses qui entrent dans la constitution du faisceau longitudinal postérieur du même côté et du côté opposé, pour y devenir fibres ascendantes remontant jusque dans le diencéphale, et fibres descendantes pénétrant jusque dans le cordon antérieur de la moelle. Par ces voies nerveuses le noyau du toit peut donc être relié aux noyaux d'origine de tous les nerfs moteurs périphériques.

D'autres fibres cérébellifuges, beaucoup plus nombreuses, entrent dans le pédoncule cérébelleux supérieur ; après avoir passé la commissure de WERNEKINK, une partie de ces fibres peuvent se mettre en connexion avec les masses motrices du pont de VAROLE et du mésencéphale (faisceau *cérébello-protubérantiel* et fibres se terminant dans les noyaux des nerfs oculaires). Un grand nombre de fibres s'arrêtent dans le noyau rouge d'où descend la voie rubro-spinale se laissant poursuivre jusque dans la moelle sacrée.

Ces connexions anatomiques nous montrent donc le cervelet comme un véritable centre nerveux où se réunissent les excitations provenant de toutes les régions du névraxe : excitations de l'écorce cérébrale amenées par les fibres de la voie descendante cortico-ponto-cérébelleuse ; excitations du métencéphale (trijumeau ? et nerf vestibulaire), par les fibres réticulo-cérébelleuses renfermées dans le pédoncule cérébelleux moyen et par les fibres radiculaires ascendantes du nerf vestibulaire allant se terminer dans le noyau du toit ; excitations du myélencéphale et de toute la moelle épinière par les nombreuses fibres qui constituent le corps restiforme. A toutes ces excitations le cervelet peut répondre par des réactions centrifuges, se concentrant dans les noyaux du toit et les olives cérébelleuses, pour s'irradier de là vers toutes les masses motrices du névraxe, soit par l'intermédiaire du pédoncule cérébelleux supérieur et le faisceau rubro-spinal ; soit par l'intermédiaire du faisceau cérébello-bulbaire, le faisceau vestibulo-spinal, le faisceau longitudinal postérieur et peut-être les fibres réticulo-spinales.

Ces connexions anatomiques expliquent donc parfaitement la haute fonction de coordination de nos mouvements que les expériences physiologiques sont unanimes à attribuer au cervelet.

La circulation du cervelet.

Circulation artérielle. Le cervelet reçoit le sang artériel de trois paires de branches volumineuses : les *artères cérébelleuses supérieures* et les *artères cérébelleuses moyennes*, branches du tronc basilaire, et les *artères cérébelleuses inférieures* qui proviennent des artères vertébrales,

Chaque *artère cérebelleuse inférieure* naît de l'artère vertébrale correspondante vers la partie inférieure de la moelle allongée. Elle contourne cet organe en arrière et en dedans, gagne la face inférieure du cervelet et se divise en deux rameaux : l'interne se ramifie sur la face inférieure du lobe médian ou ver inférieur ; l'externe est destiné à la partie postérieure de la face inférieure des hémisphères cérébelleux.

L'*artère cérébelleuse moyenne* naît du tronc basilaire vers le milieu de la face antérieure de la protubérance annulaire ; elle se dirige horizontalement en dehors et va se distribuer à la partie antérieure de la face inférieure du cervelet.

L'*artère cérébelleuse supérieure* naît du tronc basilaire un peu en dessous de la bifurcation de celui-ci en artères cérébrales postérieures. Elle se dirige en dehors, contourne le pédoncule et va se ramifier sur la face supérieure du cervelet.

Toutes ces artères se ramifient abondamment et s'anastomosent les unes avec les autres, de manière à former un réseau artériel très serré dans la pie-mère qui recouvre la face externe du cervelet. Les artères cérébelleuses supérieures s'anastomosent également avec les artères cérébrales postérieures, de même que les artères cérébelleuses inférieures s'anastomosent avec les artères du bulbe.

De ce réseau artériel s'échappe une multitude de fines artérioles qui pénètrent verticalement dans l'épaisseur du cervelet et se résolvent en réseau capillaire entre les éléments constitutifs de la substance blanche et de la substance grise. Ce réseau est plus serré dans la substance grise que dans la substance blanche.

Circulation veineuse. Les veines cérébelleuses ne suivent pas le trajet des artères. On les divise, d'après leur situation, en *veines médianes* et *veines latérales.*

La *veine médiane supérieure* parcourt d'arrière en avant la face supérieure du lobe médian et se jette dans la *veine de Gallien.*

La *veine médiane inférieure* parcourt d'avant en arrière le ver inférieur et se jette dans le confluent des sinus, le sinus droit ou un des sinus latéraux.

Les veines latérales supérieures et inférieures naissent sur les faces correspondantes des hémisphères cérébelleux et vont se jeter dans les sinus latéraux.

V. L'isthme du rhombencéphale.

La structure interne de l'isthme du rhombencéphale.

L'isthme du rhombencéphale est la partie du névraxe comprise entre le métencéphale et le mésencéphale. Il est formé d'une partie dorsale bien délimitée : la valvule de VIEUSSENS et les pédoncules cérébelleux supérieurs contournés par la lame latérale du ruban de REIL ; et d'une partie ventrale, plus ou moins confondue avec les parties voisines, comprenant les noyaux d'origine des nerfs pathétiques et le ganglion interpédonculaire.

Pédoncules cérébelleux supérieurs et valvule de Vieussens.

Les pédoncules cérébelleux supérieurs représentent deux faisceaux volumineux de fibres nerveuses formant la limite latérale du triangle supérieur du plancher du quatrième ventricule. Ils sont formés de fibres ascendantes provenant de l'olive cérébelleuse pour aller se terminer dans le noyau rouge et la couche optique du côté opposé. Ce sont des *fibres olivo-rubro-thalamiques*. Ces pédoncules sont longés, en dehors et en haut, par les fibres de la lame blanche, visible sur la face externe du tronc cérébral, connue sous le nom de *ruban de Reil* ou *lemniscus latéral*.

Ils sont contournés en bas par des fibres descendantes du *faisceau cérébello-bulbaire* et les fibres ascendantes du faisceau de GOWERS. Dans de rares cas, ces dernières fibres, réunies en faisceaux, forment relief sur la face externe de ces pédoncules où elles constituent les *faisceaux arqués supérieurs* de l'isthme. Toutes ces fibres réunies forment, sur la face antéro-latérale du pédoncule supérieur, une région à structure très complexe que l'on pourrait désigner sous le nom de *région latérale de l'isthme du rhombencéphale* ou *région du lemniscus latéral*.

La valvule de VIEUSSENS est une lame blanche tendue entre les deux pédoncules cérébelleux supérieurs et fermant, en arrière, l'extrémité supérieure du quatrième ventricule. Dans l'épaisseur de cette valvule s'entrecroisent les fibres radiculaires du nerf pathétique.

La région du lemniscus latéral.

La région latérale de l'isthme du rhombencéphale comprend

l'ensemble des fibres nerveuses à direction oblique ou antéro-postérieure, qui, sortant de la partie latérale du pont de VAROLE près
de son bord supérieur, contournent d'avant en arrière la face externe
du pédoncule cérébelleux supérieur depuis sa sortie du cervelet jusqu'à sa disparition en dessous des éminences postérieures des tubercules quadrijumeaux. Cette région occupe, dans le plan sagittal, tout
l'espace laissé libre entre l'olive supérieure et la face latérale du
pédoncule. Elle a une structure excessivement complexe et est essentiellement formée par les fibres du faisceau cérébello-bulbaire, les fibres
du faisceau de GOWERS, les fibres du faisceau rubro-spinal mélangées
avec les fibres réticulo-spinales latérales, les fibres du faisceau de
MUNZER et les fibres de la voie acoustique bulbo-diencéphalique.

Faisceau cérébello-bulbaire. A sa sortie de l'olive cérébelleuse, le
faisceau de fibres olivo-thalamiques se trouve contourné d'arrière en
avant et sur une grande étendue par les fibres cérébellifuges du faisceau en crochet. Celui-ci provient du noyau du toit du côté opposé
pour se rendre dans le segment interne du pédoncule cérébelleux
inférieur. A la sortie de l'olive le pédoncule supérieur, aplati d'avant
en arrière, se trouve donc formé de deux zônes de fibres distinctes.

Fibres du faisceau de Gowers. Pour bien comprendre la part que
les fibres du faisceau de GOWERS prennent à la constitution de la
région du lemniscus latéral, nous devons revenir au cordon latéral de
la moelle épinière et au faisceau latéral du bulbe. Nous avons vu que,
en pénétrant dans le bulbe, le cordon latéral de la moelle abandonne
successivement, à côté des fibres courtes du faisceau fondamental, les
fibres longues du faisceau pyraminal latéral qui entrent dans la décussation des pyramides et les fibres du faisceau médullo-cérébelleux
dorsal se rendant dans le corps restiforme. Il se trouve donc réduit,
à la partie supérieure du bulbe, aux fibres ascendantes du faisceau de
GOWERS juxtaposées avec les fibres descendantes du faisceau rubro-
spinal et les fibres réticulo-spinales latérales. Ce faisceau de fibres
hétérogènes traverse de bas en haut le pont de VAROLE.

Près du bord supérieur de ce dernier il se dégage des fibres du
pédoncule cérébelleux moyen qui le recouvrent et apparaît sur la face
externe du tronc cérébral. Les fibres du faisceau de GOWERS s'inclinent brusquement en arrière, entraînant quelque peu les fibres
réticulo-spinales et rubro-spinales qui deviennent plus profondes, puis
elles quittent ces dernières fibres pour contourner le pédoncule céré-

belleux supérieur, recouvrir la plus grande partie du faisceau cérébello-bulbaire et redescendre le long de la face interne du pédoncule
vers le lobe médian du cervelet. Dans leur trajet antéro-postérieur,
elles deviennent donc des fibres superficielles.

La section du pédoncule à ce niveau montre ainsi trois zones
distinctes, une zone ventrale de fibres olivo-thalamiques, fibres cérébellifuges formant le pédoncule proprement dit ; une zone dorsale de
fibres médullo-cérébelleuses, fibres cérébellipètes appartenant au
faisceau de Gowers, et une zone intermédiaire de fibres cérébello-
bulbaires, fibres cérébellifuges formant le faisceau en crochet de
Russell.

Fibres acoustiques. Les fibres du corps trapézoïde, formant la voie
acoustique ventrale, se réunissent au devant de l'olive. Derrière l'olive
se rencontrent les fibres des stries médullaires constituant la voie
acoustique dorsale. Ces deux voies ascendantes montent dans la protubérance annulaire et s'inclinent lentement en dehors, enveloppant
une masse grise appelée *noyau du lemniscus latéral.*

Au-dessus du faisceau de Gowers et au-devant de ce qui reste
du faisceau hétérogène (fibres rubro- et réticulo-spinales), toute la voie
acoustique s'infléchit en arrière, d'abord les fibres ventrales ou fibres
du corps trapézoïde, puis les fibres dorsales ou fibres des stries
médullaires. Elles contournent de bas en haut le pédoncule supérieur
pour disparaître au niveau des tubercules quadrijumeaux.

Fibres rubro- et réticulo-spinales. La partie profonde de cette zone
latérale reste formée par les fibres rubro- et réticulo-pinales. Ces
dernières s'inclinent bientôt en dedans pour aller retrouver leurs cellules d'origine dans la formation réticulaire du métencéphale, tandis
que les fibres rubro-spinales continuent leur marche ascendante vers
le noyau rouge du côté opposé.

Faisceau de Münzer. Près du tubercule quadrijumeau inférieur,
les fibres ascendantes de la voie acoustique sont elles-mêmes recouvertes par un mince faisceau de fibres nerveuses, découvert par Münzer chez le pigeon, et qui va se terminer dans la partie latérale du pont
de Varole. C'est le *faisceau tecto-protubérantiel* ou *faisceau de Münzer.*

Ce sont toutes ces fibres réunies qui forment par leur ensemble la
région latérale de l'isthme du rhombencéphale. Cette région a donc
une structure très complexe et se trouve formée de fibres hétérogènes.

On peut y distinguer : 1°) Une partie supérieure et antérieure, visible sur la face externe du tronc cérébral, c'est le *ruban de Reil latéral* ou le *lemniscus latéral* proprement dit. Il est formé d'une mince couche superficielle de fibres descendantes appartenant au faisceau de MUN-ZER, et d'une couche profonde, beaucoup plus épaisse, appartenant aux fibres ascendantes de la voie acoustique bulbo-diencéphalique. Ce lemniscus est limité en dedans par la partie latérale de la formation réticulaire occupée par les fibres de la voie centrale du trijumeau et les fibres du faisceau rubro-spinal.

2° Une partie postérieure et inférieure située en dessous et en arrière du lemniscus latéral, visible sur la face externe des pédoncules cérébelleux inférieurs où elle forme les *faisceaux arqués de l'isthme du rhombencéphale.* Ce sont les fibres ascendantes du faisceau de GOWERS qui recouvrent les fibres descendantes du faisceau cérébello-bulbaire, recouvrant elles-mêmes les fibres appartenant en propre au pédoncule cérébelleux supérieur.

Noyau d'origine du nerf pathétique.

Ce noyau est représenté par une masse de substance grise située au niveau des éminences postérieures des tubercules quadrijumeaux, au devant de l'aqueduc de SYLVIUS. Il est formé de cellules nerveuses volumineuses dont les prolongements cylindraxiles se dirigent en arrière et en dehors jusque sur la face latérale de l'aqueduc. Outre les cellules nerveuses radiculaires, on trouve, dans cette masse grise, un entrelacement inextricable de fibrilles nerveuses, dont les unes représentent les ramifications terminales de certaines fibres de la voie pyramidale, tandis que les autres représentent des collatérales venues des fibres du faisceau longitudinal postérieur et des fibres de la voie sentitive centrale voisine.

Les fibres qui partent de ce noyau moteur représentent les fibres radiculaires du nerf pathétique. Celles-ci se dirigent en arrière et un peu en dehors et, arrivées sur la face latérale de l'aqueduc de SYLVIUS, elles se recourbent en bas. Ce faisceau de fibres nerveuses à direction verticale constitue ce qu'on appelle la *branche radiculaire descendante.* Après un certain trajet vertical, cette branche elle-même se recourbe une seconde fois en arrière et en dedans, passe dans la valvule de VIEUSSENS, où elle s'entrecroise avec celle du côté opposé, pour sortir enfin de l'axe cérébro-spinal, sur la face postérieure du tronc cérébral, de chaque côté de la valvule.

Ganglion interpédonculaire.

Dans sa partie antérieure, l'isthme du rhombencéphale présente un petit amas de substance grise situé au-dessus du bord supérieur de la protubérance annulaire, au niveau de l'extrémité inférieure de la substance interpédonculaire et connu, depuis GUDDEN, sous le nom de *ganglion interpédonculaire*.

Cette masse grise, nettement développée dans le système nerveux central des mammifères, se trouve constituée de cellules nerveuses et de fibrilles nerveuses.

Les cellules nerveuses donnent origine à deux faisceaux de fibres efférentes : l'un, le plus interne, longe d'avant en arrière le raphé pour se terminer dans une masse grise, située sur le plancher du quatrième ventricule en dessous du noyau d'origine du pathétique : c'est le *noyau dorsal* de GUDDEN, dont on ignore les connexions ultérieures. L'autre faisceau, plus externe et formé de fibres plus grosses nées dans la partie externe du ganglion interpédonculaire, semble se diriger en dedans pour passer la ligne médiane et s'entremêler *peut-être* avec les fibres descendantes du faisceau rubro-spinal.

Les fibrilles nerveuses représentent, en majeure partie, les ramifications terminales des fibres du faisceau de MEYNERT ou faisceau rétro-réflexe reliant le ganglion de l'habénula au ganglion interpédonculaire.

VI. Le mésencéphale.

Le mésencéphale ou cerveau moyen est la partie de l'axe cérébro-spinal comprise entre le rhombencéphale et le cerveau intermédiaire ou diencéphale. Il est formé, dans sa moitié antérieure, par les pédoncules cérébraux et, dans sa moitié postérieure, par les tubercules quadrijumeaux. Il est traversé dans toute sa hauteur par une partie du canal médullaire primitif, *l'aqueduc de Sylvius*, qui relie le troisième ventricule au quatrième.

La structure interne du mésencéphale.

Le mésencéphale peut être divisé en trois zones distinctes par deux plans à direction tranversale, l'un passant par l'aqueduc de SYLVIUS et l'autre immédiatement en arrière du pédoncule cérébral.

18

La région ventrale est formée par les pédoncules cérébraux, la région dorsale par les tubercules quadrijumeaux, la région intermédiaire porte le nom de région de la calotte.

Région des tubercules quadrijumeaux. Le tubercule inférieur forme une masse grise dans laquelle se terminent, en partie, les fibres de la voie acoustique ; la plus grande partie de ces fibres montent cependant dans le bras du tubercule inférieur pour se terminer dans le corps genouillé interne. On ne connait pas les connexions ultérieures du tubercule inférieur.

Le tubercule supérieur est le noyau de terminaison pour une partie des fibres de la bandelette optique. Il est en même temps le noyau d'origine pour des fibres descendantes, dont les unes se dirigent en avant, contournent l'aqueduc de SYLVIUS, s'entrecroisent dans le raphé au-devant du faisceau longitudinal postérieur, en formant la décussation dorsale de la calotte ou décussation de MEYNERT, pour se recourber en bas et se poursuivre jusque dans le bulbe. Ces fibres forment le *faisceau tecto-bulbaire.* Les autres proviennent du tubercule quadrijumeau, descendent dans la région latérale du lemniscus et se laissent poursuivre jusque dans le pont de VAROLE, c'est le *faisceau tecto-protubérantiel.*

Comme le tubercule quadrijumeau supérieur ne donne pas origine à des fibres ascendantes, nous devons admettre que les fibres de la bandelette optique qui viennent s'y terminer ne servent pas à la vision consciente ou corticale, mais bien plutôt à la vision réflexe. Les fibres descendantes qui partent de ce tubercule doivent donc être des voies réflexes reliant la terminaison des fibres optiques aux noyaux d'origine réelle des nerfs moteurs mésencéphaliques et protubérantiels.

Région des pédoncules cérébraux. Elle est formée d'une partie ventrale ou *pied* du pédoncule et d'une partie dorsale, la *substance noire de Sœmmering.*

Le pied du pédoncule est formé de fibres longitudinales, la continuation dans le mésencéphale des fibres longitudinales de la partie ventrale du pont de VAROLE ou fibres descendantes cortico-spinales.

La substance noire de Sœmmering est formée de cellules nerveuses dont on ignore les connexions.

Le pied du pédoncule est contourné sur sa face externe et sur sa face antérieure par un faisceau de fibres horizontales, le *faisceau pédonculaire transverse,* formé de fibres optiques allant se terminer dans une masse grise du mésencéphale dont on ignore les connexions.

Région de la calotte. La *région de la calotte* présente la continuation des fibres ascendantes provenant du métencéphale : *faisceau médullo-thalamique* occupant la partie antéro-latérale de cette région, *faisceau bulbo-thalamique* ou voie centrale du trijumeau occupant la partie postéro-latérale, puis les fibres ascendantes des pédoncules cérébelleux supérieurs. Ces pédoncules forment d'abord les limites latérales du triangle supérieur du plancher du quatrième ventricule. Ils s'enfoncent ensuite sous les tubercules postérieurs en s'inclinant en avant et en dedans, au devant de l'aqueduc de SYLVIUS, où les fibres des deux pédoncules s'entrecroisent en formant ce qu'on a appelé improprement la *commissure de Wernekink*. Après entrecroisement les fibres redeviennent ascendantes pour se terminer dans le noyau rouge, dans le noyau d'origine du nerf III et dans la couche optique.

Dans la partie ventrale de cette région, au niveau des tubercules supérieurs, on trouve un amas de cellules volumineuses constituant le *noyau rouge*. Les fibres qui proviennent de ces cellules s'inclinent en dedans pour s'entrecroiser sur la ligne médiane en formant la *décussation de Forel*. Après entrecroisement, ces fibres se recourbent en bas pour traverser le mésencéphale, le métencéphale et le myélencéphale et pénétrer dans la zone pyramidale du cordon latéral. Ce sont les fibres rubro-spinales qui se laissent poursuivre jusque dans la moelle sacrée.

Dans la partie postéro-interne de cette région, de chaque côté du raphé, existe encore un faisceau de fibres descendantes : le faisceau longitudinal postérieur descendant en bas jusque dans la zone pyramidale du cordon antérieur de la moelle.

Dans la substance grise qui existe entre l'aqueduc de SYLVIUS et le faisceau longitudinal postérieur on trouve, de chaque côté de la ligne médiane, deux amas de cellules nerveuses : l'une, petite, se trouve au niveau du tubercule inférieur, c'est le *noyau d'origine du nerf pathétique ;* l'autre, plus volumineuse, se trouve au niveau du tubercule supérieur, c'est le *noyau d'origine du nerf oculo-moteur commun.*

De chaque côté de l'aqueduc de SYLVIUS existe encore un petit faisceau de fibres descendantes, la *racine supérieure ou racine motrice du trijumeau.*

La circulation de l'isthme du rhombencéphale et du mésencéphale.

Circulation artérielle. Le cerveau moyen et l'isthme du rhombencéphale reçoivent leurs artères nourricières de plusieurs sources différentes. Celles de la région antérieure viennent de la partie supérieure du tronc basilaire et de la partie voisine des artères cérébrales postérieures et des artères communicantes postérieures, tandis que les artères nourricières de la région des tubercules quadrijumeaux et des pédoncules cérébelleux supérieurs naissent des artères cérébelleuses supérieures et des artères cérébrales postérieures.

Sur la face antérieure du cerveau moyen on trouve des *artères médianes*, des *artères radiculaires* et des *artères accessoires*.

Les *artères médianes* naissent de la partie supérieure du tronc basilaire et se comportent comme les artères médianes de la protubérance annulaire et de la moelle allongée. Elles se dirigent directement en arrière, traversant la substance perforée postérieure, qui occupe le fond de l'espace interpédonculaire, et se terminent dans les deux masses grises situées au-devant et un peu en dehors de l'aqueduc de SYLVIUS : les noyaux d'origine du nerf pathétique et du nerf oculomoteur commun.

Les *artères radiculaires* naissent du tronc basilaire ou de l'une de ses branches collatérales. Elles se dirigent en dehors vers le nerf pathétique et vers le nerf de la troisième paire et se bifurquent alors en une branche périphérique et une branche centrale. La branche périphérique se résout bientôt en un réseau capillaire entre les fibres constitutives du nerf. La branche centrale accompagne les fibres radiculaires du nerf jusqu'au niveau de la masse grise qui leur donne origine et là elle se résout en un réseau capillaire. Le réseau capillaire artériel de chacune de ces masses grises provient donc à la fois et de l'artère médiane voisine et de l'artère radiculaire.

Les *artères accessoires* naissent des artères cérébrales postérieures, pénètrent directement dans le pied du pédoncule cérébral (*artères pédonculaires*) et s'y terminent dans la substance noire de SOEMMERING.

Toutes ces artères appartiennent au groupe des *artères terminales*.

Les artères nourricières de la région des tubercules quadrijumeaux s'anastomosent les unes avec les autres en formant un plexus artériel sur la face postérieure du cerveau moyen. De ce plexus partent alors des artérioles qui pénètrent perpendiculairement dans l'axe cérébro-spinal et s'y résolvent en réseaux capillaires.

Circulation veineuse. Au réseau capillaire artériel fait suite le réseau veineux. Les capillaires veineux se réunissent en veinules qui accompagnent les artérioles et qui se jettent dans les grosses veines voisines.

Les nerfs périphériques dépendant de l'isthme du rhombencéphale et du mésencéphale.

L'isthme du rhombencéphale donne origine à un seul nerf cranien : le nerf pathétique. Le mésencéphale donne origine également à un nerf cranien : le nerf oculo-moteur commun.

IV. Le nerf pathétique.

Le nerf pathétique constitue la quatrième paire des nerfs craniens. Il provient de l'isthme du rhombencéphale. C'est un nerf exclusivement moteur destiné à innerver le muscle grand oblique du globe oculaire. De tous les nerfs moteurs cérébro-spinaux il est le seul qui sorte de la face postérieure de l'axe cérébro-spinal.

Origine réelle. Il a son origine réelle dans un amas de cellules nerveuses situé dans la profondeur de l'axe nerveux, au niveau de la partie antérieure des éminences postérieures des tubercules quadrijumeaux, entre l'aqueduc de Sylvius et le faisceau longitudinal postérieur. Les prolongements cylindraxiles des cellules radiculaires qui constituent ce noyau se dirigent d'abord en dehors et en arrière, en contournant quelque peu la face antéro-latérale de l'aqueduc de Sylvius. Arrivé sur le côté de ce canal, le faisceau des fibres nerveuses se recourbe en bas, en descendant dans le tronc cérébral, en dedans de la racine descendante du nerf trijumeau ; il forme ce qu'on appelle la *branche radiculaire descendante* du nerf pathétique. En dessous des éminences postérieures des tubercules quadrijumeaux, ces fibres se recourbent une seconde fois en arrière et en dedans ; elles traversent alors la partie supérieure de la valvule de Vieussens où elles s'entrecroisent avec les fibres du côté opposé, pour sortir du tronc cérébral de chaque côté de cette valvule.

Entre les cellules constitutives du noyau d'origine de ce nerf, on trouve un entrelacement complexe de fibrilles nerveuses représentant des ramifications cylindraxiles collatérales et terminales mettant les cellules radiculaires du nerf pathétique en connexion avec les fibres de la voie motrice centrale, de la voie sensitive et du faisceau longitudinal postérieur.

De tous les nerfs cérébro-spinaux, le nerf pathétique est le seul qui présente un entrecroisement complet de ses fibres radiculaires.

Origine apparente. Le nerf pathétique sort de l'axe cérébro-spinal sur la face postérieure du rhombencéphale, en dessous des tubercules quadrijumeaux, de chaque côté du frein de la valvule de VIEUSSENS.

Trajet périphérique. A partir de son origine apparente, le nerf pathétique se dirige en dehors ; il contourne le pédoncule cérébral, puis se porte en avant et en dedans pour traverser la dure-mère un peu en dehors et en dessous de l'apophyse clinoïde postérieure, au point où s'entrecroisent les deux circonférences de la tente du cervelet. Il longe alors la paroi externe du sinus caverneux, en dessous du nerf oculo-moteur commun, pénètre dans l'orbite par la partie la plus interne de la fente sphénoïdale, se dirige en dedans en passant au-dessous du muscle releveur de la paupière supérieure et va se terminer dans le muscle grand oblique.

Pendant son trajet dans la paroi externe du sinus caverneux, le nerf pathétique reçoit un filet sensitif du nerf ophtalmique de WILLIS.

III. Le nerf oculo-moteur commun.

Les deux nerfs oculo-moteurs communs constituent la troisième paire des nerfs craniens. Ce sont des nerfs exclusivement moteurs. Ils proviennent du cerveau moyen et vont innerver les muscles intrinsèques du globe oculaire et tous les muscles de la cavité orbitaire, à l'exception du muscle grand oblique innervé par le nerf pathétique et du muscle droit externe qui reçoit ses fibres motrices du nerf oculo-moteur externe.

Origine réelle. Le nerf oculo-moteur commun a son origine réelle dans une masse de substance grise située dans le cerveau moyen, de chaque côté de la ligne médiane, au niveau des éminences antérieures des tubercules quadrijumeaux, entre l'aqueduc de SYLVIUS et le faisceau longitudinal postérieur. Des cellules radiculaires qui constituent cette masse grise partent les fibres périphériques. Celles-ci se réunissent en plusieurs fascicules qui traversent le faisceau longitudinal postérieur, la région de la calotte avec le noyau rouge de STILLING, une partie de la substance noire de SOEMMERING, pour sortir de l'axe cérébro-spinal par la face interne du pédoncule cérébral.

Origine apparente. Le nerf oculo-moteur commun a son origine apparente sur la face interne du pédoncule cérébral, dans un sillon longitudinal qui sépare ce pédoncule de la substance perforée postérieure ou substance interpédonculaire. Cette origine se fait par un grand nombre de petits filets nerveux qui se réunissent bientôt en un tronc unique.

Pendant leur trajet de l'origine réelle à l'origine apparente, les fibres radiculaires du nerf oculo-moteur commun subissent un entre-croisement partiel de telle sorte que le noyau d'origine d'un côté du tronc cérébral envoie la plus grande masse de ses fibres radiculaires dans le nerf périphérique du même côté et une partie de ses fibres dans le nerf du côté opposé.

Les fibres croisées proviennent, au moins chez le lapin, de la partie dorsale du noyau au niveau de ses 3/5 inférieurs.

Trajet périphérique. A partir de son origine apparente sur la face interne du pédoncule cérébral, le nerf oculo-moteur commun se dirige en avant et en dehors, en passant entre l'artère cérébrale postérieure et l'artère cérébelleuse supérieure ; il traverse la dure-mère en dehors de l'apophyse clinoïde postérieure, pénètre dans le sinus caverneux dont il longe la paroi supérieure, passe par la partie la plus interne de la fente sphénoïdale et arrive ainsi dans la cavité orbitaire où il se divise en deux branches terminales, l'une supérieure et l'autre inférieure. Pendant son trajet dans la paroi externe du sinus caverneux, le nerf oculo-moteur commun s'anastomose avec le plexus sympathique qui entoure la carotide interne et avec le nerf ophtalmique de WILLIS. Cette dernière anastomose amène au nerf oculo-moteur commun des fibres sensitives provenant du nerf trijumeau.

Branches terminales. La *branche supérieure* est la plus grêle. Elle passe au-dessus du nerf optique, gagne la face profonde du muscle droit supérieur et se distribue à ce muscle et au muscle releveur de la paupière supérieure.

La *branche inférieure* est la plus volumineuse. Après un court trajet dans la cavité orbitaire, elle se subdivise en trois rameaux divergents :

1º un *rameau interne* qui pénètre directement dans la face profonde du muscle droit interne ;

2º un *rameau inférieur* destiné au muscle droit inférieur et

. 3⁰ un *rameau externe* qui se dirige en avant et va se terminer dans le muscle petit oblique. C'est de ce rameau externe que part un petit filet nerveux destiné au ganglion ciliaire dont il constitue la *courte racine* ou la *racine motrice*. En décrivant la branche ophtalmique du nerf trijumeau, nous avons vu que ces fibres motrices du nerf oculo-moteur commun se terminent dans le ganglion ciliaire, d'où partent les nerfs ciliaires. Ceux-ci pénètrent dans le globe oculaire et vont innerver les muscles intrinsèques de l'œil : le muscle ciliaire ou tenseur de la choroïde et le muscle constricteur de l'iris.

Des recherches expérimentales ont prouvé, en effet, que les fibres motrices destinées aux muscles intrinsèques du globe oculaire ne proviennent pas directement du nerf de la troisième paire, mais que ces fibres ont leurs cellules d'origine dans le ganglion ciliaire lui-même : la section expérimentale du nerf oculo-moteur commun, faite au sortir du tronc cérébral, est suivie de la dégénérescence des fibres du bout périphérique, mais cette dégénérescence ne dépasse pas le ganglion ciliaire. D'autre part, l'extirpation du tractus uvéal d'un globe oculaire entraine le phénomène de chomolyse dans les cellules du ganglion ciliaire, alors que toutes les cellules du noyau d'origine du nerf oculo-moteur commun restent normales.

VII. Le diencéphale.

La structure interne du diencéphale.

Le cerveau intermédiaire ou diencéphale est la partie de l'axe cerébro-spinal comprise entre le mésencéphale et le télencéphale. Le sillon de MONRO, qui existe sur la face interne de chaque couche optique, divise le cerveau intermédiaire en deux parties : une partie inférieure, appartenant à la fois au diencéphale et au télencéphale, à laquelle on donne le nom de *hypothalamus* ou *région sous-thalamique* ; et une partie supérieure, appartenant exclusivement au diencéphale, connue sous le nom de *thalamencéphale*.

Thalamencéphale.

Le thalamencéphale est formé de trois parties : le *thalamus* ou couches optiques, le *métathalamus* ou corps genouillés et l'*épithalamus* comprenant le corps pinéal, l'habénula et les parties voisines.

Thalamus ou *couches optiques*. Chaque *couche optique* représente une masse compacte de substance grise formée de cellules nerveuses et de fibres nerveuses ; elle est divisée par deux minces lamelles blanches en trois masses distinctes appelées noyaux : un noyau antérieur, un noyau médian et un noyau latéral.

Les cellules nerveuses qui les constituent appartiennent au type multipolaire.

Les fibres nerveuses forment, sur la face supérieure de chaque couche optique, une zone blanche appelée *stratum zonale*. Elles appartiennent en grande partie aux nerfs optiques et représentent les prolongements cylindraxiles des cellules nerveuses de la couche ganglionnaire de la rétine qui viennent se terminer, par des ramifications libres, entre les cellules nerveuses de la couche optique.

La face interne des couches optiques est libre ; elle est recouverte par l'épithélium épendymaire et limite la face latérale du troisième ventricule.

La face externe de la couche optique répond au bras postérieur de la capsule interne. Un grand nombre de fibres nerveuses pénètrent par cette face latérale dans la couche optique. Elles appartiennent à ce qu'on appelle la *couronne rayonnante de la couche optique* et relient l'écorce grise du cerveau terminal à la masse grise du cerveau intermédiaire.

D'après les nombreuses recherches expérimentales de v. MONAKOW, la couche optique se trouve reliée par les fibres de la couronne rayonnante à toutes les régions de l'écorce cérébrale. Ces fibres sont à la fois corticifuges ou cortico-thalamiques et corticipètes ou thalamo-corticales, avec prédominance cependant de ces dernières.

Il est prouvé, par les recherches expérimentales d'un grand nombre d'auteurs, que toutes les fibres centripètes provenant des centres nerveux inférieurs — et qui appartiennent soit à la voie de sensibilité profonde, soit à la voie de sensibilité superficielle — se terminent dans la couche optique ; telles sont : les fibres de la voie sensitive médullo-thalamique, fibres croisées qui relient les noyaux des cordons postérieurs au thalamus ; les fibres de la voie centrale du trijumeau ou voie sensitive bulbo-thalamique, fibres croisées unissant le noyau terminal du trijumeau à la couche optique ; telles encore un grand nombre des fibres du pédoncule cérébelleux supérieur ou fibres croisées olivo-thalamiques.

La couche optique apparait donc bien comme un volumineux

noyau gris appartenant aux voies sensitives et qui se trouve interposé entre ces dernières et l'écorce cérébrale.

La couche optique n'est pas une masse grise homogène, mais elle se laisse subdiviser en un grand nombre de noyaux plus petits, différents les uns des autres par leur volume et quelque peu aussi par les caractères morphologiques des cellules qui les constituent. Dans l'état actuel de la science on ne connait pas encore la valeur précise, ni même les connexions anatomiques spéciales de ces différents noyaux entrant dans la constitution des thalamus.

Il semblerait, à priori, que, la couche optique étant un centre important où convergent presque toutes les voies *centripètes*, cette masse grise devrait être aussi le noyau d'origine d'un grand nombre de voies *centrifuges*, et devenir ainsi un véritable centre réflexe supérieur ou sous-cortical. Mais les recherches expérimentales ne sont pas venues confirmer cette opinion. Les lésions thalamiques les plus diverses n'ont jamais entrainé de dégénérescence secondaire *descendante* pouvant se poursuivre jusque dans la moelle épinière.

Méthalamus ou *corps genouillés*. Les *corps genouillés* sont des noyaux gris situés à la limite du cerveau intermédiare et du cerveau moyen, dans l'épaisseur même de chaque bandelette optique. Nous verrons plus tard que, arrivée près de l'axe nerveux, la bandelette optique se divise, de chaque côté, en une racine externe et une racine interne. Les fibres de la racine externe se terminent en grande partie dans la masse grise du corps genouillé externe, tandis que les fibres de la racine interne trouvent, en partie aussi, leur terminaison dans le corps genouillé interne.

Les *fibres optiques*, destinées au corps genouillé *externe*, s'y terminent par des ramifications libres et s'y mettent en connexion avec des cellules nerveuses dont les prolongements cylindraxiles se rendent dans la voie optique corticale.

Les fibres de la voie *acoustique* bulbo-diencéphalique se terminent, en majeure partie, dans le corps genouillé *interne*. Celui-ci est donc pour la voie acoustique ce que le corps genouillé externe est pour la voie optique, c'est-à-dire le lieu de terminaison du deuxième neurone de la chaîne acoustique, en même temps que le noyau d'origine du chainon cortical (ou mieux diencéphalo-cortical) reliant le corps genouillé interne à la sphère auditive localisée dans les circonvolutions temporales ; absolument comme le corps genouillé externe est considéré comme donnant naissance à des fibres corticipètes, diencéphalo-corticales, allant se terminer dans la sphère visuelle, sur la face interne du lobe occipital.

Epithalamus. A la partie supérieure de la face interne de chaque couche optique se trouve un petit faisceau blanc à direction antéro-postérieure : la *strie médullaire de la couche optique*. Les fibres constitutives de cette strie se terminent dans le ganglion de l'habénula ; on ignore encore où ces fibres ont leurs cellules d'origine.

Arrivée dans le voisinage du corps pinéal, la strie médullaire s'épaissit considérablement et prend le nom de *trigone de l'habénula*. Ce trigone est formé de fibres nerveuses et de cellules nerveuses. Les fibres nerveuses appartiennent à la strie médullaire correspondante ; elles se terminent dans le trigone de l'habénula par des ramifications libres. L'ensemble des cellules nerveuses forment une petite masse grise connue sous le nom de *ganglion de l'habénula*. Ce sont des cellules multipolaires dont les prolongements cylindraxiles se dirigent en arrière, pour se réunir en un petit faisceau compact désigné sous le nom de *faisceau de Meynert* ou *faisceau rétro-réflexe*. Ce faisceau se dirige en arrière, traverse le mésencéphale en longeant la face interne du noyau rouge, et s'étend jusque dans le ganglion interpédonculaire, où ses fibres constitutives se terminent par des ramifications libres.

Les deux ganglions de l'habénula sont reliés l'un à l'autre par un petit faisceau de fibres nerveuses passant au-devant de la base du corps pinéal ; la partie de ce faisceau, comprise entre le trigone de l'habénula et la base du corps pinéal, a été désignée pendant longtemps sous le nom de *pédoncule du corps pinéal.* On pense que les fibres constitutives de ces pédoncules établissent une connexion entre les ganglions de l'habénula, *commissure des habénulas,* mais on ignore encore où ces fibres ont leur origine et leur terminaison.

Corps pinéal ou épiphyse. L'*épiphyse* est un petit organe énigmatique que quelques auteurs considèrent comme un organe rudimentaire, représentant un œil pariétal ou le troisième œil des vertébrés. Chez l'homme adulte, cet organe est constitué de tubes épithéliaux enroulés, de vaisseaux sanguins et d'un dépôt de sels calcaires.

Commissure postérieure. En dessous de la base de l'épiphyse, en arrière de la commissure interhabénulaire, nous trouvons un faisceau transversal de fibres nerveuses qui constitue la *commissure postérieure.* Il appartient déjà au cerveau moyen. On pense que ces fibres proviennent, du moins en partie, de la couche optique, qu'elles s'entre-croisent dans la commissure, puis se recourbent dans le cerveau moyen. Mais on ne sait pas de quelles cellules nerveuses proviennent ces fibres, ni dans quelles masses elles vont se terminer.

Hypothalamus.

La région sous-thalamique appartient à la fois au diencéphale et au télencéphale. C'est une des régions les plus complexes du névraxe. On la divise en deux parties : une *partie mamillaire* et une *partie optique*.

Nous avons vu que la partie mamillaire de l'hypothalamus, ou partie dépendant du diencéphale, comprend les corps mamillaires avec l'éminence sacculaire de RETZIUS et une partie du tubercule cendré; tandis que l'infundibulum, la tige pituitaire avec l'hypophyse, le chiasma des nerfs optiques, le récessus optique et la lame terminale appartiennent à la *partie optique*, ou partie de l'hypothalamus dépendant du télencéphale.

Corps mamillaires. Les *corps mamillaires* sont formés d'une masse grise centrale entourée d'une couche blanche périphérique. Les piliers antérieurs du trigone cérébral viennent y aboutir. Ces piliers sont formés de fibres nerveuses qui ont leurs cellules d'origine dans la corne d'AMMON du cerveau terminal et qui viennent se terminer, par des ramifications libres, dans la substance grise du corps mamillaire. Ainsi que nous le verrons plus tard, ces fibres des piliers antérieurs appartiennent à la voie olfactive. D'autre part, on admet qu'un faisceau de fibres nerveuses relie chaque corps mamillaire à la face interne de la couche optique correspondante : il est connu sous le nom de *faisceau de Vicq d'Azyr* ou *faisceau mamillo-thalamique*. Un autre faisceau part du corps mamillaire et a pu être poursuivi en arrière jusque dans la région de la calotte du cerveau moyen, c'est le *faisceau de la calotte* ou *faisceau mamillo-pédonculaire*. CAJAL a établi que les deux faisceaux proviennent des cellules constitutives du corps mamillaire. L'axone de chacune de ces cellules se dirige d'abord en haut, en formant le *pédoncule du corps mamillaire*, puis se bifurque en une branche antérieure grosse devenant une fibre du faisceau de VICQ d'AZYR et une branche postérieure, plus grêle, prenant part à la constitution du faisceau de la calotte. On ignore encore où se terminent les fibres du faisceau postérieur.

Substance interpédonculaire. La *lame grise interpédonculaire*, étendue entre les pédoncules cérébraux et les corps mamillaires, est formée essentiellement par l'épithélium épendymaire du troisième ventricule renforcé par une couche de tissu neuroglique. On y observe quelques fibres entrecroisées constituant la *commissure de Forel*.

Dans la lame grise étendue entre l'infundibulum et la lame terminale, immédiatement au-dessus du chiasma des nerfs optiques, on rencontre quelques faisceaux de fibres entrecroisées constituant la *commissure de Meynert*. On ne connait rien de certain quant à l'origine et à la terminaison des fibres de ces deux commissures.

Infundibulum et hypophyse. Au devant des corps mamillaires, on trouve une dépression infundibuliforme du plancher du troisième ventricule constituant l'*infundibulum* ; celui-ci est relié par la tige pituitaire à un organe énigmatique appelé *hypophyse*. Des recherches embryologiques ont montré que l'hypophyse est formée de deux parties : une partie antérieure, représentant une dépendance de la voûte du pharynx, constituée d'un peloton de petits tubes épithéliaux ; et une partie postérieure formée par un diverticulum du plancher du troisième ventricule. Cette partie postérieure, de nature nerveuse, renferme à la fois des cellules et des fibres. Les cellules, de forme triangulaire, sont pourvues de prolongements courts. Les fibres nerveuses, abondamment ramifiées, forment, dans toute l'étendue de l'hypophyse, un plexus inextricable. Ces fibres représentent les prolongements cylindraxiles d'un groupe de cellules nerveuses situé en arrière du chiasma des nerfs optiques. Plusieurs de ces fibres se terminent déjà dans l'épaisseur de la tige pituitaire, d'autres pénètrent jusque entre les cellules épithéliales de la partie antérieure glandulaire de l'hypophyse.

Région sous-optique. Entre les couches optiques et le cerveau moyen existe encore une région importante appelée *région sous-optique*. Sa structure est loin d'être connue. On y a décrit un grand nombre de noyaux de substance grise et de faisceaux de fibres nerveuses s'entrecroisant dans tous les sens — corps de LUYS, faisceau de la calotte, fibres venant de la commissure postérieure, etc. — mais dont on ignore encore complètement et les relations anatomiques et la valeur physiologique. Il nous suffit pour le moment de savoir qu'il existe là une région d'une structure très complexe. Lorsque des recherches ultérieures nous auront fourni des données précises, il sera toujours facile de les inscrire dans le schéma général que vous vous serez construit de cette partie importante de l'axe cérébro-spinal.

La circulation du cerveau intermédiaire.

Circulation artérielle. Les artères nourricières des différentes parties du cerveau intermédiaire naissent toutes des artères cérébrales et des artères communicantes postérieures.

Au moment où l'artère cérébrale postérieure a contourné le pédoncule cérébral, elle émet, près de la ligne médiane, une artère destinée à la toile choroïdienne du troisième ventricule : c'est l'*artère choroïdienne postérieure et moyenne.* Celle-ci longe de chaque côté l'épiphyse en lui donnant des rameaux, puis se divise en deux branches, dont l'une s'épuise dans la toile choroïdienne et dont l'autre se rend dans le plexus choroïde latéral.

La toile choroïdienne reçoit encore une *artère choroïdienne antérieure* venant de la carotide interne et une *artère choroïdienne postérieure et latérale* ; celle-ci vient aussi de l'artère cérébrale postérieure et s'épuise dans la toile choroïdienne et dans le plexus choroïde latéral.

Les artères destinées à la couche optique se divisent en *artères optiques internes*, *artères optiques moyennes* ou *ventriculaires* et *artères optiques externes.*

Les *artères optiques internes* sont au nombre de deux ; une antérieure et une postérieure. L'*artère optique interne et antérieure* naît de l'artère communicante postérieure, traverse le plancher du troisième ventricule entre les corps mamillaires et l'infundibulum et va se distribuer à la partie antérieure de la couche optique. L'*artère optique interne et postérieure* naît de l'artère cérébrale postérieure ou de l'artère communicante postérieure ; elle traverse la partie antérieure de la substance perforée postérieure et s'épuise dans la partie postérieure de la face interne de la couche optique, en abandonnant des rameaux à la commissure grise.

Les *artères optiques ventriculaires* naissent des artères de la toile choroïdienne. Celles-ci sont situées dans l'épaisseur de cette membrane, de chaque côté de la ligne médiane, et émettent, à de courtes distances, de petites artérioles qui pénètrent perpendiculairement dans les faces internes de deux couches optiques.

Les *artères optiques externes* naissent également de l'artère cérébrale postérieure et se rendent aux corps genouillés et à l'extrémité postérieure de la couche optique ou *pulvinar.*

Les corps mamillaires, l'infundibulum avec l'hypophyse, le chiasma des nerfs optiques avec les bandelettes optiques et la lame terminale reçoivent de petites artérioles des artères communicantes postérieures.

Circulation veineuse. Les veines de la couche optique se rendent dans les veines de GALLIEN et par là dans le sinus droit, ainsi que nous le verrons en décrivant la circonvolution du cerveau terminal.

Nerf périphérique dépendant du diencéphale.

Un seul nerf périphérique est en connexion avec le cerveau intermédiaire, c'est le nerf optique ou la deuxième paire des nerfs craniens.

II. Le nerf optique.

Le nerf optique occupe dans le groupe des nerfs cérébro-spinaux une place tout à fait spéciale. Il n'est nullement comparable à un autre nerf périphérique, car il constitue en réalité une partie de la substance blanche de l'axe cérébro-spinal lui-même.

L'étude du développement embryonnaire nous apprend, en effet, que le nerf optique, ainsi que la rétine, provient de la vésicule cérébrale primitive au moyen d'un petit diverticulum qui constitue la vésicule optique.

Le nerf optique présente d'ailleurs la même structure que la substance blanche de l'axe cérébro-spinal : il est formé des fibres nerveuses à myéline sans membrane de SCHWANN entremêlées à des cellules de neuroglie.

On décrit cependant au nerf optique, comme à tout nerf cérébro-spinal, une origine réelle, une origine apparente et un trajet périphérique.

Origine réelle. Les fibres du nerf optique ont leurs cellules d'origine dans la rétine elle-même.

La méthode de GOLGI a montré que la rétine est formée essentiellement, chez tous les vertébrés, de trois couches d'éléments superposés.

1° *La couche des cellules visuelles.* Ce sont des cellules nerveuses bipolaires dont les prolongements périphériques, plus ou moins longs et plus ou moins épais, arrivent à la surface libre de la rétine pour y constituer les bâtonnets et les cônes, et dont le prolongement central pénètre dans la profondeur de la rétine et s'y termine librement, soit par un petit épaississement sphérique (bâtonnets), soit par une petite touffe de ramifications indépendantes (cônes). Cette couche des cellules visuelles correspond à la fois à la zone des cônes et des bâtonnets, à la couche granuleuse externe et à une partie de la couche moléculaire externe des auteurs.

2° *La couche des cellules bipolaires*. Ce sont des éléments nerveux de forme bipolaire, dont le prolongement périphérique se dirige vers la couche des cônes et des bâtonnets et se termine, par une touffe de ramifications libres, au niveau de l'extrémité interne des éléments de la couche précédente. Les ramifications terminales internes des cônes et des bâtonnets et les ramifications externes des cellules bipolaires viennent, à ce niveau, se mettre en contact pour s'y transmettre les ébranlements nerveux. Cet entrelacement de ramifications terminales donne à cette zone de la rétine un aspect spécial, qui lui a valu le nom de *couche moléculaire externe*.

Le prolongement interne de chaque cellule bipolaire, plus ou moins long, se termine également par une arborisation assez complexe, dans la profondeur de la rétine. Les corps de ces cellules bipolaires ne sont pas tous situés au même niveau, mais ils sont placés les uns au-dessus des autres de telle façon que les cellules voisines puissent s'engréner l'une dans l'autre. Il en résulte une couche assez épaisse, riche en noyaux, qui prend une coloration spéciale par les différents réactifs colorants : c'est la *couche granuleuse interne* des auteurs.

3° *La couche des cellules ganglionnaires*. Elle constitue la couche la plus profonde de la rétine. Elle est formée de cellules nerveuses volumineuses ; chacune d'elles est pourvue de plusieurs prolongements protoplasmatiques périphériques et d'un seul prolongement cylindraxile central. Les prolongements protoplasmatiques se dirigent vers la profondeur de la rétine et s'y terminent par des arborisations libres qui s'enchevêtrent avec les arborisations des prolongements internes des cellules bipolaires. Cet entrelacement se fait sur une zone assez large de la rétine et produit une couche spéciale : la *couche moléculaire interne*.

Les corps des cellules nerveuses sont placés presque sur une même ligne horizontale, ils forment la *couche ganglionnaire*. Les prolongements cylindraxiles de ces cellules nerveuses se réunissent en dedans de la couche des cellules ganglionnaires pour se rendre vers la papille du nerf optique. Ils constituent la *couche des fibres optiques*.

Ces trois éléments superposés : cellules visuelles, cellules bipolaires et cellules ganglionnaires, forment les *éléments constitutifs essentiels* de la rétine. La structure de cette membrane nerveuse se complique par l'adjonction de nouveaux éléments. Parmi ceux-ci, les uns, de nature épithéliale, ont simplement pour fonction de servir de cellules de soutien aux éléments nerveux; ils sont connus depuis longtemps sous le nom de *fibres de Müller;* les autres, de nature nerveuse, affectent dans la rétine une disposition transversale; ils ont probablement pour fonction de relier entre elles des cellules visuelles et des cellules bipolaires placées à de grandes distances. Ces cellules nerveuses horizontales sont situées au niveau de la couche moléculaire externe. Leurs prolongements protoplasmatiques viennent en contact avec les ramifications internes des cellules visuelles et leurs prolongements cylindraxiles traversent horizontalement la couche moléculaire pour se terminer, par des ramifications libres, à une distance variable de la cellule d'origine.

Dans toute l'épaisseur de la couche moléculaire interne, on trouve encore des cellules spéciales qui semblent dépourvues de prolongements cellulipètes et dont les prolongements cellulifuges se dirigent en bas, se ramifient et se terminent dans l'épaisseur de la couche moléculaire. Ces cellules portent le nom de *spongioblastes* ou *cellules amacrines* de CAJAL. On ne connaît pas leur fonction physiologique.

Trajet périphérique. Chaque nerf optique, ainsi constitué essentiellement de fibres d'origine rétinienne, traverse les enveloppes du globe oculaire : la choroïde et la sclérotique. Il parcourt alors la cavité orbitaire en se dirigeant en arrière et en dedans, traverse le trou optique et arrive dans la boite cranienne, sur la face inférieure du cerveau terminal, immédiatement au devant de l'infundibulum. A ce niveau, les deux nerfs optiques présentent un entrecroisement de leurs fibres constitutives appelé *chiasma des nerfs optiques ;* celui-ci repose dans la gouttière transversale que présente la face supérieure du corps du sphénoïde au niveau des deux trous optiques. Des angles postérieurs du chiasma partent les bandelettes optiques.

On admet généralement, depuis GUDDEN, que l'entrecroisement des fibres du nerf optique n'est pas complet. Arrivées près du chiasma, les fibres de chaque nerf se divisent en deux faisceaux : un faisceau interne et un faisceau externe. Le *faisceau externe* ne subit pas d'entrecroisement ; il longe le bord externe du chiasma et se rend directement dans la partie externe de la bandelette optique du même côté. On l'appelle encore le *faisceau direct*. Le *faisceau interne* s'entrecroise au contraire avec le faisceau correspondant de l'autre nerf optique pour se rendre dans la bandelette optique du côté opposé. On l'appelle encore le *faisceau croisé*.

Des recherches cliniques ont montré que les fibres qui, dans le chiasma, ne subissent pas d'entrecroisement, proviennent de la partie externe ou temporale de la rétine, tandis que les fibres qui s'entrecroisent dans le chiasma proviennent de la partie interne ou nasale de la rétine.

De ces deux faisceaux, l'interne est le plus volumineux ; il correspond environ aux deux tiers internes de la rétine, tandis que le faisceau externe ne correspond qu'au tiers externe de cette membrane.

Du chiasma des nerfs optiques partent les deux bandelettes optiques. Chacune d'elles contourne le pédoncule cérébral pour se rendre dans le cerveau intermédiaire et le cerveau moyen.

Chaque bandelette optique renferme trois espèces de fibres nerveuses :

1º Des *fibres directes* allant du tiers externe de la rétine dans la bandelette optique correspondante.

2º Des *fibres croisées* reliant les deux tiers internes de la rétine d'un côté aux masses grises du cerveau intermédiaire et du cerveau moyen du côté opposé.

3º Enfin des *fibres commissurales*. Ce sont des fibres nerveuses qui n'entrent pas dans la constitution des nerfs optiques, mais qui relient entre elles les masses grises postérieures des deux moitiés du cerveau moyen. Elles longent le bord interne de chaque bandelette optique et, arrivées au niveau de chiasma, passent dans la bandelette optique du côté opposé. Elles constituent ce qu'on appelle la *commissure de Gudden*.

Après avoir contourné le pédoncule cérébral correspondant, chacune des bandelettes optiques arrive à la limite du cerveau intermédiaire et du cerveau moyen et là se divise en deux racines : une racine interne et une racine externe. Les fibres de la *racine interne* représentent la continuation des fibres de la commissure de GUDDEN. Elles pénètrent dans le corps genouillé interne et s'étendent, par le bras inférieur des tubercules quadrijumeaux, jusque dans les éminences postérieures de ces tubercules. Ces fibres ne sont pas en rapport avec la vision, puisqu'elles ne subissent pas de dégénérescence secondaire, même après l'ablation des deux yeux.

La *racine externe* est la plus importante. Elle est constituée par les fibres du *faisceau direct* venant du tiers externe de la rétine du même côté et par les fibres du *faisceau croisé* venant des deux tiers internes de la rétine de l'œil opposé. Toutes ces fibres vont se terminer, par des ramifications libres, dans la masse grise du corps genouillé externe, de l'éminence antérieure des tubercules quadrijumeaux et de la partie postérieure de la couche optique. C'est là que, par leurs ramifications terminales, elles viennent se mettre en contact, soit avec les éléments nerveux supérieurs, qui envoient leurs prolongements cylindraxiles jusque dans l'écorce grise du cerveau terminal en constituant la *voie optique diencéphalo-corticale* ; soit avec les cellules nerveuses dont les axones descendent vers les centres nerveux inférieurs en prenant part à la constitution du faisceau tecto-bulbaire et du faisceau tecto-protubérantiel, établissant ainsi une véritable *voie optique réflexe*.

Toutes les fibres de la racine externe du nerf optique ne se terminent d'ailleurs pas dans ces masses grises du mésencéphale et du diencéphale. Nous avons déjà vu qu'un mince faisceau de fibres nerveuses se détache de la bandelette optique, dans le voisinage des tubercules quadrijumeaux, pour redescendre le long de la face externe du mésencéphale, croiser transversalement la face antérieure du pédoncule cérébral, sous le nom de *faisceau pédonculaire transverse*, et trouver sa terminaison dans une masse grise de la région de la calotte dont on ignore les connexions ultérieures. Cette racine basale du nerf optique intervient plus que probablement, avec les fibres se terminant dans le tubercule quadrijumeau supérieur, dans la constitution de la voie optique réflexe.

Les fibres du nerf optique se terminent donc en partie dans les éminences antérieures des tubercules quadrijumeaux. Vous vous rappelez que c'est dans le voisinage immédiat de ces éminences, au-devant de l'aqueduc de Sylvius, que se trouvent les cellules radiculaires du nerf oculo-moteur commun innervant, par certaines de ses fibres, et par l'intermédiaire du ganglion et des nerfs ciliaires, le muscle constricteur de l'iris. Une impression lumineuse un peu vive tombant sur la rétine amène la contraction de ce muscle et par suite le rétrécissement de la pupille. L'ébranlement nerveux a donc dû se transmettre des fibres optiques au groupe de cellules nerveuses en rapport avec le muscle constricteur de l'iris. Or, il existe, dans le noyau des éminences antérieures, des cellules volumineuses dont les prolongements cylindraxiles se dirigent en avant et en dedans, passent au-devant du noyau du nerf oculo-moteur commun, s'entrecroisent dans le raphé, puis se recourbent en bas pour devenir fibres constitutives du faisceau longitudinal prédorsal ou faisceau tecto-bulbaire. Ces fibres abandonnent des collatérales qui se ramifient entre les cellules radiculaires du nerf oculo-moteur commun et, plus bas, entre les cellules radiculaires du nerf pathétique et du nerf oculo-moteur externe, établissant ainsi une connexion anatomique entre les fibres optiques et les cellules radiculaires de tous les nerfs moteurs des muscles de l'œil.

Origine apparente. On décrit, comme origine apparente de chaque nerf optique, les masses grises dans lesquelles viennent se terminer ses fibres constitutives : la couche optique, les corps genouillés externes et les éminences antérieures des tubercules quadrijumeaux.

VIII. Le télencéphale.

Le cerveau terminal est la partie la plus volumineuse de l'axe cérébro-spinal. Il est constitué par les deux hémisphères cérébraux reliés l'un à l'autre par le corps calleux, la commissure blanche antérieure, le psaltérium ou commissure des cornes d'AMMON et les organes médians de la partie antérienre de l'hypothalamus.

La structure interne du cerveau terminal ou télencéphale.

Le cerveau terminal, comme tous les segments constitutifs du névraxe, est formé d'une partie ventrale et d'une partie dorsale séparées l'une de l'autre par l'extrémité supérieure du sillon limitant des ventricules, ou sillon de MONRO, nettement visible sur la face interne de chaque hémisphère cérébral.

La partie ventrale du télencéphale forme la partie optique de l'hypothalamus ; elle comprend l'infundibulum avec l'hypophyse, le chiasma des nerfs optiques, le récessus optique et la lame terminale.

La partie dorsale du télencéphale a pris un developpement considérable ; elle comprend le *corps strié*, le manteau ou *pallium* et le *rhinencéphale*.

Le corps strié est formé par les diverses masses grises qui existent à la base du cerveau terminal et que l'on désigne sous les noms de *noyau caudé, noyau lenticulaire* et *avant-mur*. Le pallium comprend à la fois la masse grise périphérique du cerveau terminal désignée sous le nom de *substance corticale* ou *écorce grise du télencéphale*, et toute l'étendue de la substance blanche interposée entre l'écorce grise et les ganglions de la base.

Le rhinencéphale forme une partie importante du cerveau terminal chez les mammifères à odorat fortement développé. Son importance est beaucoup moindre dans le système nerveux de l'homme.

A. Le corps strié.

Les *masses grises centrales* du télencéphale, noyau caudé, noyau lenticulaire et avant-mur, sont formées de cellules nerveuses entremêlees aux ramifications d'un grand nombre de fibrilles nerveuses. Les cellules nerveuses appartiennent au type multipolaire. On ignore encore où se rendent leurs prolongements cylindraxiles, de même que l'on ne connaît pas l'origine de toutes les fibrilles nerveuses qui viennent se terminer entre ces cellules du corps strié.

Les masses grises de la base du cerveau terminal doivent être des parties importantes de l'axe cérébro-spinal. Embryologiquement, on les considère généralement comme des parties épaissies de la couche corticale grise. On en ignore non seulement les fonctions physiologiques, mais même les connexions anatomiques. Pour ces dernières, on ne peut émettre, dans l'état actuel de nos connaissances, que des hypothèses plus ou moins probables.

B. Le pallium.

Le pallium comprend deux parties : la substance grise périphérique ou corticale et la substance blanche centrale.

La substance grise ou corticale.

La structure interne de la *couche corticale grise* nous est assez bien connue. Cette écorce grise, d'une épaisseur variable d'après les différentes régions où on l'examine, paraît le plus développée au niveau des circonvolutions centrales et du lobule paracentral ; elle est le moins épaisse dans le lobe occipital.

Cette couche grise est généralement traversée par une mince ligne blanche, nettement visible à l'œil nu, connue sous le nom de *strie de Baillarger*. Cette ligne blanche est beaucoup plus épaisse dans la substance corticale qui recouvre les circonvolutions du coin et porte là le nom de *strie de Gennari* ou *strie de Vicq d'Azyr*.

La structure interne de la substance corticale varie quelque peu d'après les endroits où on l'examine.

Sur des coupes microscopiques on peut diviser toute l'écorce cérébrale en deux couches :

1º La couche moléculaire ou couche externe, appelée encore *couche plexiforme.*

2º La couche des cellules pyramidales ou couche interne.

1º **Couche externe, moléculaire ou plexiforme.** La couche moléculaire, épaisse d'environ un quart de millimètre, est pauvre en cellules nerveuses et relativement riche en éléments de neuroglie. Les recherches faites avec les méthodes de GOLGI et de EHRLICH ont montré que cette couche renferme de nombreux éléments nerveux, dont les uns, éléments endogènes, sont représentés par des cellules nerveuses ayant des caractères quelque peu particuliers ; dont les autres, éléments exogènes, sont formés par les ramifications terminales des prolongements protoplasmatiques venus de toutes les cellules pyramidales sous-jacentes, et par les ramifications cylindraxiles des cellules nerveuses à cylindre-axe ascendant éparpillées dans ces mêmes couches.

Cellules nerveuses. Les cellules de la couche moléculaire se laissent subdiviser en deux groupes : les *cellules à cylindre-axe court* et les *grandes cellules horizontales.*

Les cellules à cylindre-axe court, de forme et de grandeur variables, occupent toute l'étendue de la couche. Elles sont pourvues de ramifications protoplasmatiques plus ou moins abondantes et d'un prolongement cylindraxile, à direction généralement horizontale, parallèle à la surface libre du cerveau et qui va se terminer, par des ramifications libres, à une distance variable mais généralement assez rapprochée de la cellule d'origine.

Les *cellules horizontales* représentent un type cellulaire absolument particulier à la couche moléculaire du cerveau. Ce sont des cellules généralement fusiformes ou triangulaires, donnant naissance à des ramifications protoplasmatiques excessivement longues à direction horizontale. De ces troncs protoplasmatiques naissent deux ou trois branches collatérales fines qui en imposent, de par leurs caractères morphologiques, pour des ramifications cylindraxiles au point que Cajal a considéré tout d'abord ces cellules comme étant *pluriaxonales*. Mais les observations ultérieures ont montré que ces ramifications latérales sont de nature protoplasmatique, et que chacune de ces cellules possède un seul axone, épais, horizontal, excessivement long, abandonnant sur son trajet de nombreuses collatérales ascendantes et descendantes se terminant dans la couche moléculaire. Ces axones eux-mêmes paraissent se terminer dans la couche moléculaire. Entourés d'une gaine de myéline, ils forment une partie importante des fibres tangentielles de l'écorce, que la méthode de WEIGERT met si bien en évidence et qui occupent environ la moitié externe de la couche moléculaire.

On ne connaît pas la signification physiologique de ces différentes cellules de la couche moléculaire. CAJAL considère les grandes cellules horizontales de l'écorce comme représentant des cellules d'association au moyen desquelles des ébranlements centripètes, amenés dans la couche moléculaire, peuvent être transmis aux ramifications terminales de cellules pyramidales situées dans les circonvolutions voisines.

b) Fibres nerveuses. Les fibres nerveuses de la couche moléculaire affectent presque toutes une direction parallèle à la surface libre du cerveau. Elles représentent ;

1° Les prolongements cylindraxiles des grandes cellules horizontales de la couche moléculaire elle-même.

2° Les prolongements cylindraxiles des cellules nerveuses à cylindre-axe ascendant de la couche des cellules pyramidales, connus sous le nom de *fibres de Martinotti.*

c) Prolongements protoplasmatiques et *cellules de neuroglie.* La structure de cette couche moléculaire est rendue plus complexe encore par les prolongements protoplasmatiques de toutes les cellules pyramidales de l'écorce grise qui viennent se ramifier et s'entrelacer dans cette couche superficielle et par de nombreuses cellules de neuroglie, qui forment même une mince zone superficielle immédiatement en dessous de la pie-mère enveloppante.

2° **La couche des cellules pyramidales.** C'est une couche excessivement épaisse atteignant une hauteur de 1 à 1 1/2 millimètre. Elle est formée à la fois de cellules nerveuses et de fibres nerveuses.

Les *cellules nerveuses* ont en général une forme triangulaire ou pyramidale à base centrale et à sommet dirigé vers la périphérie. La forme spéciale de ces cellules nerveuses leur a valu le nom de *cellules pyramidales*. Ces cellules sont placées en nombreuses rangées les unes au-dessus des autres, de telle sorte que les plus petites sont les plus superficielles et que les couches profondes sont formées par les cellules les plus volumineuses. Elles forment l'élément principal de l'écorce grise des hémisphères cérébraux.

Toutes ces cellules sont pourvues d'un seul prolongement cylindraxile qui part le plus souvent du milieu de la base, se dirige verticalement en bas en émettant un grand nombre de branches collatérales et peut être pousuivi jusque dans la substance blanche, où il va devenir le cylindre-axe d'une fibre nerveuse.

Les prolongements protoplasmatiques, nés des angles latéraux, sont courts et grêles ; ils se terminent rapidement entre les cellules voisines. Du sommet de chacune de ces cellules pyramidales part un prolongement protoplasmatique beaucoup plus volumineux. Il se dirige verticalement vers la couche moléculaire où il se divise et se subdivise, pour se terminer, par des ramifications libres, un peu en dessous de la pie-mère enveloppante. C'est dans toute l'étendue de l'écorce grise que les prolongements protoplasmatiques des cellules pyramidales viennent en contact avec les nombreuses fibrilles nerveuses qui y trouvent leur terminaison ; ces fibrilles peuvent ainsi agir sur ces prolongements protoplasmatiques pour transmettre aux cellules pyramidales les ébranlements nerveux. Ce contact s'établirait, d'après un certain nombre d'auteurs, au moyen de petits appendices filiformes ou pyriformes qui recouvrent, sur toute leur longueur, les ramifications protoplasmatiques de ces cellules pyramidales. Ces appendices seraient rétractiles, de telle sorte que la connexion plus ou moins intime des éléments nerveux de l'écorce dépendrait uniquement de l'état d'épanouissement ou de rétraction de ces appendices.

Cette couche des cellules pyramidales renferme encore une seconde espèce de cellules nerveuses : des *cellules à cylindre-axe ascendant,* dont l'axone remonte dans l'écorce grise, abandonne sur son trajet des ramifications collatérales et peut être poursuivi jusque dans la couche moléculaire, où il va prendre part à la constitution de la couche la plus superficielle des fibres tangentielles. Ces cellules ont été décrites pour la première fois par MARTINOTTI et portent encore le nom de *cellules de Martinotti.*

Cette couche épaisse des cellules pyramidales, sur des préparations colorées par la méthode de Nissl, a été subdivisée par Cajal en un grand nombre de zones plus ou moins distinctes, qui sont de dehors en dedans :

1) La zone des cellules pyramidales petites.

2) La zone des cellules pyramidales moyennes.

3) La zone superficielle des cellules pyramidales grandes.

4) La zone des grains, pauvre en cellules nerveuses pyramidales, mais abondamment pourvue de cellules à cylindre-axe court, à trajet ascendant, qui en se subdivisant donne naissance à des fibres horizontales s'épuisant dans la couche elle-même, ou bien remonte plus haut pour se terminer dans l'une ou l'autre des couches sus-jacentes ; les plus longs remontent jusque dans la couche moléculaire, les cellules dont ils proviennent deviennent ainsi de véritables cellules de Martinotti.

5) La zone profonde des cellules pyramidales grandes entremêlées, au moins dans la circonvolution centrale antérieure, de nombreuses cellules géantes appelées *cellules de Betz*.

6) La zone des cellules pyramidales moyennes profondes.

7) La zone des cellules fusiformes.

Si l'on examine maintenant des coupes de l'écorce cérébrale colorées par la méthode de Weigert, qui ne met en relief que les fibres nerveuses pour autant qu'elles sont entourées d'une gaine de myéline, on constate que :

La zone moléculaire est occupée, dans ses deux tiers externes, par une couche de *fibres tangentielles*, dont les plus fines doivent être considérées comme formées par les ramifications horizontales provenant des cylindre-axes ascendants des cellules de Martinotti situées dans toutes les couches sous-jacentes ; tandis que les plus grosses représentent les axones horizontaux des cellules fusiformes de la couche moléculaire elle-même.

La zone des cellules pyramidales petites est pauvre en fibres nerveuses myélinisées. Elle n'est traversée que par les fibres ascendantes des cellules de Martinotti des couches profondes et les fibres descendantes provenant des cellules pyramidales appartenant en propre à cette zone.

La troisième et la quatrième zones sont occupées par un riche plexus nerveux, formé par les fibres descendantes de plus en plus nombreuses des cellules pyramidales, les fibres ascendantes des cellules de MARTINOTTI et surtout les ramifications préterminales des fibres corticipètes, probablement thalamo-corticales, qui viennent essentiellement se terminer entre les cellules pyramidales de ces deux zones. C'est la partie encore myélinisée de toutes les fibres corticipètes prenant part à la constitution de ce plexus qui produit à ce niveau la strie de BAILLARGER.

Dans la sphère visuelle ces ramifications des fibres corticipètes, ou fibres de la voie optique, s'épanouissent de préférence dans la couche des grains et produisent ainsi la *strie de Gennari* ou *strie de Vicq d'Azyr*.

Dans les couches les plus profondes, le nombre des fibres myélinisées devient de plus en plus considérable. Elles se réunissent en petits faisceaux, qui traversent radiairement les couches sous-jacentes, et qui peuvent se poursuivre jusque dans la substance blanche, faisceaux essentiellement formés de fibres corticipètes, thalamo-corticales, et de fibres corticifuges qui doivent être : ou des fibres de projection cortico-thalamiques, cortico-mésencéphaliques, cortico-protubérantielles, etc. ; ou des fibres commissurales allant prendre part à la constitution du corps calleux et de la partie postérieure de la commissure blanche antérieure ; ou des fibres d'association allant se rendre dans une région corticale plus ou moins éloignée du même hémisphère.

Ce qui domine donc, dans cette structure de l'écorce grise, c'est le nombre considérable de cellules nerveuses qui s'y trouvent tassées en quelque sorte les unes sur les autres, en même temps que la quantité incalculable de fibrilles nerveuses qui viennent s'y terminer.

Quand on examine la disposition réciproque de ces éléments nerveux, il y a une chose qui frappe, c'est la différence profonde de structure entre la mince zone superficielle, couche moléculaire ou couche plexiforme, et toute l'épaisseur de la couche des cellules pyramidales, et cela au double point de vue des cellules nerveuses et des fibres nerveuses qu'on y rencontre.

Couche moléculaire. Les cellules nerveuses de la couche moléculaire appartiennent exclusivement à des éléments nerveux *endogènes* ; ce sont des cellules nerveuses dont les prolongements cylindraxiles, courts ou longs, se terminent dans la couche moléculaire elle-même et doivent donc être regardés comme des *cellules d'association* destinées à relier entre elles des régions plus ou moins éloignées de l'écorce grise du télencéphale. A côté de ces cellules nerveuses, se trouve un entrelacement inextricable de ramifications protoplasmatiques appartenant au tronc ascendant de toutes les cellules pyramidales, de même qu'un entrelacement de fibrilles nerveuses, appartenant aux cylindre-axes ascendants des cellules de MARTINOTTI éparpillées dans toute l'épaisseur de la couche des cellules pyramidales. Les fibres cortici-pètes, venant des centres nerveux inférieurs et principalement de la couche optique, n'atteignent jamais cette couche moléculaire.

Couches des cellules pyramidales. Les cellules nerveuses de la couche des cellules pyramidales appartiennent, dans leur immense majorité, à des éléments nerveux *exogènes* : ce sont des cellules nerveuses dont le prolongement cylindraxile, centrifuge ou corticifuge, sort de la couche grise pour devenir une fibre constituante de la substance blanche. Ces cellules doivent donc être regardées comme des *cellules de projection* destinées à relier l'écorce cérébrale soit à des masses grises sous-ja-centes, soit à des régions corticales éloignées de l'un ou l'autre hémis-phère.

Entre ces éléments nerveux à cylindre-axe long et à conduction corticifuge, se trouvent éparpillés des éléments à cylindre-axe court, cellules d'association reliant entre elles soit les cellules pyramidales d'une même zone, soit les cellules pyramidales des zones superposées, soit encore les cellules pyramidales aux éléments nerveux endogènes de la couche moléculaire.

Quant aux fibres nerveuses qui viennent s'y terminer, ce sont ex-clusivement des fibres centripètes sortant de la substance blanche et qui viennent se ramifier et se terminer entre les cellules pyramidales de toutes les zones, sans dépasser pourtant la zone des cellules pyra-midales moyennes et sans pénétrer par conséquent jusque dans l'épaisseur de la couche moléculaire.

Si, nous basant sur cette structure anatomique, nous essayons d'en déduire la valeur physiologique de chacune de ces deux couches, nous arrivons naturellement à admettre que les excitations centripètes, amenées par les fibres de la substance blanche, s'arrêtent dans la couche des cellules pyramidales. Là, elles peuvent se transmettre directement aux ramifications protoplasmatiques latérales et au corps cellulaire des cellules pyramidales, et se transformer ainsi en excitation centrifuge que les axones de ces cellules conduiront soit vers les masses motrices inférieures et, par là, jusque dans les muscles périphériques ; soit, par les fibres du corps calleux, à l'écorce grise de l'autre hémisphère ; soit par les fibres d'association à d'autres régions grises du même hémisphère.

Ces excitations centripètes peuvent aussi être transmises à des cellules à cylindre-axe court, qui les transmettront à leur tour à des cellules pyramidales plus nombreuses ou plus distantes, avant de redescendre, comme excitation motrice, vers les centres nerveux inférieurs.

Cette excitation centripète ne peut jamais arriver *directement* jusque dans la couche moléculaire. Pour arriver aux éléments constituants de celle-ci, il faut qu'elle soit transmise, dans les zones profondes de l'écorce, à une cellule de MARTINOTTI dont le cylindre-axe ascendant la conduira jusque dans la couche moléculaire. Là, elle sera transmise soit directement aux ramifications protoplasmatiques terminales des cellules pyramidales, soit aux cellules endogènes de cette couche superficielle et, par leur intermédiaire, aux ramifications protoplasmatiques des cellules pyramidales.

Le substratum anatomique des réactions motrices d'origine corticale peut donc être double : il peut être excessivement simple et se constituer, soit d'une fibre corticipète transmettant l'ébranlement nerveux à un nombre limité de cellules pyramidales et, par là, à un nombre correspondant de fibres corticifuges ; soit d'une fibre centripète se mettant en connexion avec une ou plusieurs cellules à cylindre-axe court, qui transmettront l'ébranlement reçu à un nombre plus ou moins considérable de cellules pyramidales appartenant à des zones différentes et, par leur intermédiaire, à un nombre également considérable de fibres centrifuges. C'est ce qui se passe, ou peut se passer, dans la couche des cellules pyramidales. Dans ces cas, la couche moléculaire n'intervient pas dans la réaction motrice.

Le substratum anatomique peut avoir une structure beaucoup plus complexe et se constituer par les ramifications terminales d'une fibre centripète dans la couche des cellules pyramidales, une cellule de MARTINOTTI transmettant l'ébranlement nerveux jusque dans la couche moléculaire, une cellule endogène de cette couche superficielle se mettant en contact avec les ramifications protoplasmatiques d'un nombre plus ou moins considérable de cellules pyramidales, les axones ou fibres centrifuges nées de ces cellules elles-mêmes.

Il résulte de ces considérations que, si nous devons distinguer dans l'écorce grise deux zones distinctes par leurs caractères anatomiques, nous pouvons aussi y distinguer, en nous basant sur leurs connexions probables, deux zones distinctes par leur valeur physiologique. L'une serait-elle la zone anatomique des réflexes d'origine corticale et l'autre la zone anatomique de l'activité cérébrale la plus élevée, l'activité psychique ou consciente? C'est là un problème difficile à résoudre. Quoiqu'il en soit, la substance grise de la *zone moléculaire* nous paraît devoir être considérée comme appartenant à des centres nerveux, supérieurs, comme centres fonctionnels, aux centres localisés dans la substance grise de la zone des cellules pyramidales.

Ces considérations théoriques, basées uniquement sur le mode de superposition des éléments nerveux dans l'écorce grise, trouvent un appui dans ce fait anatomo-pathologique, observé depuis longtemps, c'est que, dans un bon nombre d'affections cérébrales et notamment la paralysie générale, on observe une diminution plus ou moins considérable dans le nombre des fibres tangentielles de l'écorce, fibres qui ne sont rien d'autre que les ramifications cylindraxiles des cellules de MARTINOTTI et les axones des cellules endogènes de la couche moléculaire. Leur disparition, si les idées exprimées plus haut sont exactes, doit donc mettre hors de fonction la zone moléculaire, que l'on pourrait appeler peut être *zone psychique*, pour laisser plus ou moins intacte la couche sous-jacente ou *zone corticale réflexe*.

La substance blanche.

La substance blanche du cerveau terminal est formée essentiellement de fibres nerveuses et de cellules de neuroglie.

On divise les fibres nerveuses en trois groupes :

1º Des fibres qui relient l'un à l'autre des points identiques des deux hémisphères cérébraux ou *fibres commissurales*.

2º Des fibres plus ou moins longues qui relient l'un à l'autre deux points différents d'un même hémisphère cérébral ou *fibres d'association*.

3º Des fibres qui relient la substance grise corticale d'un hémisphère à la substance grise d'une partie inférieure de l'axe cérébro-spinal ou *fibres de projection*.

Fibres commissurales. Les fibres commissurales constituent le *corps calleux*, la *commissure blanche antérieure* et le *psaltérium* ou *commissure des cornes d'Ammon*.

Corps calleux. Le corps calleux est cette lame épaisse de substance blanche que l'on trouve au fond de la grande fissure médiane interhémisphérique et qui forme le principal moyen d'union des deux hémisphères cérébraux. Toute cette lame blanche est formée de fibres commissurales, fibres qui ont leurs cellules d'origine dans certaines cellules pyramidales de la couche corticale grise de l'un ou l'autre hémisphère cérébral et se terminent, par des ramifications libres, dans la couche des cellules pyramidales de l'hémisphère du côté opposé.

Commissure blanche antérieure et *psaltérium.* La commissure blanche antérieure et la commissure des cornes d'AMMON sont des faisceaux de fibres nerveuses situés, l'un, entre la lame terminale et les piliers antérieurs de la voûte à trois piliers, l'autre, entre les piliers postérieurs du trigone cérébral.

Elles forment des parties constitutives du rhinencéphale que nous étudierons plus loin.

Fibres d'association. Elles servent à relier, dans un même hémisphère cérébral, deux régions de l'écorce plus ou moins éloignées. On les divise en deux groupes : les *fibres courtes* et les *fibres longues*.

Les *fibres courtes* relient l'un à l'autre deux points plus ou moins rapprochés. Elles sont situées immédiatement en dessous de l'écorce grise.

Les *fibres longues* sont réunies en plusieurs faisceaux plus ou moins distincts. On décrit généralement :

1º Le *faisceau longitudinal supérieur*, formé de fibres qui relient l'écorce grise du lobe frontal à l'écorce grise du lobe occipital et du lobe temporal.

2º Le *faisceau longitudinal inférieur*, étendu entre le lobe occipital et la pointe du lobe temporal.

3º Le *faisceau de l'ourlet* ou *faisceau arqué*, formé de fibres nerveuses à direction antéro-postérieure qui suivent le trajet de la circonvolution du corps calleux et s'étendent du lobe frontal au lobe temporal.

4º Le *faisceau unciforme*, reliant l'écorce grise de la circonvolution frontale inférieure à la pointe du lobe temporal en contournant le fond de la fissure de SYLVIUS.

Ces fibres d'association représentent soit les prolongements cylindraxiles de certaines cellules pyramidales de l'écorce cérébrale, soit surtout des branches collatérales nées de ces prolongements cylindraxiles. Elles se terminent par des ramifications libres dans la couche des cellules pyramidales.

Fibres de projection. On désigne sous le nom de *fibres de projection* toutes les fibres nerveuses qui unissent l'écorce grise du cerveau terminal à une des masses grises sous-jacentes : couches optiques du cerveau intermédiaire, noyaux gris du cerveau moyen, écorce grise et masses grises centrales du cervelet, noyaux d'origine ou de terminaison des nerfs périphériques de la protubérance annulaire, de la moelle allongée ou de la moelle épinière.

On a toujours admis jusqu'à présent que ces fibres proviennent des différents points de l'écorce grise d'un hémisphère et convergent en rayonnant vers la couche optique et la capsule interne. D'après les recherches importantes de FLECHSIG, ces fibres de projection proviennent, sinon exclusivement, au moins en majeure partie, de quatre zones spéciales constituant ce que FLECHSIG appelle les *sphères sensorielles* ou les *centres de projection* : la *sphère tactile* correspondant aux circonvolutions centrales et aux parties voisines des circonvolutions frontales ; la *sphère visuelle* comprenant la partie de l'écorce cérébrale voisine de la fissure calcarine ; la *sphère auditive* localisée dans la partie moyenne de la première circonvolution temporale et la *sphère olfactive* siégeant dans la circonvolution de l'hippocampe. De ces diverses régions corticales partent des fibres nerveuses dont un grand nombre rayonnent vers le capsule interne. Toute l'étendue du bras antérieur de cette capsule est occupée, d'après DEJERINE, par des fibres destinées à la couche optique, *fibres cortico-thalamiques*, qui constituent une partie de la *couronne rayonnante de la couche optique*. Les autres vont constituer la substance blanche du bras postérieur de la capsule interne ; elles passent alors dans le cerveau moyen pour se rendre finalement dans une des masses grises situées plus bas.

Les fibres qui passent par le bras postérieur de la *capsule interne* appartiennent à deux groupes.

a) Les unes, *motrices*, représentent les prolongements cylindraxiles descendants d'un grand nombre de cellules pyramidales de l'écorce grise qui recouvre les circonvolutions centrales et le lobule paracentral. Elles occupent le point de réunion des deux bras de la capsule interne, appelé *genou*, et toute la partie lenticulaire du bras postérieur. Elles pénètrent dans le cerveau moyen, passent ensuite dans le pont de VAROLE, le myélencéphale et la moelle épinière et vont se terminer, par des ramifications libres, dans les noyaux d'origine de tous les nerfs moteurs périphériques.

b) Les autres, *sensitives*, représentent les prolongements cylindraxiles ascendants des cellules nerveuses de la couche optique, *fibres thalamo-corticales*, faisant suite plus que probablement aux fibres de la voie sensitive médullo-thalamique, de la voie sensitive bulbo-thalamique et de la voie cérébello-thalamique. Ces fibres passent également par le bras postérieur de la capsule et vont se terminer, par des ramifications libres, dans l'écorce grise de la sphère tactile de FLECHSIG.

Un bon nombre de fibres de projection ne passent pas par la capsule interne proprement dite. Ce sont, d'une part, les fibres ascendantes de la voie optique diencéphalo-corticale, formée par les prolongements cylindraxiles des cellules nerveuses du corps genouillé interne se rendant dans la sphère visuelle. Ce sont, d'autre part, les fibres ascendantes de la voie acoustique diencéphalo-corticale et qui relient le corps genouillé interne à la sphère auditive.

C. Le rhinencéphale.

Le rhinencéphale forme une partie importante du cerveau terminal de l'homme. A première vue il semble se réduire au bulbe olfactif, à la bandelette olfactive avec le trigone olfactif et aux deux racines ou stries olfactives qui en dépendent. Ce sont là, d'ailleurs, les seules parties du télencéphale qui paraissent en connexion immédiate avec les filets olfactifs quand on étudie la conformation extérieure de l'encéphale. Le rhinencéphale présente cependant un développement beaucoup plus considérable, mais ses diverses parties constitutives se confondent plus ou moins intimement avec les parties voisines du télencéphale de sorte que, sur le cerveau de l'homme, il est difficile de lui assigner des limites exactes.

Le rhinencéphale de l'homme comprend en réalité, outre le bulbe olfactif, la bandelette olfactive et les stries qui en dépendent, la corne d'AMMON avec la partie voisine de la circonvolution de l'hippocampe; peut-être le faisceau denté, la *faciola cinerea*, l'indusium gris avec les nerfs de LANCISI, la circonvolution sous-calleuse et la bande diagonale de BROCA ; enfin la cloison transparente et la voûte à trois piliers.

Ces diverses parties du rhinencéphale d'un côté sont reliées aux parties correspondantes du lobe olfactif du côté opposé par de nombreuses fibres commissurales, dont les unes forment la *commissure antérieure*, tandis que les autres relient l'un à l'autre les piliers postérieurs du trigone cérébral et constituent par leur ensemble le *psaltérium* ou la *commissure des cornes d'Ammon*.

Le bulbe olfactif.

Le bulbe olfactif est une petite masse ovoïde de substance nerveuse que l'on trouve à la face inférieure du lobe frontal du cerveau terminal. Il est situé dans la partie antérieure du sillon olfactif et repose sur la face supérieure de la lame criblée de l'ethmoïde. C'est par les petits trous percés dans cette lame que passent les filets du nerf olfactif pour se rendre dans le bulbe.

Le bulbe olfactif est formé de trois couches plus ou moins distinctes qui sont, en allant de dehors en dedans.

1º La *couche des fibrilles olfactives*, couche superficielle très mince, formée par les faisceaux entrelacés des fibres nerveuses olfactives périphériques.

2º La *couche des cellules mitrales*, ou couche moyenne, excessivement riche en cellules nerveuses de forme triangulaire à sommet supérieur et à bords latéraux arrondis. C'est cette forme spéciale du corps cellulaire qui a fait donner à ces cellules le nom de *cellules mitrales*.

3º La *couche des fibres nerveuses centrales*, ou couche interne de substance blanche, formée par des faisceaux de fibres nerveuses entremêlés avec des amas de cellules que l'on a désignées sous le nom de *grains*.

La structure de chacune de ces couches mérite de nous arrêter quelques instants.

1º La *couche des fibrilles olfactives*. Elle est formée de faisceaux de fines fibrilles nerveuses qui se croisent dans tous les sens et d'un certain nombre de cellules de neuroglie.

Les fibrilles nerveuses qui constituent cette couche superficielle représentent les prolongements cylindraxiles des éléments nerveux olfactifs périphériques, éléments qui ont leurs cellules d'origine en dehors de l'axe cérébro-spinal, dans l'épithélium même de la muqueuse olfactive.

2º La *couche des cellules mitrales*. La couche moyenne ou couche des cellules mitrales a une structure beaucoup plus compliquée. Nettement séparée de la couche interne par une rangée continue de cellules nerveuses volumineuses connues sous le nom de *cellules mitrales*, elle présente une limite externe beaucoup moins précise. A la limite de la couche moyenne et de la couche superficielle, on trouve une série des masses granuleuses plus ou moins arrondies et de volume variable, connues sous le nom de *glomérules olfactifs*.

L'espace situé entre les cellules mitrales et les glomérules olfactifs est occupé par des éléments de nature très diverse. Nous ne décrirons dans cette couche que les éléments essentiels : les cellules mitrales et les glomérules olfactifs.

A. *Cellules mitrales*. Ce sont des cellules nerveuses volumineuses, de forme triangulaire, placées en série continue à la limite interne de la couche moyenne.

Du sommet interne du corps de ces cellules part le plus souvent le prolongement cylindraxile, celui-ci pénètre verticalement dans la couche interne, où il devient le cylindre-axe d'une fibre centrale.

Des angles latéraux du corps cellulaire partent un grand nombre de prolongements protoplasmatiques. Ils pénètrent horizontalement dans la substance grise voisine, où ils peuvent être poursuivis sur une longueur souvent considérable ; ils émettent pendant ce trajet de courtes branches collatérales et finissent librement en s'entrelaçant avec les prolongements des cellules voisines.

De la base du corps cellulaire sort un prolongement protoplasmatique beaucoup plus volumineux. Celui-ci traverse plus ou moins verticalement toute l'épaisseur de la couche moyenne et pénètre dans un glomérule olfactif. Là, il se divise et se subdivise un grand nombre de fois à des distances très rapprochées et donne ainsi naissance à une arborisation très complexe, dont les branches courtes, épaisses et moniliformes se terminent d'ordinaire par un épaississement libre.

B. *Glomérules olfactifs*. Les glomérules olfactifs reçoivent donc, d'une part, les ramifications terminales du prolongement protoplasmatique descendant d'une cellule mitrale et, d'autre part, les ramifications terminales d'un grand nombre de fibrilles olfactives ou prolongements cylindraxiles des cellules bipolaires de la muqueuse olfactive. Toutes ces fibrilles et toutes ces ramifications entremêlées donnent à ces glomérules leur aspect caractéristique.

Un détail important à noter, c'est que les fibrilles terminales du prolongement protoplasmatique de la cellule mitrale restent non seulement indépendantes les unes des autres, mais restent aussi indépendantes des ramifications terminales des fibrilles olfactives et des ramifications protoplasmatiques des cellules appartenant en propre aux glomérules.

3° La *couche des fibres nerveuses centrales*. Cette couche est la plus épaisse des trois couches constitutives du bulbe olfactif. Elle s'étend depuis les grandes cellules mitrales jusqu'à la cavité centrale du bulbe. Elle est formée par des éléments de nature très diverse que l'on peut ranger en trois groupes :

1° Les *cellules épithéliales* ou *cellules épendymaires* ; elles forment le revêtement épithélial de la cavité centrale du bulbe, et sont en tous points identiques aux cellules épendymaires tapissant le canal médullaire central et toutes les cavités de l'axe cérébro-spinal.

2° Les *fibres nerveuses* ; elles forment l'élément principal de la couche interne et représentent, en partie, les prolongements cylindraxiles des cellules mitrales, en partie aussi les fibres commissurales reliant l'un à l'autre les deux lobes olfactifs en passant par la commissure antérieure. Dans toute l'épaisseur du bulbe, ces fibres nerveuses émettent un grand nombre de branches collatérales dont les unes, horizontales, proviennent des prolongements cylindraxiles des cellules mitrales ou fibres centripètes et se terminent entre les grains voisins, tandis que les autres, verticales, proviennent des fibres commissurales ou fibres centrifuges et descendent jusque dans la couche moyenne, où elles se terminent, par des ramilles entrelacées, entre les prolongements protoplasmatiques latéraux des cellules mitrales.

3° Entre ces fibres nerveuses de la substance blanche, on trouve encore de nombreux éléments cellulaires connus sous le nom de *grains*.

Les ramifications terminales des prolongements cylindraxiles des cellules bipolaires de la muqueuse olfactive, ou neurones olfactifs périphériques appelés encore neurones olfactifs de 1er ordre, et les cellules mitrales avec leurs prolongements protoplasmatiques descendants, ou neurones olfactifs de 2e ordre, constituent donc les deux éléments essentiels du bulbe olfactif.

C'est dans le bulbe olfactif qu'apparaît, avec toute la clarté et toute la nettcté désirable, le mode de superposition des éléments nerveux sensitifs et la façon dont ces éléments doivent agir l'un sur l'autre.

Le neurone olfactif périphérique a sa cellule d'origine en dehors de l'axe cérébro-spinal ; son prolongement cylindraxile s'y termine. Le neurone olfactif des centres à sa cellule d'origine dans l'axe céré-bro-spinal, ses prolongements protoplasmatiques sont descendants, son prolongement cylindraxile est ascendant. Le contact entre le neu-rone périphérique et le neurone central se fait dans les glomérules olfactifs ; là, le prolongement cylindraxile du neurone périphérique rencontre les prolongements protoplasmatiques du neurone central.

Nous avons vu que cette disposition est la même pour tous les élé-ments sensitifs du névraxe, qu'ils pénètrent dans la moelle épinière ou dans une des parties supérieures de l'axe cérébro-spinal ; mais à cause de la complexité de structure des autres parties de l'axe nerveux, cette disposition y paraît avec beaucoup moins d'évidence.

La bandelette olfactive. Le trigone olfactif. Les stries olfactives.

La bandelette olfactive, excessivement réduite dans le rhinencé-phale de l'homme, est formée essentiellement de fibres nerveuses appartenant à deux groupes : des fibres centripètes représentant les prolongements cylindraxiles des cellules mitrales du bulbe et des fibres centrifuges allant se terminer, par des ramifications libres, entre les prolongements protoplasmatiques latéraux des cellules mi-trales.

Arrivées à l'extrémité postérieure de la bandelette olfactive, c'est-à-dire au niveau du trigone ou du tubercule olfactif, les fibres consti-tutives de la bandelette se divisent en deux groupes : les unes se rendent dans la commissure antérieure, les autres vont constituer les racines ou les stries olfactives. Les fibres de la racine externe se ren-dent directement vers l'extrémité antérieure de la circonvolution de l'hippocampe, pour s'y terminer dans la couche moléculaire. Chez les animaux macrosmatiques, ces fibres se terminent dans les couches superficielles du lobe pyriforme où elles viennent en contact avec les prolongements protoplasmatiques des cellules centrales. Les fibres de la racine interne se terminent dans le trigone olfactif.

L'origine *bulbaire* de toutes ces fibres centripètes n'est cependant pas généralement admise. Un point sur lequel tous les auteurs sont d'accord, c'est que la racine olfactive externe est uniquement formée de fibres nerveuses centripètes ayant leur origine dans les cellules mitrales du bulbe olfactif du côté correspondant.

Pour les fibres de la commissure antérieure il n'en est plus de même.

Dans les recherches expérimentales que nous avons faites sur le lapin, nous avons toujours vu la lésion du *bulbe* olfactif respecter complètement la commissure antérieure, et entraîner, au contraire, la dégénérescence de toutes les fibres de la racine externe. C'est seulement dans les cas où la lésion expérimentale avait intéressé le *lobe* olfactif, que nous avons observé de la dégénérescence dans la partie antérieure de la commissure antérieure pouvant se poursuivre, à travers le lobe olfactif du côté opposé, jusque dans le bulbe olfactif contra-latéral.

Il résulte de ces recherches que les cellules mitrales du bulbe olfactif, ou neurones olfactifs de second ordre, donnent uniquement naissance aux fibres de la racine olfactive externe reliant le bulbe olfactif au lobe pyriforme ; et que les fibres de la bandelette qui pénètrent dans la commissure antérieure appartiennent à des neurones olfactifs de troisième ordre, reliant le *lobe* olfactif d'un côté au *lobe* et au *bulbe* olfactifs du côté opposé.

Chez les mammifères macrosmatiques, la bandelette olfactive porte le nom de *lobe olfactif*. Celui-ci non seulement est formé par les fibres nerveuses en connexion avec le bulbe olfactif, mais il renferme encore une couche épaisse de substance grise.

Il résulte des recherches de CALLEJA et CAJAL que, en passant le long de la face inférieure de ce lobe olfactif, les fibres de la strie olfactive externe abandonnent à ces cellules nerveuses de nombreuses ramifications collatérales et terminales.

Ces cellules à leur tour donnent naissance à des fibres nerveuses centripètes, ou neurones olfactifs de troisième ordre. Parmi ceux-ci, les plus nombreux se dirigent en arrière, en entrant dans la constitution de la *voie olfactive basale*, voie de projection passant sous le corps strié pour se recourber vers le pédoncule cérébral. Pendant leur trajet antéro-postérieur, les fibres de cette voie abandonnent des collatérales qui vont entrer dans la constitution de la *strie médullaire de la couche optique* et se terminer dans le ganglion de l'habénula.

Les autres, moins nombreux, entrent dans la constitution de la partie antérieure de la commissure blanche antérieure du télencéphale.

La commissure blanche.

La commissure antérieure est un faisceau de fibres nerveuses, à direction transversale, situé entre la lame terminale et les piliers antérieurs du trigone cérébral. Peu développée dans le rhinencéphale de l'homme, la commissure antérieure présente une importance plus considérale chez les mammifères macrosmatiques, preuve que cette commissure doit être en connexion intime avec le rhinencéphale.

La commissure antérieure pénètre, de chaque côté, dans la tête du noyau caudé et là se divise en deux parties : une *partie antérieure* ou *partie olfactive* et une *partie postérieure* ou *sphénoïdale* beaucoup plus importante.

Toutes les fibres qui entrent dans la constitution de cette commissure appartiennent au rhinencéphale et proviennent de cellules nerveuses du *lobe* olfactif ou de la partie antérieure du *lobe pyriforme*. Ce sont des neurones olfactifs de troisième ordre, dont les cellules occupent les régions grises où se terminent les fibres des stries olfactives et dont les axones passent par la commissure pour se rendre dans les mêmes régions grises de l'hémisphère du côté opposé. Ceux du lobe olfactif s'inclinent directement dans la commissure en constituant le faisceau frontal, tandis que ceux provenant du lobe pyriforme, après un trajet plus ou moins compliqué, vont constituer le faisceau dorsal ou partie sphénoïdale.

Lobe pyriforme et circonvolution de l'hippocampe.

Les fibres de la racine olfactive externe se laissent facilement poursuivre, au moyen de la méthode des dégénérescences secondaires, jusque dans la couche superficielle de l'extrémité antérieure du lobe pyriforme chez les animaux. Ces fibres se terminent, chez l'homme, dans la zone superficielle de la partie olfactive, ou face inférieure de la circonvolution de l'hippocampe. Cette partie grise du télencéphale donne naissance, chez les animaux, à trois voies centrifuges : une *voie commissurale*, une *voie de projection* et une *voie d'association*.

Les fibres commissurales sont, en majeure partie, des ramifications collatérales nées des axones des cellules du lobe pyriforme allant constituer la voie de projection. Ces fibres s'inclinent en dedans, passent par la partie postérieure ou sphénoïdale de la commissure antérieure, pour aller se terminer dans l'écorce grise du lobe pyriforme du côté opposé.

L'écorce grise du lobe pyriforme donne encore naissance à une grande voie de projection. Les fibres de cette voie nerveuse se dirigent en dedans, traversent le noyau lenticulaire pour se recourber ensuite en avant et constituer, dans le cerveau de l'homme, la *bandelette semi-circulaire* ou *strie terminale* qui sépare, du côté des cavités ventriculaires, le noyau caudé de la couche optique. Au niveau de l'extrémité antérieure de cette dernière, cette voie nerveuse s'infléchit en bas, croise la face postérieure de la commmissure antérieure, à laquelle elle envoie une partie de ses fibres, abandonne des collatérales aux masses grises de la cloison transparente pour arriver à la base du cerveau, au niveau de la substance blanche située au-dessus du chiasma optique. Là ces fibres se recourbent en arrière, pour se réunir avec les fibres de projection nées des cellules du *lobe* olfactif, et constituer la grande voie olfactive basale. Les fibres de cette voie se terminent soit dans les masses grises voisines de la cloison transparente, soit dans les masses grises voisines du tubercule cendré.

Les fibres d'association relieraient l'écorce grise de la partie antérieure du lobe pyriforme à l'écorce grise qui recouvre la partie postérieure de ce même lobe. CAJAL considère cette dernière comme un centre olfactif important auquel il donne le nom de *ganglion sphénoïdal supérieur*.

La corne d'Ammon et le faisceau denté.

Ces deux parties constitutives du télencéphale présentent un développement variable, en rapport étroit avec le développement du bulbe olfactif correspondant. La structure interne de ces deux parties est excessivement complexe.

Les connexions centripètes et centrifuges de la corne d'AMMON ont été étudiées dans ces derniers temps par CAJAL.

Connexions centripètes. On a toujours cru jusqu'ici que les impressions olfactives arrivaient aux cellules de la corne d'AMMON, soit par les fibres de la cloison transparente et la voûte à trois piliers ; soit par des fibres reliant directement la circonvolution de l'hippocampe à la corne d'AMMON.

D'après CAJAL, il n'en est pas ainsi. Les fibres olfactives de la racine olfactive externe se terminent dans l'écorce grise du lobe olfactif et de la partie antérieure du lobe pyriforme chez les animaux, ou partie antérieure de la circonvolution de l'hippocampe chez l'homme. De cette écorce grise partent des fibres d'association se rendant dans l'écorce grise de la partie postérieure du lobe pyriforme, ou *ganglion sphénoïdal supérieur*. Celui-ci donnerait alors naissance à de nombreuses fibres nerveuses, dont les unes, directes, vont se terminer dans la corne d'AMMON et le faisceau denté du côté correspondant, c'est la *voie sphéno-ammonique-directe*; dont les autres passent sous la face inférieure du corps calleux (en y constituant ce que les auteurs ont appelé le *psaltérium dorsal)*, pour se rendre dans la corne d'AMMON et le faisceau denté du côté opposé; c'est la *voie sphéno-ammonique croisée*.

Connexions centrifuges. Les axones des cellules pyramidales de la corne d'AMMON vont devenir des fibres constitutives de la *fimbria*. Ces fibres centrifuges vont toutes pénétrer, avec la fimbria, dans les piliers postérieurs du trigone cérébral. Arrivées au niveau de la face inférieure du corps calleux, un bon nombre de ces fibres entrent dans le *psaltérium ventral* pour se poursuivre jusque dans la corne d'AMMON du côté opposé, en constituant la *commissure inter-ammonique*. Les autres se poursuivent dans le trigone cérébral pour constituer le pilier antérieur de ce trigone.

Trigone cérébral. Commissure des cornes d'Ammon. Cloison transparente.

Les piliers postérieurs du trigone cérébral, arrivés dans le prolongement sphénoïdal du ventricule latéral, se continuent de chaque côté avec la *fimbria* et avec la corne d'AMMON. Les fibres constitutives de la fimbia représentent, en majeure partie du moins, les prolongements cylindraxiles des cellules pyramidales du faisceau denté et de la corne d'AMMON. Les piliers postérieurs du trigone cérébral s'appliquent bientôt contre la face inférieure du corps calleux en se rapprochant insensiblement l'un de l'autre. Entre ces piliers postérieurs on trouve de minces faisceaux de fibres transverasles qui constituent le *psaltérium* ou la *commissure des cornes d'Ammon*, formé de fibres commissurales reliant l'une à l'autre les deux masses grises ammoniques.

Les piliers du trigone cérébral quittent bientôt, au niveau de l'extrémité postérieure de la cloison transparente, la face inférieure du corps calleux pour se recourber en bas, en limitant en avant le troisième ventricule. Arrivés à la base du cerveau, ces piliers se recourbent une seconde fois en arrière, pénètrent dans la région sous-thalamique, longent la face latérale du corps mamillaire, auquel ils abandonnent des ramifications collatérales, pour s'entrecroiser sur la ligne médiane et se poursuivre ensuite dans le mésencéphale, le pont de VAROLE et même, d'après CAJAL, dans la moelle allongée et la moelle épinière, sans que l'on connaisse en aucune façon ni la place occupée par ses fibres dans ces diverses parties du tronc cérébral, ni les masses grises inférieures auxquelles elles sont destinées.

La cloison transparente, peu développée chez l'homme et les primates, présente un développement plus considérable chez les animaux macrosmatiques où elle constitue, de chaque côté de la ligne médiane, une masse grise volumineuse située en arrière de la lame terminale et appelée *corps para-terminal.* D'après CAJAL, un grand nombre des cellules nerveuses de cette masse grise, surtout les cellules les plus externes, envoient leur axone en bas où il se perd dans le faisceau olfactif basal ou faisceau de projection de la sphère olfactive. Dans cette masse grise se terminent, d'autre part, de nombreuses ramifications collatérales venues des fibres du pilier antérieur de la voûte, ou voie de projection de la corne d'AMMON, et des fibres de la strie terminale, ou partie dorsale de la voie de projection de la sphère olfactive.

Les *nerfs de Lancisi* sont formés de fibres nerveuses nées dans des cellules éparpillées dans l'indusium gris. Ces fibres se comportent comme celles du cingulum : les unes contournent le corps calleux d'arrière en avant, d'autres le traversent pour prendre part à la constitution du *fornix longus.* Toutes traversent la cloison transparente pour se perdre dans le faisceau olfactif basal.

L'indusium gris n'est d'ailleurs rien d'autre que le bord d'arrêt de l'écorce grise qui recouvre la circonvolution de l'ourlet, de même que le nerf de LANCISI est le bord d'arrêt de la substance blanche sous-jacente, formée à ce niveau par les fibres supracalleuses qui constituent le *cingulum.*

Avant de terminer l'étude du rhinencéphale, nous croyons utile de résumer, en quelques mots, les principales connexions du bulbe olfactif avec les autres parties de l'axe cérébro-spinal, telles qu'elles existeraient, d'après les recherches de CAJAL, dans le télencéphale des animaux à odorat fortement développé.

Connexions du bulbe olfactif.

Les neurones olfactifs périphériques, ou neurones olfactifs de premier ordre, proviennent de la muqueuse olfactive et se terminent dans le bulbe olfactif.

Les fibres de la bandelette olfactive ont leurs cellules d'origine dans les cellules mitrales (neurones olfactifs du deuxième ordre) ; elles se rendent, par la strie olfactive externe, dans l'écorce grise du lobe olfactif et de la partie antérieure du lobe pyriforme où elles se terminent par des ramifications lbres.

Tous ces neurones superposés forment, par leur ensemble, la *voie olfactive centripète* aboutissant à une *sphère olfactive de projection*. De celle-ci partent des fibres commissurales, des fibres de projection et des fibres d'association.

Les fibres commissurales passent par la commissure antérieure.

Les fibres de projection vont constituer la voie olfactive basale se terminant dans une masse grise de l'hypothalamus. Les fibres d'association se rendent dans la partie postérieure du lobe pyriforme ou *sphère olfactive d'association*. Cette sphère donne naissance à des fibres centrifuges se rendant dans la corne d'AMMON du même côté et, par le psalterium dorsal, dans la corne d'AMMON du côté opposé. De la corne d'AMMON à son tour partent des fibres commissurales constituant le psalterium ventral, et une large voie de projection passant par les piliers du trigone cérébral, pour se terminer dans les masses motrices inférieures du tronc cérébral, en abandonnant des collatérales à la cloison transparente et au corps mamillaire.

Il résulte d'une pareille structure des multiples régions du télencéphale qui font parties constituantes du cerveau olfactif ou rhinencéphale, que nous pouvons distinguer, dans le cerveau olfactif, deux grandes régions physiologiquement distinctes, une *région olfactive de projection* et une *région olfactive d'association*.

La *région olfactive de projection* correspond, chez les animaux, à toute la partie corticale où arrivent des neurones olfactifs issus des cellules mitrales du bulbe. Ces fibres forment par leur ensemble la *voie olfactive bulbo-corticale* ou *voie olfactive sensitive*. A cette voie olfactive, centripète ou corticipète, fait suite une double voie, l'une commissurale, l'autre centrifuge. Les fibres commissurales passent toutes par la commissure antérieure, pour se rendre dans les régions corticales olfactives du côté opposé.

Les fibres de projection vont constituer ensemble la voie olfactive basale. Les unes, nées dans les cellules du lobe olfactif, y pénètrent directement ; les autres, nées dans le lobe pyramidal, n'y arrivent que par une voie détournée, en suivant le trajet de la bandelette sémi-circulaire. Ces fibres de projection vont se terminer dans les régions grises de la base du télencéphale et du diencéphale : noyaux gris de la cloison transparente, noyaux gris du tubercule cendré ; tandis que d'autres entrent dans la constitution de la strie médullaire de la couche optique, pour se terminer dans le ganglion de l'habénula.

La *région olfactive d'association* correspond, chez les animaux, à l'écorce grise de la partie postérieure du lobe pyriforme, à laquelle CAJAL a donné le nom de *ganglion sphénoïdal supérieur*. On ignore encore où se trouve cette région dans le télencéphale de l'homme.

Cette écorce grise reçoit des fibres centripètes, essentiellement formées par des ramifications collatérales des fibres de la voie olfac-tive de projection ; c'est la *voie associative sagittale de l'écorce sphénoïdale*.

Elle donne naissance à de nombreuses fibres centrifuges, dont les unes se rendent dans la corne d'AMMON et le faisceau denté du côté correspondent, *voie sphéno-ammonique directe*, et les autres dans les masses grises ammoniques du côté opposé, en passant par le psalté-rium dorsal : *voie sphéno-ammonique croisée*.

Ces masses ammoniques à leur tour donnent naissance à des fibres centrifuges, qui entrent dans la constitution de la *fimbria*. Parmi celles-ci, les unes, commissurales, passent par le psalterium ventral pour se rendre dans les masses ammoniques du côté opposé.

Les autres, véritables fibres de projection, continuent leur trajet dans le pilier antérieur du fornix pour se poursuivre, après entrecroi-sement dans la région hypothalamique, jusque dans le mésencéphale, le métencéphale, le myélencéphale et peut-être même jusque dans la moelle épinière.

Nerf périphérique dépendant du télencéphale.

I. Le nerf olfactif.

Le nerf olfactif constitue la première paire des nerfs craniens. C'est un nerf sensitif. Les fibres constitutives de ce nerf ont leurs cellules d'origine dans la muqueuse olfactive, sous forme de cellules bipolaires enclavées entre les cellules épithéliales. Le prolongement périphérique de chacune de ces cellules nerveuses, épais et irrégulier, arrive jusqu'à la surface libre de la muqueuse, où il se termine par un ou deux petits filaments ou cils qui dépassent le niveau de la muqueuse. Il représente le prolongement à conduction cellulipète. Le prolongement interne est beaucoup plus grêle ; c'est le prolongement cylindraxile ou prolongement à conduction cellulifuge. Celui-ci traverse la partie inférieure de l'épithélium et arrive dans la sous-muqueuse, où il devient le cylindre-axe d'une fibrille olfactive. Ces fibrilles parcourent la sous-muqueuse et se réunissent les unes aux autres pour former des faisceaux nerveux plus ou moins épais ; ils traversent alors les trous de la lame criblée de l'ethmoïde, pénètrent dans la face inférieure du bulbe olfactif et s'y terminent, par des ramifications libres, dans les glomérules olfactifs.

Les cellules olfactives occupent, chez l'homme, une région assez limitée de la paroi des fosses nasales. On les trouve uniquement dans la muqueuse qui recouvre la partie moyenne du cornet supérieur et la partie correspondante de la cloison des fosses nasales.

Outre les cellules bipolaires de la muqueuse olfactive, qui sont donc les cellules d'origine des fibres des nerfs olfactifs, on trouve encore, dans cette muqueuse, des terminaisons nerveuses intraépithéliales libres. Ces fibrilles nerveuses sont généralement considérées comme étant les ramifications terminales de fibres sensitives appartenant au nerf trijumeau.

La circulation du télencéphale.

Circulation artérielle.

Au cerveau terminal aboutissent, de chaque côté, deux artères volumineuses : l'*artère carotide interne*, branche de bifurcation de l'artère carotide primitive, et l'*artère cérébrale postérieure*, branche terminale du *tronc basilaire* provenant de la réunion des deux *artères vertébrales*.

Les deux *artères vertébrales* proviennent des artères sous-clavières, elles décrivent un trajet flexueux en passant par les trous transversaires des apophyses transverses des vertèbres cervicales, et se recourbent deux fois sur elles-mêmes avant d'arriver au trou occipital et pénétrer par là dans la boite cranienne. Sur la face antérieure de la moelle allongée, ces deux artères se réunissent en un tronc volumineux, le *tronc basilaire*, qui s'étend jusque un peu au dessus du bord supérieur de la protubérance annulaire, où il se divise en deux branches terminales : les *artères cérébrales postérieures*.

Pendant leur trajet dans la région cervicale, les deux artères vertébrales ne fournissent que quelques branches collatérales très grêles : des *rameaux spinaux* destinés à la moelle cervicale et des *rameaux musculaires* s'épuisant dans les muscles de la région prévertébrale.

Pendant leur trajet intra-cranien, les deux artères vertébrales fournissent, au contraire, de nombreuses branches collatérales importantes destinées à la moelle allongée, à la protubérance annulaire, au cervelet et au cerveau moyen.

Les *artères carotides internes* forment les branches de bifurcation externes des deux artères carotides primitives. Chaque artère monte verticalement dans la région du triangle pharyngo-maxillaire sans fournir de branches collatérales. Elle arrive ainsi à la base du crâne, pénètre dans le canal carotidien dont elle suit la direction ; elle monte donc d'abord verticalement en haut, puis se recourbe horizontalement en avant et entre dans la boite cranienne. Elle parcourt la gouttière carotidienne située de chaque côté de la selle turcique, étant renfermée dans le sinus caverneux, et arrive ainsi en dessous de l'apophyse clinoïde antérieure. Là, elle se recourbe verticalement en haut, traverse la dure-mère et arrive à la base du cerveau terminal, où elle se divise en deux branches : l'*artère cérébrale antérieure* et l'*artère cérébrale moyenne*.

Pendant ce long trajet, du point de bifurcation de la carotide primitive jusqu'à sa division en branche terminales, l'artère carotide interne ne fournit qu'une seule branche collatérale : c'est l'*artère ophtalmique*.

Les quatres branches artérielles qui arrivent à la base de l'encéphale, les deux artères vertébrales et les deux artères carotides internes, sont remarquables par leur volume considérable, par le trajet flexueux qu'elles décrivent et qui a pour but d'affaiblir quelque peu la force de l'ondée sanguine que le cœur lance dans ces artères à chaque contraction ventriculaire, et par l'absence de branches collatérales importantes. L'*artère ophtalmique* peut être considérée comme la seule branche extra-cranienne importante fournie par les artères volumineuses destinées à porter le sang aux différentes parties de l'encéphale. Cette artère ophtalmique donne les artères nourricières à toutes les parties molles de la cavité orbitaire et principalement au globe oculaire et à la rétine. Son origine, tout près de la base du cerveau, explique les relations importantes qui existent entre la circulation du fond de l'œil et la circulation cérébrale.

L'*artère carotide interne* arrive donc verticalement à la base du cerveau ; on l'y trouve dans l'angle externe du chiasma des nerfs optiques ; c'est là qu'elle se divise en ses deux branches terminales : l'*artère cérébrale antérieure* et l'*artère cérébrale moyenne*.

L'*artère cérébrale antérieure* se dirige *horizontalement* en avant et en dedans vers la partie antérieure de la fissure médiane ; sa direction est donc *perpendiculaire* à la direction de la carotide interne.

L'*artère cérébrale moyenne* ou *artère sylvienne* se dirige en dehors ; elle croise la substance perforée antérieure, puis parcourt le fond de la fissure de SYLVIUS. Elle suit donc, par rapport à la carotide interne, une *direction oblique* en haut et en dehors.

Cette direction spéciale des deux branches terminales de l'artère carotide interne a son importance. Elle explique pourquoi les corps étrangers, charriés par le courant sanguin, s'engagent plus facilement dans l'artère sylvienne que dans l'artère cérébrale antérieure.

Le *tronc basilaire* arrive à la face inférieure de l'encéphale en suivant une direction oblique, en haut et en avant. Vers le milieu du cerveau moyen, il se divise en deux branches terminales, les *artères cérébrales postérieures*, qui se dirigent directement en dehors en suivant une direction *perpendiculaire* à celle du tronc d'origine.

Chaque hémisphère cérébral reçoit donc son sang artériel de deux artères volumineuses : de l'*artère carotide interne* en avant et l'*artère cérébrale postérieure* en arrière.

Ces deux troncs artériels sont reliés l'un à l'autre par une large artère anastomotique : l'*artère communicante postérieure*. Celle-ci, née soit du point de bifurcation de la carotide interne, soit de la partie voisine de l'artère sylvienne, se dirige en arrière et en dedans et va s'ouvrir dans l'artère cérébrale postérieure à une petite distance du tronc basilaire.

De plus, les artères d'un hémisphère cérébral sont reliées aux artères de l'hémisphère cérébral du côté opposé par une artère anastomotique à direction transversale : l'*artère communicante antérieure*.

L'artère communicante antérieure est un tronc artériel assez volumineux passant transversalement au-devant du chiasma des nerfs optiques et reliant l'une à l'autre les deux artères cérébrales antérieures.

Toutes les artères qui arrivent à la base du cerveau terminal sont donc reliées entre elles par ces artères communicantes. Elles forment par leur ensemble une figure géométrique connue sous le nom de *polygone de Willis* ou *cercle artériel de Willis*.

De ce cercle artériel de WILLIS partent alors toutes les branches artérielles qui doivent porter le sang aux différentes parties du télencéphale et du diencéphale.

Outre les artères cérébrales antérieures, moyennes et postérieures, que l'on doit considérer comme les *branches terminales* des artères carotides internes et du tronc basilaire, le polygone de WILLIS donne de nombreuses petites artères *collatérales* qui pénètrent directement dans la masse encéphalique voisine.

Branches collatérales. *L'artère communicante antérieure* fournit de petits rameaux à la lame grise située au-devant du chiasma des nerfs optiques, au bec du corps calleux et des branches plus volumineuses à la commissure blanche antérieure et à la cloison transparente.

La partie de *l'artère cérébrale antérieure* qui concourt à former le cercle de WILLIS fournit des artérioles au nerf optique et à la circonvolution frontale voisine.

L'artère carotide interne émet directement une artère assez volumineuse destinée au plexus choroïde latéral : *l'artère choroïdienne antérieure.* Celle-ci naît quelquefois de la sylvienne ou de la communicante postérieure, se dirige en arrière et en dehors, pénètre dans la partie antérieure de la grande fente cérébrale de BICHAT et va se jeter dans le plexus choroïde du ventricule latéral au niveau de la corne d'AMMON.

L'artère communicante postérieure fournit de nombreuses branches au cerveau intermédiaire. Nous les avons décrites avec cette partie de l'axe cérébro-spinal : artères pour le chiasma des nerfs optiques, les bandelettes optiques, l'infundibulum, les corps mamillaires et deux artères pour chaque couche optique.

Enfin, le commencement des *artères cérébrales postérieures* et la partie supérieure du *tronc basilaire* fournissent les artères nourricières du cervau moyen.

Branches terminales. Des deux angles antérieurs du polygone de WILLIS naissent les *artères cérébrales antérieures* : des angles latéraux partent les *artères sylviennes* et des angles postérieurs, les *artères cérébrales postérieures.* Ces trois artères vont se distribuer dans des territoires nettement limités de l'écorce cérébrale de chaque hémisphère.

L'artère cérébrale antérieure est une branche terminale de l'artère carotide interne. Elle commence dans l'angle externe du chiasma des nerfs optiques et se dirige horizontalement en avant et en dedans, en passant au-dessus du nerf optique. Arrivée au-devant du chiasma, elle s'anastomose, par l'artère communicante antérieure, avec l'artère cérébrale antérieure du côté opposé, puis pénètre dans la fissure médiane interhémisphérique, s'applique sur la face interne du lobe frontal, où elle se divise en trois branches terminales. Par ces branches collatérales et par ses branches terminales, l'artère cérébrale antérieure porte le sang à toute la *face interne* de l'hémisphère correspondant, depuis le pôle frontal jusqu'à la fissure perpendiculaire interne, ainsi qu'à la face supérieure du corps calleux ; à une partie de la *face convexe* de l'hémisphère : les circonvolutions frontales supérieure et moyenne et le tiers supérieur de la circonvolution centrale antérieure, et à la partie interne de la *face inférieure* du lobe frontal, depuis la fissure médiane jusqu'au sillon crucial.

L'artère cérébrale moyenne ou *artère sylvienne* est la seconde branche terminale de l'artère carotide interne. Elle nait au niveau de l'angle externe du chiasma des nerfs optiques et se dirige obliquement en haut et en dehors. Elle croise d'abord la substance perforée antérieure, puis s'engage au fond de la fissure de SYLVIUS, où elle se ramifie sur la face externe des circonvolutions de l'insula de REIL.

Elle se divise généralement en quatre branches terminales ; celles-ci vont se ramifier dans la pie-mère qui recouvre le territoire de l'écorce cérébrale avoisinant la fissure de SYLVIUS : la partie externe de la *face inférieure* du lobe frontal et, sur la *face externe* de l'hémisphère, la circonvolution frontale inférieure, les deux tiers inférieurs de la circonvolution centrale antérieure, toute l'étendue de la circonvolution centrale postérieure, les circonvolutions pariétales, la circonvolution temporale supérieure et une partie de la circonvolution temporale moyenne.

L'artère cérébrale postérieure provient du tronc basilaire. Elle contourne le pédoncule cérébral et se divise en trois branches terminales ;

celles-ci vont se ramifier dans la pie-mère qui recouvre la *face interne* de l'hémisphère cérébral depuis la fissure perpendiculaire interne jusqu'au pôle occipital, la partie de la *face externe* de chaque hémisphère située en dessous et en arrière du territoire dépendant de l'artère sylvienne, et presque toute l'étendue de la *face inférieure* du lobe occipito-temporal.

En se ramifiant dans la pie-mère, les artères cérébrales se divisent et se subdivisent en devenant de plus en plus petites et, en s'anastomosant entre elles, forment un réseau dans la pie-mère.

De ce réseau périphérique partent maintenant des branches collatérales qui pénètrent directement dans la substance cérébrale et qui constituent les véritables *artères nourricières* du cerveau terminal.

On peut diviser, ces artères nourricières en deux groupes : les *artères des circonvolutions* et les *artères des ganglions de la base.*

Artères des circonvolutions. Elles naissent du réseau artériel de la pie-mère et pénètrent directement dans la substance cérébrale. Si, sur un cerveau injecté, on soulève un lambeau de pie-mère, on voit de nombreuses artérioles sortir des artères de la pie-mère et pénétrer *perpendiculairement* dans la substance cérébrale. Ce sont les *artères nourricières.* Elles se divisent en deux groupes, les *artères longues* et les *artères courtes.*

Les *artères longues* ou *artères médullaires* traversent la couche corticale grise et pénètrent dans la substance blanche jusqu'à une profondeur de 3 ou 4 centimètres et là elles se résolvent en réseau capillaire.

Les *artères courtes* ou *artères corticales* pénètrent dans la couche corticale grise, où elles se réduisent en un réseau capillaire.

Toutes ces artères nourricières des circonvolutions sont des *artères terminales* dans le sens de COHNHEIM, c'est-à-dire que ces artères ne s'anastomosent jamais directement les unes avec les autres, mais qu'elles se résolvent toutes en réseaux capillaires.

Artères des ganglions de la base. Les artères des ganglions de la base naissent des trois artères cérébrales dans le voisinage immédiat du polygone de WILLIS. Les plus importantes sont celles qui proviennent de l'artère sylvienne.

Nous avons vu que l'*artère sylvienne* vient de la carotide interne et qu'elle croise transversalement la substance perforée antérieure pour s'engager ensuite au fond de la fissure de SYLVIUS. En passant sur la face inférieure de la substance perforée antérieure, et avant de se diviser en branches terminales, chaque artère cérébrale moyenne abandonne une série de petites artérioles, qui pénètrent verticalement dans les orifices de la lame perforée pour se rendre dans le noyau caudé et le noyau lenticulaire, c'est-à-dire les deux masses grises qui forment le corps strié.

Ces artères se divisent en deux groupes : les *artères internes* et les *artères externes*.

Les *artères internes* ou *artères lenticulaires* sont les plus petites ; elles pénètrent dans les deux segments internes du noyau lenticulaire et s'y terminent.

Les *artères externes*, au nombre de 3 ou 4, traversent de bas en haut toute l'épaisseur du segment externe du noyau lenticulaire. Elles sont plus volumineuses que les artères internes. Arrivées à la partie supérieure du noyau lenticulaire, les unes se dirigent en arrière et les autres en avant. Les premières, *artères externes et postérieures*, traversent le bras postérieur de la capsule interne et se terminent dans la couche optique. Ce sont les *artères lenticulo-optiques*. Les autres, *artères externes et antérieures*, se recourbent en avant, passent par le bras antérieur de la capsule interne pour se terminer dans le noyau caudé. Ce sont les *artères lenticulo-striées*. Parmi ces artères, il en est une, la plus volumineuse de toutes, qui longe la base du noyau lenticulaire à la limite interne de la capsule externe, puis se porte en avant et en dedans, traverse le bras antérieur de la capsule interne pour se terminer dans la tête du noyau caudé. Pendant ce trajet, elle émet des branches collatérales destinées au segment externe du noyau lenticulaire. Cette artère a une importance toute spéciale. Elle serait, d'après CHARCOT, le siège de prédilection des hémorrhagies du corps strié. On l'appelle quelquefois pour ce motif l'*artère de l'hémorrhagie cérébrale de Charcot*.

L'*artère cérébrale antérieure* fournit aussi, au niveau de la substance perforée antérieure, quelques branches collatérales qui traversent cette lame grise pour se rendre dans la tête du noyau caudé ; elles constituent les *artères striées antérieures*.

L'*artère cérébrale postérieure* fournit les *artères optiques* que nous avons décrites en étudiant le cerveau intermédiaire.

Toutes ces artères des ganglions de la base sont des *artères termi-nales* comme les artères des circonvolutions. Elles pénètrent profon-dément dans l'hémisphère cérébral sans jamais s'anastomoser ni avec les artères médullaires des circonvolutions, ni avec les artères voisines des noyaux gris ; elles se réduisent finalement en capillaires. Tous ces vaisseaux capillaires s'anastomosent entre eux et forment un réseau à mailles petites et serrées dans la substance grise, à mailles plus larges dans la substance blanche.

Si on pratique donc une coupe transversale, passant par les gan-glions de la base, dans un cerveau dont toutes les artères nourricières ont été injectées, on verra les *artères des ganglions de la base* pénétrer de bas en haut dans les masses grises centrales, tandis que les *artères des circonvolutions* pénètrent de dehors en dedans ou de haut en bas dans l'écorce grise périphérique et dans la substance blanche centrale. Toutes ces artères diminuent de volume au fur et à mesure qu'elles s'enfoncent dans le cerveau terminal et finalement se réduisent en capillaires. Ces artères restent indépendantes les unes des autres. Au centre de la substance blanche, à la limite des ramifications terminales de ces deux groupes d'artères, on trouvera donc, comme l'a fait obser-ver CHARCOT, une espèce de terrain neutre où n'arrivent que les réseaux capillaires des artères les plus longues des circonvolutions et des artères les plus longues de la base et où les échanges nutritifs s'effectuent avec beaucoup moins d'énergie.

Artères des ventricules latéraux. La toile choroïdienne du troisième ventricule et les plexus choroïdes des ventricules latéraux reçoivent de chaque côté trois artères.

1º Une *artère choroïdienne antérieure* qui vient de la carotide interne et pénètre par la partie antérieure de la fente de BICHAT, pour se ter-miner dans le plexus choroïde du prolongement sphénoïdal du ventri-cule latéral.

2º Une *artère choroïdienne postérieure et latérale.* Elle vient de l'artère cérébrale postérieure, pénètre par la partie moyenne de la fente de BICHAT et se divise, entre les deux feuillets de la toile cho-roïdienne, en deux rameaux, dont l'externe se rend dans le plexus choroïde et l'interne s'épuise dans la toile choroïdienne.

3º Une *artère choroïdienne postérieure et médiane.* Elle naît aussi de l'artère cérébrale postérieure et se divise en un rameau destiné à la toile choroïdienne et un rameau destiné au plexus choroïde.

Les *artères de la toile choroïdienne* fournissent des branches aux couches optiques *(artères optiques ventriculaires)* et vont se terminer dans la tête du noyau caudé.

Les *artères des plexus choroïdes* n'interviennent pas dans la nutrition des parois ventriculaires. Elles s'épuisent toutes dans ces plexus qui sont excessivement riches en vaisseaux capillaires.

Circulation veineuse.

Les veines du cerveau terminal présentent certains caractères qui les distinguent des veines des autres parties de l'organisme.

Elles sont d'abord beaucoup moins nombreuses, mais aussi beaucoup plus volumineuses que les artères correspondantes.

Elles ne présentent pas de valvules.

Elles s'anastomosent fréquemment et largement entre elles.

Enfin, des veines cérébrales le sang veineux se déverse dans les sinus de la dure-mère, qui sont des cavités sanguines toujours béantes, formées par un simple dédoublement des deux feuillets constitutifs de la dure-mère.

Ces dispositions anatomiques expliquent la lenteur relative de la circulation veineuse dans la boîte cranienne.

Comparées aux artères cérébrales, les veines cérébrales présentent une situation tout à fait caractéristique. Les grosses artères cheminent de préférence au fond des sillons, les grosses veines, au contraire, courent sur la face convexe des circonvolutions.

Les *veines cérébrales* se divisent en deux systèmes : les *veines superficielles* et les *veines profondes*.

Les *veines superficielles* forment deux groupes. Les unes accompagnent, au moins en partie, les artères nées du cercle artériel de WILLIS ; on les trouve dans la région médiane de la base du cerveau terminal. Ce sont les *veines de la base*. Les autres ont une distribution indépendante des artères cérébrales. On les trouve dans la pie-mère qui recouvre les circonvolutions cérébrales ; ce sont les *veines des circonvolutions*.

Les *veines profondes* naissent dans les masses grises centrales du cerveau terminal. Elles se réunissent en deux troncs volumineux situés entre les deux feuillets de la toile choroïdienne et appelés *veines de Galien*. On désigne encore les veines profondes sous le nom de *veines des ganglions de la base*.

Les veines superficielles.

a) Les veines de la base.

A la base du cerveau terminal, accompagnant les branches terminales du cercle artériel de WILLIS, on trouve des branches veineuses volumineuses : la *veine cérébrale antérieure*, la *veine cérébrale moyenne* ou *veine de l'insula de Reil* et la *veine basilaire*.

La *veine cérébrale antérieure* accompagne l'artère correspondante. Elle est beaucoup moins volumineuse que cette dernière et se distribue à un territoire cérébral beaucoup plus limité. Elle naît sur la face interne du lobe frontal et sur la face convexe du corps calleux et vient se réunir avec la veine cérébrale moyenne au niveau de la substance perforée antérieure. Avant de former, avec cette dernière veine, un tronc unique : la *veine basilaire*, elle reçoit quelques veinules du corps strié, qui passent par les orifices de la lame perforée antérieure pour se jeter dans la veine cérébrale.

La *veine cérébrale moyenne* ou *veine de l'insula de Reil* correspond à l'artère sylvienne. Beaucoup moins volumineuse que l'artère, elle est située profondément dans la fissure de SYLVIUS sur la face externe de l'insula de REIL. Elle amène le sang veineux des circonvolutions insulaires et vient se réunir à la veine cérébrale antérieure.

La distribution des veines cérébrales antérieure et moyenne ne répond pas à la distribution des artères correspondantes, parce que la plupart des veines de la face interne et de la face externe des hémisphères cérébraux se jettent directement dans les sinus de la dure-mère, ainsi que nous le verrons tantôt.

L'artère cérébrale postérieure n'est pas accompagnée d'une veine correspondante. Le sang veineux de la partie des hémisphères cérébraux desservie par l'artère cérébrale postérieure est déversé, par de nombreuses veines superficielles, soit directement dans le sinus latéral, soit dans une veine volumineuse de la base : la *veine basilaire*.

La *veine basilaire* est une veine volumineuse située à la base du cerveau le long de la fente cérébrale de BICHAT. Elle commence au niveau de la substance perforée antérieure, où elle résulte de la réunion de la veine cérébrale antérieure avec la veine cérébrale moyenne ; elle contourne ensuite le pédoncule cérébral, étant appliquée sur la bandelette optique, et vient se déverser, de chaque côté, dans le tronc unique qui résulte de la réunion des deux veines de

GALIEN. Sur ce trajet, les veines basilaires reçoivent des veinules internes provenant du chiasma des nerfs optiques, des bandelettes optiques, de l'infundibulum, des corps mamillaires et de la face antérieure des pédoncules cérébraux ; et des veinules externes venant des circonvolutions voisines du lobe occipito-temporal.

Les deux veines basilaires sont reliées l'une à l'autre par une *veine communicante postérieure* passant transversalement au-devant de la protubérance annulaire. Il existe encore, à la base du cerveau et au-devant du chiasma des nerfs optiques, une *veine communicante antérieure* étendue entre les deux veines cérébrales antérieures.

Les veines cérébrales antérieures, les veines basilaires et les deux veines communicantes antérieure et postérieure forment donc, à la base du cerveau, un cercle veineux complet.

b) Les veines des circonvolutions.

Pour la facilité de la description, on divise les veines superficielles des circonvolutions en trois groupes :

1º Les veines de la face interne des hémisphères cérébraux ou *veines cérébrales internes.*

2º Les veines de la face externe des hémisphères cérébraux ou *veines cérébrales externes.*

3º Les veines de la face inférieure de chaque hémisphère ou *veines cérébrales inférieures.*

Veines cérébrales internes. Les veines de la face interne se jettent en majeure partie dans le sinus longitudinal supérieur. Quelques-unes d'entre elles se rendent dans le sinus longitudinal inférieur, dans la veine de GALIEN ou dans la veine cérébrale antérieure.

Veines cérébrales externes. Les veines de la face externe sont en partie ascendantes et en partie descendantes. Les veines ascendantes se jettent dans le sinus longitudinal supérieur. Les veines descendantes se rendent dans les sinus de la base : sinus latéral, sinus pétreux supérieur ou sinus caverneux. Parmi ces veines de la face externe, il en est une plus volumineuse que les autres, située au niveau de la fissure de ROLANDO et s'ouvrant, d'une part, dans le sinus longitudinal supérieur et, d'autre part, à la base du cerveau, dans le sinus caverneux ou le sinus pétreux supérieur : c'est la *grande veine anastomotique de Trolard.*

Veines cérébrales inférieures. Les veines de la face inférieure se jettent en partie dans le sinus latéral (veines de la face inférieure du lobe occipito-temporal), en partie dans la veine cérébrale antérieure, la veine cérébrale moyenne ou veine de l'insula de REIL et dans le commencement du sinus longitudinal supérieur (veines de la face inférieure du lobe frontal).

Toutes ces veines superficielles, les veines de la base aussi bien que les veines des circonvolutions, s'anastomosent largement et fréquemment entre elles, de façon à produire, dans l'épaisseur de la piemère, un veritable réseau veineux.

Les veines cérébrales superficielles ou veines extra-cérébrales reçoivent le sang veineux amené par les veines intra-cérébrales. Celles-ci naissent dans la profondeur du cerveau en faisant suite, soit au réseau capillaire de la substance blanche : *veines longues* ou *veines médullaires* ; soit au réseau capillaire de l'écorce grise : *veines courtes* ou *veines corticales*. Ces veines accompagnent les artères correspondantes. Elles sont beaucoup plus volumineuses, mais aussi beaucoup moins nombreuses que ces dernières.

Les veines profondes.

Les veines profondes recueillent le sang veineux des ganglions de la base, des parois ventriculaires du cerveau terminal et du cerveau intermédiaire, de la partie voisine de la substance blanche de chaque hémisphère et des plexus choroïdes latéraux. Elles constituent, entre les deux feuillets de la toile choroïdienne du troisième ventricule, deux veines volumineuses appelées *veines de Galien*.

Chaque veine de GALIEN commence, à l'extrémité antérieure de la toile choroïdienne, par la réunion de la *veine de la cloison transparante*, la *veine du corps strié* et la *veine des plexus choroïdes latéraux*.

La *veine de la cloison transparente* est très grêle ; elle ramène le sang veineux de la cloison transparente, de la partie antérieure du corps calleux et de la partie correspondante du ventricule latéral.

La *veine du corps strié* est beaucoup plus volumineuse. Elle parcourt d'arrière en avant le sillon semi-circulaire qui sépare le noyau caudé de la couche optique, recevant successivement des veinules de la partie externe de la couche optique, et des veines plus grosses venant du noyau lenticulaire, du noyau caudé, de la capsule interne et de la substance blanche voisine. A l'extrémité antérieure de la couche optique, elle passe par le trou de MONRO et se jette dans la veine de GALIEN.

La *veine des plexus choroïdes* se trouve dans l'épaisseur de ces plexus ; elle augmente de volume d'arrière en avant et se jette dans la veine de GALIEN, au niveau du trou de MONRO.

Veines de Galien. Chaque veine de GALIEN se constitue donc, à l'extrémité antérieure de la toile choroïdienne, par la réunion de la veine de la cloison transparente, la veine du corps strié et la veine du plexus choroïde. Elle parcourt d'avant en arrière toute l'étendue de la toile choroïdienne, renforcée successivement par les veines de la couche optique et de la voûte à trois piliers, la veine de la corne d'AMMON et de la veine de l'ergot de MORAND. A la base de la toile choroïdienne, les deux veines de GALIEN se réunissent en un tronc volumineux qui se jette dans l'extrémité antérieure du sinus droit.

Des veines cérébrales le sang veineux passe dans les sinus de la dure-mère.

Les sinus de la dure-mère.

Les sinus de la dure-mère sont des canaux généralement triangulaires creusés dans l'épaisseur même de l'enveloppe la plus externe de l'encéphale.

On les divise en *sinus pairs* et *sinus impairs*.

Sinus pairs. Les sinus pairs sont au nombre de cinq. Ce sont : le *sinus latéral*, le *sinus occipital latéral*, le *sinus caverneux*, le *sinus pétreux inférieur* et le *sinus pétreux supérieur*.

1° Le *sinus latéral*. Il correspond à la gouttière latérale creusée sur la face interne de l'os occipital et de la portion mastoïdienne du temporal ; il s'étend depuis la protubérance occipitale interne, où il communique avec le confluent des sinus, jusqu'au trou déchiré postérieur, où il se continue avec la veine jugulaire interne. Il est horizontal dans la partie de son trajet qui correspond au bord adhérent de la tente du cervelet. Arrivé à la base du rocher, il s'infléchit en bas, parcourt la partie de la gouttière latérale creusée sur la face interne de la portion mastoïdienne du temporal, puis passe sur la partie antérieure de l'os occipital, contourne l'éminence jugulaire pour arriver ainsi au trou déchiré postérieur.

Le sinus latéral reçoit, comme branches collatérales, les veines cérébelleuses latérales supérieures et inférieures, la veine cérébelleuse médiane inférieure, des veines cérébrales externes et des veines cérébrales inférieures.

2º Le *sinus occipital latéral*. Il commence sur le pourtour du trou occipital, se dirige en haut et en arrière, de chaque côté de la faux du cervelet, et va se jeter dans le sinus latéral au voisinage immédiat du confluent du sinus.

3º Le *sinus caverneux*. Il est situé de chaque côté de la selle turcique et s'étend depuis la partie interne de la fente sphénoïdale, où il reçoit les veines ophtalmiques, jusqu'au sommet du rocher, où il se continue avec le sinus pétreux inférieur.

C'est dans l'intérieur même de ce sinus caverneux que passent l'artère carotide interne et le nerf oculo-moteur externe, et c'est dans la paroi de ce sinus que courent le nerf oculo-moteur commun, le nerf pathétique et le nerf ophtalmique de WILLIS.

Les veines ophtalmiques communiquent, à la base de l'orbite, avec les veines de la face. Elles établissent donc une large anastomose entre les veines extra-craniennes et les sinus de la dure-mère.

C'est dans ce sinus caverneux que s'ouvre fréquemment la *grande veine anastomotique de Trolard*. De ce sinus caverneux part encore une autre veine qui traverse, avec le nerf maxillaire inférieur, le trou ovale du sphénoïde pour aller se jeter dans le plexus veineux ptérygoïdien : c'est la *veine du trou ovale* de TROLARD.

4º Le *sinus pétreux inférieur*. Il est situé au niveau de la suture pétro-occipitale et s'étend depuis l'extrémité postérieure du sinus caverneux jusqu'au niveau du trou déchiré postérieur, où il se déverse dans la veine jugulaire interne. Il relie le sinus caverneux au sinus latéral.

5º Le *sinus pétreux supérieur*. Il est situé le long du bord libre du rocher du temporal, dans l'épaisseur du bord adhérent de la tente du cervelet. Il communique en avant avec le sinus caverneux et, en arrière, avec le sinus latéral.

Sinus impairs. Les sinus impairs sont situés sur la ligne médiane. Ils sont également au nombre de cinq. Ce sont : le *sinus longitudinal supérieur*, le *sinus longitudinal inférieur*, le *sinus droit*, le *sinus coronaire de Ridley* et le *sinus occipital transverse*.

1º Le *sinus longitudinal supérieur*. Il est situé dans un dédoublement de la dure-mère, le long du bord adhérent de la faux du cerveau, et s'étend depuis la crête du frontal jusqu'à la protubérance occipitale interne, où il se réunit avec les deux sinus latéraux et le sinus droit pour

constituer le *confluent des sinus*. Ce sinus augmente de volume d'avant
en arrière. Il reçoit, sur son trajet, presque toutes les veines cérébrales
de la face interne et les veines cérébrales ascendantes de la face
externe des hémisphères cérébraux, y compris la *grande veine anastomotique de Trolard,* les *veines méningées moyennes* et les *veines émissaires
de Santorini.*

2° Le *sinus longitudinal inférieur.* Il est renfermé dans l'épaisseur
de la faux du cerveau, le long de la moitié postérieure de son bord
inférieur. Il reçoit quelques veines de la face interne des hémisphères
et se jette en arrière dans le sinus droit.

3° Le *sinus droit.* Le sinus droit est situé dans l'épaisseur de la dure-
mère au point de réunion de la faux du cerveau avec la tente du cervelet. Il reçoit, en avant, le sinus longitudinal inférieur, les veines de
GALIEN avec les veines basilaires et la veine cérébelleuse médiane
supérieure. Il se réunit, en arrière, avec les sinus latéraux et le sinus
longitudinal supérieur pour constituer le *confluent des sinus* ou *pressoir
d'Herophile.*

4° Le *sinus coronaire.* Il est situé dans un dédoublement de la dure-
mère, au niveau de la selle turcique. tout autour de la tige pituitaire
à laquelle est suspendue l'hypophyse. Il communique, de chaque côté,
avec le sinus caverneux.

5° Le *sinus occipital transverse.* C'est un sinus transversal étendu
entre l'extrémité postérieure des deux sinus caverneux, au niveau de
la partie antérieure de la gouttière basilaire de l'os occipital.

Les sinus de la dure-mère, sinus impairs aussi bien que sinus
pairs, communiquent donc les uns avec les autres. Le sinus longitudinal supérieur, le sinus longitudinal inférieur, le sinus droit et le sinus
occipital latéral arrivent au confluent des sinus et, par là, se rendent
dans les sinus latéraux. Le sinus caverneux, le sinus coronaire et le
sinus occipital transverse communiquent, en arrière, avec le sinus
pétreux supérieur et avec le sinus pétreux inférieur qui tous deux se
rendent dans le sinus latéral et, par là, dans la veine jugulaire interne.

A son extrémité antérieure, chaque sinus caverneux communique
avec les veines ophtalmiques et, par là, avec les veines superficielles
de la face.

Nous avons vu que le sinus longitudinal supérieur reçoit encore
les *veines méningées moyennes.* Celles-ci accompagnent les ramifications
de l'artère correspondante entre la face interne du pariétal et la face

externe de la dure-mère et, en passant par le trou sphéno-épineux, communiquent avec les veines extra-craniennes dans la fosse ptérygo-maxillaire.

Ces veines méningées moyennes s'ouvrent dans les *lacs sanguins* situés dans l'épaisseur de la dure-mère, au niveau des granulations de PACCHIONI. Ces lacs à leur tour communiquent avec le sinus longitu-dinal supérieur et quelquefois avec les veines diploïques. Nous avons vu que, d'après TROLARD, ces cavités sanguines, creusées dans l'épais-seur de la dure-mère, devraient être considérées comme des réservoirs destinés à recevoir momentanément le trop plein du sang veineux, quand la circulation cranienne est quelque peu gênée, en attendant que ce sang veineux puisse être déversé dans les veines diploïques.

Les sinus veineux de la dure-mère communiquent encore avec les *veines diploïques* et les *veines extra-craniennes.*

Les *veines diploïques* sont des cavités irrégulières creusées dans l'intérieur des os du crâne communiquant, d'une part, soit avec les veines méningées au niveau des lacs sanguins, soit avec le sinus longi-tudinal supérieur ou le sinus latéral, et s'ouvrant, d'autre part, dans le réseau veineux sous-tégumentaire. Les veines méningées moyennes et les veines diploïques établissent donc des anastomoses entre les veines intra-craniennes et les veines extra-craniennes.

Les *veines extra-craniennes* communiquent avec les *veines intra-craniennes :*

1º Au niveau de *trou déchiré postérieur*, où la veine jugulaire interne reçoit le sang veineux du sinus latéral et du sinus pétreux inférieur.

2º Au fond de la *cavité orbitaire* ; là, les veines ophtalmiques se jettent dans le sinus caverneux.

3º Au niveau du *trou mastoïdien*. Ce trou s'ouvre dans le sinus laté-ral et est traversé par une veine matoïdienne importante reliant ce sinus au réseau veineux tégumentaire de la région mastoïdienne.

4º Au niveau du *trou pariétal*, où une veine, appelée *veine émissaire de Santorini*, relie le sinus longitudinal supérieur aux veines sous-cuta-nées de la région pariétale.

5º Au niveau du *trou ovale*, où la veine du trou ovale de TROLARD relie le sinus caverneux au plexus veineux ptérygoïdien.

Enfin, nous avons signalé plus haut les anastomoses qui ont lieu entre les veines extra-craniennes et intra-craniennes par les veines méningées moyennes et par les veines diploïques.

La structure générale
du système nerveux cérébro=spinal.

Nous avons terminé l'étude de l'organisme interne des différentes parties qui constituent l'axe cérébro-spinal. Cette étude nous a mis en possession d'une série de coupes transversales prises à toutes les hauteurs, depuis le cône terminal de la moelle épinière jusqu'au lobe frontal du cerveau terminal. Nous allons maintenant mettre ces coupes les unes au-dessus des autres et tâcher de reconstruire avec elles toute la structure interne du système nerveux cérébro-spinal.

L'axe nerveux tout entier est formé de deux substances : la substance blanche et la substance grise. Un fait qui mérite d'être signalé, c'est que dans toute la partie inférieure de cet axe, depuis le cerveau intermédiaire jusqu'au filet terminal, la substance grise est centrale et la substance blanche est périphérique. Le cerveau terminal et le cervelet sont les seules parties qui présentent une structure inverse : ils ont une substance blanche centrale et une substance grise périphérique.

Cette disposition a son importance. Le cerveau et le cervelet constituent, en effet, les *centres nerveux supérieurs*. C'est dans leur substance grise corticale que doivent aboutir, en dernière analyse, toutes les impressions venues soit de la profondeur des organes, soit de toute l'étendue de notre tégument externe : c'est de cette même substance grise corticale que partent aussi, en grande partie, soit les incitations motrices par lesquelles l'organisme va répondre, d'une façon consciente ou inconsciente, aux excitations reçues (cerveau), soit les incitations nécessaires pour donner aux muscles la coordination dont ils ont besoin pour l'exécution de ces mouvements réactionnels (cervelet). La partie inférieure de l'axe nerveux, au contraire, représente les *centres nerveux inférieurs* ou *centres secondaires*, reliés à l'écorce cérébrale et à l'écorce cérébelleuse et influencés, dans une forte mesure, par les éléments nerveux constitutifs de cette substance grise supérieure.

Substance grise.

Depuis le cerveau intermédiaire jusqu'au filet terminal, la substance grise centrale de l'axe nerveux est traversée par le canal médullaire primitif.

La substance grise placée au-devant du canal est essentiellement motrice ; c'est là que l'on trouve les cellules nerveuses qui donnent origine aux fibres motrices périphériques : cornes antérieures et cornes latérales de la substance grise sur toute l'étendue de la moelle épinière ; trigone de l'hypoglosse, noyau ambigu et noyau dorsal du vague pour les nerfs moteurs qui dépendent du myélencéphale ; noyaux moteurs du facial, de l'oculo-moteur externe et du trijumeau dans l'épaisseur du pont de VAROLE ; noyau du pathétique dans l'isthme du rhombencéphale et noyau du nerf oculo-moteur commun dans le cerveau moyen.

Cette substance grise antérieure n'est pas exclusivement formée par les *cellules radiculaires* des nerfs moteurs périphériques, on y trouve encore, comme second élément constitutif, un entrelacement inextricable de fines fibrilles nerveuses. Parmi celles-ci, quelques-unes représentent les ramifications cylindraxiles collatérales et terminales des fibres nerveuses de la voie motrice centrale qui doivent relier ces noyaux d'origine à la zone motrice de l'écorce cérébrale ; d'autres représentent les ramifications cylindraxiles des fibres nerveuses formant les voies motrices courtes (fibres du faisceau rubro-spinal, du faisceau longitudinal postérieur, du faisceau longitudinal prédorsal ou faisceau tecto-bulbaire, du faisceau vestibulo-spinal, du faisceau cérébello-bulbaire, fibres réticulo-spinales antérieures et latérales, etc.), reliant les masses grises du diencéphale et des diverses parties du rhombencéphale aux cellules d'origine des nerfs moteurs périphériques ; d'autres encore appartiennent aux collatérales des fibres sensitives voisines : telles un grand nombre de fibrilles qui se terminent dans les cornes antérieures et latérales de la moelle épinière et qui appartiennent aux fibres des cordons postérieurs ; telles encore les collatérales destinées aux noyaux d'origine des nerfs moteurs craniens et qui proviennent des fibres constitutives des voies sensitives centrales.

La substance grise placée en arrière du canal central est en rapport avec les fibres sensitives. C'est là que viennent se terminer les ramifications collatérales et terminales des fibres sensitives périphériques :

cornes postérieures et régions moyennes de la substance grise de la moelle et noyaux des faisceaux de GOLL et de BURDACH pour les fibres des racines postérieures des nerfs spinaux ; substance grise voisine du faisceau solitaire pour les fibres sensitives du facial, du vague et du glosso-pharyngien ; les différentes masses grises connues sous le nom de noyaux de l'acoustique pour la terminaison des fibres des deux racines du nerf de la huitième paire (noyau accessoire et tubercule latéral pour les fibres du nerf cochléaire, noyau à grosses cellules ou noyau de DEITERS, noyau de BECHTEREW ainsi que la masse grise qui longe en dedans la racine descendante pour les fibres du nerf vestibulaire) ; le noyau terminal ou substance grise voisine de la racine descendante ou spinale du nerf trijumeau pour les fibres sensitives du nerf de la cinquième paire.

Cette substance grise postérieure ne constitue pas seulement le *noyau de terminaison* des fibres sensitives périphériques, elle forme encore le *noyau d'origine* pour le neurone sensitif central, dont le prolongement cylindraxile, ascendant ou descendant, doit se terminer dans une masse grise supérieure ou inférieure des centres nerveux.

La substance grise de tout l'axe cérébro-spinal est formée essentiellement de cellules nerveuses donnant origine à des fibres nerveuses et de fibrilles nerveuses qui viennent s'y terminer. On y trouve des cellules nerveuses à cylindre-axe long et des cellules nerveuses à cylindre-axe court. Les ramifications cylindraxiles de ces dernières cellules s'épuisent entièrement dans la substance grise. Les cellules nerveuses à cylindre-axe long envoient leurs prolongements cylindraxiles dans la substance blanche. Entourés d'une gaine de myéline, ces prolongements cylindraxiles vont devenir les fibres constitutives de cette dernière substance.

Substance blanche.

La substance blanche de tout l'axe cérébro-spinal est formée de fibres nerveuses. Ces fibres constituent les voies nerveuses que l'on divise en deux groupes : les *voies longues* et les *voies courtes*.

Voies longues. Les voies longues sont formées par l'ensemble des fibres nerveuses qui relient les diverses sphères sensorielles du cerveau terminal aux organes périphériques, soit dans le sens centripète, soit dans le sens centrifuge.

Ces voies ascendantes et descendantes longues ont été désignées de tout temps sous les noms de *voies sensitives* et de *voies motrices*. Il serait peut-être plus juste de les appeler *voies de sensibilité* et *voies de motilité*.

L'étude des voies longues consiste à rechercher l'origine et la terminaison de ces voies ascendantes et de ces voies descendantes, à poursuivre leur trajet et à établir leurs connexions à travers tout le système nerveux central et périphérique.

Voies courtes. Toutes les autres voies peuvent être considérées comme des *voies courtes*. Elles ont pour fonction de relier l'une à l'autre des masses grises plus ou moins rapprochées dans l'axe cérébro-spinal. Ces voies sont excessivement nombreuses. Elles servent essentiellement à relier soit les fibres centripètes périphériques aux cellules d'origine des fibres centrifuges, soit une masse grise dans laquelle se termine un nerf centripète périphérique aux noyaux d'origine réelle d'un ou de plusieurs nerfs centrifuges. Elles interviennent presque exclusivement dans la constitution des *voies réflexes*. Elles forment, dans la moelle épinière, le faisceau fondamental de chacun des trois cordons blancs reliant l'un à l'autre les différents étages de la moelle. Elles forment encore un grand nombre des fibres constitutives des diverses parties de l'encéphale. On range dans ce groupe les fibres du faisceau longitudinal postérieur, du faisceau longitudinal prédorsal, du faisceau rubro-spinal, du faisceau vestibulo-spinal, etc. et même toutes les *fibres propres* du cervelet et du cerveau terminal.

Nous avons rencontré tous ces faisceaux de fibres nerveuses dans les différentes coupes de l'axe nerveux que nous avons étudiées antérieurement. Nous allons les reprendre l'un après l'autre, poursuivre leur trajet et étudier leurs connexions et leurs rapports à travers toute l'étendue de l'axe cérébro-spinal.

Les voies ascendantes.

Les voies ascendantes, considérées dans leur ensemble, se laissent subdiviser en deux groupes : les *voies longues* ou *voies de sensibilité* et les *voies courtes* ou *voies réflexes*.

Voies longues. Les fibres qui constituent les voies ascendantes longues, ou voies de sensibilité, ont pour fonction de recueillir les impressions qui se produisent à la surface du corps et dans le profondeur des organes, et de les transmettre jusque dans les parties grises les plus élevées de l'axe cérébro-spinal.

Considérées dans leur forme la plus simple, ces voies de sensibilité sont constituées de deux parties superposées : une partie *périphérique*, reliant les différents organes du corps à l'axe nerveux, et une partie *centrale*, unissant les parties inférieures de l'axe cérébro-spinal, dans lesquelles se terminent les neurones périphériques, aux éléments de la couche corticale grise du cerveau terminal.

La partie périphérique est formée d'un seul neurone ; celui-ci a toujours sa cellule d'origine *en dehors* de l'axe cérébro-spinal ; il est pourvu d'un prolongement à conduction cellulipète qui se termine dans les organes périphériques et d'un prolongement cylindraxile, qui trouve sa terminaison dans les masses grises inférieures des centres nerveux, masses grises qui portent le nom de *noyaux terminaux* des nerfs sensibles périphériques.

La partie centrale est formée de deux ou plusieurs neurones superposés ; ces neurones sensitifs des centres ont leurs cellules d'origine dans les parties inférieures du névraxe, dans les masses grises dans lesquelles se terminent les prolongements cylindraxiles des neurones périphériques. Leurs prolongements cylindraxiles sont ascendants et vont se rendre, d'une façon directe ou indirecte, dans l'écorce grise du cerveau terminal.

Les excitations ou les impressions qui viennent d'une moitié du corps sont perçues par les éléments de la couche corticale grise de l'hémisphère cérébral du côté opposé.

C'est là un fait d'observation indiscutable. Il s'en suit nécessairement que les éléments de la voie sensitive, qui transmettent ces impressions de la périphérie à l'écorce cérébrale, doivent, en un point quelconque de l'axe nerveux, passer la ligne médiane et s'entrecroiser avec les éléments de la vie sensitive du côté opposé. Cet entrecroisement ne se fait pas par le neurone sensitif périphérique. Celui-ci envoie toujours son prolongement cylindraxile dans la substance grise de la moité correspondante de l'axe cérébro-spinal.

Mais *cet entrecroisement a lieu par le prolongement cylindraxile du neurone sensitif central*. Celui-ci a sa cellule d'origine dans une des masses grises inférieures (médullaires, bulbaires, protubérantielles, etc.) ; son prolongement cylindraxile, en remontant dans l'axe nerveux, passe la ligne médiane, s'entrecroise avec le prolongement cylindraxile du neurone du côté opposé, et va se terminer, après interruption dans le diencéphale, dans l'écorce grise de l'hémisphère cérébral.

Dans cette écorce grise, le neurone central va se terminer dans l'une ou l'autre sphère sensorielle suivant la nature des impressions [tactiles, acoustiques, visuelles, gustatives (?) ou olfactives] qu'il amène dans le télencéphale.

En se basant sur la zone de l'écorce où se terminent ces voies ascendantes, on pourrait les subdiviser en voies taciles, acoustiques, visuelles, gustatives et olfactives.

Voies courtes. Mais les fibres qui entrent dans la constitution des nerfs centripètes périphériques ne possèdent pas toutes une connexion corticale. Un grand nombre même de ces fibres centripètes se terminent dans les centres nerveux inférieurs et interviennent dans le mécanisme des mouvements réflexes. Il y a d'ailleurs des nerfs périphériques qui sont sans connexion aucune avec l'écorce cérébrale, tel le nerf vestibulaire, tel probablement aussi la partie centripète du nerf pneumogastrique.

Il y en a d'autres pour lesquels une connexion corticale existe sans aucun doute, mais dont nous ignorons complètement, non seulement le trajet suivi par les fibres centripètes dans l'axe nerveux, mais même la région de l'écorce où se fait la perception consciente. Telles les fibres centrales en connexion avec les fibres gustatives renfermées dans le nerf glosso-pharyngien et dans le nerf de Wrisberg, ou racine sensitive du nerf de la septième paire.

D'ailleurs, même pour les nerfs périphériques qui possèdent une connexion corticale, les voies ascendantes qui établissent cette connexion renferment un grand nombre de fibres qui s'arrêtent en chemin et se terminent dans les centres nerveux inférieurs. Ce sont là encore des éléments constituants des voies courtes ou des voies réflexes.

Division des voies ascendantes. Pour décrire les voies ascendantes du système nerveux cérébro-spinal, nous pourrions donc les subdiviser en voies longues ou voies de sensibilité et voies courtes ou voies réflexes. Les voies longues, à leur tour, se laisseraient grouper en quatre faisceaux distincts : voie tactile, voie acoustique, voie optique et voie olfactive, suivant les régions de l'écorce où elles trouvent leur terminaison. Quant aux voies courtes, nous aurions à les rechercher successivement dans les différentes parties du névraxe en rapport avec les différents nerfs périphériques.

Mais cette façon de subdiviser les voies ascendantes nous paraît quelque peu artificielle et nous semble compliquer, dans une certaine mesure, des choses qui, en réalité, sont beaucoup plus simples. Nous croyons plus rationnel de grouper les voies ascendantes du système nerveux central, non d'après les régions grises corticales où elles se terminent, mais *d'après les masses grises où elles ont leur origine* et où elles se mettent en connexion avec la terminaison des nerfs centripètes périphériques. Nous aurons donc à décrire successivement :

1º Les voies ascendantes d'origine *médullaire*, en connexion avec les fibres des racines postérieures de tous les nerfs spinaux.

2º Les voies ascendantes d'origine *bulbaire*, en connexion avec les fibres sensitives des nerfs pneumo-gastrique, glosso-pharyngien et facial (nerf de Wrisberg).

3º Les voies ascendantes d'origine *bulbo-protubérantielle*, en connexion avec le nerf trijumeau et avec les deux branches (cochléaire et vestibulaire) du nerf acoustique.

4º Les voies ascendantes d'origine *diencéphalique*, en connexion avec le nerf optique.

5º Les voies ascendantes d'origine *télencéphalique*, en connexion avec le nerf olfactif.

I.

Voies ascendantes d'origine médullaire.

Ces voies sont formées, comme toute voie centripète, d'une partie périphérique et d'une partie centrale.

Partie périphérique.

La partie périphérique est représentée par l'ensemble des fibres nerveuses qui entrent dans la constitution de toutes les racines postérieures de la moelle épinière. Nous avons vu que toutes ces fibres ont leurs cellules d'origine dans les ganglions spinaux.

Chez tous les mammifères adultes, ces ganglions sont formés de cellules nerveuses unipolaires, dont le prolongement unique, à une distance variable de la cellule d'origine, se divise en un prolongement externe et un prolongement interne.

Le prolongement externe est généralement le plus gros. Il devient le cylindre-axe d'une fibre nerveuse périphérique. Arrivé dans la profondeur des organes ou dans les épithéliums périphériques, il se divise et se subdivise pour s'y terminer par des ramifications libres.

Le prolongement interne est généralement plus grêle que le prolongement périphérique. Devenu le cylindre-axe d'une fibre des racines postérieures des nerfs spinaux, il pénètre avec celles-ci jusque dans le cordon postérieur de la moelle. Là, il se bifurque en une branche ascendante et une branche descendante qui deviennent des fibres constitutives de la substance blanche du cordon postérieur. Ces fibres émettent sur leur trajet de nombreuses collatérales, qui pénètrent dans la substance grise où elles finissent par des ramifications libres ; elles se terminent elles-mêmes soit dans la substance grise de la moelle, soit dans les masses grises qui apparaissent dans les cordons postérieurs, vers la partie inférieure de la moelle allongée, et qui sont connues sous le nom de noyaux des faisceaux de GOLL et de BURDACH.

Une question intéressante à résoudre concerne le nombre approximatif de fibres nerveuses amenées ainsi, dans chaque cordon postérieur de la moelle, par les racines postérieures des 31 nerfs spinaux.

D'après les recherches de INGBERT, le nombre des fibres radiculaires postérieures, pour la moelle d'un homme adulte, est de 653627 pour *chaque moitié du corps*, soit un total de 1307254 fibres médullaires afférentes.

Toutes ces fibres centripètes vont devenir des fibres constituantes des cordons postérieurs de la moelle. Elles vont se terminer, soit dans toute la partie dorsale de la *substance grise médullaire* depuis le cône terminal jusqu'au niveau du premier nerf cervical, soit dans les *noyaux des faisceaux de Goll et de Burdach* ou *noyaux des cordons postérieurs* apparaissant à la partie inférieure du bulbe.

Il résulte de toutes les recherches faites sur la constitution des cordons postérieurs de la moelle et sur les connexions qui existent, d'une part entre les nerfs centripètes périphériques et la substance grise médullaire dans laquelle ils se terminent, d'autre part entre cette substance grise médullaire et l'écorce cérébrale, que ces deux masses grises (corne postérieure de la moelle et noyaux des cordons postérieurs) diffèrent entre elles par la nature des fibres qui viennent s'y terminer et par les connexions qui les relient aux centres nerveux supérieurs.

Pour ce qui concerne la nature des fibres radiculaires, nous savons que, *anatomiquement* les fibres des cordons postérieurs se laissent subdidiser en *fibres courtes* et en *fibres longues*. Les fibres courtes sont *myélopètes*, elles se terminent dans la substance grise des différentes cornes de la moelle ; les *fibres longues* sont *bulbopètes* et trouvent leur terminaison dans les noyaux des cordons postérieurs. Au point de vue *physiologique*, on doit également établir une distinction entre ces fibres courtes et ces fibres longues. Les fibres courtes se terminant dans la moelle servent, plus que probablement, à la transmission de la sensibilité *superficielle* ou *cutanée* (sensibilité tactile, douloureuse et thermique) ; tandis que les fibres longues, qui se laissent poursuivre jusque dans les noyaux des faisceaux de GOLL et de BURDACH, transmettent seules, vers les centres nerveux supérieurs, les impressions de la sensibilité profonde (sensibilité des muscles, des tendons, des articulations), généralement considérée comme sensibilité *musculaire*.

Partie centrale.

Quant aux connexions centrales reliant ces masses grises médullaires à l'écorce cérébrale — connexions qui, prises dans leur ensemble, constituent les voies ascendantes longues *médullaires* — il résulte de l'ensemble des recherches expérimentales faites sur les animaux que la voie ascendante, qui trouve son origine dans les noyaux des cordons postérieurs, se rend directement vers la couche optique du côté opposé en traversant, de bas en haut, le myélencéphale, le métencephale et le mésencéphale ; tandis que la voie ascendante qui provient des cornes postérieures de la moelle n'arrive à la couche optique qu'après avoir passé par le cervelet.

La première de ces voies nerveuses, plus que probablement *voie de transmission de la sensibilité profonde ou musculaire*, n'est formée que de deux neurones superposés : un *neurone médullo-thalamique* et un *neurone thalamo-cortical*. On pourrait donc l'appeler la *voie médullo-thalamo-corticale*.

La seconde voie ascendante, plus que probablement *voie de transmission de la sensibilité superficielle* ou *cutanée*, est formée d'un chainon médullo-cérébelleux, d'un chainon cérébello-olivaire et d'un chainon olivo-thalamique auquel fait suite un chainon thalamo-cortical. Elle constitue donc une *voie médullo-cérébello-thalamo-corticale*.

Toutes ces fibres ascendantes réunies forment les *voies ascendantes longues* d'origine médullaire, les *voies médullo-corticales* ou véritables *voies médullaires de sensibilité*.

A côté d'elles il existe encore, dans la moelle épinière, un nombre considérable de fibres courtes en connexion avec les fibres radiculaires postérieures. Ce sont les *voies courtes* d'origine médullaire ou *voies pour les mouvements réflexes*.

1° *Voies longues médullaires*.

A) *Voie médullo-thalamo-corticale ou voie centrale de la sensibilité musculaire*.

Cette voie nerveuse ascendante relie les noyaux des cordons postérieurs d'un côté à la sphère tactile de l'hémisphère cérébral du côté opposé.

Sa *partie périphérique* est formée par toutes les fibres radiculaires *longues* ou *fibres bulbopètes* renfermées dans chaque cordon postérieur, et provenant, en nombre variable, de toutes les racines postérieures des nerfs spinaux. Elle relie les muscles, les tendons et les articulations du cou, du tronc et des membres aux noyaux des cordons postérieurs.

Les fibres longues du faisceau de GOLL proviennent exclusivement des racines postérieures de tous les nerfs sacrés et lombaires ainsi que des nerfs dorsaux inférieurs ; tandis que le faisceau des fibres longues qui entrent dans la constitution du faisceau de BURDACH, ne renferme que des fibres radiculaires provenant des racines postérieures des nerfs dorsaux supérieurs et de tous les nerfs cervicaux.

Les racines postérieures amènent à la moelle, avons-nous vu, dans chaque moitié du corps, plus de 650,000 fibres nerveuses. Sur ce total de 653627 fibres radiculaires postérieures, il y a environ un cinquième (21 % ou 135800) de fibres musculaires et quatre cinquièmes (79 %, soit 517827) de fibres cutanées.

La *partie centrale* de la voie sensitive médullo-thalamo-corticale est formée d'un chainon médullo-thalamique et d'un chainon thalamo-cortical.

Chainon médullo-thalamique. Il commence dans les masses grises qui forment les noyaux des cordons postérieurs et qui sont à la fois des *noyaux terminaux* pour toutes les fibres longues des cordons postérieurs et des *noyaux d'origine* pour toutes les fibres médullo-thalamiques.

Du noyau du faisceau de GOLL on voit sortir des fibres nerveuses qui se dirigent horizontalement en avant, en longeant la face latérale de la coupe du canal central. Arrivées au devant de ce dernier, toutes ces fibres s'inclinent en dedans pour s'entrecroiser dans le raphé, en constituant la partie inférieure de l'*entrecroisement des fibres médullo-thalamiques*. En remontant dans le bulbe, on voit bientôt apparaître le noyau du faisceau de BURDACH d'où partent de nombreuses fibres horizontales qui s'inclinent en avant, puis en dedans, en décrivant de larges arcades à concavité postérieure, véritables fibres arciformes, qui gagnent le raphé pour s'y entrecroiser avec les fibres du côté opposé.

Après entrecroisement, toutes ces fibres se recourbent en haut pour devenir verticales.

Elles constituent bientôt, de chaque côté du raphé, entre les pyramides antérieures qui sont en avant et la masse grise voisine du canal central qui est en arrière, un faisceau volumineux, formé par les prolongements cylindraxiles de toutes les cellules nerveuses renfermées dans les noyaux des cordons postérieurs. Ce faisceau représente le chainon médullo-thalamique de la voie sensitive médullo-thalamo-corticale.

Il résulte des recherches expérimentales faites sur les animaux, que l'entrecroisent de ces fibres est *complet*, de telle sorte que *toutes* les fibres qui proviennent des noyaux des cordons postérieurs d'un côté de la moelle passent le raphé, pour se rendre dans la couche interòlivaire et préolivaire du côté opposé.

Myélencéphale. Les fibres de ce faisceau ascendant traversent ensuite, de bas en haut, toute l'étendue de la moelle allongée, conservant toujours leur position de chaque côté du raphé, en arrière des fibres de la voie motrice centrale ou voie pyramidale. En longeant la face interne des olives du bulbe, ce faisceau compact de fibres ascendantes prend le nom de *couche interolivaire*. Les recherches expérimentales ont montré que, dans cette couche interolivaire, les fibres du noyau de GOLL occupent la partie ventrale, tandis que celles nées dans le noyau du faisceau de BURDACH occupent la partie dorsale.

Métencéphale. La voie médullo-thalamique parcourt ensuite la protubérance annulaire, de chaque côté du raphé, immédiatement en arrière des fibres transversales ponto-cérébelleuses. En montant dans cette partie ventrale du métencéphale, ce faisceau de fibres sensitives s'aplatit dans le sens antéro-postérieur, s'élargit dans le sens transversal et s'écarte insensiblement de la ligne médiane, refoulées en dehors par de nouvelles fibres nerveuses, dont l'origine est inconnue. En traversant le pont de VAROLE, ce faisceau aplati des fibres de la voie sensitive médullo-thalamique prend encore le nom de *lemniscus médian* ou *ruban de Reil médian*.

Mésencéphale. En pénétrant dans le mésencéphale les fibres de la voie sensitive continuent à s'écarter de la ligne médiane, pour venir occuper la partie latérale de la formation réticulaire. Elles traversent ensuite la région sous-thalamique pour se terminer dans le noyau ventral ou latéral de la couche optique.

Le chainon médullo-thalamique représente donc une voie croisée reliant les noyaux des cordons postérieurs d'un côté de la moelle à la couche optique du côté opposé.

Chainon thalamo-cortical. Au chainon médullo-thalamique fait suite un chainon thalamo-cortical. Les fibres constituantes de cette voie centripète ont leurs cellules d'origine dans le noyau latéral du thalamus.

On n'est pas encore parvenu à établir leur trajet exact par la méthode des dégénérescences secondaires. On pense que ces fibres sortent par la face externe de la couche optique, qu'elles entrent momentanément dans la constitution de la partie supérieure du bras postérieur de la capsule interne, pour devenir fibres constituantes de la couronne rayonnante de la couche optique, traverser le centre ovale de VIEUSSENS et se terminer dans l'écorce grise des circonvolutions centrales et du lobule paracentral, de préférence dans la circonvolution centrale postérieure et la partie immédiatement voisine de la circonvolution centrale antérieure.

Ces trois groupes de neurones superposés :

1º les *neurones musculo-médullaires*, ou neurones directs reliant les muscles périphériques aux noyaux des cordons postérieurs de la moelle,

2º les *neurones médullo-thalamiques*, ou neurones croisés reliant les noyaux des cordons postérieurs à la couche optique et

3º les *neurones thalamo-corticaux* ou neurones directs reliant la couche optique à la sphère tactile,

constituent donc par leur ensemble la voie ascendante longue *musculo-corticale*, ou voie de transmission de la sensibilité profonde, généralement appelée sensibilité musculaire.

B) *Voie médullo-cérébello-thalamo-corticale ou voie centrale de la sensibilité cutanée.*

Cette voie nerveuse ascendante relie la colonne grise postérieure d'un côté de la moelle à la sphère tactile de l'hémisphère cérébral du côté opposé.

Partie périphérique. La *partie périphérique* est formée par toutes les fibres radiculaires *courtes* renfermées dans chaque cordon postérieur et provenant, en nombre variable, de toutes les racines postérieures des nerfs spinaux. Elle relie donc la *surface cutanée* du cou, du tronc et des quatre membres à la colonne grise postérieure de la moelle.

Ces fibres *cutanées* représentent environ les quatre cinquièmes du nombre total des fibres centripètes amenées par les racines postérieures, soit, pour chaque moitié de la moelle, un peu plus de un demi-million de fibres afférentes.

Ces fibres se terminent périphériquement dans les couches profondes de l'épiderme.

Toutes ces fibres cutanées, devenues des fibres *courtes* ou fibres *myélopètes* des cordons postérieurs de la moelle, vont se terminer, par des ramifications libres, dans toutes les régions de la substance grise du même côté et même dans la substance grise de la corne postérieure du côté opposé.

Ces masses grises représentent donc les *noyaux terminaux* pour les fibres courtes des cordons postérieurs, ou fibres de la sensibilité cutanée ; en même temps elles sont les *noyaux d'origine* : 1°) pour toutes les fibres longues qui ont pour fonction de transmettre aux centres nerveux supérieurs toutes ces excitations recueillies à la surface du corps ; 2°) pour de nombreuses fibres courtes, médullaires ou autres, intervenant dans le mécanisme des mouvements réflexes.

Partie centrale. La *partie centrale* de la voie de transmission de la sensibilité cutanée est formée d'un grand nombre de neurones superposés : neurones médullo-cérébelleux, cérébello-olivaires, olivo-thalamiques et thalamo-corticaux.

Chaînons médullo-cérébelleux. Il résulte des recherches expérimentales faites sur les animaux et des observations anatomo-pathologiques faites sur le névraxe de l'homme, que cette voie longue commence, dans la moelle épinière, par deux faisceaux des fibres nerveuses situés à la périphérie du cordon latéral : le faisceau cérébelleux de FLECHSIG et le faisceau de GOWERS-LOEWENTHAL.

Faisceau cérébelleux. Les fibres du faisceau cérébelleux ont leurs cellules d'origine dans la colonne de CLARKE du même côté, colonne grise dans laquelle se terminent un grand nombre de collatérales courtes des fibres des cordons postérieurs. Ce sont donc des *fibres directes.*

Ce faisceau monte ensuite à travers toute la longueur de la moelle épinière, plus ou moins intimement confondu avec le faisceau de GOWERS. Il augmente constamment de volume par l'adjonction de nouvelles fibres nerveuses. Arrivées à la partie inférieure du myélencéphale, les fibres de ce faisceau cérébelleux se séparent insensiblement des fibres du faisceau de GOWERS. Elles s'inclinent en arrière, en contournant la racine spinale du nerf trijumeau, pour se rendre dans le segment externe du pédoncule cérébelleux inférieur ou corps restiforme.

Celui-ci monte dans la partie latérale du métencéphale jusque vers le tiers inférieur du noyau masticateur du nerf trijumeau. Là, ses fibres se recourbent brusquement en arrière ; elles s'écartent en éventail les unes des autres, contournent la face externe du pédoncule cérébelleux supérieur correspondant, en occupant tout l'intervalle laissé libre entre ce pédoncule et l'olive cérébelleuse, et vont s'épanouir dans l'écorce cérébelleuse de la partie postérieure du ver supérieur, en grande partie du même côté, en partie aussi du côté opposé en passant par la commissure supérieure et antérieure du cervelet. En tenant compte de son origine dans la moelle épinière et de sa terminaison dans le cervelet, le faisceau cérébelleux de FLECHSIG devrait s'appeler *faisceau médullo-cérébelleux dorsal.*

Faisceau de Gowers. Ce faisceau existe, dans le cordon latéral, au-devant du faisceau cérébelleux avec lequel il se confond intimement. Ses fibres constitutives ont leurs cellules d'origine dans la substance grise médullaire. Cette origine n'est pas exactement connue.

On admet généralement que ces fibres proviennent en petite partie des cellules de la corne postérieure du même côté et, en majeure partie, de celles de la corne postérieure de la moitié opposée de la moelle. Ces fibres croisées, pour se rendre dans le faisceau de GOWERS, passent tout d'abord par la commissure blanche. Arrivées dans le cordon antérieur du côté opposé, elles se recourbent en haut pour devenir ascendantes. Pendant ce trajet ascendant elles s'inclinent cependant lentement en dehors, de façon à contourner la corne grise antérieure et se rendre dans le cordon latéral. Les fibres du faisceau de GOWERS sont principalement des *fibres croisées*. Ce faisceau monte dans la moelle épinière en augmentant insensiblement de volume par l'adjonction constante de nouvelles fibres nerveuses. Pendant tout ce trajet, il forme, avec le faisceau cérébelleux, la zone périphérique du cordon latéral.

Arrivés à la partie inférieure du myélencéphale, les deux faisceaux se séparent insensiblement l'un de l'autre. Le faisceau cérébelleux dorsal s'incline en arrière en contournant la racine spinale du nerf trijumeau, tandis que le faisceau de GOWERS monte dans le faisceau latéral du bulbe, au-devant de la racine du nerf de la cinquième paire.

Il traverse ainsi toute la hauteur du bulbe, étant situé dans le voisinage immédiat de la surface libre du myélencéphale, plus ou moins confondu avec les fibres descendantes du faisceau rubro-spinal et les fibres réticulo-spinales avec lesquelles il forme le *faisceau hétérogène*. Arrivé dans le pont de VAROLE, il devient plus profond, étant recouvert par la masse des fibres transversales qui prennent part à la constitution du pédoncule cérébelleux moyen. Il passe successivement entre la racine spinale du trijumeau en arrière et en dehors, le noyau du facial en arrière et en dedans, et l'olive supérieure en dedans, découpé en faisceaux plus petits par les fibres du corps trapézoïde. Au niveau de l'extrémité supérieure du noyau masticateur, il s'incline en arrière, en passant au-dessus des fibres radiculaires du nerf de la cinquième paire, longe la face externe du pédoncule cérébelleux supérieur en devenant de plus en plus superficiel, puis se recourbe en dedans en contournant ce pédoncule et pénètre dans la valvule de VIEUSSENS, par la substance blanche de laquelle il gagne l'extrémité antérieure du ver supérieur du cervelet. En contournant le pédoncule cérébelleux, les fibres du faisceau de GOWERS font quelquefois saillie sur sa face externe, en devenant ainsi les *faisceaux arqués supérieurs* de l'isthme du rhombencéphale.

En se basant sur l'origine des fibres du faisceau de GOWERS dans la substance grise de la moelle et sur leur terminaison dans l'écorce cérébelleuse, ce faisceau mériterait d'être désigné sous le nom de *faisceau médullo-cérébelleux antérieur* ou *ventral*.

Le chainon médullo-cérébelleux représente donc à la fois une voie directe (faisceau de FLECHSIG) est une voie croisée (faisceau de GOWERS) reliant la corne grise postérieure d'un côté de la moelle à l'écorce grise de la partie supérieure du lobe médian du cervelet.

Nous avons vu antérieurement que les fibres du faisceau médullo-cérébelleux dorsal servent plus que propablement à la transmission de la sensibilité *tactile*. *La voie de la sensibilité tactile* est donc, dans la moelle épinière, une *voie directe*, comme la voie de la sensibilité musculaire.

Les fibres du faisceau de GOWERS transmettent incontestablement, vers les centres nerveux supérieurs, les impressions douloureuses et thermiques amenées dans la moelle par les fibres des racines postérieures. Ces fibres représentent donc la voie de transmission de la douleur et de la température. La *voie de sensibilité thermo-algésique* est donc, le long de la moelle épinière, une *voie croisée*.

Chainon cérébello-olivaire. Il résulte de nos recherches expérimentales que la destruction de l'écorce grise de la partie supérieure du lobe médian est uniquement suivie de la dégénérescence secondaire de nombreuses fibres nerveuses, pouvant se poursuivre jusque dans l'olive cérébelleuse et probablement aussi jusque dans les noyaux du toit. Au chainon ascendant médullo-cérébelleux doit donc faire suite un chainon très court cérébello-olivaire. La distinction entre neurones appartenant à la voie de la sensibilité tactile et neurones appartenant à la voie de la sensibilité thermo-algésique, si nette le long de la moelle épinière, ne se trouve plus dans le chainon cérébello-olivaire.

Chainon olivo-thalamique. Toutes les cellules constituantes de l'olive cérébelleuse envoient leur axone dans le pédoncule cérébelleux supérieur du côté correspondant.

Les fibres de ces pédoncules subissent un entrecroisement complet dans la partie inférieure du mésencéphale.

Au sortir de la commissure de WERNEKINK, un grand nombre de ces fibres ascendantes se terminent : soit dans le pont de VAROLE et la partie supérieure du bulbe (faisceau cérébello-protubérantiel), soit dans le noyau rouge, soit dans le noyau d'origine du nerf oculo-moteur commun. Un petit nombre seulement de ces fibres se laissent poursuivre jusque dans la couche optique du même côté et du côté opposé, sans que l'on connaisse exactement la masse grise thalamique où a lieu cette terminaison. Ces dernières fibres seules constituent le chainon olivo-thalamique chargé de conduire jusque dans l'écorce cérébrale les impressions de douleur et de température recueillies par les fibres nerveuses périphériques.

Chainon thalamo-cortical. Les impressions de douleur et de température recueillies par les fibres des racines postérieures pouvant devenir *conscientes*, nous devons donc admettre l'existence d'une voie ascendante se laissant poursuivre jusque dans l'écorce cérébrale.

Il doit donc exister un neurone thalamo-cortical faisant suite au neurone olivo-thalamique et se terminant plus que probablement dans l'écorce grise des circonvolutions centrales et du lobule paracentral, comme le neurone thalamo-cortical appartenant à la voie de la sensibilité profonde.

Les cinq groupes de neurones superposés :

1) les *neurones tégumento-médullaires*, neurones directs reliant la surface cutanée du cou, du tronc et des quatres membres à la colonne grise postérieure de la moelle,

2) les *neurones médullo-cérébelleux*, ou neurones à la fois directs et croisés reliant la colonne de CLARKE et la corne grise postérieure à l'écorce grise du lobe médian du cervelet,

3) les *neurones cérébello-olivaires*, ou neurones (directs et croisés (?)) reliant l'écorce cérébelleuse au noyau dentelé ou olive cérébelleuse.

4) les *neurones olivo-thalamiques*, ou neurones croisés reliant l'olive cérébelleuse à la couche optique et

5) les *neurones thalamo-corticaux*, ou neurones directs reliant le thalamus à la sphère tactile,

constituent donc par leur ensemble la voie ascendante longue *tégumento-corticale*, ou voie de transmission de la sensibilité cutanée sous toutes ses formes.

Les voies courtes médullaires.

Mais, dans la substance grise de la moelle, les fibres myélopètes des racines postérieures ne se mettent pas uniquement en connexion avec les cellules d'origine des fibres des deux faisceaux médullo-cérébelleux. Elles se mettent encore en connexion avec toutes les autres cellules médullaires : soit avec les cellules radiculaires de la corne grise antérieure, par l'intermédiaire des collatérales longues reliant directement la fibre radiculaire postérieure aux cellules d'origine des fibres antérieures ; soit avec les cellules des cordons, au moyen des collatérales courtes se terminant dans toutes les régions de la corne postérieure.

Nous avons vu que ces cellules des cordons (abstraction faite de celles qui donnent origine aux fibres des faisceaux médullo-cérébelleux) envoient leur axone dans la substance blanche de la moelle, où ils vont prendre part à la constitution des différents faisceaux fondamentaux, soit comme fibres ascendantes, soit comme fibres descendantes, soit après bifurcation, à la fois comme fibres ascendantes et descendantes.

Ces collatérales courtes, avec les neurones médullaires donnant origine aux fibres des faisceaux fondamentaux, et les collatérales longues forment, par leur ensemble, les *voies courtes médullaires* ou partie centripète des *voies réflexes*.

Ces voies courtes, interposées entre les fibres radiculaires afférentes de la moelle et les cellules radiculaires ou cellules d'origine des fibres efférentes, forment un véritable appareil médullaire *autonome*, appartenant en propre à la moelle épinière et lui permettant de réagir, c'est-à-dire de répondre par des mouvements, à des excitations qui viennent ébranler les terminaisons nerveuses périphériques et cela en l'absence complète de toute connexion médullo-corticale ascendante et descendante.

C'est ce que l'on peut observer, avec la plus grande évidence, chez les mammifères après une section transversale complète de la moelle cervicale. C'est ce qui s'observe également chez l'homme, dans des cas de compression médullaire supprimant toute connexion ascendante et descendante entre la moelle et les centres nerveux supérieurs.

Dans ces cas particuliers, excessivement instructifs, la moelle se trouve réduite à fonctionner par les éléments nerveux qui lui appartiennent en propre. La sensibilité cutanée et la sensibilité musculaire se trouvent entièrement abolies, *en tant que sensibilité consciente*, car le malade porteur d'une telle lésion n'a plus conscience de la position de ses membres, de même qu'il ne perçoit aucune sensation, quelque vive qu'elle soit, portée sur sa surface cutanée. C'est bien là la preuve de l'interruption anatomique ou fonctionnelle de toutes les voies ascendantes médullaires. La motilité volontaire des muscles est totalement supprimée ; les muscles ont d'ailleurs perdu leur tonicité normale. Ils sont flasques, atoniques et malgré les plus grands efforts, l'homme ne parvient pas à produire le moindre mouvement, preuve évidente de l'interruption anatomique ou fonctionnelle de toutes les fibres descendantes d'origine corticale.

Ce tronçon isolé de la moelle est cependant capable de fonctionner, grâce à son appareil nerveux propre — c'est-à-dire les voies courtes — qui relie, directement ou indirectement, les fibres des racines postérieures aux cellules motrices de la corne antérieure et, par là, aux muscles périphériques. Ce qui le prouve à toute évidence, c'est qu'il suffit d'exciter la surface cutanée en une partie quelconque du corps dépendant, pour son innervation centripète et centrifuge, du tronçon inférieur de la moelle, pour voir survenir des réactions motrices, souvent violentes et généralement brusques, dans le membre excité et même quelquefois dans le membre du côté opposé, mouvements réactionnels d'origine purement médullaire dont le malade n'a pas conscience, qu'il voit le plus souvent se produire avec le plus vif étonnement et qu'il est absolument incapable d'arrêter, de modifier ou de régulariser. Cette activité médullaire, exclusivement réflexe, est, dans ces conditions déterminées, plus sensible même que dans les conditions normales, preuve incontestable que, chez l'homme normal, la réflectivité médullaire se trouve modérée par les connexions de la moelle avec les centres nerveux supérieurs.

C'est là, d'ailleurs, dans l'organisation interne de sa moelle, un reste atavique, un reliquat, un vestige en quelque sorte de ce qui existe beaucoup plus développé dans la moelle des autres mammifères. Car si, chez l'homme, ces mouvements réactionnels paraissent uniquement consister en une extension brusque du pied sur la jambe, avec flexion de la jambe sur la cuisse et de la cuisse sur le bassin — mouvements qui, dans leur ensemble, donnent assez bien l'impression d'un mouvement de défense — on voit, chez les autres mammifères et notamment chez le chien, ces mouvements réflexes présenter une coordination telle qu'ils reproduisent à s'y méprendre les mouvements normaux du trot et du galop d'un animal normal. Si l'on descend plus bas encore dans l'échelle des êtres, on verra des mouvements réactionnels d'origine médullaire s'accompagner d'une coordination de plus en plus parfaite, témoin les mouvements si complexes et en quelque sorte appropriés à un but donné que l'on peut observer chez la grenouille décapitée.

Ces mouvements réflexes, d'origine exclusivement médullaire, varient considérablement dans leur intensité et dans leur étendue, non seulement d'après l'intensité de l'excitation en un point donné, mais encore d'après la région cutanée où se porte l'excitation. Ils sont complètement différents des réflexes cutanés (plantaire, crémastérien, abdominaux), que l'on examine en clinique. Ce qui le prouve, c'est que dans les lésions transversales complètes de la moelle cervico-dorsale, les réflexes cliniques cutanés sont *abolis*, tandis que les mouvements réflexes que nous avons ici en vue se trouvent considérablement *exagérés*. Les premiers ne peuvent donc pas être d'origine exclusivement médullaire, puisque, pour pouvoir se produire, ils nécessitent l'intervention des centres nerveux supérieurs. Il en est tout autrement des derniers, qui, non seulement peuvent se manifester après interruption de toutes les voies ascendantes et descendantes de la moelle, mais se manifestent même dans ces conditions avec plus d'énergie.

Pour pouvoir se manifester, les réflexes cutanés *des cliniciens* exigent d'ailleurs que l'excitation initiale porte sur une *région déterminée* de la surface cutanée ; et dans ces conditions la réaction motrice se localise dans des muscles connus d'avance. Il en est tout autrement pour les mouvements réflexes dépendant d'un tronçon isolé de la moelle. Ces réflexes se produisent quelque soit l'endroit excité, et leur manifestation motrice, tout en variant d'un individu à l'autre, est plus ou moins en rapport étroit avec l'intensité de l'excitation.

C'est pour faire ressortir cette différence, que nous avons proposé de désigner les mouvements réflexes d'*un tronçon isolé de la moelle* sous le nom de *réflexes anormaux* ou *réflexes pathologiques*, réservant la dénomination de *réflexes normaux* ou réflexes *physiologiques* aux réflexes cutanés examinés chez l'homme normal. Ces expressions prêtent cependant le flanc à la critique, puisqu'elles pourraient laisser supposer que le premier groupe de mouvements réflexes n'existerait pas dans les conditions normales. Or cela n'est pas, cette réflectivité médullaire existe toujours, mais, dans les conditions normales, ses manifestations sont modérées, inhibées par les connexions cortico-médullaires. Il serait donc plus conforme à la vérité d'appeler les uns des réflexes *d'origine médullaire*, les autres des réflexes d'origine *corticale*.

Nous reviendrons d'ailleurs plus loin sur le mécanisme de ces mouvements réflexes après avoir étudié les voies descendantes.

II.

Voies ascendantes d'origine bulbaire.

Nous savons que dans le bulbe viennent se terminer toutes les fibres centripètes amenées par le nerf glosso-pharyngien, le nerf pneumo-gastrique, le nerf de WRISBERG ou racine centripète du nerf facial, de même qu'une partie au moins des fibres de la racine descendante du nerf vestibulaire et du nerf trijumeau. Les connexions centrales de ces deux derniers nerfs, ainsi que celles de la branche cochléaire du nerf de la huitième paire, peuvent être considérées comme constituant des voies d'origine bulbo-protubérantielle. Il nous reste donc à rechercher, dans le bulbe proprement dit, les voies centrales en connexion avec la partie sentive des trois nerfs : pneumo-gastrique, glosso-pharyngien et facial.

Partie périphérique.

Le **nerf pneumo-gastrique** présente, sur le trajet de ses filets radiculaires centripètes, deux ganglions nerveux, le *ganglion pétreux* et le *ganglion plexiforme*, qui sont les homologues d'un ganglion spinal. Ils sont formés, comme ce dernier, de cellules nerveuses unipolaires dont le prolongement unique, à une distance variable de la cellule d'origine, se divise en un prolongement externe et un prolongement interne. Le prolongement externe, devenu le cylindre-axe d'une fibre périphérique va se terminer dans la muqueuse du pharynx, de l'œsophage, de l'estomac, du larynx, de la trachée-artère, des bronches et de leurs ramifications. Le prolongement interne, devenu cylindre-axe d'une fibre radiculaire, pénètre dans le tronc cérébral, puis se recourbe en bas pour entrer dans la constitution de la racine descendante du pneumo-gastrique. Cette racine traverse de haut en bas la moelle allongée, en diminuant lentement de volume. On admet que ses fibres constituantes se terminent dans une longue et mince colonne grise, longeant la face interne de la racine, et qui représente le *noyau terminal* de toutes les fibres centripètes renfermées dans le nerf de la dixième paire.

Le **nerf glosso-pharyngien** possède également deux petits ganglions *(jugulaire et pétreux)* situés sur le trajet de ses filets radiculaires. Ils sont constitués de cellules unipolaires. Le prolongement externe, né de la bifurcation du prolongement unique, devient le cylindre-axe d'une fibre périphérique. Toutes ces fibres vont se terminer dans la muqueuse qui recouvre le tiers postérieur du dos de la langue et la partie voisine des piliers du voile du palais.

Les prolongements internes pénètrent dans le tronc cérébral et s'y recourbent en bas, en formant la racine descendante du nerf glosso-pharyngien, dont les fibres constituantes se terminent dans une masse grise voisine : le *noyau terminal* de toutes les fibres centripètes du nerf de la neuvième paire.

Le **nerf de Wrisberg** ou racine sensitive du nerf facial présente, sur son trajet dans le canal de FALLOPE, un petit ganglion nerveux, le *ganglion géniculé*, formé de cellules unipolaires. Les prolongements externes vont devenir les fibres constituantes soit de la chorde du tympan, soit du nerf grand pétreux superficiel, pour se terminer dans la muqueuse qui recouvre les deux tiers antérieurs du dos de la langue, la face antérieure du voile du palais et de ses piliers antérieurs. Les prolongements internes pénètrent dans le tronc cérébral où ils se recourbent en bas, pour former la racine descendante, dont les fibres constituantes se terminent dans la masse grise voisine, ou *noyau termi-nal* pour les fibres centripètes du nerf de la septième paire.

Toutes ces fibres descendantes des trois nerfs VII, IX et X forment, par leur ensemble, le *faisceau solitaire* du bulbe. Celui-ci est accompagné sur sa face interne par une colonne grise connue sous le nom de *noyau du faisceau solitaire*.

Partie centrale.

Si nous nous basons sur les connexions centrales ascendantes que nous avons étudiées dans la moelle épinière, nous pouvons supposer *à priori* qu'à chacun de ces trois nerfs centripètes, en connexion avec une masse grise du bulbe, correspondront une ou plusieurs voies ascendantes destinées à conduire, jusque dans l'écorce grise de l'hémisphère cérébral, les impressions de sensibilité recueillies par leurs terminaisons nerveuses périphériques. Guidé par cette idée, nous avons, sur un grand nombre de lapins, détruit la substance grise du plancher du quatrième ventricule dans le voisinage immédiat du faisceau solitaire. Dans aucune de nos expériences nous ne sommes parvenu à mettre en évidence, par la méthode de MARCHI, l'existence d'une voie ascendante bulbo-thalamique ou bulbo-corticale.

En présence de ces résultats négatifs constants, nous pouvons nous demander si une connexion corticale *doit* exister pour chacun de ces trois nerfs et, dans l'affirmative, si cette connexion doit s'établir de la même façon que les connexions ascendantes qui relient les racines postérieures des nerfs spinaux au cerveau terminal.

Un fait indiscutable, c'est que les trois nerfs bulbaires, VII, IX et X, ne sont pas comparables entre eux, ni comparables aux racines postérieures des nerfs médullaires.

Ce qui prouve qu'ils ne sont pas comparables entre eux, c'est que, au point de vue de la sensibilité, ils n'ont pas la même valeur physiologique. Les fibres centripètes du nerf de WRISBERG et du nerf glosso-pharyngien servent exclusivement à la transmission de la sensibilité *gustative*, tandis que celles du nerf pneumo-gastrique amènent vers les centres nerveux les impressions vagues de sensibilité recueillies dans les muqueuses de certains organes respiratoires et digestifs.

Ce qui prouve que ces nerfs bulbaires ne sont pas comparables aux nerfs centripètes en connexion avec la moelle épinière, c'est que chacun des nerfs médullaires renferme des fibres de sensibilité profonde ou musculaire et des fibres de sensibilité superficielle ou cutanée (tactile douloureuse et thermique), ce qui n'est le cas pour aucun des trois nerfs bulbaires.

La chose est évidente pour le nerf de WRISBERG et le nerf glosso-pharyngien, puisque leurs fibres centripètes ne recueillent que les impressions de sensibilité gustative. Quant au nerf pneumo-gastrique, ses fibres motrices sont surtout destinées à des muscles lisses, innervation qui se fait indirectement par l'intermédiaire du sympathique. Il innerve également les muscles striés du pharynx, du larynx et du cœur, mais rien ne prouve que ces muscles sont pourvus de fibres centripètes ou fibres de sensibilité musculaire, d'autant plus que nous n'avons aucune conscience de la position respective des cartilages et des ligaments du larynx, pas plus que nous ne sommes renseignés sur l'état de contraction des muscles du pharynx et du cœur. Quant aux impressions de sensibilité qui se produisent sur les muqueuses des organes innervés par le pneumo-gastrique, elles se réduisent, pour autant qu'elles deviennent conscientes, à des sensations vagues de contact, de douleur et de température.

Nous basant sur ces considérations, nous pouvons admettre que, si des connexions corticales existent, elles ne doivent pas être les mêmes pour les trois nerfs VII, IX et X, ni être construites d'après le même plan que les voies ascendantes d'origine médullaire.

Nous savons que les impressions de sensibilité *gustative* arrivent jusqu'à la conscience. Une voie ascendante bulbo-corticale, en connexion avec le nerf de WRISBERG et le nerf glosso-pharyngien, *doit* donc exister. Cette voie commence incontestablement dans la colonne grise qui représente le noyau terminal pour les fibres centripètes de ces deux nerfs, c'est-à-dire la partie supérieure du noyau du faisceau solitaire, que nous ne sommes pas parvenu à léser dans nos recherches expérimentales. Dans l'état actuel de la science nous ignorons cependant complètement le trajet suivi par ces fibres bulbo-thalamo (?)- corticales, de même que la région spéciale de l'écorce où elles doivent aboutir.

Le nerf pneumo-gastrique ne renferme probablemeut pas de fibres centripètes *musculaires*. Une connexion bulbo-thalamique, compa- rable à la connexion médullo-thalamique, n'existe donc probablement pas. C'est ce qui explique sans doute les résultats négatifs de nos recherches expérimentales. Mais ce nerf renferme des fibres de sensi- bilité *cutanée* amenant, vers l'écorce cérébrale, des impressions vagues de contact, de douleur et de température. Si, dans le système nerveux central, les voies homologues sont construites d'après un plan uni- forme, nous devons admettre pour le bulbe une voie ascendante ara- logue à la voie médullo-cérébello-thalamo-corticale, voie qui serait formée successivement d'un chainon bulbo-cérébelleux, cérébello- olivaire, olivo-thalamique et thalamo-cortical. Mais l'existence d'une pareille voie n'est pas encore démontrée.

III

Voies ascendantes d'origine bulbo-protubérantielle.

Trois nerfs périphériques envoient leurs fibres centripètes à la fois dans la protubérance annulaire et dans la moelle allongée. Ce sont le nerf vestibulaire et le nerf cochléaire, constituant ensemble le nerf acoustique, et la racine sensitive du nerf trijumeau.

Chacun de ces nerfs mérite une étude spéciale, parce que chacun d'eux possède des connexions centrales qui lui appartiennent en propre et qui sont complètement différentes de celles des deux autres. Ces trois nerfs ont d'ailleurs, au point de vue de la sensibilité, une valeur physiologique différente.

Le nerf vestibulaire recueille, dans la profondeur des canaux demi- circulaires du labyrinthe membraneux, des impressions vagues qui échappent complètement à la conscience, mais qui interviennent hautement dans le maintien de l'équilibre de notre corps dans l'espace. C'est le *nerf de l'équilibre*, comme les canaux demi-circulaires dont il provient sont les *organes de l'équilibre*.

Le nerf cochléaire transmet vers les centres nerveux les impressions auditives recueillies dans la profondeur de l'organe de CORTI du limaçon.

Quant au nerf trijumeau, il tient sous sa dépendance la sensibilité cutanée de la face et de la partie antérieure de la tête, de la muqueuse des fosses nasales et de la cavité buccale, de même que la sensibilité profonde des muscles, des tendons, des capsules et surfaces articulaires correspondantes.

A. *Voies vestibulaires.*

Elles sont formées, comme toute voie centripète, d'une partie périphérique et d'une partie centrale.

Partie périphérique.

Le nerf vestibulaire présente sur son trajet, au fond du conduit auditif interne, un petit ganglion gris connu sous le nom de *ganglion de Scarpa*. Celui-ci est formé de cellules nerveuses, fusiformes ou bipolaires, pourvues de deux prolongements indépendants. Le prolongement périphérique se termine, par des ramifications libres, entre les cellules épithéliales de ce qu'on appelle improprement *taches acoustiques* dans le saccule et l'utricule, *crêtes acoustiques* dans les ampoules des canaux demi-circulaires du labyrinthe membraneux. Le prolongement central va devenir une fibre constituante d'abord du nerf acoustique, puis de sa racine interne ou racine vestibulaire. Celle-ci pénètre dans le tronc cérébral, entre la racine descendante du nerf trijumeau et la section du corps restiforme. Arrivées dans le voisinage du plancher du quatrième ventricule, les fibres de ce nerf vestibulaire se bifurquent : les branches descendantes se recourbent en bas pour former la racine descendante. Elles entrent dans la constitution du segment interne du pédoncule cérébelleux inférieur. Le long de la face interne de ce faisceau descendant se trouve une longue colonne grise, dont la partie supérieure, riche en cellules nerveuses volumineuses, constitue le *noyau à grosses cellules* ou *noyau de Deiters*, tandis que la partie inférieure prend le nom de *noyau vestibulaire*. Ces masses grises se continuent, en dedans, avec une autre masse faisant saillie sur le plancher du quatrième ventricule au niveau de la *région vestibulaire*, masse formée de cellules beaucoup plus petites et qui porte le nom de *noyau dorsal* ou *noyau principal* de la branche vestibulaire du nerf de la huitième paire.

Les branches ascendantes forment un petit faisceau de fibres qui s'incline en haut et en dedans, traverse une masse grise située au niveau de l'angle latéral du plancher du quatrième ventricule, le *noyau de Bechterew*, à laquelle elle abandonne des ramifications, pour se terminer dans le *noyau du toit* du cervelet.

Toutes ces masses grises : noyau de DEITERS, noyau de BECHTEREW, noyau triangulaire, noyau vestibulaire et même noyau du toit du cervelet, sont considérées comme les *noyaux de terminaison* des fibres périphériques. Elles doivent donc être en même temps les *noyaux d'origine* des fibres centrales, reliant indirectement les canaux demi-circulaires aux masses grises supérieures ou inférieures de l'axe cérébro-spinal.

Partie centrale.

Pour connaître les connexions ultérieures de ces masses grises, nous avons essayé, à plusieurs reprises, de les détruire chez le lapin afin d'étudier les dégénérescences consécutives. Malheureusement la destruction isolée de ces masses grises est impossible à réaliser, à cause du voisinage immédiat du tubercule acoustique latéral et des fibrises nerveuses qui en proviennent ; de telle sorte que, dans un cas donné, il est difficile d'établir exatement si les fibres en dégénérescence proviennent en réalité des masses grises en connexion avec le nerf vestibulaire, ou bien du tubercule latéral dans lequel se termine une partie des fibres du nerf cochléaire.

Un fait indiscutable, qui ressort de l'ensemble de nos recherches exprimentales, c'est que les grandes cellules nerveuses qui forment le noyau de DEITERS donnent origine à des fibres nerveuses descendantes, qui pénètrent dans le cordon antéro-latéral de la moelle épinière. C'est le *faisceau vestibulo-spinal*.

Au sortir du noyau de DEITERS, les fibres de ce faisceau s'inclinent en avant et en dedans. Elles croisent ensuite la branche radiculaire externe du nerf facial, pour se recourber en bas et devenir descendantes au milieu de la formation réticulaire du métencéphale, un peu en arrière de l'olive supérieure. Elles passent ensuite derrière la partie interne du noyau d'origine du nerf facial, traversent de haut en bas le bulbe en dedans du noyau ambigu, en s'inclinant lentement en avant, pour venir former un petit faisceau de fibres descendantes, à la périphérie du cordon latéral de la moelle, immédiatement au-devant du faisceau médullo-cérébelleux antérieur.

Il résulte encore de nos recherches expérimentales, qu'une lésion destructive intéressant principalement le noyau de BECHTEREW est suivie de la dégénérescence secondaire d'un large faisceau de fibres nerveuses se dirigeant en haut et en dedans, pour pénétrer bientôt, comme fibres ascendantes, dans la partie latérale du faisceau longitudinal postérieur du même coté. Ce *faisceau vestibulo-mésencéphalique* traverse de bas en haut le pont de VAROLE et toute l'étendue du mésencéphale, en diminuant lentement de volume ; il disparaît complètement au niveau de l'extrémité supérieure du noyau d'origine du nerf oculo-moteur commun.

A côté de ces deux faisceaux, ascendant et descendant, qui appartiennent incontestablement aux masses grises bulbaires en connexion avec le nerf vestibulaire, nous trouvons encore, dans la plupart de nos recherches expérimentales, des fibres en dégénérescence qui, au sortir des masses grises détruites, se dirigent transversalement en dedans, en passant au-devant de la branche radiculaire ascendante du facial. Arrivées au niveau du raphé, elles passent la ligne médiane pour entrer dans le faisceau longitudinal postérieur du côté opposé. Là, ces fibres se bifurquent en branches ascendantes et en branches descendantes. Les branches ascendantes montent dans le faisceau longitudinal postérieur, abandonnent des collatérales aux noyaux d'origine des nerfs moteurs oculaires et se laisent poursuivre jusque dans la couche optique. Les branches descendantes traversent de haut en bas la moelle allongée, pour pénétrer dans le cordon antérieur de la moelle épinière où elles vont prendre part à la constitution de la zone pyramidale.

Toutes ces fibres transversales ne passent cependant pas le raphé. Un certain nombre d'entre elles se recourbent en bas, dans la partie dorsale de la formation réticulaire du même côté, au-devant de la branche ascendante du facial. Elles traversent le bulbe en s'inclinant lentement en dedans, pénètrent dans la partie dorsale du cordon antérieur de la moelle en prenant part également, à la constitution de la zone pyramidale.

Les masses grises bulbaires en connexion avec le nerf vestibulaire donnent donc origine essentiellement à des fibres *homolatérales* : soit fibres du faisceau vestibulo-spinal et fibres du faisceau longitudinal postérieur reliant le noyau de DEITERS à la moelle épinière, soit fibres du faisceau vestibulo-mésencéphalique reliant le noyau de BECHTEREW au mésencéphale. On admet généralement que ces fibres ascendantes et descendantes vont se terminer dans les noyaux d'origine des nerfs moteurs périphériques. Si cela est vrai, les impressions recueillies par les fibres du nerf vestibulaire peuvent donc, dès leur entrée dans le bulbe, être transmises directement aux noyaux moteurs du côté correspondant, et cela depuis le noyau d'origine du nerf III jusqu'à l'extrémité inférieure de la colonne grise antérieure de la moelle.

Ces masses grises donnent également naissance à un certain nombre de fibres *hétérolatérales*, qui passent le raphé pour entrer dans la constitution du faisceau longitudinal postérieur et se rendre, avec lui, soit comme fibres ascendantes dans les noyaux moteurs du mésencéphale, soit comme fibres descendantes dans les noyaux moteurs du bulbe et de la moelle épinière.

Un fait qui frappe dans l'étude de ces voies centrales en connexion avec le nerf vestibulaire, c'est l'absence complète de toute connexion avec l'écorce grise du télencéphale. Les canaux demi-circulaires sont considérés par les physiologistes comme les *organes de l'équilibre*, c'est-à-dire comme les organes ayant pour fonction de renseigner le système nerveux central sur la position de notre corps dans l'espace. Le nerf vestibulaire, qui relie les canaux demi-circulaires au système nerveux central, s'appelle quelquefois encore *le nerf du sens de l'équilibre*.

Le sens de l'équilibre n'est pas un sens cortical. Nous savons d'ailleurs par l'expérience de tous les jours, que ce n'est pas un sens *conscient*. Nous ignorons, en effet, complètement ce qui se passe dans nos canaux demi-circulaires. L'anatomie nous fournit l'explication de ce fait surprenant au premier abord : les impressions que les ondulations de l'endolymphe communiquent aux terminaisons nerveuses des fibres vestibulaires dans les taches et les crêtes acoustiques, ne peuvent arriver jusque dans le champ de la conscience à cause de l'absence complète de fibres nerveuses centrales reliant les organes de l'équilibre à l'écorce cérébrale.

Le maintien de l'équilibre du corps dans l'espace se fait donc d'une façon exclusivement réflexe. Les nombreuses voies nerveuses, qui relient les ramifications centrales du nerf vestibulaire aux masses grises motrices des centres nerveux inférieurs, depuis le diencéphale jusqu'à l'extrémité inférieure de la moelle, montrent la haute importance de cette fonction réflexe. C'est ce que démontrent, d'une façon plus frappante encore, les recherches expérimentales. La destruction unilatérale des canaux demi-circulaires ou, ce qui est plus simple encore, la section du nerf vestibulaire faite chez l'animal adulte, amène des perturbations complètes dans l'équilibre du corps et surtout dans l'équilibre de tête. L'animal ainsi opéré présente, immédiatement après l'opération, des mouvements désordonnés de rotation autour de l'axe longitudinal du corps, mouvements qui ne s'arrêtent que lorsque l'animal rencontre un obstacle qui peut lui servir d'appui et qui recommencent au moindre déplacement. Si l'on analyse bien les phénomènes, on voit que la section du nerf entraine avant tout une inclinaison et une rotation de la tête du côté lésé. Cette inclinaison est telle, que le cou subit une torsion forcée autour de son axe de telle sorte que l'occiput regarde en bas et le museau en haut. Ce mouvement de torsion de la tête est tellement intense, qu'il entraine la chute du corps sur le côté opéré, suivie elle même de mouvements de rotation de tout l'animal autour de l'axe longitudinal. Pendant que ces mouvements s'exécutent, l'œil du côté lésé présente du strabisme interne, l'œil du côté opposé, du strabisme externe et les deux yeux des mouvements de nystagmus dans le sens latéral.

Ces troubles profonds montrent bien l'influence considérable que la voie vestibulaire exerce, par l'intermédiaire des voies nerveuses décrites plus haut, sur tous nos muscles périphériques. Cette influence est cependant prédominante sur les muscles du côté lésé, ainsi que pouvaient le laisser entrevoir les importantes connexions *directes* établies entre le noyau de DEITERS et la moelle épinière par le faisceau vestibulo-spinal, entre le noyau de BECHTEREW et le mésencéphale par le faisceau triangulaire ou faisceau vestibulo-mésencéphalique.

Ces troubles unilatéraux de l'équilibre, amenés par la mise hors de fonction des canaux demi-circulaires du côté correspondant, ne sont pourtant pas définitifs. Si l'animal survit à l'opération, ils tendent lentement à disparaitre : les mouvements de rotation autour de l'axe longitudinal diminuent d'intensité en même temps que le nystagmus et la déviation des yeux s'amendent. Au bout de quelques jours l'animal parvient à se tenir sur ses quatres pattes. Les mouvements du

côté opéré restent cependant incertains, en même temps que l'inclinaison latérale de la tête persiste pendant un temps variable.

B. *Voies cochléaires ou acoustiques.*

Partie périphérique.

Les nombreux filets du nerf cochléaire présentent, à la base de la
lame spirale du limaçon osseux, un petit renflement ganglionnaire
appelé *ganglion de Corti* ou *ganglion spiral*. Celui-ci est formé de cellules bipolaires identiques aux cellules constitutives du ganglion de
Scarpa. Le prolongement périphérique de chacune de ces cellules se
termine, par des ramifications libres, entre les cellules épithéliales de
l'organe de Corti du limaçon membraneux. Le prolongement central
entre dans la constitution du nerf acoustique, puis dans celle de sa
racine externe ou cochléaire pour se terminer, par des ramifications
libres, dans deux masses grises situées sur la face antéro-externe et
postéro-externe du pédoncule cérbelleux inférieur : le *noyau accessoire*
et le *tubercule latéral.*

Partie centrale.

Ces masses grises, qui sont les noyaux terminaux des fibres acoustiques périphériques, doivent être en même temps les *noyaux d'origine*
des fibres acoustiques centrales.

La voie acoustique centrale est constituée par un double faisceau
de fibres nerveuses : un faisceau *ventral* dont les fibres proviennent des
cellules du noyau accessoire, c'est le *corps trapézoïde* ou *voie acoustique
ventrale* ; un faisceau dorsal dont les fibres trouvent leur origine dans
le tubercule latéral : il forme les *stries médullaires* ou *voie acoustique
dorsale.*

Voie acoustique ventrale. Les fibres de cette voie trouvent toutes
leur origine dans le noyau accessoire, ou masse grise située sur la
face antéro-externe du pédoncule cérébelleux inférieur. Au sortir de
ce noyau, les fibres acoustiques se dirigent toutes en avant et en dedans, en formant un faisceau volumineux qui croise transversalement
la face externe de la racine descendante du trijumeau. Il rencontre
ensuite la branche radiculaire externe du facial, où ses fibres constituantes s'écartent quelque peu les unes des autres, en formant un
grand nombre de petits faisceaux à direction transversale séparés

par les faisceaux de fibres descendantes rubro-spinales en dehors, par les fibres ascendantes du faisceau de GOWERS en dedans.

Ces fibres se réunissent en un faisceau compact au-devant de l'olive supérieure. Arrivées en-dedans de cette masse grise, elles s'écartent en éventail les unes des autres en devenant nettement transversales et constituent le corps trapézoïde proprement dit. Dans le voisinage du raphé, ces fibres sont croisées par les faisceaux de fibres verticales appartenant à la voie médullo-thalamique. Toutes ces fibres passent le raphé où elles s'entrecroisent avec les fibres du côté opposé, et se laissent poursuivre jusqu'au devant de l'olive supérieure hétérolatérale. Là, elles se recourbent en haut pour devenir ascendantes, en formant un faisceau arciforme à concavité postérieure, que nous avons appelé *faisceau arqué*, et qui vient s'insinuer entre les fibres de la voie médullo-thalamique qui sont en dedans et les fibres du *faisceau hétérogène* (formé par le faisceau de GOWERS, le faisceau rubro-spinal et les fibres réticulo-spinales) qui sont en dehors.

Ce faisceau arqué monte ensuite dans le tronc cérébral en s'inclinant lentement en dehors. Dès que les fibres du faisceau de GOWERS se sont inclinées en arrière pour contourner la face externe du pédoncule cérébelleux supérieur, les fibres du faisceau arqué suivent le même mouvement. Elles entrent dans la constitution du lemniscus latéral, dont elles forment la couche superficielle, et peuvent se poursuivre, comme fibres dégénérées, jusqu'à la base du tubercule quadrijumeau inférieur.

Toutes les cellules du noyau ventral n'envoient cependant pas leur axone, au devant de la racine descendante du trijumeau. Sur des animaux auxquels on parvient à détruire le noyau ventral, sans lésion concomitante du tubercule latéral, on rencontre en dégénérescence un mince faisceau de fibres nerveuses, appelé *faisceau de Held*; celui-ci, au sortir de la masse grise, contourne de dehors en dedans, la face externe et postérieure du corps restiforme, longe ensuite sa face interne, de même que la face interne de la racine du trijumeau, pour devenir transversal en arrière de l'olive supérieure homo-latérale. A partir de ce point, ce faisceau se dirige en dedans, en formant la partie dorsale du corps trapézoïde. Il passe ensuite le raphé et peut se poursuivre jusque en arrière de l'olive supérieure du côté opposé, où ses fibres se recourbent en haut. Devenues verticales, elles traversent, de bas en haut, toute la hauteur du pont de VAROLE en s'inclinant lentement en dehors, séparées des fibres ventrales par l'olive supérieure et son prolongement cérébral appelé *noyau du lemniscus latéral*, pour pénétrer ensuite dans la constitution du lemniscus latéral et se poursuivre, comme fibres dégénérées, jusqu'à la base du tubercule quadrijumeau inférieur.

Toutes ces fibres réunies, fibres du corps trapézoïde proprement dit aussi bien que fibres du faisceau de HELD, forment la voie acoustique ventrale reliant, d'une façon croisée, le noyau ventral de l'acoustique à la base du tubercule quadrijumeau inférieur.

Cette voie acoustique ventrale existe aussi dans le tronc cérébral de l'homme, mais à cause du développement considérable des fibres ponto-cérébelleuses du pont de VAROLE, le corps trapézoïde n'apparaît pas librement sur la face externe du tronc cérébral. Il est recouvert par la partie inférieure de la protubérance annulaire.

Voie acoustique dorsale. Les fibres de cette voie ont toutes leur origine dans le tubercule latéral, masse grise située sur la face postéro-externe du pédoncule cérébelleux inférieur. Au sortir de ce noyau les fibres acoustiques s'inclinent en avant et en dedans, en passant au-dessus de la branche radiculaire externe du facial. En dedans de cette branche, elles s'écartent les unes des autres et deviennent transversales, à une certaine distance en arrière des fibres du faisceau de HELD. Elles gagnent ainsi le raphé, où elles s'entrecroisent avec les fibres du côté opposé en s'inclinant légèrement en avant, puis reprennent leur direction transversale et peuvent être poursuivies jusque en arrière de l'olive supérieure où elles deviennent ascendantes, réunies en un seul faisceau avec les fibres du faisceau de HELD. Ce faisceau ascendant traverse de bas en haut la partie antéro-latérale de la formation réticulaire du métencéphale, en s'inclinant légèrement en dehors. Il passe ainsi au-devant du noyau masticateur du trijumeau. A la partie supérieure du pont de VAROLE, au-dessus du noyau moteur du trijumeau, ces fibres s'inclinent en arrière et en dehors pour entrer dans la constitution du lemniscus latéral dont elles forment la couche profonde, séparées de la couche superficielle formée par les fibres du corps trapézoïde par une mince lame de substance grise. Elles contournent ensuite lentement, de bas en haut et d'avant en arrière, la face externe du pédoncule cérébelleux supérieur et peuvent être poursuivies jusqu'à la base du noyau du tubercule quadrijumeau inférieur.

Cette voie acoustique dorsale existe également dans le tronc cérébral de l'homme. Mais ici, les fibres qui la constituent, au sortir du tubercule latéral, se réunissent en faisceaux compacts qui croisent transversalement la face libre du plancher du quatrième ventricule sous le nom de *stries médullaires* ou de *stries acoustiques*. Arrivées au niveau du raphé ces fibres s'inclinent en avant, s'entrecroisent avec celles du côté opposé, pour pénétrer dans la formation réticulaire et se rendre, pense-t-on, jusque en arrière de l'olive supérieure du côté opposé où elles deviennent ascendantes.

Toutes ces fibres de la voie acoustique dorsale relient donc, d'une façon croisée, le tubercule latéral d'un côté à la base du tubercule quadrijumeau du côté opposé.

Les fibres acoustiques ventrales et dorsales, d'après les résultats fournis par la méthode des dégénérescences secondaires, paraissent se terminer dans le tubercule quadrijumeau inférieur.

La masse grise centrale de ce tubercule n'est cependant pas le noyau de terminaison de ces fibres acoustiques centrales. Ce qui le prouve, c'est que la destruction de cette masse grise n'est pas suivie de la dégénérescence ascendante d'un neurone de troisième ordre, ou neurone cortical, devant conduire, jusque dans l'écorce grise du télencéphale, les impressions auditives recueillies dans l'organe de CORTI. Ce qui le prouve encore, c'est que, en utilisant la méthode de GOLGI, CAJAL a pu poursuivre directement ces fibres jusque dans le corps genouillé interne du diencéphale.

Les fibres acoustiques qui partent du tubercule latéral et du noyau accessoire d'un côté du tronc cérébral, passent donc *toutes* la ligne médiane pour se terminer, par des ramifications collatérales, dans le tubercule quadrijumeau inférieur, et par des ramifications terminales dans le corps genouillé interne. Elle constituent une voie acoustique ponto-métathalamique. Cette voie est croisée.

A ce chainon ponto-métathalamique doit faire suite maintenant un chainon métathalamo-cortical, allant se terminer dans la sphère auditive du télencéphale, puisque les impressions auditives, recueillies par les fibres du nerf cochléaire, arrivent jusque dans le domaine de la conscience.

Cette voie acoustique corticale n'a pas encore été mise en évidence par la méthode des dégénérescences secondaires. Son existance a cependant été prouvée d'une façon indiscutable par v. MONAKOW.

Ce savant a détruit, sur des chats, des chiens et des lapins nouveau-nés la partie de l'écorce cérébrale correspondant à la sphère auditive. Après une survie de plusieurs mois, il a trouvé une atrophie complète du corps genouillé interne du côté correspondant, et d'un faisceau de fibres nerveuses passant en partie par la capsule interne, en partie par l'anse du noyau lenticulaire et se laissant poursuivre jusque dans le corps genouillé.

Ces trois groupes de neurones superposés :

1) *neurones périphériques* constituant le nerf cochléaire, neurones *directs* reliant l'organe de CORTI aux masses grises protubérantielles,

2) *neurones ponto-métathalamiques*, ou neurones *croisés* reliant les masses grises protubérantielles d'un côté au corps genouillé interne du côté opposé et

3) *neurones métathalamo-corticaux*, ou neurones directs reliant le corps genouillé interne à l'écorce cérébrale

constituent, par leur ensemble, la voie acoustique amenant, jusque dans l'écorce cérébrale, les ébranlements que l'endolymphe du limaçon membraneux transmet aux ramifications nerveuses renfermées dans l'organe de CORTI.

C. *Les voies centrales du nerf trijumeau.*

Ces voies sont formées, comme toute voie ascendante longue, d'une partie périphérique et d'une partie centrale.

Partie périphérique.

Le nerf trijumeau présente deux racines : une interne, grêle, qui est la racine motrice et une externe, beaucoup plus volumineuse, la racine sensitive. Celle-ci présente sur son trajet un ganglion volumineux de forme semi-lunaire : le *ganglion de Gasser*. Il est formé de cellules nerveuses unipolaires dont le prolongement unique se bifurque en un prolongement externe et un prolongement interne. Le prolongement externe, devenu cylindre-axe d'une fibre périphérique, va porter la sensibilité dans la peau de la face, dans la conjonctive oculaire, la muqueuse des fosses nasales et de la cavité buccale ainsi que dans les muscles, les tendons, les capsules et surfaces articulaires correspondantes. Le prolongement interne devient le cylindre-axe d'une fibre de la racine sensitive. Celle-ci pénètre dans le pont de VAROLE, puis se recourbe immédiatement en bas, en constituant un faisceau volumineux de fibres descendantes appelé la racine descendante ou racine bulbo-spinale. Elle traverse, de haut en bas, la moitié inférieure de la protubérance annulaire et toute la longueur de la moelle allongée, pour se terminer dans la moelle épinière vers la partie inférieure du deuxième segment cervical. Le long de la face interne de cette longue racine descendante ou bulbo-spinale, se trouve une longue colonne grise, dans laquelle se terminent toutes les ramifications collatérales et terminales des fibres de la racine du trijumeau : c'est le *noyau terminal* de toutes les fibres centripètes du nerf de la cinquième paire.

Partie centrale.

Les voies centrales, en connexion avec les fibres centripètes du nerf de la cinquième paire, doivent avoir leurs cellules d'origine dans la masse grise qui accompagne de haut en bas la racine descendante ponto-bulbo-spinale.

Il est difficile de détruire, plus ou moins isolément, le noyau terminal du trijumeau dans la protubérance annulaire et dans la partie supérieure de la moelle allongée. Ce noyau est, au contraire, plus facilement accessible dans la moitié inférieure du bulbe et la partie supérieure de la moelle cervicale. Il résulte de nos recherches expérimentales que, après destruction de cette masse grise dans la partie inférieure du myélencéphale, on voit partir de la partie lésée un faisceau de fibres en dégénérescence qui s'inclinent en avant et en dedans dans la partie dorsale de la formation réticulaire. Arrivées au-devant du noyau de l'hypoglosse, ces fibres deviennent transversales et se poursuivent jusqu'au raphé. Elles passent ce dernier, en s'inclinant quelque peu en avant, pour redevenir transversales et se recourber ensuite en haut, au-devant du noyau de l'hypoglosse et en dedans des fibres radiculaires de ce nerf. A partir de ce point, les fibres ascendantes de la voie centrale du trijumeau traversent, de bas en haut, la partie supérieure du myélencéphale, puis toute la hauteur du pont de VAROLE en s'inclinant lentement en dehors. Pendant ce trajet ce faisceau reste toujours dans la partie dorsale de la formation réticulaire, il passe en dedans de la branche radiculaire externe du facial, puis immédiatement en dedans du noyau masticateur du trijumeau.

Dans la partie supérieure du pont de VAROLE, la voie centrale du trijumeau continue à s'écarter du raphé en même temps qu'elle se rapproche de la substance grise qui entoure l'aqueduc de SYLVIUS.

Elle longe pendant quelque temps la face interne du pédoncule céré-belleux supérieur, puis se trouve traversée par les fibres de ce pédoncule qui s'inclinent en dedans pour entrer dans la constitution de la commissure de WERNEKINK. Le faisceau nerveux traverse ensuite le mésencéphale, étant situé en dehors du noyau d'origine des nerfs IV et III, pour pénétrer dans la lame médullaire interne de la couche optique et se terminer dans cette masse grise.

La *partie bulbaire* et *médullaire* du noyau du trijumeau d'un côté est donc reliée à la couche optique du côté opposé par une longue voie nerveuse, bulbo-thalamique, complètement indépendante de la voie sensitive d'origine médullaire ou voie médullo-thalamique.

Cette même conclusion se dégage des observations anatomo-pathologiques. Ces observations démontrent que, dans le névraxe de l'homme, il existe également un faisceau de fibres ascendantes, complètement indépendant des fibres du lemniscus médian, et qui relie le noyau terminal du trijumeau d'un côté à la couche optique du côté opposé, faisceau ascendant qui traverse, de bas en haut et de dedans en dehors, la partie dorsale de la formation réticulaire du bulbe, du pont de VAROLE et du mésencéphale, pour se terminer dans le noyau ventral de la couche optique.

Les impressions de sensibilité recueillies par les fibres périphériques du nerf de la cinquième paire arrivent jusque dans le domaine de la conscience. Nous devons donc en conclure qu'au chainon bulbo-thalamique doit faire suite un chainon thalamo-cortical, amenant les impressions de sensibilité jusque dans l'écorce grise de la sphère tactile du télencéphale.

Les trois groupes de neurones superposés :

1° *neurones périphériques*, ou neurones directs reliant les organes périphériques à la masse grise bulbo-protubérantielle,

2° *neurones bulbo-thalamiques*, ou neurones croisés reliant le noyau terminal avoisinant la racine bulbo-spinale à la couche optique, et

3° *neurones thalamo-corticaux*, ou neurones directs reliant la couche optique à la sphère tactile,

constituent par leur ensemble une longue voie ascendante qui forme une partie au moins des voies centrales du nerf de la cinquième paire.

Nos connaissances concernant les connexions corticales du nerf tri-jumeau doivent cependant être incomplètes. Le nerf trijumeau est, en effet, pour la face ce que les nerfs spinaux sont pour le cou, le tronc et les membres.

Or nous avons vu que les fibres afférentes, amenées par les racines postérieures des nerfs spinaux, sont ou des fibres servant à la sensibilité profonde, ou des fibres servant à la sensibilité superficielle.

Les fibres de la sensibilité profonde, ou fibres du sens musculaire et articulaire, devenues les fibres longues des cordons postérieurs, se terminent dans les noyaux des cordons postérieurs. A ces fibres périphériques fait suite une voie médullo-thalamo-corticale.

Les fibres de la sensibilité superficielle, ou fibres de la sensibilité cutanée, devenues les fibres courtes des cordons postérieurs, se terminent dans la substance grise des cornes postérieures de la moelle. A ces fibres périphériques fait suite une voie médullo-cérébello-thalamo-corticale.

Le nerf trijumeau, par ses fibres centripètes, amène également vers les centres nerveux des impressions de sensibilité profonde et des impressions de sensibilité superficielle. Si, dans l'organisation interne du système nerveux central, les voies homologues sont construites d'après un même plan, nous devons admettre qu'entre le noyau terminal du nerf trijumeau et l'écorce cérébrale doit exister une double voie nerveuse : l'une, servant à la sensibilité profonde, serait constituée d'un neurone bulbo-thalamique et d'un neurone thalamo-cortical ; l'autre, servant à la sensibilité superficielle, aurait une constitution plus complexe et résulterait de la superposition d'un neurone bulbo-cérébelleux, cérébello-olivaire, olivo-thalamique et thalamo-cortical.

La première de ces voies nerveuses existe. Il reste cependant encore à établir si, véritablement, cette voie nerveuse — l'homologue de la voie médullo-thalamique en connexion avec les nerfs spinaux — transmet uniquement, comme cette dernière, vers les centres nerveux supérieurs les impressions de sensibilité profonde.

La deuxième voie nerveuse n'est pas encore connue. Nous avons vu que, pour les nerfs spinaux, cette voie ascendante se laisse subdiviser en une voie de sensibilité tactile (faisceau de FLECHSIG) et une voie de sensibilité thermo-algésique (faisceau de GOWERS). L'existence d'une voie distincte pour la sensibilité douloureuse et thermique dans la moelle a surtout été établie par des faits cliniques et des observations anatomo-pathologiques. Celles-ci ont démontré que, dans certaines lésions, soit de la substance grise, soit de la substance blanche de la moelle, la sensibilité musculaire et tactile peut être conservée alors que la sensibilité douloureuse et thermique est complètement abolie.

Dans le domaine du trijumeau la même dissociation de la sensibilité peut s'observer.

Nous devons donc admettre pour le trijumeau, comme pour les nerfs spinaux, une voie distincte pour les impressions du tact et une voie distincte pour les impressions de douleur et de température.

Pour les nerfs spinaux cette double voie nerveuse passe par le cervelet. Nous ne voyons pas pourquoi il n'en serait pas de même pour la partie centripète du nerf trijumeau.

Cette double voie cérébelleuse, en connexion avec le noyau terminal du nerf de la cinquième paire, n'est pas encore connue.

IV.

Voies ascendantes d'origine diencéphalique.

Les voies optiques.

Le diencéphale est en connexion avec un seul nerf périphérique ; le nerf optique.

L'ensemble des voies nerveuses qui relient les terminaisons périphériques du nerf optique à l'écorce grise de la sphère visuelle du télencéphale porte le nom de *voies optiques*. Celles-ci sont formées d'une partie périphérique et d'une partie centrale.

Partie périphérique.

La partie périphérique est représentée par les cellules bipolaires de la couche moyenne de la rétine, cellules qui se trouvent interposées entre la rangée des cellules visuelles et la rangée des cellules nerveuses de la couche ganglionnaire.

Partie centrale

La partie centrale des voies optiques est formée de deux groupes de neurones superposés ; les neurones rétino-diencéphaliques et les neurones diencéphalo-corticaux.

Neurones rétino-diencéphaliques. Ils relient la couche profonde de chaque rétine à certaines masses grises du mésencéphale et du diencéphale, par l'intermédiaire d'un faisceau compact de fibres nerveuses constituant successivement le nerf optique, le chiasma optique et la bandelette optique.

24

Nous avons vu que les fibres du nerf optique ont leurs cellules d'origine dans la couche ganglionnaire de la rétine du côté correspondant. Ces fibres optiques, au sortir du globe oculaire, parcourent d'avant en arrière la moitié postérieure de la cavité orbitaire, pour entrer dans la boite cranienne par le trou optique.

Les deux nerfs s'inclinent alors l'un vers l'autre pour constituer le chiasma optique.

Dans ce chiasma les fibres de chaque nerf subissent un entrecroisement partiel, en ce sens qu'un petit faisceau de fibres nerveuses passe directement dans la bandelette optique du côté correspondant (*faisceau direct*), tandis que la plus grande partie de ces fibres se rendent, à travers le chiasma dans la bandelette optique du côté opposé (*faisceau croisé*).

Par la bandelette optique les fibres rétiniennes arrivent au mésencéphale et au diencéphale.

Il résulte des recherches exprimentales faites sur les animaux que ces fibres vont se terminer, par des ramifications libres, en petite partie dans le tubercule quadrijumeau supérieur, en majeure partie dans le corps genouillé externe et dans la partie postérieure de la couche optique.

Les recherches expérimentales ont démontré que les fibres optiques, qui se terminent dans le tubercule quadrijumeau supérieur, ne servent pas à l'acte de la vision consciente. Ce qui le prouve, c'est que le tubercule supérieur ne donne pas origine à des fibres *ascendantes* à terminaison corticale. Après destruction de la masse grise centrale de ce tubercule, on voit la dégénérescence secondaire envahir deux faisceaux distincts de fibres descendantes. L'un est le *faisceau tecto-bulbaire*; ses fibres constituantes s'inclinent en avant puis en dedans, jusqu'au delà du raphé. Là elles se recourbent en bas et se laissent poursuivre, par la méthode de MARCHI, jusqu'à la partie supérieure du bulbe.

L'autre faisceau descendant entre dans la constitution de la région latérale du mésencéphale. Ses fibres superficielles se terminent dans le pont de VAROLE, tandis que ses fibres profondes trouvent leur terminaison dans la formation réticulaire. Les unes constituent le *faisceau de Münzer* ou *faisceau tecto-protubérantiel*; les autres forment des voies courtes.

En présence de ces faits, nous devons admettre que les fibres optiques se terminant dans le tubercule quadrijumeau supérieur sont des *voies courtes* servant aux mouvements réflexes. L'existence de ces voies nerveuses reliant la rétine aux noyaux moteurs du métencéphale et du mésencéphale — par l'intermédiaire des fibres centripètes se terminant dans le tubercule supérieur et des fibres centrifuges du faisceau tecto-bulbaire — explique ce fait clinique surprenant au premier abord : la persistance du réflexe pupillaire à la lumière chez des malades atteints de cécité corticale complète par suite d'une lésion des deux sphères visuelles.

Dans la constitution de ces voies courtes nous devons faire entrer également les fibres du *faisceau pédonculaire transverse* ou racine *pédonculaire du nerf optique*. Nous avons vu, en effet, que ce faisceau de fibres nerveuses se détache de la bandelette optique au niveau du tubercule quadrijumeau supérieur, pour s'incliner en avant, contourner la face externe et la face antérieure du pédoncule cérébral et s'enfoncer dans la région de la calotte. La terminaison de ces fibres n'est pas exactement connue. Elle se fait peut-être dans le noyau rouge qui donne origine au faisceau descendant rubro-spinal, peut-être dans une autre masse grise placée au-devant (MUNZER et WIENER), ou en-dessous du noyau rouge (CAJAL) et dont on ignore encore les connexions ultérieures.

A côté de ces voies courtes ou voies réflexes, les voies optiques renferment encore des voies longues ou voies de sensibilité. On admet généralement qu'elles sont représentées par les fibres de la bandelette optique qui se terminent dans le corps genouillé externe et dans la couche optique.

Chainon diencéphalo-cortical. A ce chainon rétino-diencéphalique fait suite un chainon diencéphalo-cortical. Les fibres de cette voie corticale n'ont pas encore été mises en évidence par la méthode de la dégénérescence wallérienne, et cela à cause de la grande difficulté que présente une lésion isolée soit du corps genouillé externe, soit de la partie postérieure du thalamus.

Il résulte cependant des recherches expérimentales de v. MONAKOW, que l'ablation de la sphère visuelle, faite chez les animaux nouveau-nés, entraine l'atrophie du corps genouillé externe et de la partie postérieure de la couche optique du côté correspondant.

Ces fibres corticipètes, qui relient les masses grises du diencéphale à la sphère visuelle, forment par leur ensemble la *radiation optique* (GRATIOLET).

Il résulte des recherches importantes de HENSCHEN, que les fibres nées dans le corps genouillé externe forment un faisceau distinct de celles provenant de la couche optique.

Les premières forment un faisceau compact d'environ 5 millimètres d'épaisseur, qui longe la face latérale du prolongement occipital du ventricule latéral, pour s'incurver ensuite en dedans et se terminer dans l'écorce grise située au fond de la fissure calcarine.

C'est le *faisceau optique occipital* de HENSCHEN ou *voie optique métathalamo-corticale*.

D'après HENSCHEN, la terminaison de ces fibres dans l'écorce grise se fait de telle façon que les fibres destinées à la lèvre supérieure de la fissure calcarine correspondent à la moitié supérieure de la rétine (fibres croisées aussi bien que fibres directes), tandis que les fibres qui s'épanouissent dans l'écorce grise de la lèvre inférieure de la fissure calcarine sont la continuation indirecte des fibres optiques nées dans la moitié inférieure de la rétine.

Les fibres optiques centrales nées dans la partie postérieure de la couche optique, ou *voie optique thalamo-corticale*, se terminent dans l'écorce grise voisine de la fissure calcarine : soit l'écorce grise du coin, soit l'écorce grise de la circonvolution linguale. D'après HEN-SCHEN, le corps genouillé externe et le faisceau cortical qui en provient servent seuls à l'acte de la vision. La couche optique, comme le tubercule quadrijumeau supérieur, n'interviendrait que dans le mécanisme des mouvements réflexes.

La *voie optique longue* ou corticale est donc formée de trois groupes de neurones superposés :

1° les *neurones rétiniens*, ou cellules bipolaires de la couche moyenne de la rétine,

2° les *neurones rétino-métathalamiques*, neurones directs et croisés reliant la rétine au corps genouillé externe, et

3° les *neurones métathalamo-corticaux*, neurones directs unissant le corps genouillé externe à la fissure calcarine de la face interne du lobe occipital.

La *voie optique courte* ou voie réflexe se termine dans le tubercule quadrijumeau supérieur — d'où partent les fibres descendantes tecto-bulbaires et tecto-protubérantielles — dans une masseg rise inconnue de la région ventrale de la calotte et dans la couche optique.

V.

Voies ascendantes d'origine télencéphalique.

Les voies olfactives.

Le cerveau terminal est en connexion avec un seul nerf centripète, le *nerf olfactif.*

L'ensemble des fibres nerveuses qui relient la muqueuse olfactive à l'écorce grise de la sphère olfactive constitue les voies olfactives. Celles-ci sont formées d'une partie périphérique et d'une partie centrale.

Partie périphérique.

Elle est représentée par tous les neurones olfactifs périphériques reliant la muqueuse olfactive au bulbe olfactif. Nous avons vu que les cellules bipolaires, qui appartiennent à ces neurones périphériques, sont éparpillées entre les cellules épithéliales d'une région déterminée de la muqueuse olfactive.

Ces cellules bipolaires constituent par leur ensemble l'homologue d'un ganglion cérébro-spinal. On pourrait donc les considérer comme les éléments constituants du *ganglion olfactif.* Leur prolongement périphérique se termine à la surface libre de la muqueuse. Leur prolongement central trouve sa terminaison dans les glomérules olfactifs du bulbe.

Partie centrale.

La partie centrale des voies olfactives commence dans les cellules mitrales du bulbe olfactif. Celles-ci donnent origine à des fibres centripètes qui vont devenir des éléments constituants de la bandelette olfactive. Ces fibres se terminent, chez les mammifères, soit dans la substance grise même de la bandelette, soit dans l'écorce grise de l'extrémité antérieure du lobe temporal.

Les connexions ultérieures de ces voies olfactives ne sont pas encore nettement établies. Nous les avons développées longuement en insistant sur ce fait étrange, c'est que l'écorce grise du lobe temporal, que l'on désigne généralement sous le nom de *sphère olfactive*, ne peut pas être, strictement parlant, considérée comme étant pour la voie olfactive ce que la sphère tactile est pour la voie de sensibilité, et cela à cause des connexions anatomiques complexes qui relient la sphère olfactive à l'écorce grise de la corne d'AMMON, connexions dont l'existence, dans l'état actuel de la science, n'a pas été établie pour les autres sphères sensorielles.

La voie olfactive centripète paraît donc formée seulement de deux groupes de neurones superposés :

1º les *neurones périphériques*, reliant la muqueuse olfactive au bulbe olfactif et

2º les *neurones bulbo-corticaux* unissant le bulbe olfactif à l'écorce grise du lobe temporal.

Les voies descendantes.

Les voies descendantes, considérées dans leur ensemble, se laissent subdiviser en deux groupes : les *voies longues* ou *voies de motilité*, et les *voies courtes* ou *voies réflexes*.

Voies longues. Les voies longues sont toutes des voies *d'origine corticale*. Elles ont pour fonction de relier l'écorce grise du télencéphale aux masses grises motrices des centres nerveux inférieurs.

Considérées dans leur forme la plus simple, ces voies de motilité sont constituées de deux parties superposées : une *partie centrale* reliant l'écorce grise du télencéphale aux noyaux d'origine réelle des nerfs moteurs périphériques, et une *partie périphérique* unissant ces dernières masses grises à tous les muscles striés du corps.

La *partie périphérique* est toujours formée d'un seul neurone. Celui-ci a sa cellule d'origine dans les centres nerveux inférieurs, tandis que son axone va se terminer dans les muscles périphériques.

La *partie centrale* est formée d'un ou de plusieurs neurones superposées. Ils proviennent de l'écorce grise du télencéphale et vont se terminer directement ou indirectement dans les masses motrices d'où naissent les neurones périphériques.

Voies courtes. Les voies courtes sont toutes *d'origine sous-corticale*. Elles ont pour fonction de relier aux cornes grises antérieures de la moelle les masses grises du diencéphale, du mésencéphale, du métencéphale et du myélencéphale.

Division des voies descendantes. Nous avons vu que, d'après les recherches de FLECHSIG, les régions sensorielles de l'écorce, c'est-à-dire les zones de sensibilité tactile, acoustique, visuelle et olfactive, ne sont pas uniquement en connexion avec des fibres ascendantes ; elles donnent encore origine à des fibres descendantes permettant à l'organisme de répondre, par des mouvements d'origine corticale, aux excitations qui viennent ébranler les éléments constituants de cette écorce grise. Les régions sensorielles représentent donc en réalité des *régions* et des *zones sensitivo-motrices*.

Si ces idées sont vraies, chaque sphère sensorielle de l'écorce devrait être le lieu d'origine d'un faisceau descendant. Les voies descendantes longues ou voies corticales se laisseraient donc subdiviser en voies descendantes de la sphère olfactive, de la sphère auditive, de la sphère visuelle et de la sphère tactile. Quant aux voies courtes, nous pouvons les subdiviser d'après leur orgine en voie descendantes d'origine diencéphalique, mésencéphalique, métencéphalique, bulbaire et médullaire.

I.

Voies descendantes d'origine corticale.

A. *Sphère olfactive.* Les voies descendantes de la sphère olfactive ne sont pas connues d'une façon bien précise. Nous avons fait remarquer antérieurement les connexions complexes qui, d'après Cajal, existeraient entre la sphère olfactive et les masses grises inférieures : l'une s'établirait par un faisceau de projection partant de l'écorce grise de la pointe du lobe temporal pour se rendre dans des masses grises mal déterminées de l'hypothalamus ; l'autre serait formée par un faisceau de projection partant de la corne d'Ammon, parcourant les piliers postérieur et antérieur du trigone cérébral pour se terminer également dans l'hypothalamus. La corne d'Ammon à son tour serait reliée à la sphère olfactive par une voie indirecte passant par l'extrémité postérieure du lobe pyriforme.

B. *Sphère auditive.* L'existence d'une voie descendante acoustique n'est pas encore nettement établie. Il résulte des recherches anatomo-pathologiques qu'à la suite de la destruction de la partie moyenne des circonvolutions temporales et principalement de la partie moyenne de la circonvolution temporale supérieure, on observe la dégénérescence descendante des fibres du faisceau de Türck, ou *faisceau ovale*, occupant le cinquième externe du pied du pédoncule cérébral. Ces fibres du faisceau de Türck se terminent dans la protubérance annulaire et constituent le faisceau temporal cortico-protubérantiel de Flechsig.

D'après les recherches de DÉJERINE, les fibres du faisceau de TürcK ne passent pas par la capsule interne : en venant de l'écorce cérébrale, qui recouvre les circonvolutions temporales, ces fibres passent en dessous du noyau lenticulaire et ne se joignent aux fibres capsulaires que dans la région sous-optique.

Ces fibres descendantes relieraient donc la sphère auditive aux masses grises qui constituent les noyaux du pont ; là, elles se mettent en connexion avec les cellules d'origine des fibres ponto-cérébelleuses et deviennent ainsi une partie constitutive de la voie motrice centrale secondaire, ou voie motrice cérébelleuse.

C. *Sphère visuelle*. L'existence d'une voie descendante en connexion avec la substance corticale de la sphère visuelle n'a pas encore été anatomiquement démontrée. D'après FLECHSIG, les fibres de cette voie descendante devraient se mettre en connexion avec les noyaux d'origine des nerfs moteurs des globes oculaires : le nerf oculo-moteur commun, le nerf pathétique et le nerf oculo-moteur externe.

Un fait établi, c'est que le centre cortical des nerfs qui innervent les muscles des globes oculaires ne se trouve pas dans la sphère tactile. Sa localisation dans la substance corticale n'a pu encore se faire d'une façon bien précise. Il est hors de doute cependant qu'une connexion motrice entre l'écorce cérébrale et les muscles oculaires doit exister. Voici quelques faits qui semblent faire admettre que cette voie descendante existe et qu'elle est en connexion intime avec la sphère visuelle.

D'après les recherches expérimentales de MUNK, l'excitation de l'écorce cérébrale, au niveau de la sphère visuelle, est suivie des mouvements des globes oculaires. Aussi MUNK admet-il que la sphère visuelle donne origine à des fibres motrices qui se rendent dans les régions de l'écorce d'où dépendent les mouvements des yeux. Des observations anatomo-pathologiques tendent à établir que la destruction de l'écorce grise du lobe occipital est suivie de la dégénérescence secondaire des fibres les plus externes du pied du pédoncule cérébral. Nous avons déjà vu que, dans le cinquième externe de la base de ce pédoncule, se trouvent les fibres descendantes de la sphère auditive. Ce cinquième externe, appelé encore *faisceau latéral* ou *faisceau ovale* du pied pédonculaires, serait donc formé par les fibres de la voie motrice acoustique et de la voie motrice optique. Ces fibres descendent jusque dans la substance grise du pont de VAROLE. En traversant le mésencéphale, elles pourraient se mettre en connexion, par des ramifications collatérales et terminales, avec les noyaux d'origine des nerfs moteurs oculaires du côté opposé.

D. *Sphère tactile.* La sphère tactile est la seule des quatre sphères sensorielles du télencéphale dont le faisceau descendant nous soit connu d'une façon précise dans son trajet et dans ses connexions.

Les fibres qui constituent cette voie descendante ont pour fonction de transmettre les excitations motrices de l'écorce cérébrale jusque dans les muscles périphériques.

Considérée dans sa forme la plus simple, cette voie motrice d'origine corticale est constituée de deux parties superposées : une *partie centrale* et une *partie périphérique.*

La *partie centrale* est formée d'un ou de plusieurs neurones superposés reliant l'écorce grise de la sphère tactile aux noyaux d'origine réelle des nerfs moteurs périphériques. Cette connexion entre l'écorce grise et les masses grises motrices inférieures du névraxe peut s'établir par une double voie nerveuse ; l'une, voie directe, est formée d'*un seul chaînon* dont la cellule d'origine se trouve dans les hémisphères cérébraux et dont l'axone se termine dans les masses motrices du mésencéphale, du pont de VAROLE, du myélencéphale ou de la moelle épinière. C'est la *voie motrice principale* formée de chainons cortico-mésencéphaliques, cortico-protubérantiels, cortico-bulbaires et cortico-médullaires.

L'autre voie nerveuse a une structure beaucoup plus complexe.

Partie de l'écorce grise du télencéphale, elle n'atteint les noyaux d'origine des nerfs moteurs périphériques qu'après avoir passé par le cervelet. C'est la voie motrice corticale indirecte, ou voie motrice *cortico-cérébello-médullaire.* Elle est formée d'un grand nombre de neurones superposés : neurones cortico-protubérantiels, ponto-cérébelleux, cérébello-olivaires, olivo-rubriques et rubro-spinaux.

Ces deux voies nerveuses descendantes forment ensemble les *voies motrices centrales* appelées encore, en ne tenant compte que de leurs connexions les plus lointaines, *voies cortico-médullaires.*

La *partie périphérique* est formée de neurones centrifuges qui ont leurs cellules d'origine dans les différentes masses grises qui constituent les noyaux d'origine réelle des nerfs moteurs périphériques et qui vont se terminer dans tous les muscles de la vie animale.

L'ensemble de ces neurones moteurs périphériques ou centro-musculaires constitue la *voie motrice périphérique.* Elle appartient à la fois à la voie motrice centrale directe, ou voie cortico-médullaire, et à la voie motrice centrale indirecte, ou voie cortico-cérébello-médullaire.

Voie motrice périphérique.

Elle est formée par tous les neurones moteurs périphériques. Nous les connaissons. Nous avons vu en détail le trajet périphérique des différents nerfs qui dépendent de l'axe cérébro-spinal et nous avons également vu la position exacte des masses grises dans lesquelles ces nerfs périphériques ont leurs cellules d'origine. Ils comprennent des *neurones spinaux* et des *neurones cérébraux*.

A. *Neurones spinaux*. Les *nerfs spinaux* proviennent de la moelle épinière. Ils sont au nombre de 31 paires. Les fibres des racines antérieures ont leurs cellules d'origine dans la corne grise antérieure. Ces cellules radiculaires sont tellement nombreuses que les noyaux d'origine des différents nerfs se fusionnent les uns avec les autres et forment, sur toute la longueur de la moelle épinière, une couche plus ou moins continue de cellules nerveuses occupant la zone périphérique de la corne antérieure de la moelle. De ces cellules radiculaires partent des prolongements cylindraxiles qui sortent par le sillon collatéral antérieur et deviennent cylindre-axes des fibres des racines antérieures. Il résulte des recherches de INGBERT que, chez l'homme adulte, les racines antérieures des nerfs spinaux renferment, de chaque côté de la moelle, 203700 fibres nerveuses. Il existe donc, dans chaque colonne grise antérieure, plus de 200000 cellules radiculaires en connexion immédiate avec les muscles périphériques.

B. *Neurones cérébraux*. Les *nerfs cérébraux*, au nombre de 12 paires, proviennent tous de l'encéphale. Il y a trois nerfs exclusivement sensitifs : le nerf olfactif, le nerf optique et le nerf acoustique, qui n'ont aucun rapport avec les fibres de la voie motrice. Il y a cinq nerfs exclusivement moteurs : le nerf oculo-moteur commun, le nerf pathétique, le nerf oculo-moteur externe, le nerf accessoire de WILLIS et le nerf grand hypoglosse. Enfin, il y a quatre paires de nerf mixtes : le nerf trijumeau, le nerf facial (en considérant le nerf de WRISBERG comme sa racine sensitive), le nerf glosso-pharyngien et le nerf pneumo-gastrique. Nous devons donc étudier l'origine réelle et le trajet périphérique des nerfs moteurs et de la partie motrice des quatre nerfs mixtes. Cette origine et ce trajet périphérique nous sont connus. Contrairement à ce que l'on observe dans la moelle épinière

— où les noyaux moteurs sont tellement nombreux qu'ils se fusionnent en une masse grise unique — nous trouvons, pour les nerfs craniens, des noyaux d'origine indépendants les uns des autres et situés à des endroits différents de la moelle allongée, de la protubérance annulaire et du cerveau moyen.

Le *nerf oculo-moteur commun* a son origine réelle dans une masse grise volumineuse située dans le cerveau moyen, au-devant de l'aqueduc de SYLVIUS, au niveau des éminences antérieures des tubercules quadrijumeaux. Il sort de l'axe nerveux par la face interne du pédoncule cérébral. Ses fibres radiculaires sont en grande partie des fibres directes ; quelques-unes seulement sont croisées.

Le *nerf pathétique* provient de l'isthme du rhombencéphale, d'une petite masse grise située au-devant de l'aqueduc de SYLVIUS, au niveau des éminences postérieures des tubercules quadrijumeaux. Ses fibres s'entrecroisent dans la valvule de VIEUSSENS et sortent de l'axe cérébro-spinal par la face postérieure du cerveau moyen, de chaque côté du frein de cette valvule.

Les cellules radiculaires du *nerf oculo-moteur externe* sont situées profondément dans la protubérance annulaire, en partie dans le voisinage immédiat du plancher du quatrième ventricule, au niveau des éminences rondes (*noyau principal*), en partie dans la profondeur de la formation réticulaire (*noyau accessoire*). Les fibres radiculaires directes qui constituent ce nerf sortent du tronc cérébral au-dessus des pyramides antérieures du bulbe, dans le sillon horizontal qui sépare le bulbe de la protubérance annulaire.

Le *nerf accessoire de Willis* est, en réalité, un nerf spinal. Il a son noyau d'origine dans la corne latérale de la moelle cervicale. Il quitte l'axe nerveux par la face latérale de la moelle.

Les fibres du *nerf grand hypoglosse* proviennent d'une masse grise volumineuse située au-devant du canal central, dans la partie moyenne de la moelle allongée, et, de chaque côté du raphé, dans la partie supérieure du bulbe, au niveau du triangle inférieur du plancher du quatrième ventricule. Les fibres radiculaires directes sortent de la moelle allongée par le sillon longitudinal qui sépare la pyramide antérieure de l'olive.

La partie motrice du *nerf trijumeau* provient de la protubérance annulaire. Elle renferme des fibres qui proviennent du noyau masticateur dans la profondeur du pont de VAROLE, et des fibres venant du mésencéphale par la racine supérieure, cérébrale ou motrice de ce nerf. Ces fibres sont toutes des fibres directes. La racine motrice de ce nerf quitte l'axe nerveux sur la partie latérale de la face antérieure de la protubérance annulaire.

Les cellules radiculaires de la partie motrice du *nerf facial* forment un noyau volumineux dans la profondeur de la protubérance annulaire. Ses fibres radiculaires, qui sont toutes directes, contournent le noyau d'origine du nerf de la sixième paire et sortent par le sillon horizontal séparant la protubérance annulaire de la moelle allongée.

Le *nerf glosso-pharygien* et le *nerf pneumo-gastrique* renferment tous les deux des fibres motrices. Celles du glosso-pharyngien proviennent d'un petit amas de cellules nerveuses situé en dedans de l'extrémité supérieure du noyau ambigu. Ces fibres, qui sont directes, quittent l'axe nerveux par la partie supérieure du sillon collatéral dorsal du bulbe. Les fibres motrices du nerf pneumo-gastrique naissent de la longue colonne cellulaire connue sous le nom du noyau ambigu, ainsi que de toute l'étendue du noyau dorsal. Elles sortent par le sillon latéral postérieur du bulbe, en dessous des fibres radiculaires du nerf de la neuvième paire. Ces fibres sont toutes des fibres directes.

Il résulte de cette étude que la voie motrice périphérique est essentiellemement une *voie directe* : elle relie les noyaux moteurs d'une moitié de l'axe nerveux aux muscles périphériques du côté correspondant.

Cette disposition se trouve réalisée pour tous les neurones moteurs périphériques qui dépendent de la moelle épinière.

On la retrouve encore pour les neurones moteurs des nerfs craniens, mais ici elle présente deux exceptions importantes :

La première se rapporte au nerf pathétique dont toutes les fibres constitutives s'entrecroisent dans la valvule de VIEUSSENS. La seconde intéresse le nerf oculo-moteur commun qui renferme à la fois des fibres directes et des fibres croisées avec prédominance des premières.

Voies motrices centrales.

Les neurones moteurs périphériques étant connus, il nous reste encore à étudier les neurones moteurs des centres, c'est-à-dire les éléments nerveux moteurs qui ont pour fonction de relier l'écorce grise des hémisphères cérébraux aux cellules radiculaires des neurones moteurs périphériques.

Cette connexion entre l'écorce cérébrale et les noyaux d'origine des nerfs moteurs périphériques s'établit par deux voies distinctes : une voie principale cortico-médullaire et une voie secondaire ou voie cortico-cérébello-médullaire.

La voie motrice principale.

La voie motrice principale relie, en ligne presque directe, l'écorce cérébrale d'un hémisphère aux noyaux moteurs de la moitié opposée du névraxe. Les éléments nerveux qui constituent cette voie ont leurs cellules d'origine dans l'écorce grise des hémisphères cérébraux. Les prolongements cylindraxiles, nés de ces cellules nerveuses, traversent la substance blanche de chaque hémisphère cérébral, passent par la capsule interne, parcourent le pied du pédoncule cérébral, la partie ventrale de la protubérance annulaire et la face antérieure de la moelle allongée, pour pénétrer dans la moelle épinière dans laquelle on peut les poursuivre jusque dans la région lombaire et même dans la région sacrée. Pendant son trajet dans la partie inférieure de l'axe cérébro-spinal, depuis la moelle allongée jusqu'à l'extrémité inférieure de la moelle épinière, ce faisceau de fibres nerveuses porte plus spécialement le nom de *faisceau pyramidal*.

Ce faisceau moteur conserve le même volume depuis l'écorce cérébrale jusqu'au commencement du cerveau moyen. Au contraire, en traversant les pédoncules cérébraux, le pont de VAROLE, le myélencéphale et la moelle épinière, ce faisceau diminue rapidement de volume de haut en bas, parce que, au fur et à mesure qu'il descend dans l'axe nerveux, il rencontre les noyaux d'origine des nerfs périphériques, auxquels il abandonne successivement toutes ses fibres constitutives.

Un fait de la plus haute importance mérite tout spécialement d'attirer l'attention. Tous les *neurones* qui entrent dans la constitution de cette voie ont leurs cellules d'origine dans l'écorce grise d'un hémisphère cérébral, elles vont se mettre en connexion avec les noyaux d'origine des nerfs périphériques qui proviennent du *côté opposé* de l'axe cérébro-spinal. *Les prolongements cylindraxiles des éléments nerveux moteurs des centres passent donc la ligne médiane en un point quelconque de l'axe nerveux ; ils s'y entrecroisent avec les prolonge-*

ments cylindraxiles des neurones cérébro-spinaux du côté opposé. La voie motrice centrale est croisée. L'hémisphère cérébral du côté gauche est donc en connexion avec les noyaux moteurs des nerfs périphériques du côté droit, et l'hémisphère cérébral du côté droit agit sur les noyaux moteurs des nerfs périphériques du côté gauche.

Nous devons rechercher maintenant, d'une façon plus précise, la position exacte de cette voie motrice dans les différentes régions de l'axe nerveux.

Cerveau terminal et cerveau intermédiaire. Les fibres de la voie motrice principale ont leurs cellules d'origine dans l'écorce grise des hémisphères cérébraux. Ces cellules occupent, dans cette couche corticale, une zone nettement déterminée, appelée *zone motrice de Charcot*. Celle-ci est située autour de la fissure de ROLANDO et correspond à l'écorce grise de la circonvolution centrale antérieure, de la circonvolution centrale postérieure, du lobule paracentral et de la partie voisine des circonvolutions frontales. Cette zone motrice de CHARCOT correspond en grande partie à la sphère tactile de FLECHSIG. Vous savez que l'écorce grise de tout l'hémisphère cérébral est formée essentiellement de cellules triangulaires ou pyramidales. Les prolongements cylindraxiles des cellules pyramidales géantes, qui forment la couche la plus profonde de la zone motrice, principalement des cellules géantes de la circonvolution centrale antérieure, deviennent, en majeure partie, les cylindres-axes des fibres constitutives de la voie motrice principale.

Cette zone motrice elle-même se laisse subdiviser en zones plus restreintes, qui n'ont guère de limites précises et qui se continuent insensiblement l'une dans l'autre ; le tiers inférieur de la circonvolution centrale antérieure sert de centre aux fibres motrices qui vont se terminer dans le noyau du facial et dans le noyau de l'hypoglosse. Dans le tiers moyen des deux circonvolutions centrales se trouvent les cellules d'origine des fibres motrices destinées à se mettre en connexion avec les noyaux d'origine des nerfs du membre supérieur. Enfin, de l'écorce grise qui recouvre la partie supérieure des deux circonvolutions centrales et le lobule paracentral partent les fibres motrices qui se terminent dans la corne antérieure de la moelle lombosacrée, d'où partent les nerfs des membres inférieurs.

De la zone motrice de chaque hémisphère cérébral partent donc les fibres constitutives de la voie motrice cortico-médullaire.

Ces fibres traversent la substance blanche du centre ovale, en convergeant toutes les unes vers les autres, et se réunissent bientôt en un petit faisceau compact qui passe par la *capsule interne*. Pendant ce trajet, elles forment une partie des *fibres de la couronne rayonnante* et appartiennent au groupe des *fibres de projection* de la substance blanche du cerveau terminal.

La *capsule interne* est la lame épaisse de substance blanche comprise entre le noyau lenticulaire d'une part, la couche optique et le noyau caudé d'autre part. Sur des coupes horizontales qui passent par ces trois ganglions de la base, la capsule interne est formée de deux bras, réunis de façon à décrire un angle obtus ouvert en dehors. Le bras antérieur est compris entre la tête du noyau caudé et la face antérieure du noyau lenticulaire, tandis que le bras postérieur est limité par la couche optique en dedans et par la face postérieure du noyau lenticulaire en dehors. Le point de réunion de ces deux bras s'appelle le *genou* de la capsule interne. Déjerine divise le bras postérieur de la capsule interne en un segment lenticulaire et un segment rétro-lenticulaire. Les fibres de la voie motrice occupent toute l'étendue du segment lenticulaire. Les fibres du nerf hypoglosse et du nerf facial sont situées tout à fait à l'extrémité antérieure de ce segment, au niveau du genou. Elles forment ensemble un petit faisceau désigné quelquefois sous le nom de *faisceau géniculé*. Les fibres destinées aux noyaux d'origine des nerfs moteurs de la moelle allongée de la moelle épinière — qui vont constituer, par leur ensemble, la *pyramide antérieure* du bulbe — occupent la partie postérieure du segment lenticulaire ; on les désigne sous le nom de *faisceau pyramidal.*

Mésencéphale. De la capsule interne, les fibres motrices passent dans le *cerveau moyen*. Ici, on les trouve dans la substance blanche qui constitue le *pied* ou la *base* du pédoncule cérébral.

D'après les recherches de Déjerine, toutes les fibres constitutives de ce pied pédonculaire ont une origine corticale ; elles proviennent des cellules nerveuses de l'écorce cérébrale qui recouvre le lobule paracentral, les deux circonvolutions centrales et la partie moyenne des circonvolutions temporales.

Ce pied pédonculaire peut être subdivisé en cinq segments. Le segment externe est formé de fibres descendantes provenant de la sphère auditive et probablement aussi de la sphère visuelle : elles constituent un faisceau de fibres cortico-protubérantielles désigné quelquefois sous le nom de *faisceau de Türck*, ou faisceau latéral de la base du pédoncule.

Les fibres des quatre segments internes proviennent des cellules nerveuses de l'écorce cérébrale au niveau de la zone motrice de CHARCOT.

Dans les trois segments moyens passent les fibres du faisceau pyramidal, tandis que le segment interne est le lieu de passage des fibres du faisceau géniculé.

En traversant les pédoncules cérébraux, le faisceau des fibres motrices diminue de volume de haut en bas. On trouve, en effet, dans le cerveau moyen, de chaque côté de l'aqueduc de SYLVIUS, la longue colonne de cellules vésiculeuses qui sont les cellules d'origine des fibres de la racine cérébrale du nerf trijumeau. La voie motrice centrale doit établir la connexion entre l'écore cérébrale et les noyaux moteurs des nerfs périphériques du côté opposé. Il faut donc admettre que, en descendant dans le pied du pédoncule cérébral, des fibres corticales destinées au noyau d'origine de la racine motrice du trijumeau quittent le faisceau moteur, passent la ligne médiane pour aller se terminer entre les cellules d'origine de ces fibres motrices supérieures du nerf de la cinquième paire.

Dans le mésencéphale on trouve encore le noyau d'origine du nerf oculo-moteur commun et le noyau d'origine du nerf pathétique. Il est évident que ces masses grises doivent être en connexion avec l'écorce cérébrale par des fibres cortico-mésencéphaliques (*voie motrice cortico-mésencéphalique)*, mais jusqu'à présent on ignore complètement et le centre cortical de ces deux nerfs, et le trajet que suivent les fibres motrices d'origine corticale qui leur sont destinées.

Métencéphale. Les fibres de la voie motrice arrivent alors dans la *protubérance annulaire.* Vous savez qu'on les trouve dans la moitié antérieure de cette protubérence, entre les nombreux faisceaux de fibres transversales ou fibres ponto-cérébelleuses. Elles traversent cette portion de l'axe nerveux de haut en bas. Dans sa partie supérieure, les fibres motrices sont réunies aux fibres cortico-protubérantielles ; aussi, sur les coupes transversales de cette région, trouve-t-on, entre les fibres protubérantielles, des masses compactes de fibres nerveuses à direction longitudinale. Au fur et à mesure que l'on descend dans cette partie ventrale du pont de VAROLE, les fibres cortico-protubérantielles s'arrêtent, se terminant dans les noyaux du pont ; de telle sorte que, tout près du bord inférieur du métencéphale, on retrouve, entre les fibres transversales, un faisceau unique de fibres longitudinales appartenant toutes exclusivement à la voie motrice.

Pendant son passage à travers la protubérance annulaire, chaque faisceau cortico-médullaire diminue de volume de haut en bas. Nous trouvons, en effet, dans la profondeur du métencéphale, le noyau masticateur du nerf trijumeau et les noyaux d'origine du nerf oculo-moteur externe et du nerf facial. En traversant la protubérance, les fibres destinées à relier l'écorce grise cérébrale à ces noyaux moteurs ont donc dû quitter les faisceaux cortico-médullaires. Elles vont devenir, pense-t-on, des fibres horizontales dans la partie profonde de la protubérance annulaire (fibres arciformes internes), pour s'entrecroiser dans le raphé et se terminer, par des ramifications libres, dans les masses grises qui constituent les noyaux d'origine des nerfs moteurs de la protubérance. Les fibres venues du faisceau cortical d'un côté se terminent naturellement dans les noyaux moteurs du côté opposé. Elles forment la *voie motrice cortico-protubérantielle*.

Outre ces branches terminales, chaque faisceau pyramidal fournit encore de nombreuses branches collatérales destinées aux noyaux du pont.

Myélencéphale. De la protubérance annulaire, les fibres de la voie motrice passent dans la *moelle allongée*. Ici, elles forment un faisceau épais de fibres nerveuses situé, de chaque côté de la ligne médiane, sur la face antérieure du bulbe et connu sous le nom de *pyramide antérieure*. Les fibres constitutives de cette pyramide antérieure portent encore le nom de *fibres pyramidales*.

En passant par la moelle allongée, chaque faisceau pyramidal diminue encore de volume de haut en bas. Il abandonne, en effet, dans ce trajet, des fibres destinées au noyau de l'hypoglosse et au *noyau ambigu* et au *noyau dorsal*, les noyaux d'origine moteurs pour le nerf glosso-pharyngien et le nerf pneumo-gastrique. Pour se rendre dans ses masses grises, les fibres motrices quittent, pense-t-on, le faisceau pyramidal et passent par le raphé, où elles s'entrecroisent avec les fibres du côté opposé. L'ensemble de ces fibres motrices destinées aux noyaux des nerfs bulbaires constitue la *voie motrice cortico-bulbaire*.

25

Outre ces branches terminales, chaque faisceau pyramidal fournit encore de nombreuses branches collatérales destinées à l'olive.

Moelle épinière. Arrivées à la partie inférieure de la moelle allongée, les fibres motrices présentent la *décussation des pyramides.* Les fibres constitutives de chaque pyramide antérieure s'infléchissent en arrière et en dedans, s'entrecroisent sur la ligne médiane, au fond de la fissure médiane longitudinale antérieure, avec les fibres du côté opposé, traversent la substance grise à la base de la corne antérieure et arrivent ainsi dans le cordon latéral de la moelle épinière, où elles reprennent la direction longitudinale et constituent le *faisceau pyramidal du cordon latéral* ou *faisceau pyramidal croisé.* Cet entrecroisement des fibres pyramidales n'est cependant pas complet ; une petite partie de ces fibres nerveuses conserve sa direction longitudinale et passe de la moelle allongée dans le cordon antérieur de la moelle épinière ; là ces fibres constituent le *faisceau pyramidal du cordon antérieur,* appelé encore *faisceau de Türck* ou *faisceau pyramidal direct.*

Le *faisceau pyramidal du cordon antérieur* descend, dans la moelle épinière, jusque vers la partie inférieure de la moelle sacrée ; le *faisceau pyramidal du cordon latéral* peut être poursuivi jusqu'à l'extrémité supérieure du filet terminal. Ces deux faisceaux diminuent de volume de haut en bas, parce que, au fur et à mesure qu'ils descendent, ils abandonnent des fibres nerveuses qui se rendent, pense-t-on, dans la substance grise des cornes antérieures de la moelle épinière, où elles viennent se mettre en contact, par leurs ramifications terminales, avec les prolongements protoplasmatiques et les corps des cellules radiculaires.

Les fibres du *faisceau pyramidal du cordon latéral* sont des fibres déjà *entrecroisées :* elles se termineraient dans la corne antérieure de la *moitié correspondante* de la moelle. Au contraire, les fibres du *faisceau pyramidal du cordon antérieur* sont des *fibres directes* ; elles traversent la ligne médiane, en passant par la commissure blanche antérieure de la moelle, pour se terminer plus que probablement dans la corne antérieure du *côté opposé.*

De cette façon, toutes les fibres pyramidales venues d'un hémisphère cérébral se sont terminées dans les noyaux d'origine des nerfs périphériques du côté opposé. L'entrecroisement de ces fibres pyramidales se fait, *successivement,* le long du tronc cérébral, pour toutes les fibres motrices destinées aux nerfs craniens. Il se fait *en bloc,* à la

partie inférieure de la moelle allongée, pour les fibres motrices destinées aux noyaux d'origine des nerfs spinaux. Un petit faisceau de fibres
nerveuses échappe seulement à cet entrecroisement en bloc, qui a lieu
au niveau de la décussation des pyramides. Ce faisceau occupe la
partie interne du cordon antérieur de la moelle ; l'entrecroisement de
ces fibres pyramidales se fait dans la commissure blanche, au fur et à
mesure que ces fibres se rendent dans la corne antérieure du côté
opposé.

Considérée dans son ensemble, la voie motrice tactile principale
est donc constituée de deux triangles superposés se touchant par leurs
sommets.

La base du triangle inférieur correspond aux masses grises inférieures dans lesquelles se trouvent les cellules d'origine des nerfs
moteurs périphériques d'une moitié du corps.

La base du triangle supérieur correspond à l'écorce de l'hémisphère cérébral de la moitié opposée du corps.

Les sommets réunis de ces deux triangles passent par presque
toute l'étendue du bras postérieur de la capsule interne.

Avant de terminer l'étude de cette voie importante cortico-médullaire, nous devons encore nous demander quel peut bien être le nombre
approximatif des fibres nerveuses qui entrent dans sa constitution.
BLOCQ et ONANOFF ont étudié, à cet effet, la moelle épinière de trois
personnes qui avaient été, de leur vivant, atteintes d'hémiplégie totale.
Le faisceau pyramidal direct et le faisceau pyramidal croisé de la
moelle étaient complètement dégénérés. Ils ont déterminé l'étendue du
champ occupé par les fibres dégénérées dans le cordon latéral et le
cordon antérieur, le nombre de fibres nerveuses renfermées dans ces
mêmes champs et sur la même coupe du côté sain, et le nombre des
fibres conservées intactes dans les champs de dégénérescence. Ils ont
ainsi établi que, au-dessus du renflement cervical, les faisceaux pyramidaux d'une moitié de la moelle renferment 79,131 fibres nerveuses
destinées à se mettre en connexion avec les cellules radiculaires des
nerfs appartenant à un membre supérieur, à la moitié du tronc et à un
membre inférieur. En dessous du renflement cervical, les faisceaux
pyramidaux ne renferment plus que 30,554 fibres nerveuses. La zone
motrice d'un hémisphère cérébral se trouve donc en connexion avec
les cellules d'origine des fibres du membre supérieur du côté opposé

par 48,557 fibres nerveuses ; tandis que pour la moitié du tronc et pour le membre inférieur réunis cette connexion s'établit par 30,554 fibres.

Il est évident que ces chiffres n'ont rien d'absolu. Ils sont intéressants en ce sens, qu'ils nous montrent que la connexion cortico-médullaire s'établit par un nombre de fibres qui est, pour le membre supérieur, presque le double du nombre de fibres motrices corticales destinées au membre inférieur. Cette disposition antomique s'accorde très bien avec ce fait d'observation physiologique : c'est que le membre inférieur remplit surtout des actes automatiques ne nécessitant pas ou presque pas l'influence corticale, ce qui n'est pas le cas pour le membre supérieur.

Ce chiffre de 80.000 fibres nerveuses d'origine corticale destinées à se terminer dans la substance grise de la corne antérieure de la moelle, mérite d'être mis en regard de celui de 200.000 fibres nerveuses qui, d'après les recherches de INGBERT, sont renfermées dans les racines antérieures des nerfs médullaires. Ce rapprochement tend à démontrer que chaque fibre corticale vient en connexion avec plusieurs cellules radiculaires de la corne grise antérieure.

La voie motrice cortico-musculaire, considérée dans son ensemble, est donc une voie nerveuse qui va en s'élargissant de l'écorce grise jusque dans les muscles périphériques.

De la description qui précède il résulte, que toutes les fibres de chaque pyramide antérieure du bulbe doivent, en un point quelconque de leur trajet descendant dans la moelle épinière, passer la ligne médiane pour se terminer dans la corne antérieure de la moitié opposée de la moelle. Cet entrecroisement se fait à la partie inférieure du myélencéphale pour les fibres du faisceau pyramidal du cordon latéral ; il a lieu dans la commissure blanche de la moelle pour les fibres du faisceau de TüRCK.

Cet entrecroisement complet de toutes les fibres de chaque pyramide bulbaire n'est cependant pas admis par tous les neurologistes. Ce qui semble plaider contre une pareille manière de voir, ce sont les phénomènes cliniques que l'on observe dans les cas d'hémiplégie, consécutive à une destruction des fibres du faisceau pyramidal dans la capsule interne. La destruction de ces fibres amène la paralysie des muscles du membre supérieur et du membre inférieur du côté opposé, ainsi qu'une exagération considérable des réflexes tendineux. Si l'hémisphère cérébral droit était uniquement en connexion avec les muscles des membres du côté gauche, la destruction des fibres pyramidales dans la capsule interne ne devrait retentir que sur les muscles du côté gauche et laisser complètement intact l'état des muscles du côté droit. Or, dans les cas d'hémiplégie gauche due à une lésion capsulaire droite, on observe, outre la paralysie des muscles du côté gauche, de la faiblesse musculaire ainsi qu'une exagération manifeste des réflexes tendineux dans les membres du côté droit. Cette faiblesse musculaire et cette exagération des réflexes prédominent surtout dans le membre inférieur. Ces phénomènes cliniques semblent donc prouver que l'hémisphère cérébral droit est aussi en connexion, par des fibres motrices, avec les muscles des membres du côté correspondant et surtout avec les muscles du membre inférieur.

Comment mettre ces phénomènes cliniques en rapport avec la structure anatomique ?

En admettant l'existence dans la moelle d'un certain nombre de fibres cortico-spinales *homolatérales* ou *directes*. Ces fibres occuperaient la zone pyramidale du cordon antérieur d'après les uns, tandis que d'après d'autres, elles existeraient de préférence dans la zone pyramidale du cordon latéral.

Aussi ces auteurs admettent-ils que, dans certains cas du moins, chaque pyramide du bulbe fournit, au niveau de sa décussation, outre le faisceau croisé et le faisceau direct ordinaires, un certain nombre de fibres au cordon latéral du même côté : ce sont les *fibres pyramidales homolatérales* du cordon latéral. Ces fibres homolatérales se termineraient dans la substance grise de la moitié correspondante de la moelle.

La voie motrice secondaire ou voie motrice cérébelleuse.

Outre la voie motrice principale, traversant en ligne directe toute l'étendue de l'axe cérébro-spinal, il existe encore, dans le névraxe de l'homme, une voie motrice plus complexe reliant l'écorce cérébrale à l'écorce cérébelleuse et celle-ci, à son tour, aux cellules radiculaires des cornes antérieures de la moelle épinière : c'est la voie motrice secondaire ou voie motrice cérébelleuse.

La partie supérieure de cette voie motrice, ou partie cérébro-cérébelleuse, est connue depuis longtemps.

Où les fibres constitutives de cette voie cérébro-cérébelleuse trouvent-elles leur origine et leur terminaison ?

DÉJERINE et FLECHSIG admettent que ces fibres proviennent de la zone motrice de CHARCOT, ou sphère tactile de FLECHSIG, et qu'elles dégénèrent à la suite de lésions destructives survenant dans la circonvolution centrale antérieure et dans la partie voisine des circonvolutions frontales. Ces fibres doivent donc avoir leurs cellules d'origine dans l'écorce qui recouvre ces circonvolutions. De là, elles traversent la substance blanche de l'hémisphère cérébral pour pénétrer dans la capsule interne. Ici, les fibres cortico-protubérantielles frontales ne passent pas par le bras antérieur de cette capsule, comme on l'a cru jusqu'ici. En se basant sur de nombreuses recherches anatomo-pathologiques, DÉJERINE a établi que les fibres de ce bras antérieur sont exclusivement des fibres cortico-thalamiques. Nous pensons que, dans la capsule interne, les fibres cortico-protubérantielles frontales se trouvent mélangées aux fibres motrices centrales et qu'elles passent par conséquent par le genou et par le segment lenticulaire du bras postérieur de cette capsule.

De là elles descendent dans le pied du pédoncule cérébral où, mélangées aux fibres motrices, elles occupent les quatre cinquièmes internes de ce pied.

Elles pénètrent alors dans le pont de VAROLE, et là, elles se séparent des fibres de la voie motrice principale pour se terminer, par des ramifications libres, dans les masses grises qui constituent les noyaux du pont.

Les masses grises du pont sont formées de cellules nerveuses multipolaires dont les prolongements cylindraxiles vont devenir les fibres de la protubérance et des pédoncules cérébelleux moyens, pour aller se terminer dans l'écorce grise cérébelleuse. Ces fibres ponto-cérébelleuses sont, en petite partie, des fibres directes reliant les noyaux du pont à l'hémisphère cérébelleux correspondant; ce sont, en majeure partie, des fibres croisées qui s'entrecroisent dans la protubérance annulaire et qui relient les masses grises d'une moitié du pont, par le pédoncule cérébelleux moyen contralatéral, à l'hémisphère cérébelleux du côté opposé.

La superposition des neurones cortico-protubérantiels directs et ponto-cérébelleux croisés donne donc naissance à une voie croisée cortico-ponto-cérébelleuse. Cette voie est formée de fibres descendantes ou motrices. Elle forme la partie supérieure de la voie motrice tactile secondaire.

La partie inférieure de cette voie secondaire est formée par des fibres nerveuses reliant directement ou indirectement l'écorce cérébelleuse aux cellules radiculaires des cornes antérieures de la moelle épinière.

Il résulte de toutes les recherches expérimentales récentes que la lésion de l'écorce grise du cervelet est uniquement suivie de la dégénérescence d'un certain nombre de fibres nerveuses se terminant dans l'olive cérébelleuse du côté correspondant.

L'olive cérébelleuse à son tour donne origine à un large faisceau de fibres nerveuses constituant le pédoncule cérébelleux supérieur. Au niveau de la partie inférieure du mésencéphale toutes les fibres de chaque pédoncule passent la ligne médiane en constituant l'entrecroisement des pédoncules cérébelleux supérieurs, improprement appelé commissure de WERNEKINK. Au sortir de cet entrecroisement, les fibres de chaque pédoncule se bifurquent en une branche descendante se terminant dans la substance grise de la formation réticulaire du pont de VAROLE, et une branche ascendante se laissant poursuivre jusque dans le noyau rouge, la couche optique et les noyaux d'origine des nerfs moteurs oculaires.

Le noyau rouge à son tour donne origine à un large faisceau de fibres descendantes, le *faisceau rubro-spinal*, qui traverse de haut en bas le pont de VAROLE et le myélencéphale (en formant avec les fibres du faisceau de GOWERS et les fibres réticulo-spinales latérales un petit faisceau compact que nous avons appelé *faisceau hétérogène*). A la partie inférieure du bulbe, les fibres rubro-spinales entrent dans la constitution de la zone pyramidale du cordon latéral et se laissent poursuivre jusqu'à la partie inférieure de la moelle sacrée.

Si nous superposons tous ces neurones :

neurones cérébello-olivaires,

neurones olivo-rubriques, olivo-mésencéphaliques (nerfs III et IV),
    olivo-métencéphaliques (nerf V, VI et VII),

neurones rubro-spinaux (nerfs bulbaires et nerfs spinaux),

nous nous trouvons en présence d'une longue voie nerveuse reliant, d'une façon croisée, l'écorce d'un hémisphère cérébelleux aux noyaux d'origine réelle de tous les nerf moteurs du côté opposé.

Cette voie cérébello-olivo-mésencéphalique et métencéphalique, ou encore cérébello-olivo-rubro-spinale, en se superposant à la voie cortico-ponto-cérébelleuse, donne naissance à une voie motrice descendante d'origine corticale excessivement complexe reliant, par une voie détournée, l'écorce grise de la sphère tactile aux masses grises motrices inférieures du névraxe.

Il y a cependant lieu de faire remarquer que les pédoncules cérébelleux supérieurs n'appartiennent pas uniquement à cette voie descendante, mais qu'ils représentent, au moins par une partie de leurs fibres, un chainon ascendant, olivo-thalamique, de la voie de sensibilité superficielle ou voie tégumento-corticale. Il est difficile d'établir, par des preuves directes, que dans le pédoncule cérébelleux supérieur le chainon olivo-rubrique de la voie descendante est indépendant complètement du chainon olivo-thalamique de la voie ascendante.

La sphère tactile de chaque hémisphère cérébrale se trouve reliée par une double voie aux noyaux d'origine des nerfs moteurs périphériques.

1°) Par une voie directe, *voie cortico-spinale* ou voie motrice principale.

2°) Par une voie indirecte, *voie cortico-ponto-cérébelleuse,* suivie d'une voie cérébello-spinale ou voie motrice secondaire.

Les fibres constitutives de ces deux voies se trouvent intimement mélangées depuis l'écorce cérébrale jusque vers le milieu de la protubérance anulaire.

Là, les deux voies se séparent l'une de l'autre : la voie principale (fibres cortico-médullaires) descend dans la moelle allongée et la moelle épinière, où elle va constituer la pyramide du bulbe et les faisceaux pyramidaux de la moelle; la voie secondaire se rend vers le cervelet et, de là, vers le noyau rouge et la moelle.

II

Voies descendantes d'origine diencéphalique.

Le diencéphale est essentiellement formé de masses grises. Nous avons vu que la *couche optique* est le ganglion sous-cortical intercalé sur le trajet des voies *ascendantes* d'origine médullaire, bulbaire et protubérantielle en connexion avec la sensibilité générale, profonde et superficielle, comme le *corps genouillé interne* se trouve intercalé sur le trajet des voies acoustiques, et le *corps genouillé externe* sur celui des voies optiques.

On peut se demander, si, à côté de ces masses grises qui sont des noyaux terminaux pour les fibres de certaines voies ascendantes, le diencéphale ne présente pas d'autres noyaux gris donnant origine à des fibres descendantes.

Les recherches expérimentales récentes tendent à répondre négativement à cette question importante.

Il résulte, en effet, de ces recherches que les lésions même étendues de la couche optique ne sont pas suivies de dégénérescence descendante dépassant le mésencéphale.

Le diencéphale est cependant le lieu d'origine d'un certain nombre de fibres descendantes.

Faisceau de Meynert. Les unes proviennent du *ganglion de l'habénula* situé sur la face interne de la couche optique et vont se terminer dans le ganglion interpédonculaire. Elles forment le *faisceau de Meynert* ou *faisceau rétro-réflexe.* On croit généralement qu'il intervient dans la constitution des voies olfactives, bien que l'on ne connaisse pas exactement, ni la nature des fibres se terminant dans le ganglion de l'habénula, ni les connexions ultérieures du ganglion interpédonculaire.

Faisceau de la calotte. Les autres proviennent du corps mamillaire et vont constituer le *faisceau mamillo-tegmentaire* ou *faisceau de la calotte.* On pense qu'il appartient également aux voies olfactives et que ses fibres se laisseraient poursuivre jusque dans la formation réticulaire de la protubérance.

La couche optique est encore en connexion avec un autre faisceau nerveux plus important, mais à connexions multiples, connu sous le nom de *faisceau longitudinal postérieur.*

Faisceau longitudinal postérieur. On trouve ce faisceau, de chaque côté de la ligne médiane, un peu au devant du canal central, depuis l'extrémité supérieure du cerveau moyen jusque dans le cordon antérieur de la moelle où il prend part à la constitution de la zone pyramidale.

Ce faisceau longitudinal doit être considéré comme une partie importante dans l'organisation interne du système nerveux central, puisqu'on le retrouve, avec le même degré de developpement, dans toute la série des vertébrés et que, de plus, aussi bien chez les vertébrés inférieurs que chez l'homme, il est de tous les faisceaux du tronc cérébral celui dont les fibres, dans le cours du développement embryologique, sont les premières à développer leur gaine de myéline,

Il résulte de l'étude des dégénérescences secondaires, consécutives à de nombreuses recherches expérimentales, que le *long de la moelle allongée*, le faisceau longitudinal postérieur est formé *exclusivement* de fibres *descendantes*. Celles-ci pénètrent toutes dans le cordon antérieur de la moelle épinière où elles prennent part à la constitution de la zone pyramidale.

Dans son trajet *mésencéphalique* et *protubérantiel*, le faisceau longitudinal postérieur est formé à la fois de fibres descendantes et de fibres ascendantes avec prédominance des dernières.

D'où viennent ces fibres descendantes et ascendantes ?

Un certain nombre d'entre elles proviennent d'une petite masse grise située dans le voisinage de la commissure blanche postérieure du diencéphale. Ces fibres se laissent poursuivre, à travers toute la longueur du tronc cérébral, jusque dans le cordon antérieur de la moelle. Ce noyau gris constitue le *noyau supérieur du faisceau longitudinal postérieur*.

Les autres fibres ascendantes et descendantes proviennent principalement des masses grises bulbo-protubérantielles en connexion avec les deux branches du nerf de la huitième paire. Nous avons vu, en effet, que du noyau de DEITERS et peut-être du tubercule latéral partent des fibres nerveuses à direction transversale, dont les unes se recourbent en bas dans le faisceau longitudinal postérieur du même côté ; dont les autres, beaucoup plus nombreuses, passent le raphé pour entrer dans la constitution du faisceau longitudinal postérieur du côté opposé, soit comme fibres *ascendantes* se laissant poursuivre jusque dans la couche optique, soit comme fibres *descendantes* se rendant dans le cordon antérieur de la moelle.

Il résulte encore des recherches expérimentales qu'une des masses grises bulbo-protubérantielles, probablement le noyau de BECHTEREW, donne origine à un large faisceau de fibres *ascendantes*, qui entrent dans la constitution de la partie latérale du faisceau longitudinal postérieur du même côté, et se laissent poursuivre jusque dans les masses motrices du mésencéphale. C'est le *faisceau vestibulo-mésencéphalique.*

Les fibres *ascendantes* du faisceau longitudinal postérieur proviennent donc essentiellement des masses grises du bulbe en connexion avec le nerf vestibulaire. Elles relient ces masses grises aux noyaux moteurs de la protubérance et du mésencéphale.

Les fibres *descendantes* ont une origine beaucoup plus complexe.

Les unes, *fibres diencéphalo-spinales*, proviennent d'un noyau gris voisin de la commissure postérieure. Les autres, *fibres métencéphalo-spinales*, ont leur origine dans les noyaux terminaux du nerf acoustique. D'autres encore proviennent de cellules éparpillées dans la formation réticulaire du bulbe et du pont de VAROLE : *fibres réticulo-spinales antérieures*.

La valeur physiologique de ce faisceau ne se laisse pas déduire de sa constitution anatomique. Nous ignorons encore, en effet, quelles sont les fibres nerveuses qui viennent se mettre en connexion soit avec le noyau supérieur du faisceau longitudinal postérieur, soit avec les cellules d'origine des fibres réticulo-spinales.

La seule déduction physiologique probable c'est que, par une partie de ses fibres, il représente le neurone intermédiaire descendant intercalé entre les noyaux terminaux du nerf vestibulaire et les noyaux d'origine des nerfs moteurs, intervenant dans le mécanisme des mouvements réflexes d'origine vestibulaire. Il forme donc une partie constituante des organes nerveux tenant sous leur influence l'équilibre de notre corps dans l'espace.

III.

Voies descendantes d'origine mésencéphalique.

On trouve, dans le mésencéphale, deux masses grises qui donnent origine à des fibres descendantes : le *noyau rouge* d'où provient le *faisceau rubro-spinal*, et le tubercule quadrijumeau supérieur d'où descendent le *faisceau tecto-bulbaire*, le *faisceau tecto-protubérantiel* et un faisceau de fibres courtes *tecto-mésencéphaliques*.

Faisceau rubro-spinal. Nous avons vu que les cellules nerveuses qui constituent le noyau rouge donnent origine à des fibres descendantes. Au sortir de la masse grise ces fibres s'inclinent en dedans, passent la ligne médiane dans la décussation de FOREL, et se recourbent en bas dans la partie latérale de la formation réticulaire. Ces fibres se réunissent plus bas, d'abord avec les fibres réticulo-spinales latérales, puis avec les fibres du faisceau de GOWERS, en constituant ce que nous avons appelé le *faisceau hétérogène*. Celui-ci traverse la protubérance et la moelle allongée pour entrer dans la constitution de la zone pyramidale du cordon latéral de la moelle, dans laquelle certaines de ses fibres se laissent poursuivre jusque dans la moelle sacrée. On pense que ces fibres descendantes se terminent dans la corne grise antérieure de la moelle. Le faisceau rubro-spinal relie donc, d'une façon croisée, le noyau rouge du mésencéphale aux noyaux moteurs de la moelle. Dans le noyau rouge lui-même se terminent un grand nombre des fibres ascendantes du pédoncule cérébelleux supérieur, de même que des ramifications collatérales provenant des fibres du lemniscus médian ou voie médullo-thalamique. Il représente donc une masse grise motrice sous-corticale, intercalée entre les voies ascendantes d'origine médullaire et les masses grises inférieures d'où naissent les nerfs moteurs périphériques.

Les fibres du faisceau tecto-bulbaire abandonnent des collatérales au noyau rouge. Le faisceau rubro-spinal peut donc encore intervenir dans la constitution de l'arc nerveux réflexe qui relie la rétine aux noyaux d'origine des nerfs moteurs spinaux.

Faisceau tecto-bulbaire appelé encore *faisceau longitudinal prédorsal.* Les fibres qui entrent dans la constitution de ce faisceau ont leurs cellules d'origine dans les tubercules quadrijumeaux supérieurs, de là elles se dirigent en avant et en dedans, en contournant la substance grise qui entoure l'aqueduc de SYLVIUS. Arrivées au devant de la coupe du faisceau longitudinal postérieur, ces fibres s'entrecroisent sur la ligne médiane avec celles du côté opposé, dans la partie dorsale de la décussation de la calotte ou décussation de MEYNERT, puis elles se recourbent en bas, traversent toute la hauteur du mésencéphale et du pont de VAROLE pour disparaître, comme fibres myélinisées, à la partie supérieure du bulbe.

Faisceau de Münzer ou faisceau tecto-protubérantiel. C'est un faisceau de fibres nerveuses qui dégénère à la suite d'une lésion des tubercules quadrijumeaux supérieurs. Il provient de ces tubercules et peut se poursuivre jusque dans la substance grise du pont de VAROLE.

Fibres tecto-mésencéphaliques. Ces fibres proviennent également du tubercule quadrijumeau supérieur et se terminent dans la partie postéro-latérale de la formation réticulaire du mésencéphale.

IV

Voies descendantes d'origine métencéphalique.

Parmi ces fibres descendantes, les unes proviennent du cervelet et forment le *faisceau cérébello-bulbaire*, les autres ont leur origine soit dans les masses grises en connexion avec le nerf vestibulaire : fibres du *faisceau vestibulo-spinal* et fibres du *faisceau longitudinal postérieur ;* soit dans les cellules éparpillées dans la formation réticulaire : *fibres réticulo-spinales latérales.*

Faisceau cérébello-bulbaire. Nous avons vu que les fibres de ce faisceau proviennent du noyau du toit dans la profondeur du lobe médian du cervelet. Au sortir de cette masse grise ces fibres s'entre-croisent sur la ligne médiane, contournent le pédoncule cérébelleux supérieur *(faisceau en crochet* de RUSSELL), entre les fibres ascendantes olivo-rubro-thalamiques et les fibres horizontales du faisceau de GOWERS, pour se recourber en bas dans le segment interne du pédon-cule cérébelleux inférieur. Pendant le trajet descendant ce faisceau se subdivise en deux fascicules : l'un, antérieur, descend dans la formation réticulaire du bulbe; l'autre, postérieur, se laisse pour-suivre dans le segment interne du pédoncule inférieur. Ces fibres se terminent dans le bulbe sans que l'on connaisse exactement les masses grises dans lesquelles elles trouvent leur terminaison.

Faisceau vestibulo-spinal. Les cellules volumineuses qui consti-tuent le noyau de DEITERS donnent origine à des fibres nerveuses qui s'inclinent en avant et en dedans, croisent la branche radiculaire externe du facial pour se recourber en bas dans la formation réticu-laire en arrière de l'olive supérieure. Ces fibres descendantes traver-sent ensuite toute l'étendue du bulbe, en arrière du noyau du facial et du noyau ventral du pneumo-gastrique, pour descendre dans le cordon antérieur de la moelle épinière où elles constituent la partie la plus latérale de la zone pyramidale. On pense que ces fibres vont se terminer dans la corne grise antérieure de la moelle. Le faisceau vestibulo-spinal relierait donc le noyau de DEITERS aux masses grises motrices, depuis la partie inférieure du pont de VAROLE jusqu'à la moelle sacrée.

Faisceau longitudinal postérieur. Nous avons vu que des masses grises vestibulaires partent également des fibres descendantes entrant dans la constitution des deux faisceaux longitudinaux postérieurs.

Fibres réticulo-spinales latérales. En nous basant sur les résultats fournis par la méthode de la dégénérescence wallerienne indirecte, nous avons pu établir qu'un certain nombre de fibres nerveuses des-cendantes, à la fois directes et croisées, proviennent de cellules épar-pillées dans la formation réticulaire du pont de VAROLE. Ces fibres se réunissent dans la partie latérale de cette formation réticulaire, près du bord supérieur de la protubérance, avec les fibres rubro-spinales et avec les fibres du faisceau de GOWERS pour former le *faisceau hétérogène*. Avec ce faisceau elles traversent le pont de VAROLE et la moelle allongée pour pénétrer dans le cordon latéral de la moelle épinière où elles entrent dans la constitution de la zone pyramidale latérale. On pense que ces fibres se terminent dans les cornes grises antérieures. Elles relient donc la formation réticulaire du métencéphale aux noyaux d'origine réelle des nerfs périphériques dépendant de la moelle.

V

Voies descendantes d'origine bulbaire.

Ces voies ne sont pas bien connues. Tout ce que les recherches expérimentales ont permis d'établir c'est qu'il existe, dans la partie ventrale de chaque faisceau longitudinal postérieur, un certain nombre de fibres descendantes qui ont leur origine dans des cellules éparpillées dans la formation réticulaire du bulbe. Ce sont les *fibres réticulo-spinales antérieures*. Au sortir de la formation réticulaire elles s'inclinent en bas, dans la substance blanche voisine du raphé, traversent toute la hauteur du bulbe, pour entrer dans le cordon antérieur de la moelle où elles prennent part à la constitution de la zone pyramidale.

A côté de ces fibres descendantes dont l'origine et le trajet ont pu être établis, il doit exister encore, tant dans le myélencéphale que dans la protubérance annulaire, d'autres voies nerveuses descendantes dont l'existence n'a pu être démontrée encore par la méthode des dégénérescences secondaires. Nous avons vu, en effet, qu'on trouve dans ces régions les masses grises intercalées dans la voie acoustique centrale : l'*olive supérieure et le noyau du corps trapézoïde*, qui plus que probablement donnent origine à des voies descendantes. On y trouve encore la masse volumineuse qui constitue l'*olive bulbaire*. On admet généralement qu'elle est reliée à l'écorce cérébelleuse par des fibres olivo-cérébelleuses. Mais beaucoup d'auteurs croient qu'elle donne origine également à un faisceau descendant, *olivo-spinal*, qui se rendrait dans le cordon antéro-latéral de la moelle, pour y constituer plus que probablement le faisceau triangulaire de HELWEG de la moelle cervicale.

VI

Voies descendantes d'origine médullaire.

Nous avons vu, en étudiant la structure interne de la moelle épinière, que chacun des trois cordons de la substance blanche renferme un faisceau de fibres courtes, véritables fibres endogènes ou commissurales longitudinales, qui relient entre eux, dans le sens ascendant comme dans le sens descendant, les différents niveaux de la substance grise médullaire. Ces fibres des trois faisceaux fondamentaux sont de longueur excessivement variable. Les plus courtes relient entre eux deux étages rapprochés de la substance grise, les plus longues doivent s'étendre, théoriquement du moins, depuis le premier segment cervical jusque dans la moelle sacrée.

Ce sont ces fibres médullaires endogènes, *fibres proprio-spinales* comme les appelle SHERRINGTON, *fibres spino-spinales* comme nous serions tenté de les dénommer, qui forment l'appareil nerveux autonome de la moelle et qui, mises en connexion avec les fibres périphériques centripètes et centrifuges, forment le substratum anatomique de la réflectivité médullaire sur laquelle nous avons insisté antérieurement.

Les fibres spino-spinales *ascendantes* de la moelle lombo-sacrée sont faciles à mettre en évidence par la méthode des dégénérescences secondaires. Pour amener la destruction isolée de la substance grise, il suffit de recourir à l'expérience de STENSON, — la ligature de l'aorte abdominale maintenue pendant une heure — qui amène inévitablement la nécrose de la substance grise de toute la partie inférieure de la moelle à partir du sixième segment lombaire. D'après les recherches concordantes d'un grand nombre d'auteurs, cette destruction de la moelle lombo-sacrée amène une dégénérescence diffuse dans toute l'étendue de la substance blanche sur toute la partie de la moelle intéressée par la lésion. Dès que les coupes dépassent le quatrième segment lombaire, on voit le nombre des fibres en dégénérescence diminuer rapidement tout en s'écartant de plus en plus de la substance grise. Les fibres ascendantes du cordon postérieur se terminent dans le noyau du faisceau de GOLL ; les fibres ascendantes du cordon antéro-latéral — abstraction faite d'un petit nombre de fibres longues appartenant aux faisceaux médullo-cérébelleux — doivent se terminer dans la substance grise de la moelle elle-même. Ce sont des *fibres ascendantes intersegmentaires, proprio-spinales* ou *spino-spinales*.

Les fibres spino-spinales ascendantes de la moelle cervicale peuvent être mises en évidence par une lésion limitée de la substance grise à ce niveau et cela en injectant dans cette substance grise, au moyen d'une seringue de PRAVAZ enfoncée à travers les cordons postérieurs, un quart à un demi-centimètre cube d'eau distillée. Après une survie de quinze jours, on a étudié la moelle au moyen de la méthode de MARCHI.

Cette lésion amène la dégénérescence d'un nombre considérable de fibres nerveuses *ascendantes* du cordon antéro-latéral du côté opposé. Parmi celles-ci les unes sont des fibres longues, spino-cérébelleuses ; les autres, en plus grand nombre, des fibres courtes spino-spinales.

Il est évident que ces fibres spino-spinales ascendantes doivent sortir de la substance grise à tous les niveaux de la moelle épinière.

Des fibres spino-spinales *descendantes* de la moelle cervicale inférieure sont également mises en évidence par ces mêmes recherches. Dans les coupes transversales faites en dessous de la moelle cervicale on trouve en dégénérescence des fibres descendantes dans le cordon latéral du côté lésé et dans les deux cordons antérieurs. Les nombreuses fibres du cordon latéral, placées dans le voisinage de la substance grise tout près du siège de la lésion, diminuent rapidement en nombre en même temps qu'elles s'écartent de la substance grise, elles disparaissent complètement vers la partie inférieure du second segment dorsal. Les fibres des cordons antérieurs, au contraire, se laissent poursuivre jusque dans la moelle sacrée. Il résulte donc de là que la substance grise de la moelle cervicale donne, chez le lapin, origine à de nombreuses fibres descendantes spino-spinales courtes et longues. Les fibres courtes se terminent dans les segments médullaires voisins, les fibres longues se laissent poursuivre jusque dans la moelle sacrée.

En étudiant la réflectivité médullaire sur des chiens ayant subi la section complète de la moelle cervicale inférieure, SHERRINGTON a appelé l'attention sur un mouvement réflexe qu'il a désigné sous le nom de « Kratzreflex ». Pour le produire il suffit d'exciter légèrement la peau de la région dorsale ou latérale du tronc. Cette excitation entraine un mouvement énergique de flexion de la patte postérieure du côté correspondant, comme si l'animal voulait se gratter au point excité. Pour expliquer ce mouvement réflexe, il faut admettre l'existence, dans la moelle épinière, de fibres proprio-spinales descendantes, reliant le niveau de la moelle où se termine la fibre centripète excitée à la région motrice de la corne antérieure où se trouvent les cellules radiculaires pour les fibres motrices de la patte postérieure. Pour mettre ces fibres en évidence, SHERRINGTON a eu recours à ce qu'il appelle la *méthode des dégénérescences successives*. Il a extirpé, sur le chien, le deuxième segment dorsal de la moelle. Cette lésion médullaire a entrainé inévitablement la dégénérescence secondaire, puis la disparition complète de toutes les fibres descendantes provenant des parties du névraxe situées au-dessus du troisième segment dorsal. Après une survie d'un an, il a fait sur le même chien une hémisection de la moelle entre le quatrième et le cinquième segment dorsal, pour amener en dégénérescence toutes les fibres spino-spinales pouvant avoir leur origine dans le troisième et le quatrième segment. Il a trouvé en dégénérescence, dans le cordon latéral, des fibres spino spinales descendantes se laissant poursuivre jusque dans la moelle lombo-sacrée.

Nous pouvons admettre, au moins comme très probable, que ces fibres spino-spinales descendantes n'existent pas seulement entre les premiers segments dorsaux et la moelle lombo-sacrée, mais que tout segment médullaire quelqu'il soit donne origine à des fibres descendantes analogues.

De plus, ces fibres descendantes ne sont pas uniquement des fibres longues, unissant deux segments médullaires plus ou moins éloignés, mais aussi des fibres courtes et des fibres intermédiaires reliant entre eux des segments plus ou moins rapprochés, absolument comme cela existe pour les fibres spino-spinales ascendantes. Nous avons d'ailleurs vu, en étudiant la structure interne de la moelle, que ces fibres courtes ascendantes et descendantes de la moelle proviennent des *cellules des cordons* dont le cylindre-axe, arrivé dans la substance blanche, se bifurque généralement en une branche ascendante et une branche descendante.

Toutes ces fibres spino-spinales forment par leur ensemble un appareil autonome médullaire, qui permet à la moelle de présider à des mouvements complexes et coordonnés, même en l'absence complète de toute connexion supérieure.

Les voies réflexes.

Il résulte de l'étude que nous venons de faire, concernant les voies ascendantes et descendantes qui entrent dans la constitution de l'axe cérébro-spinal, que toutes ces voies nerveuses renferment essentiellement des fibres de longueur variable : des fibres courtes et moyennes reliant entre eux des étages de substance grise plus ou moins rapprochés ; des fibres longues établissant une connexion anatomique et physiologique entre des régions grises plus ou moins éloignées.

Toutes ces voies nerveuses, ascendantes et descendantes, ne servent pas uniquement à relier les surfaces sensibles du corps à l'écorce grise du télencéphale et cette écorce grise elle-même à nos muscles périphériques. Cette fonction leur est dévolue, sans aucun doute ; mais ce n'est là qu'une fonction secondaire, accessoire, surajoutée en quelque sorte à une fonction beaucoup plus importante : celle de mettre en connexion, à n'importe quel niveau du névraxe, la terminaison d'une fibre centripète avec la cellule d'origine d'une fibre centrifuge.

Notre système nerveux central est, en effet, essentiellement un système de réaction, un système de défense, réaction ou défense se faisant en quelque sorte d'une fonction automatique, sans que l'écorce grise de nos hémisphères cérébraux *doive* y intervenir en quoi que ce soit.

Cet organisme de défense, de réaction, il l'est d'une façon exclusive chez les vertébrés inférieurs, dont le télencéphale est complètement dépourvu de manteau cérébral. Cet organisme de défense il l'a été, chez les mammifères et même chez l'homme, à un moment donné du développement embryologique, alors que les fibres longues ascendantes et descendantes sont encore complètement dépourvues de gaine de myéline, que les seules fibres myélinisées, c'est-à-dire capables de fonctionner, sont représentées par les fibres centripètes des racines sensitives et les fibres centrifuges des racines motrices et cela sur toute la longueur de l'axe nerveux, depuis le diencéphale où se teminent les fibres optiques, jusqu'à la moelle sacrée et au cone terminal où arrivent et d'où partent les dernières fibres médullaires.

Cette organisme de réaction et de défense il peut le redevenir, chez l'homme adulte comme chez les mammifères, au moins dans toute l'étendue de sa moelle épinière, par une lésion ou une section transversale complète de la moelle cervicale.

Cette section ou cette lésion soustrait, en effet, la moelle épinière à toute influence *descendante* venant des centres nerveux supérieurs, de même qu'elle met hors de fonction toutes les fibres *ascendantes* devant relier la moelle épinière aux centres nerveux sus-jacents. Par ce fait la structure de la moelle, dans ses parties capables de fonctionner, se simplifie considérablement.

Dans les cordons postérieurs, les fibres longues, voies de transmission de la sensibilité musculaire, sont supprimées. Il n'y a plus là que les fibres courtes et moyennes venant des racines postérieures et les fibres endogènes du faisceau fondamental.

Dans les cordons latéraux, toute la zone pyramidale, formée par les fibres descendantes cortico-spinales, rubro-spinales et réticulo-spinales latérales, dégénère et disparaît. Les fibres ascendantes des faisceaux médullo-cérébelleux ventral et dorsal, privées de toute connexion, sont devenues incapables de fonctionnement et peuvent être considérées comme inexistantes. Il ne persiste donc que les fibres courtes du faisceau fondamental latéral.

Il en est de même du cordon antérieur où toutes les fibres de la zone pyramidale : fibres descendantes cortico-spinales, vestibulo-spinales, réticulo-spinales et fibres du faisceau longitudinal postérieur, dégénèrent et disparaissent pour ne laisser persister que les fibres courtes ou endogènes du faisceau fondamental.

Dans ces conditions la moelle épinière se réduit donc à son architecture propre. Elle conserve, de chaque côté, les 600.000 fibres centripètes amenées par les racines postérieures des nerfs spinaux, les 200.000 fibres centrifuges qui entrent dans la constitution des racines antérieures des mêmes nerfs, et les fibres courtes, ascendantes et descendantes, fibres proprio-spinales ou fibres spino-spinales, qui forment les faisceaux fondamentaux de ses trois cordons blancs. Ainsi réduite à sa plus simple expression, elle reste ce qu'elle a été : un organisme de réaction et de défense. Excitons un peu vivement en un point quelconque la surface cutanée du tronc ou de l'un des membres, et nous verrons cet organisme, exclusivement médullaire, répondre à cette excitation par un mouvement périphérique. L'excitation, cause initiale de ce mouvement réactionnel, n'est pas perçue par le malade, puisque toutes les voies ascendantes spino-corticales sont coupées. Le mouvement réactionnel lui-même non seulement échappe à la conscience du malade, mais il est encore complètement soustrait à l'influence de sa volonté, puisque toutes les voies descendantes cortico-spinales ont également été interrompues.

Ce mouvement réactionnel est donc un mouvement fatal, il doit suivre inévitablement l'excitation cutanée. C'est en quelque sorte la porte de sortie pour l'organisme de la petite quantité d'énergie qui a été introduite au point excité.

Ces mouvements réactionnels, d'origine exclusivement médullaire, sont appelés des *mouvements réflexes*. Mais pour qu'ils puissent se produire, il n'est pas du tout nécessaire que *toute* la moelle épinière soit conservée depuis le segment cervical jusqu'au segment coccygien. Il n'est pas indispensable qu'à côté des fibres centripètes et des fibres centrifuges il persiste, dans la moelle, les fibres spino-spinales.

Cette structure de la moelle nous pouvons donc la simplifier encore. Nous pouvons, en effet, mettre hors de fonction toutes les fibres endogènes, commissurales ou proprio-spinales ; ne conserver, à un niveau donné, que la fibre centripète amenant l'excitation, la fibre centrifuge la transportant jusque dans le muscle, et la partie de substance grise nécessaire pour que la fibre centripète puisse se mettre en connexion avec la cellule d'origine de la fibre centrifuge, sans abolir pour cela le mouvement réactionnel ou réflexe dans le segment médullaire correspondant. Ce qui le prouve, c'est que si, au lieu de sectionner chez un mammifère la moelle épinière dans la région cervicale, nous la coupons dans sa portion dorsale ou même dans sa portion lombaire, nous verrons toujours des mouvements réflexes survenir dans les membres inférieurs à la suite de l'excitation de leur surface cutanée. Nous pouvons la sectionner au niveau du premier segment sacré, ne conserver que le second segment sacré et le cône terminal pour voir persister encore des mouvements réflexes dans les segments inférieurs des membres abdominaux. Nous pouvons même sectionner la moelle au niveau du bord inférieur du deuxième segment sacré et isoler ainsi complètement le cône terminal ; malgré cela, nous verrons persister les mouvement réflexes dépendant de ce cône et notamment les contractions réflexes du muscle constricteur de l'anus à la suite de l'excitation de la surface sensible voisine.

La moelle épinière est donc constituée de telle façon que, si on pouvait la sectionner en autant de tronçons qu'il y a de nerfs périphériques qui en dépendent tout en conservant intacte la circulation de chacun de ces segments médullaires, chacun de ces tronçons serait capable de fonctionnement, chacun de ces tronçons permettrait à la partie correspondante de l'organisme de répondre par une contraction musculaire à une excitation portée sur sa surface sensible.

Le mouvement réflexe le plus simple ne nécessite donc pour se produire que la superposition d'un neurone centripète avec un neurone centrifuge. Le neurone centripète relie une partie de la surface sensible du corps à la substance grise d'un segment medullaire, le neurone centrifuge relie cette même substance grise à un muscle périphérique. Dans la substance grise se fait la connexion, l'articulation, ce que SHERRINGTON appelle le *synapsis*, entre le neurone centripète et le neurone centrifuge. Toutes ces parties superposées : surface sensible, neurone centripète, substance grise médullaire, neurone centrifuge et muscle périphérique, forment par leur ensemble un circuit complet, un arc nerveux qu'on appelle *arc réflexe*.

Dès que cet arc est intact, anatomiquement et physiologiquement, le mouvement réflexe est capable de se manifester. Dès que cet arc est interrompu en un point donné, le réflexe sera aboli. Cette interruption peut se faire soit le long de la fibre centripète (nerf périphérique, ganglion spinal, racine postérieure, cordon postérieur de la moelle), soit le long de son neurone centrifuge (cellule radiculaire, racine antérieure, nerf périphérique. muscle), soit au niveau de l'articulation dans la substance grise.

Ces réflexes simples, dont l'arc nerveux est uniquement formé de de deux neurones superposés, existent en nombre incalculable sur toute la hauteur de la moelle épinière. Ils existent aussi, sans aucun doute, bien qu'ils soient d'une démonstration plus difficile, dans les parties supérieures du névraxe : la moelle allongée, où les fibres centripètes du nerf pneumo-gastrique se terminent dans les masses grises motrices (noyau dorsal et noyau ventral) innervant les muscles du pharynx, de l'œsophage, de l'estomac, etc., et pouvant présider au *réflexe pharyngien*; la protubérance annulaire, où les fibres centripètes du trijumeau peuvent se mettre en connexion avec les cellules d'origine des fibres du facial constituant ainsi l'arc nerveux du *réflexe palpébral*.

Mais tout mouvement réflexe ne doit pas nécessairement avoir pour substratum anatomique un arc nerveux formé simplement d'un neurone centripète et d'un neurone centrifuge. Entre ces deux segments indispensables peuvent venir s'interposer des *neurones intercalaires*, neurones qui transmettent l'onde nerveuse suivant le grand axe de la moelle, et peuvent ainsi répartir l'excitation, amenée par une fibre centripète, à un nombre plus ou moins considérable de fibres centrifuges. Ces neurones intercalaires sont donc, en quelque sorte, des neurones de dissémination de l'onde nerveuse à travers l'axe longitudinal de la moelle.

L'arc réflexe le plus simple sous ce rapport que l'on pourrait imaginer serait formé de trois groupes de neurones superposés :

1) un neurone périphérique centripète,

2) un neurone central intercalaire,

3) un ou plusieurs neurones périphériques centrifuges.

On trouve ces arcs réflexes, en nombre considérable, sur toute l'étendue de la moelle épinière. Le neurone intercalaire est représenté, dans ces conditions, par les fibres spino-spinales courtes et longues, directes et croisées, qui forment les faisceaux fondamentaux des trois cordons.

On peut mettre ces mouvements réflexes en évidence, même chez l'homme, dans les cas de lésion transversale complète de la moelle cervicale ou dorsale, lésion qui isole complètement la moelle lombosacrée. Une excitation portée sur un point de la surface cutanée du membre inférieur produira un retrait plus ou moins brusque de tout le membre : flexion de la cuisse sur le bassin, flexion de la jambe sur la cuisse et extension du pied, accompagnée ou non de l'extension et de l'abduction des orteils.

L'arc nerveux nécessaire pour produire un mouvement réflexe de cette nature exige donc au moins deux articulations ou deux synapsis. De plus, il met en branle un nombre considérable de neurones centrifuges. Ce qui distingue ces arcs réflexes biarticulaires ou *bisynaptiques*, des arcs réflexes monoarticulaires ou *monosynaptiques*, c'est que le mouvement produit n'est plus la conséquence d'une contraction musculaire isolée, mais la résultante de la contraction à des degrés variables d'un nombre plus ou moins considérable de muscles produisant un mouvement plus ou moins coordonné. Cette coordination peut être parfois si parfaite que le mouvement réactionnel peut avoir toutes les apparences d'un mouvement ayant un but approprié. Les mouvements réflexes les plus typiques sous ce rapport sont ceux que peut présenter la grenouille décapitée et qui se trouvent décrits dans tous les livres de physiologie ; ou bien ceux encore sur lesquels SHERRINGTON a appelé l'attention chez le chien, après section de la moelle cervicale inférieure, et qu'il a désignés sous le nom de « *Kratzreflex* ». Il suffit d'exciter en un point quelconque la surface cutanée de la région cervico-dorsale, pour voir se produire un mouvement de flexion de la patte postérieure du côté correspondant, comme si l'animal voulait se gratter au point excité.

Ces arcs réflexes biarticulaires se trouvent aussi dans les parties supérieures de l'axe nerveux. L'exemple le plus typique nous paraît être fourni par les connexions du nerf vestibulaire. Nous avons vu que ce nerf est sans connexion connue avec l'écorce grise du télencéphale. Il amène, dans les centres nerveux, les impressions recueillies dans la profondeur des canaux demi-circulaires qui sont les organes de l'équilibre. Ses fibres constituantes se terminent essentiellement dans le noyau de DEITERS et le noyau de BECHTEREW. De ces masses grises partent un nombre considérable de neurones intercalaires : neurones *descendants* constituant le faisceau vestibulo-spinal et un grand nombre de fibres des faisceaux longitudinaux postérieurs ; neurones *ascendants* formant par leur ensemble le faisceau vestibulo-mésencéphalique et toutes les fibres ascendantes du faisceau longitudinal postérieur. Tous ces neurones intercalaires se terminent dans les noyaux moteurs de l'axe nerveux depuis le mésencéphale jusqu'à la moelle sacrée, noyaux moteurs qui sont mis en connexion avec tous les muscles striés du corps.

Une voie réflexe plus complexe encore serait celle qui se trouverait constituée de quatre groupes de neurones superposés.

1) un neurone centripète périphérique toujours unique, recueillant l'excitation,

2) un ou plusieurs neurones intercalaires ascendants,

3) un ou plusieurs neurones intercalaires descendants,

4) un nombre considérable de neurones centrifuges périphériques.

Nous avons le droit de penser que des arcs réflexes ainsi constitués peuvent se rencontrer à tous les niveaux de l'axe cérébro-spinal, bien que la preuve immédiate et péremptoire de leur existence serait impossible à fournir dans chaque cas particulier. Il existe cependant un groupe de mouvements réflexes, pour lequel les connaissances anatomiques nous autorisent et nous obligent à admettre un arc réflexe ainsi constitué : ce sont les mouvements réactionnels qui peuvent se produire à la suite des impressions visuelles.

Quand un rayon lumineux tombe sur la rétine, il excite un certain nombre de cellules bipolaires de la couche moyenne qui représentent le neurone centripète périphérique. De là l'ébranlement nerveux est transmis à une ou plusieurs cellules ganglionnaires, dont les axones se terminent dans les tubercules quadrijumeaux supérieurs (neurones intercalaires ascendants). Des tubercules quadrijumeaux l'excitation nerveuse se transmet à un certain nombre de cellules dont les axones se rendent dans le faisceau tecto-bulbaire ou faisceau longitudinal prédorsal et, par là, dans les noyaux d'origine des nerfs III, IV, VI, VII (neurones intercalaires descendants).

De ces masses grises motrices partent des fibres nerveuses qui vont innerver, soit les muscles des globes oculaires et produire un mouvement de déplacement de ces globes vers la source lumineuse ; soit le muscle constricteur des paupières et produire un mouvement de fermeture de l'orifice palpébral, etc.

On peut admettre l'existence de voies réflexes plus complexes encore, formées d'un nombre considérable de neurones superposés. Nous savons, en effet, par l'observation clinique que certains mouvements réflexes nécessitent pour se produire l'intervention de l'écorce cérébrale.

Tels sont, par exemple, les mouvements réflexes cutanés que l'on examine en clinique, et qui se distinguent nettement de tous les mouvements réflexes d'origine purement médullaire par ces deux caractères : 1) l'excitation de la surface cutanée doit se produire dans une région déterminée et toujours la même, 2) la réaction consécutive à cette excitation se localise toujours dans certains muscles donnés toujours les mêmes.

Parmi ces reflexes, les plus importants sont :

1° Le *réflexe plantaire* : l'excitation légère de la plante du pied, surtout dans sa moitié interne, amène la flexion des orteils. La région excitée est innervée par des fibres de la racine postérieure du premier nerf sacré. Le centre médullaire de ce réflexe doit donc correspondre approximativement au cinquième segment lombaire et au premier segment sacré.

2° Le *réflexe crémastérien* : l'excitation légère de la peau au niveau de la partie supéro-interne de la cuisse entraîne l'élévation plus ou moins brusque du testicule, en même temps que la contraction des fibres les plus inférieures des muscles de la paroi abdominale immédiatement au-dessus de l'arcade crurale. (Chez la femme, cette dernière contraction constitue seule toute la réaction réflexe). La région excitée dépend du troisième nerf lombaire. On admet généralement que le centre médullaire comprend les premiers segments de la moelle lombaire.

3° Les *réflexes abdominaux* que l'on peut diviser en réflexe abdominal inférieur, moyen et supérieur.

Réflexe abdominal inférieur : l'excitation légère de la peau de la partie latérale de l'abdomen, au-dessus de l'arcade crurale, entraine une contraction dans la partie correspondante des muscles larges de l'abdomen.

Réflexe abdominal moyen : l'excitation légère de la partie latérale de l'abdomen au niveau de l'ombilic est suivie d'une contraction de la partie moyenne du muscle grand droit, avec léger déplacement latéral de l'ombilic.

Réflexe abdominal supérieur : l'excitation légère de la peau au niveau des 6e et 7e espaces intercortaux amène une contraction de la partie supérieure du muscle grand droit, au niveau du creux épigastrique (*réflexe épigastrique*).

Les réflexes abdominaux inférieur et moyen passent par les trois derniers segments dorsaux, tandis que le réflexe abdominal supérieur exige, pour se produire, l'intégrité du neuvième segment dorsal.

Pour chacun de ces réflexes cutanés, *d'origine corticale*, nous pouvons construire un arc nerveux réflexe très complexe en nous basant sur l'étude des voies nerveuses ascendantes et descendantes que nous avons faite antérieurement.

Si cette étude est exacte et si les connexions tégumento-corticales sont bien telles que nous les avons décrites, nous devons admettre, pour chacun de ces réflexes cutanés :

1° un neurone centripète périphérique toujours unique,

2° un neurone ascendant médullo-cérébelleux, un neurone cérébello-olivaire, un neurone olivo-thalamique et un neurone thalamo-cortical formant par leur ensemble la voie ascendante médullo-corticale,

3° un neurone descendant cortico-médullaire,

4° un ou plusieurs neurones centrifuges périphériques.

Mais à côté de ces mouvements réflexes cutanés on observe, chez l'homme, l'existence de ce qu'on appelle des mouvements *réflexes tendineux*, réflexes qui consistent essentiellement dans la contraction réflexe d'un ou de plusieurs muscles à la suite de la percussion d'un tendon.

Tout tendon de muscle peut, dans certains cas pathologiques, être le point de départ d'un mouvement réflexe. Il y a donc, théoriquement, autant de réflexes tendineux qu'il y a de tendons accessibles à la percussion.

Dans les conditions normales cependant, certains tendons de muscle sont plus sensibles que d'autres, au point que leur percussion donne toujours naissance à un mouvement réflexe. Tel est le tendon du muscle quadriceps crural ou ligament rotulien, dont la percussion entraine une contraction réflexe du muscle correspondant et par le fait même une extension plus ou moins brusque de la jambe sur la cuisse *(réflexe rotulien)*, tel encore le tendon d'Achille dont la percussion provoque une contraction du muscle triceps sural et une extension du pied sur la jambe *(réflexe achilléen)*, ou encore le tendon du triceps brachial, etc.

Les réflexes tendineux ne sont pas des réflexes d'origine *médullaire*, puisque dans les cas de lésion transversale complète de la moelle ils sont *abolis*.

Ce ne sont pas non plus des réflexes d'origine *corticale*, liés à l'intégrité des voies descendantes cortico-médullaires, puisque l'interruption de ces voies nerveuses, loin d'entrainer l'abolition des réflexes tendineux, provoque au contraire leur exagération. Tout porte à croire que ces réflexes ont une origine *mésencéphalique*, c'est-à-dire que l'arc nerveux complexe qui forme leur substratum anatomique doit remonter dans le tronc cérébral, au moins jusque dans le mésencéphale, bien que les diverses parties constituantes de cet arc réflexe ne soient pas encore exactement connues.

Lorsque la moelle épinière est réduite à ses éléments propres, privée donc de toute connexion ascendante et descendante avec les centres nerveux supérieurs, les réflexes médullaires, une fois provoqués par une excitation cutanée d'intensité suffisante, se produisent fatalement. L'intensité de cette réaction centrifuge est en rapport étroit avec l'intensité de l'excitation centripète.

Mais, au fur et à mesure que le système nerveux se complique et que, à la partie de l'axe nerveux en connexion avec les nerfs périphériques (mésencéphale, métencéphale, myélencéphale et moelle épinière), viennent se superposer des centres nerveux plus élevés, on voit la réflectivité médullaire diminuer d'intensité. Tout se passe comme si les centres nerveux qui vienent se surajouter à l'axe nerveux, notamment l'écorce grise du télencéphale, exerçaient sur ce dernier une action modératrice, une action inhibitive, action qui est telle que la vie propre de la moelle diminue d'importance. Cette action inhibitive, que les centres nerveux supérieurs exercent sur les centres nerveux inférieurs, s'établit surtout par les fibres descendantes cortico-spinales, c'est-à-dire la voie pyramidale, la dernière venue dans le développement phylogénétique des êtres aussi bien que dans le développement ontogénétique de l'individu. Ces fibres modèrent et diminuent la réflectivité médullaire, elles font en sorte que, aux excitations cutanées, l'organisme généralement ne répond plus par des mouvements spontanés et automatiques, mais plutôt par des mouvements volontaires et conscients. Mais cette organisation de plus en plus complexe des centres nerveux supérieurs ne modifie cependant pas la structure primitive des centres nerveux inférieurs. Ce que la moelle est chez les animaux inférieurs, simple centre de réflectivité, elle le reste chez les mammifères et chez l'homme. Ce qui le prouve, c'est qu'il suffit que l'action inhibitive exercée par les fibres cortico-spinales soit ou diminuée, comme dans le sommeil normal ou chloroformique ; ou affaiblie, comme dans certains cas de dépression nerveuse qui caractérisent la neurasthénie et l'hystérie ; ou abolie, comme dans le cas de lésion des fibres cortico-spinales, pour voir réapparaitre la réflectivité médullaire avec tous ses caractères primitifs.

Si les mammifères supérieurs possèdent donc, dans leur moelle épinière, comme partie essentielle de sa structure anatomique, la reproduction intégrale de l'organisation médullaire des vertébrés inférieurs ; ils ont cependant, à côté de ce substratum anatomique commun, une organisation nouvelle, plus élevée, plus importante, qui s'est constituée lentement dans le développement phylogénétique et qui est représentée par ces longues voies ascendantes et descendantes reliant la substance grise des centres nerveux inférieurs à l'écorce grise du télencéphale.

Ces connexions supérieures amènent avec elles une modification dans le fonctionnement primitif de la moelle. Cette modification consiste dans une diminution de sa vie propre, se traduisant au dehors par un affaiblissement de sa réflectivité qui est tel qu'une excitation cutanée, quelque vive qu'elle soit, n'est plus nécessairement suivie d'une réaction motrice et cela parce que, de par ses fibres cortico-spinales, l'organisme peut inhiber l'action centrifuge.

Ces connexions supérieures déterminent ensuite l'apparition de phénomènes réactionnels nouveaux, les *réflexes cutanés d'origine corticale*, qui nécessitent pour se produire non seulement l'intégrité anatomique et fonctionnelle de la moelle, mais encore celle de toutes ses connexions corticales ascendantes et descendantes.

Ces réflexes corticaux se distinguent nettement des réflexes médullaires par plusieurs caractères.

1) L'excitation cutanée doit être portée, pour chacun de ces mouvements reflexes, sur une région déterminée et toujours la même de la surface sensible.

2) La réaction motrice se localice dans des muscles déterminés, toujours les mêmes.

3) L'intensité de la réaction motrice centrifuge est en rapport avec l'intensité de l'excitation centripète.

4) La volonté ne peut intervenir en rien pour favoriser ou contrecarrer la réaction motrice.

Nous pouvons donc subdiviser les mouvements réflexes en trois groupes bien distincts.

Les réflexes cutanés *médullaires*, dont l'existence est uniquement liée à l'intégrité anatomique et fonctionnelle de l'arc nerveux périphérique et, pour certains d'entre eux, des fibres courtes médullaires ou fibres spino-spinales.

Les réflexes *tendineux* probablement *mésencéphaliques*, qui nécessitent pour se produire non pas seulement l'intégrité de l'arc réflexe périphérique, mais encore celle de toutes les voies ascendantes et descendantes qui relient la substance médullaire au *mésencéphale*.

Les réflexes cutanés *corticaux*, qui ne peuvent se produire que lorsque, à côté de l'intégrité de l'arc périphérique, il existe également l'intégrité des voies nerveuses ascendantes et descendantes reliant la substance grise de la moelle à l'*écorce cerébrale*.

Ces trois groupes de mouvements réflexes méritent d'être nettement distingués les uns des autres, si l'on veut saisir toute l'importance que l'examen des mouvements réflexes peut présenter au point de vue du diagnostic des affections nerveuses.

Quand on parcourt les livres classiques de physiologie on y trouve enseigné, comme une vérité démontrée, que les centres nerveux supérieurs exercent sur les centres nerveux inférieurs une action inhibitive, action qui est telle que si on pratique en un point quelconque du névraxe une section transversale complète, le tronçon inférieur de la moelle, libéré de l'action inhibitive du tronçon supérieur, récupère son activité propre et présente une exagération considérable de *tous* les réflexes.

Si on examine, d'autre part, ce qui se passe chez l'homme malade, dans les cas de lésion transversale complète de la moelle cervicale ou de la moelle dorsale, on arrive bientôt à se convaincre que tous les réflexes *tendineux* et tous les réflexes cutanés *cliniques* dépendant du tronçon inférieur de la moelle, les seuls réflexes auxquels le médecin est habitué à attribuer une importance clinique, loin d'être exagérés, sont complètement *abolis*.

D'où vient cette différence profonde entre l'expérimentation physiologique et l'observation clinique ? Elle est due uniquement et exclusivement à ce fait que les physiologistes n'ont pas tenu compte de la distinction fondamentale qu'il convient d'établir entre les trois groupes de réflexes que nous avons étudiés plus haut.

L'action inhibitive que les centres nerveux supérieurs exerce sur les centres nerveux inférieurs existe incontestablement, et cela aussi bien chez l'homme que chez les animaux. Mais, dans les cas de section ou de lésion transversale de la moelle supérieure, la suspension de l'action inhibitive ne fait sentir, et ne peut faire sentir ses effets, que sur les réflexes d'origine exclusivement médullaire. Cette suspension entrainera donc inévitablement une exagération de la réflectivité médullaire.

Quand aux réflexes *tendineux*, nécessitant pour se produire un arc réflexe passant par le mésencéphale, et quant aux réflexes *cutanés* des cliniciens, nécessitant l'intervention de l'écorce cérébrale, ceux-là, loin d'être exagérés, doivent être abolis, puisque la lésion ou la section a interrompu la continuité de l'arc réflexe lui-même.

Mais les deux groupes de mouvements réflexes, abolis dans les cas de lésion transversale de la moelle, diffèrent entre eux par la constitution anatomique de leur arc réflexe.

Les réflexes *tendineux* ont, avons-nous vu, une origine mésencéphalique ou mieux sous-corticale, tandis que les réflexes *cutanés proprement dits* ont une origine corticale. Ceux-ci nécessitent pour se produire l'intégrité de l'écorce cérébrale et des voies ascendantes et descendantes correspondantes, et cela parce que leur arc réflexe passe par l'écorce grise ; tandis que les réflexes tendineux, probablement d'origine mésencéphalique, persistent même dans les cas où l'écorce grise est entièrement mise hors de fonction. Or, l'action inhibitive que les centres nerveux supérieurs exercent, dans les conditions ordinaires, sur les réflexes médullaires, l'écorce grise du télencéphale l'exerce également sur les réflexes d'origine sous-corticale ou mésencéphalique. Il résulte de là que, dans les cas de lésion étendue de l'*écorce grise* ou de la substance blanche sous-jacente, on observera non seulement l'*abolition* complète des réflexes *cutanés d'origine corticale* et l'*exagération* de la réflextivité médullaire, mais encore l'*exagération* considérable des réflexes *tendineux* d'origine mésencéphalique. Cette exagération est telle que non seulement les réflexes rotulien, achilléen et tricipital, les seuls réflexes tendineux qui existent dans les conditions normales, peuvent être mis en évidence avec une extrême facilité et avec une réaction motrice incomparablement plus forte que chez l'homme normal ; mais que de nouveaux réflexes tendineux surgissent, réflexes préexistant incontestablement d'une façon latente dans l'organisation interne des centres nerveux, mais dont la manifestation extérieure est entravée ou inhibée, dans les conditions normales, par la connexion descendante cortico-spinale. Ces nouveaux réflexes tendineux sont aussi nombreux qu'il y a de muscles périphériques dont le tendon est assez superficiel pour être atteint directement par la percussion.

L'étude des mouvements réflexes met bien en évidence la haute influence que les excitations périphériques peuvent exercer et exercent en réalité sur toutes les parties constituantes de l'axe cérébro-spinal.

Cette influence ne s'exerce pas seulement par ces excitations vives qui provoquent immédiatement un mouvement réactionnel visible à l'extérieur et que nous désignons sous le nom de mouvement réflexe ; elle s'exerce encore, elle s'exerce surtout, et cela d'une façon presque permanente, par ces excitations sans nombre et de toute nature qui ébranlent, à notre insu, toutes les terminaisons nerveuses périphériques : terminaisons nerveuses de la peau excitées par les frottements, les contacts, les changements de température, etc.; terminaisons nerveuses des surfaces articulaires qui recueillent les modifications survenues dans la position respective des différents segments de membre ; terminaisons nerveuses intramusculaires qui renseignent l'organisme sur l'état de contraction des nombreux muscles du corps ; terminaisons nerveuses de la rétine, de l'organe de CORTI, des tâches acoustiques, de la surface gustative, de la surface olfactive, etc.

Toutes ces excitations périphériques arrivent d'une façon constante à nos centres nerveux, s'y disséminent à travers les voies nerveuses ascendantes et descendantes pour se réfléchir, en dernière analyse, sur les cellules nerveuses des cornes grises antérieures de la moelle et par là sur tous les muscles périphériques.

L'état de ces muscles, à chaque moment donné de notre vie, n'est donc rien d'autre que la traduction au dehors de l'état d'excitation dans lequel se trouvent à ce moment les cellules correspondantes de la corne grise antérieure, et cet état d'excitation lui-même n'est que le résultat de toutes les excitations et de toutes les inhibitions dont l'effet se fait sentir sur ces cellules radiculaires.

L'état de demi-contraction dans lequel se trouvent, d'une façon presque permanente, tous nos muscles du corps et que l'on désigne sous le nom de *tonus musculaire*, est donc un *état réflexe*. C'est en quelque sorte un *réflexe permanent*, dont l'intensité peut être modifiée et se modifie réellement d'un moment à l'autre par une modification de même nature survenant dans ce que l'on peut appeler le *tonus nerveux* des cellules motrices.

La grande variabilité du tonus musculaire ne peut donc pas nous surprendre, si nous pensons au nombre considérable de fibres nerveuses qui se mettent en connexion avec les cellules des cornes antérieures de la moelle (fibres radiculaires postérieures, fibres vestibulo-spinales, fibres réticulo-spinales, fibres rubro-spinales, fibres cortico-spinales), et qui toutes interviennent, soit comme agent d'excitation soit comme agent d'inhibition, dans le tonus nerveux des cellules motrices, dont le tonus musculaire est la manifestation visible.

Ce qui ressort donc, en dernière analyse, de cette étude, c'est la haute importance que possède, pour le fonctionnement de notre système nerveux central, l'ensemble des voies centripètes.

On comprend maintenant pourquoi le nombre de ces fibres centripètes est si disproportionné mis en regard de celui des fibres centrifuges. INGBERT a montré que, pour la moelle épinière, le nombre des fibres sensitives est trois fois plus considérable que celui des fibres motrices.

Si l'on ajoute à cela les fibres centripètes renfermées dans les nerfs craniens : les fibres olfactives, les fibres optiques, les fibres acoustiques, les fibres vestibulaires, les fibres du trijumeau, du facial, du glosso-pharyngien et du pneumo-gastrique, on arrive à admettre, avec SHERRINGTON, que les voies centripètes périphériques sont pour le moins cinq fois aussi nombreuses que les voies centrifuges, preuve indubitable que notre système nerveux central est essentiellement et avant tout un organe de réception, un organe créé et admirablement organisé pour la défense de notre organisme tout entier qu'il renseigne, à chaque moment de la vie, sur tout ce qui se passe soit en dedans, soit en dehors de lui, en même temps qu'il tient à sa disposition, prêts pour la défense, les organes contractiles capables de mettre en mouvement les différentes parties de son appareil de locomotion.

SYSTÈME NERVEUX SYMPATHIQUE

Le *système nerveux sympathique* ou *système nerveux de la vie végéta-tive* comprend une partie centrale et une partie périphérique.

La partie centrale est formée par une série de ganglions située de chaque côté de la colonne vertébrale, depuis la base du crâne jusqu'à l'extrémité inférieure de la région sacrée. Ces ganglions sont reliés les uns aux autres par des faisceaux de fibres nerveuses connus sous le nom de *cordons intermédiaires*. Il en résulte, de chaque côté de la colonne vertébrale, une chaîne continue appelée *chaîne sympathique*.

La partie périphérique est représentée par les fibres nerveuses qui partent de la chaîne sympathique pour se terminer dans les viscères *(nerfs viscéraux)*, dans la paroi des vaisseaux *(nerfs vasculaires)*, ou dans la profondeur des glandes.

La chaîne sympathique, avec les nerfs périphériques qui en dépendent, ne constitue cependant pas un système indépendant. Elle est reliée au système nerveux cérébro-spinal par un nombre considérable de faisceaux de fibres nerveuses qui partent des nerfs cérébro-spinaux pour se rendre dans les ganglions sympathiques. Ces faisceaux de fibres sont connus sous le nom de *rameaux communicants*.

Le système nerveux sympathique comprend donc trois parties :

1º Les ganglions sympathiques avec les cordons intermédiaires.

2º Les nerfs périphériques viscéraux, vasculaires et glandulaires.

3º Les rameaux communicants.

Ganglions sympathiques. Les ganglions sympathiques existent en nombre variable sur les faces latérales de la colonne vertébrale. Théoriquement on devrait y rencontrer autant de ganglions qu'il y a de nerfs périphériques dépendant de la moelle épinière, puisque chaque nerf spinal s'anastomose par un rameau communicant avec le ganglion voisin du sympathique. Cette disposition s'est maintenue le long de la région dorsale, où l'on rencontre communément douze ganglions sympathiques. Ailleurs, elle s'est modifiée en ce sens que deux ou plusieurs ganglions voisins se sont fusionnés en un seul ganglion plus volumineux. C'est ainsi que le long de la colonne cervicale on ne compte généralement que trois (quelquefois deux) ganglions sympathiques en connexion avec les huit nerfs cervicaux. Cette fusion de plusieurs ganglions en un seul est moins fréquente dans la partie inférieure de la chaîne sympathique, où l'on compte communément quatre ganglions lombaires, quatre ganglions sacrés et un seul ganglion coccygien.

Outre ces ganglions de la chaîne sympathique, on trouve encore de nombreux ganglions éparpillés dans les plexus nerveux périphériques ainsi que les quatre ganglions qui sont en connexion avec les branches du nerf trijumeau : le ganglion ciliaire, le ganglion sphénopalatin, le ganglion otique et le ganglion sous-maxillaire.

Les ganglions sympathiques, éminemment variables de forme et de volume présentent tous la même structure interne : ils sont formés de cellules nerveuses et de fibres nerveuses.

A. *Cellules nerveuses*. Les cellules nerveuses qui entrent dans la constitution des ganglions du sympathique appartiennent au type multipolaire ; les prolongements protoplasmatiques se terminent librement dans le voisinage de la cellule d'origine, le prolongement cylindraxile, toujours unique, devient le cylindre-axe d'une fibre nerveuse du cordon intermédiaire, du rameau communicant ou du nerf périphérique.

Des recherches récentes ont montré que, dans les ganglions sympathiques de l'homme, les cellules nerveuses peuvent présenter trois formes particulières de ramifications protoplasmatiques. Les unes sont pourvues de dendrites courtes, se terminant dans le voisinage immédiat de la cellule en donnant naissance à une espèce de couronne dendritique périsomatique ou endocapsulaire.

Les autres sont pourvues de dendrites longues se ramifiant et se terminant dans l'épaisseur du ganglion à une distance généralement assez grande de la cellule d'origine. C'est le type cellulaire qui a été généralement décrit par les auteurs au moyen de la méthode de GOLGI. Ces ramifications protoplasmatiques peuvent se terminer librement, ou bien se rencontrer avec des ramifications protoplasmatiques venues d'autres cellules nerveuses pour constituer de véritables glomérules protoplasmatiques. Entre ces deux formes extrêmes on peut rencontrer des formes intermédiaires : des cellules pourvues de ramifications grêles et fines constituant une espèce de couronne dendritique, en même temps qu'elles donnent naissance à des ramifications protoplasmatiques plus épaisses, se ramifiant dans le voisinage immédiat du corps cellulaire en donnant naissance à un glomérule protoplasmatique endocapsulaire. Lorsque ces dendrites glomérulaires proviennent de deux ou de trois cellules nerveuses voisines, elles peuvent donner naissance à des glomérules protoplasmatiques d'une extrême complexité.

B. *Fibres nerveuses.* Tout ganglion du système nerveux sympathique est traversé par des fibres nerveuses se rendant dans un cordon intermédiaire, un rameau communicant ou un nerf périphérique.

Les fibres nerveuses longitudinales, passant d'un ganglion dans les cordons intermédiaires, ne sont probablement que les prolongements cylindraxiles de cellules nerveuses situées dans ce ganglion ou dans un ganglion voisin. Elles représenteraient des fibres commissurales longitudinales ayant pour fonction de relier l'un à l'autre les différents ganglions superposés.

Les fibres nerveuses qui pénètrent d'un ganglion dans le rameau communicant ou dans le nerf périphérique voisin représentent les prolongements cylindraxiles des cellules nerveuses du ganglion lui-même. Quelques-unes d'entre elles cependant sont des fibres du système cérébro-spinal amenées par le rameau communicant et qui traversent le ganglion de la chaîne sympathique pour se rendre dans l'un ou l'autre ganglion périphérique.

En traversant le ganglion sympathique, toutes ces fibres nerveuses abandonnent des branches collatérales qui s'y terminent, par des ramifications libres, soit dans l'intérieur même des glomérules protoplasmatiques, soit autour du corps des cellules nerveuses et des ramifications protoplasmatiques qui en proviennent de manière à donner naissance à des plexus fibrillaires de structure excessivement complexe.

En dehors des fibres nerveuses qui ont leurs cellules d'origine dans le ganglion lui-même et en dehors des fibres qui ne font que traverser le ganglion pour se rendre dans un cordon intermédiaire, le rameau communicant ou un nerf périphérique, on trouve encore, dans tout ganglion de la chaîne sympathique, un groupe de fibres nerveuses qui viennent s'y terminer : ce sont ou des fibres commissurales longitudinales appartenant à la chaîne sympathique, ou des fibres périphériques provenant de cellules nerveuses situées dans les *ganglions péri-*

phériques, ou des fibres cérébro-spinales amenées par le rameau communicant.

Toutes ces ramifications latérales et terminales produisent, dans l'épaisseur de chaque ganglion, un entrelacement inextricable de fibrilles nerveuses enveloppant de toutes parts les prolongements protoplasmatiques et le corps des cellules constitutives de même que les glomérules protoplasmatiques du ganglion.

D'après les recherches expérimentales de LANGLEY, toutes les fibres motrices cérébro-spinales, qui entrent dans la constitution du système nerveux sympathique, se termineraient dans l'un ou l'autre ganglion sympathique pour s'y mettre en connexion avec les cellules constitutives de ce ganglion. Les prolongements cylindraxiles de ces cellules ou fibres sympathiques centrifuges iraient alors se terminer soit dans la paroi musculaire des vaisseaux ou des viscères, soit dans les glandes. Pour formuler cette conclusion, LANGLEY se base sur le fait expérimental suivant :

L'injection d'une faible dose de nicotine paralyse les cellules nerveuses ; dans ces conditions l'excitation des rameaux communicants, renfermant les fibres motrices cérébro-spinales, n'amène aucune contraction dans les muscles lisses ; au contraire, cette contraction surgit dès qu'on excite les fibres sympathiques périphériques.

Il semble donc établi, dans l'état actuel de la science, que l'axe cérébro-spinal se trouve relié aux organes périphériques, innervés par le sympathique, par deux neurones moteurs superposés :

1º Un neurone moteur cérébro-spinal ou *fibre pré-ganglionnaire* passant par le rameau communicant et allant se terminer dans l'un ou l'autre ganglion sympathique.

2º Un neurone moteur sympathique ou *fibre post-ganglionnaire*, ayant sa cellule d'origine dans un des ganglions du sympathique et allant se terminer dans les muscles de la paroi des vaisseaux et des viscères ou dans les glandes.

Nerfs périphériques. Les nerfs périphériques du système nerveux sympathique sont formés de fibres nerveuses à myéline et de fibres sans myéline ou fibres de REMAK. Ces dernières forment cependant l'élément constitutif principal des nerfs sympathiques. Ces nerfs se rendent dans les parois des viscères ou dans les parois des vaisseaux, ou dans la profondeur des glandes annexes du système intestinal et du système uro-génital.

Les nerfs sympathiques périphériques renferment trois groupes de fibres nerveuses :

a) Des *fibres motrices* destinées à innerver les muscles lisses des vaisseaux (nerfs vaso-moteurs) et des viscères. Ces fibres motrices innervent aussi un certain nombre de muscles striés : tels les muscles du cœur, du pharynx et de la partie supérieure de l'œsophage.

b) Des *fibres sécrétoires* destinées aux glandes annexes du système intestinal et du système uro-génital.

c) Des *fibres sensitives*. Celles-ci se terminent par des ramifications libres, soit entre les cellules épithéliales des muqueuses, soit dans la profondeur des parois vasculaires et viscérales, soit entre les éléments constitutifs des glandes. Quelques-unes de ces fibres se terminent entre les deux feuillets du mésentère par les corpuscules de PACINI.

Les nerfs périphériques du système nerveux sympathique présentent un mode de distribution caractéristique qui les distingue des nerfs cérébro-spinaux. Ils ont une grande tendance à se réunir, à s'entrelacer les uns dans les autres et à former des plexus. Aux nœuds de ces plexus, on rencontre fréquemment des amas plus ou moins volumineux de cellules nerveuses qui constituent les *ganglions périphériques*. Ces cellules nerveuses appartiennent au type multipolaire ; elles possèdent plusieurs prolongements protoplasmatiques et un seul prolongement cylindraxile.

Nos connaissances concernant l'organisation interne du système nerveux sympathique sont encore très incomplètes. On suppose que les nerfs périphériques sont formés à la fois de fibres à conduction centrifuge — fibres représentant les prolongements cylindraxiles des cellules nerveuses des ganglions de la chaîne sympathique ou provenant directement du système nerveux cérébro-spinal par les rameaux communicants — et de fibres à conduction centripète, représentant les prolongements cylindraxiles des cellules nerveuses des ganglions périphériques.

Les fibres à conduction centrifuge se terminent, par des ramifications libres, dans les organes périphériques.

Les fibres à conduction centripète se terminent probablement dans les ganglions de la chaîne sympathique.

Rameaux communicants. Les rameaux communicants sont des faisceaux de fibres nerveuses reliant les nerfs spinaux aux ganglions de la chaîne sympathique. On admet généralement que ces rameaux communicants renferment des fibres cérébro-spinales et des fibres sympathiques.

Les fibres d'origine cérébro-spinale, amenées par les rameaux communicants dans les ganglions de la chaîne sympathique, sont des *fibres motrices* destinées à maintenir les cellules nerveuses sympathiques sous la dépendance du système nerveux cérébro-spinal. Ces fibres se terminent en partie dans les ganglions de la chaîne sympathique, en partie passent directement dans les nerfs périphériques.

Les fibres d'origine périphérique, qui pénètrent dans les rameaux communicants, peuvent s'y comporter de deux façons. Les unes, arrivées au ganglion spinal, se recourbent en dehors et deviennent fibres constitutives du nerf spinal périphérique. Les autres continuent leur trajet vers la moelle pour transmettre à cette partie inférieure de l'axe cérébro-spinal les impressions recueillies dans les organes périphériques. Ces fibres ayant la conduction centripète doivent être considérées comme des *fibres sensitives*. On ne connaît rien de certain sur leur trajet ultérieur. Une chose semble établie, c'est que ces fibres ne pénètrent pas dans la moelle épinière. Nous avons vu, en effet, que toutes les fibres des racines antérieures de la moelle sont des fibres motrices ayant leurs cellules d'origine dans la corne antérieure de la substance grise, et que les fibres des racines postérieures représentent les prolongements cylindraxiles des cellules des ganglions spinaux.

D'après CAJAL, les fibres sympathiques du cordon intermédiaire pénètreraient dans le ganglion spinal pour s'y terminer, par des ramifications libres, autour du corps des cellules nerveuses. Les impressions sensitives recueillies par les fibres du système sympathique seraient donc transmises aux cellules des ganglions spinaux, c'est-à-dire aux éléments sensitifs du système cérébro-spinal.

Le système nerveux sympathique forme un tout continu s'étendant depuis la face antérieure de l'atlas jusqu'au ganglion coccygien situé au-devant du coccyx. Pour la facilité de la description des différents ganglions qui le constituent et des nerfs périphériques qui en dépendent, on le divise généralement en quatre parties distinctes :

1° la *partie cervicale,*
2° la *partie dorsale,*
3° la *partie lombaire* et
4° la *partie sacrée.*

Pour chacune de ces parties de la chaîne ganglionnaire, nous décrirons le nombre et la position des ganglions qui la constituent, ainsi que les branches qui partent de ces ganglions et que l'on peut ranger en trois groupes :

1º des branches anastomotiques ;

2º des branches vasculaires ;

3º des branches viscérales.

Le sympathique cervical.

Dans la région cervicale, la chaîne sympathique est située au devant des apophyses transverses des vertèbres cervicales ; elle en est séparée par le muscle long du cou et par le muscle grand droit antérieur de la tête recouverts par l'aponévrose prévertébrale. On la trouve en arrière de la veine jugulaire interne, en arrière et un peu en dehors du nerf pneumo-gastrique, de l'artère carotide interne en haut et de l'artère carotide primitive en bas.

La partie cervicale du grand sympathique ne comprend que deux ou trois ganglions reliés entre eux par des cordons intermédiaires. On désigne ces ganglions sous le nom de *ganglion cervical supérieur*, *ganglion cervical moyen* et *ganglion cervical inférieur*.

Ganglion cervical supérieur. Le ganglion cervical supérieur est le plus volumineux de tous les ganglions de la chaîne sympathique. C'est un ganglion fusiforme, mesurant de deux à quatre ou cinq centimètres de longueur ; il est situé au-devant des apophyses transverses des vertèbres cervicales supérieures, depuis le corps de la deuxième jusqu'à celui de la quatrième et quelquefois de la cinquième vertèbre cervicale. Il est séparé des apophyses transverses de ces vertèbres par le muscle grand droit antérieur de la tête et par l'aponévrose prévertébrale. Il se trouve placé directement en arrière de la carotide interne et est croisé, en dehors, par les nerfs glosso-pharyngien, pneumo-gastrique et hypoglosse.

Branches anastomotiques. Le ganglion cervical supérieur du sympathique s'anastomose :

1º Avec les branches antérieures des quatre premiers *nerfs cervicaux*. Ce sont les rameaux communicants qui relient ce ganglion au système nerveux cérébro-spinal.

2º Avec les *nerfs crâniens voisins*. Le ganglion supérieur envoie des branches anastomotiques aux nerfs glosso-pharyngien, pneumo-gastrique et grand hypoglosse.

3º Avec le *ganglion cervical moyen*. De l'extrémité inférieure du ganglion part un faisceau de fibres nerveuses qui se dirige verticale-ment en bas pour s'unir à l'extrémité supérieure du ganglion cervical moyen. C'est le cordon intermédiaire étendu entre les deux premiers ganglions de la chaîne sympathique.

4º Avec les *nerfs craniens supérieurs*. De l'extrémité supérieure du ganglion part un filet nerveux assez grêle connu sous le nom de *nerf carotidien*. Il accompagne l'artère carotide interne jusque dans le canal carotidien de l'os temporal, où il se divise en deux rameaux : un rameau interne et un rameau externe ; ces rameaux s'anastomosent fréquemment entre eux pour constituer autour de l'artère carotide le *plexus carotidien interne*. Ce plexus accompagne l'artère dans le sinus caverneux, où il prend le nom de *plexus caverneux*.

Du plexus carotidien partent des fines branches collatérales qui vont s'anastomoser :

a) avec un des *filets du rameau de Jacobson* sur la paroi interne de l'oreille moyenne ;

b) avec le *nerf grand pétreux superficiel* pour constituer le *nerf vidien* et se rendre au ganglion sphéno-palatin, dont ces filets sympa-thiques constituent la *racine ganglionnaire*.

Du plexus caverneux partent aussi de nombreux filets très grêles qui vont se rendre :

a) dans le nerf oculo-moteur externe, le nerf pathétique, le nerf oculo-moteur commun et le nerf ophtalmique de WILLIS, pendant le passage de ces nerfs dans la paroi externe du sinus caverneux ;

b) dans le ganglion ciliaire ou ganglion ophtalmique situé au fond de la cavité orbitaire. Ce filet passe par la fente sphénoïdale et con-stitue la racine ganglionnaire de ce ganglion ;

c) dans l'hypophyse.

De ce plexus caverneux se détachent encore des filets vasculaires qui vont former des plexus dans la paroi de toutes les artères qui naissent de l'artère carotide interne : le *plexus de l'artère ophtalmique*, le *plexus de l'artère cérébrale antérieure*, de *l'artère cérébrale moyenne* et de *l'artère communicante postérieure*, ainsi que de toutes les branches collatérales qui naissent de ces troncs artériels.

Branches vasculaires. Outre les branches fournies à l'artère caro-tide interne et à toutes les artères collatérales et terminales de ce tronc artériel, le ganglion cervical supérieur du sympathique fournit encore des rameaux qui vont constituer le *plexus carotidien externe.*

Ces rameaux se rendent directement à la partie voisine de la carotide primitive. Là, ils s'unissent avec des rameaux venus du nerf pneumo-gastrique et du nerf glosso-pharyngien pour former le *plexus intercarotidien.* On trouve souvent dans ce plexus un petit ganglion nerveux, le *ganglion intercarotidien* ou *ganglion d'Arnold.*

Du plexus intercarotidien partent de nombreux filets qui vont entourer l'artère carotide externe, *plexus carotidien externe,* passant successivement sur toutes les branches fournies par la carotide externe et constituant le *plexus thyroïdien inférieur,* le *plexus lingual,* le *plexus facial,* le *plexus occipital,* le *plexus pharyngien inférieur,* le *plexus auriculaire,* le *plexus temporal superficiel* et le *plexus maxillaire interne.*

Dans la paroi de toutes ces artères, ces plexus abandonnent de petites ramilles destinées à innerver les muscles de la couche musculaire (nerfs vaso-moteurs).

Branches viscérales. Du ganglion cervical supérieur partent encore:

1º Des *rameaux pharyngiens.* Ceux-ci partent du ganglion et se dirigent obliquement en bas et en dedans pour gagner la paroi latérale du pharynx. Là, ils se réunissent avec des branches venues du nerf glosso-pharyngien et du nerf pneumo-gastrique pour constituer le *plexus pharyngien* d'où naissent alors les fibres destinées à la muqueuse, aux muscles et aux vaisseaux.

2º Des *rameaux laryngiens.* Ceux-ci s'anastomosent avec des filets du nerf laryngé inférieur pour constituer le *plexus laryngé.*

3º Le *nerf cardiaque supérieur.* Né par deux ou trois filets en partie du ganglion supérieur et en partie du cordon intermédiaire, le nerf cardiaque supérieur se dirige en bas et en dedans, il passe derrière l'artère thyroïdienne supérieure, pénètre dans la cage thoracique et va prendre part à la constitution du *plexus cardiaque.*

Ganglion cervical moyen. Le ganglion cervical moyen est beaucoup plus petit que le ganglion cervical supérieur. Il est situé au niveau de l'apophyse transverse de la sixième vertèbre cervicale, en dedans ou au devant de l'artère thyroïdienne inférieure, un peu au-dessus de l'artère sous-clavière. Ce ganglion n'est pas constant.

Branches anastomotiques. Il s'anastomose :

1º avec les branches antérieures du *cinquième* et du *sixième nerf cervical,* au moyen de deux rameaux communicants ;

2° avec le *ganglion cervical supérieur* par un cordon intermédiaire long et grêle ;

3° avec le *ganglion cervical inférieur*, au moyen de deux cordons, dont l'un passe devant et l'autre derrière l'artère sous-clavière ; ces deux cordons constituent ainsi une anse nerveuse appelée *anse nerveuse de Vieussens*.

Branches vasculaires. Il fournit des branches vasculaires à l'artère thyroïdienne inférieure constituant le *plexus thyroïdien inférieur* et s'étendant jusque dans le corps thyroïde.

Branches viscérales. Le nerf cardiaque moyen. Il naît du ganglion cervical moyen par deux ou plusieurs filets grêles, descend derrière la carotide interne, passe devant ou derrière l'artère sous-clavière et se rend dans le *plexus cardiaque*.

Ganglion cervical inférieur. Ce ganglion est situé au niveau de l'espace qui sépare l'apophyse transverse de la septième vertèbre cervicale et le col de la première côte, en arrière de l'artère sous-clavière. Il a une forme irrégulière.

Branches anastomotiques. Il s'anastomose :

1° Avec la branche antérieure du *septième* et du *huitième nerf cervical* au moyen de deux rameaux communicants ;

2° Avec le *ganglion cervical moyen* par deux cordons intermédiaires qui forment l'*anse de Vieussens*.

3° Avec le *premier ganglion dorsal* par un cordon intermédiaire très court.

Branches vasculaires. Ces branches se jettent en partie sur l'artère sous-clavière pour constituer un plexus nerveux qui va se distribuer dans la paroi musculaire de toutes les artères qui dépendent de l'artère sous-clavière ; elles se rendent en partie aussi à l'artère vertébrale constituant le *plexus vertébral* et accompagnent toutes les ramifications de ce tronc artériel.

Branches viscérales. Le ganglion cervical inférieur fournit le *nerf cardiaque inférieur.* Ce nerf passe derrière le tronc artériel brachiocéphalique à droite, derrière la crosse de l'aorte à gauche et s'épuise dans le *plexus cardiaque*.

Plexus cardiaque. Le plexus cardiaque est constitué par les trois nerfs cardiaques venant de chaque côté de la chaîne ganglionnaire du sympathique cervical et par de nombreux filets nerveux appartenant aux deux nerfs pneumo-gastriques.

Les nerfs cardiaques gauches passent au-devant de la crosse de l'aorte, tandis que les nerfs cardiaques droits passent derrière cette crosse.

Ce plexus est situé en partie sur la face antérieure et en partie sur la face postérieure de la crosse aortique.

Il présente, sur la face concave de la crosse, un ganglion nerveux assez volumineux appelé *ganglion de Wrisberg*.

De ce plexus cardiaque partent deux groupes de branches : des branches anastomotiques et des branches vasculaires.

Branches anastomotiques. Le plexus cardiaque s'anastomose avec les plexus bronchique et pulmonaire droits et avec les plexus bronchique et pulmonaire gauches.

Branches vasculaires. Il donne des branches :

a) A l'artère pulmonaire constituant le *plexus de l'artère pulmonaire.*

b) Aux troncs artériels qui partent de la crosse de l'aorte.

c) Aux artères coronaires : ces filets nerveux constituent le *plexus coronaire droit* et le *plexus coronaire gauche*. Ces deux plexus accompagnent les ramifications des deux artères coronaires sur la face antérieure et sur la face postérieure du cœur. Ils abandonnent un grand nombre de filets nerveux qui pénètrent directement dans la substance propre du cœur et qui vont se terminer, par des ramifications indépendantes, sur les fibres musculaires.

Ces plexus coronaires sont riches en ganglions périphériques. On décrit ces ganglions comme situés de préférence sur la face externe du cœur immédiatement en dessous du péricarde. Il sont le plus nombreux dans le sillon horizontal qui sépare les oreillettes des ventricules ainsi qu'au niveau de l'embouchure des veines caves supérieure et inférieure dans l'oreillette droite. On admet aussi qu'il existe de petits ganglions microscopiques entre les fibres musculaires mêmes des parois. Dans les recherches faites avec la méthode de GOLGI sur les nerfs du cœur de la souris blanche nouveau-née, on a observé un entrelacement très abondant de fibres nerveuses entre les cellules musculaires de la paroi ventriculaire.

Le sympathique thoracique

La portion thoracique du système nerveux sympathique est formée de onze ou de douze ganglions, appélés *ganglions thoraciques*, reliés les uns aux autres par des cordons intermédiaires.

Ces ganglions thoraciques sont situés, de chaque côté de la

colonne vertébrale, au devant des apophyses transverses des vertèbres dorsales, entre les têtes des côtes ; ils sont recouverts immédiatement par la plèvre costale.

De cette chaîne sympathique partent trois groupes de branches nerveuses : des *branches anastomotiques*, des *branches vasculaires* et des *branches viscérales*.

Branches anastomotiques. Chaque ganglion thoracique est relié à la branche antérieure du nerf spinal voisin par un, quelquefois par deux *rameaux communicants*. Chaque ganglion est relié encore aux deux ganglions sympathiques voisins par des *cordons intermédiaires*.

Branches vasculaires. Les branches vasculaires partent de la chaîne thoracique ; les unes se dirigent en dehors et accompagnent les artères intercostales — elles constituent des plexus dans les parois de ces artères —, les autres se dirigent en dedans accompagnant l'artère intercostale jusqu'au tronc aortique et vont prendre part à la constitution du *plexus aortique thoracique*. Ce plexus se continue en haut avec le plexus cardiaque et, en bas, par le plexus cœliaque.

Branches viscérales. Outre les filets nerveux fournis au *plexus œsophagien* et au *plexus pulmonaire*, la portion thoracique du système nerveux sympathique fournit encore deux branches volumineuses appelées *nerf grand splanchnique* et *nerf petit splanchnique*.

Le *nerf grand splanchnique* est formé par des filets nerveux qui, venant du sixième, du septième, du huitième et du neuvième ganglion thoracique, se dirigent obliquement en bas et en dedans pour se réunir en un tronc volumineux sur la face latérale du corps de la dixième vertèbre dorsale. Il traverse alors la partie interne du pilier correspondant du muscle diaphragme, pénètre ainsi dans la cavité abdominale pour se terminer dans le ganglion semi-lunaire du *plexus cœliaque* ou *plexus solaire*.

Le *nerf petit splanchnique* naît des deux ou trois derniers ganglions thoraciques par deux ou trois filets grêles qui se dirigent obliquement en bas et dedans pour se réunir en un tronc unique. Celui-ci traverse le muscle diaphragme un peu en dehors de l'endroit par où passe le nerf grand splanchnique. Arrivé dans la cavité abdominale, il se divise en deux ou trois rameaux qui se rendent dans le *plexus solaire* et dans le *plexus rénal*.

Le sympathique lombaire.

La portion lombaire du système nerveux sympathique est généralement constituée par quatre ganglions, appelés *ganglions lombaires*, reliés les uns aux autres par des cordons intermédiaires.

Ces ganglions sont situés sur la face antéro-latérale de la colonne lombaire immédiatement au-devant de l'insertion supérieure du muscle psoas. Les ganglions droits sont recouverts par la veine cave inférieure, tandis que ceux du côté gauche sont en rapport avec l'aorte abdominale.

Le cordon intermédiaire qui relie le premier ganglion lombaire au dernier ganglion dorsal traverse le pilier du muscle diaphragme un peu en dehors des nerfs sphanchniques. Celui du côté gauche traverse quelquefois l'ouverture aortique du diaphragme, à gauche de l'aorte.

De ces ganglions lombaires et des cordons intermédiaires qui les réunissent partent des *branches anastomotiques*, des *branches vasculaires* et des *branches viscérales*.

Branches anastomotiques. Chaque ganglion lombaire est relié, par un ou par deux rameaux communicants, aux branches antérieures des nerfs lombaires. Ces rameaux communicants se dirigent en haut et en arrrière, passent en dessous des arcades aponévrotiques que présente le muscle psoas, à l'endroit où il s'insère sur le corps des vertèbres lombaires, et se jettent dans les branches constitutives du plexus lombaire, dans l'épaisseur même du muscle psoas.

Branches vasculaires et viscérales. Des ganglions lombaires partent des filets nerveux destinés aux artères lombaires. Ces filets constituent, dans la paroi de ces artères, un plexus nerveux qui accompagne l'artère en dehors jusque dans ses ramifications terminales, et, en dedans, jusqu'à l'aorte abdominale, autour de laquelle ils vont constituer le *plexus aortique abdominal.* Ce plexus entoure toute l'étendue de l'aorte, depuis l'orifice aortique du diaphragme jusqu'au point où l'aorte se divise en artères iliaques primitives et artère sacrée moyenne, Il est le plus développé au niveau de l'extrémité supérieure de l'aorte thoracique. Là, il forme, autour du tronc cœliaque, un plexus volumineux appelé *plexus cœliaque* ou *plexus solaire*.

Plexus cœliaque. Le plexus cœliaque entoure l'origine du tronc cœliaque et de l'artère mésentérique supérieure. Compris entre les deux capsules surrénales, il s'étend depuis l'orifice aortique du muscle diaphragme jusqu'au point où naissent les artères rénales. Il est situé au-devant de l'aorte abdominale et au-devant de la portion lombaire du muscle diaphragme.

Ce plexus est constitué, de chaque côté, par les deux nerfs splanchniques, par des filets du nerf pneumo-gastrique et par les filets nerveux venant des ganglions lombaires supérieurs. De chaque côté de la colonne vertébrale, appliqué contre le pilier correspondant du muscle diaphragme, au niveau des capsules surrénales, on trouve dans ce plexus un ganglion volumineux à bord externe convexe et à bord interne concave, appelé *ganglion semi-lunaire*. Les deux ganglions semi-lunaires sont reliés l'un à l'autre par de nombreux filets passant au-devant de l'aorte. Chaque ganglion reçoit le *nerf grand splanchnique* du côté correspondant et un rameau venu du nerf petit splanchnique ; de plus, dans le ganglion semi-lunaire droit se jette encore une branche volumineuse du nerf pneumo-gastrique droit. Ce nerf pneumo-gastrique droit, le ganglion semi-lunaire droit et le nerf grand splanchnique droit forment ainsi une anse volumineuse à concavité supérieure connue sous le nom de *anse mémorable de Wrisberg*.

Le plexus cœliaque renferme encore d'autres petits ganglions irrégulièrement distribués. Il donne naissance à une série de plexus secondaires accompagnant les branches artérielles qui naissent de la partie supérieure de l'aorte abdominale.

a) Les *plexus diaphragmatiques inférieurs* accompagnant les artères diaphragmatiques inférieures ; ils donnent des filets au diaphragme, aux capsules surrénales et à la partie inférieure de l'œsophage.

b) Le *plexus coronaire stomachique* donnant des filets aux parois de l'estomac, dans les parties voisines de la petite courbure.

c) Le *plexus hépatique* destiné au foie et qui abandonne des filets à l'artère pylorique, à l'artère gastro-épiploïque droite et aux artères jumelles ou cystiques. Ce plexus accompagne non seulement les branches de l'artère hépatique, mais il entoure aussi le canal cholédoque, le canal cystique, le canal hépatique et la veine-porte.

d) Le *plexus splénique* destiné au pancréas, à la grande courbure de l'estomac et à la rate.

e) Le *plexus mésentérique supérieur*. Il enlace l'artère du même nom, court entre les deux feuillets du mésentère et envoie ses filets terminaux dans les parois de l'intestin grêle et de la moitié droite du gros intestin. Un grand nombre de ces filets s'arrêtent entre les deux feuillets du mésentère et s'y terminent par un *corpuscule de Pacini*.

f) Les *plexus surrénaux* destinés aux capsules surrénales.

g) Les *plexus rénaux* accompagnant les artères rénales. Ces filets nerveux sont destinés aux reins, mais ils abandonnent un plexus à l'artère capsulaire inférieure et un autre à l'artère spermatique.

h) Les *plexus spermatiques*. Ils viennent en partie du plexus aortique, en partie des plexus rénaux ; ils accompagnent l'artère spermatique et se distribuent, de chaque côté, au testicule et à l'épididyme. Chez la femme, ils accompagnent l'*artère ovarique* et sont destinés à l'ovaire et à la partie supérieure de la matrice.

Tous ces plexus renferment de nombreux petits ganglions sympathiques périphériques. Il sont destinés à innerver non seulement les muscles de la paroi contractile des artères, mais ils doivent encore donner la motilité aux muscles et la sensibilité à la muqueuse de tous les viscères.

Plexus lombo-aortique. La partie inférieure du plexus aortique abdominal, depuis l'origine de l'artère spermatique jusqu'à la division de l'aorte abdominale en artères iliaques primitives, porte le nom de *plexus lombo-aortique*. Celui-ci fournit le *plexus mésentérique inférieur* qui enlace l'artère correspondante pour aller se distribuer à la moitié gauche du gros intestin.

Le *plexus lombo-aortique* se continue, en haut, avec le plexus cœliaque. En bas, il se jette sur les artères iliaques primitives, de là sur l'artère iliaque externe et va fournir les nerfs vaso-moteurs pour toutes branches collatérales et terminales qui naissent de ces artères, c'est-à-dire pour toutes les artères du membre inférieur. Au point de bifurcation de l'artère iliaque primitive, une partie du plexus accompagne l'artère iliaque interne et pénètre, de chaque côté, dans le petit bassin pour constituer le *plexus hypogastrique*.

Entre les deux artères iliaques primitives, le plexus lombo-aortique se jette sur l'artère sacrée moyenne, pénètre avec elle dans le petit bassin et va s'unir au *plexus hypogastrique*.

Le sympathique sacré.

La portion sacrée du système nerveux sympathique est formée, de chaque côté de la ligne médiane, par quatre ganglions irréguliers, appelés *ganglions sacrés*, réliés les uns aux autres par des cordons intermédiaires. Cette chaîne sacrée est située sur la face antérieure du sacrum, tout près de la ligne médiane, en dedans des trous sacrés antérieurs.

Le ganglion sacré supérieur est relié au dernier ganglion lombaire par un cordon intermédiaire. Du quatrième ganglion sacré part, de chaque côté, un filet nerveux qui descend sur la face antérieure du coccyx pour s'y terminer dans un petit ganglion médian : le *ganglion coccygien*. De ces ganglions sacrés et du ganglion coccygien partent des *branches anastomotiques*, des *branches vasculaires* et des *branches viscérales*.

Branches anastomotiques. Chaque ganglion sacré est relié à la branche antérieure du nerf sacré voisin par un rameau communicant.

Branches vasculaires et viscérales. Des ganglions sacrés et coccygien partent un grand nombre de filets nerveux qui se dirigent obliquement en haut, en avant et en dehors ; ils s'anastomosent fréquemment les uns avec les autres pour constituer le *plexus hypogastrique*.

Le *plexus hypogastrique* est situé dans l'excavation pelvienne, sur les côtés du rectum et de la vessie chez l'homme, sur les côtés du rectum, du vagin et de la vessie chez la femme. Il est formé :

1º par des branches nerveuses venant directement des ganglions sacrés et du ganglion coccygien ;

1º par des filets nerveux émanés directement, de chaque côté, du troisième et du quatrième nerf sacré, connus sous le nom de *nerfs érecteurs* ;

3º par la partie du plexus lombo-aortique qui se jette sur l'artère sacrée moyenne et sur l'artère iliaque interne ;

4º par des filets venant de la partie inférieure du plexus mésentérique inférieur (ou plexus hémorrhoïdal) ;

5º par des filets nerveux provenant du ganglion mésentérique inférieur. Ces filets descendent au-devant de la colonne lombaire en formant, de chaque côté, un nerf descendant, connu sous le nom de *nerf hypogastrique*, et qui se termine dans les ganglions du plexus hypogastrique.

Le plexus hypogastrique donne naissance à une série de plexus secondaires destinés à innerver les viscères renfermés dans l'excavation pelvienne. Pour atteindre ces viscères, les plexus accompagnent les artères qui leur sont destinées. Le plexus hypogastrique fournit donc, de chaque côté :

1º le *plexus hémorrhoïdal moyen*,

2º le *plexus vésical*,

3º le *plexus prostatique*,

4º le *plexus caverneux* et

5º le *plexus séminal*.

Ces trois derniers plexus sont remplacés chez la femme par le *plexus utérin* et le *plexus vaginal*.

SYSTÈME TÉGUMENTAIRE

Le système tégumentaire comprend non seulement l'étude du tégument externe ou de la *peau*, organe de protection en même temps qu'organe de sensibilité, mais encore l'étude des *organes des sens* proprement dits, dont les principales parties constituantes se sont développées aux dépens de l'ectoderme primitif. L'ensemble des organes de réception, qui mettent l'organisme en rapport avec le monde extérieur, forme donc un chapitre important du système tégumentaire.

La peau comme organe de protection.

La peau forme l'enveloppe extérieure du corps, séparant l'homme nettement et de toutes parts de tout ce qui l'environne.

Coloration. Elle a généralement, de par elle-même, une coloration blanche. Pendant la vie, cette couleur devient cependant plus ou moins rosée à cause du sang qui circule dans les vaisseaux sous-cutanés. A certains endroits (aréole des mamelons, organes génitaux externes, région péri-anale), la coloration de la peau devient foncée, plus ou moins brunâtre, par suite de granulations pigmentaires qui se déposent dans les cellules les plus profondes de l'épiderme et dans certaines cellules isolées du derme.

Elasticité. La peau est une membrane élastique qui se laisse facilement étirer pour revenir ensuite à sa disposition normale. Cette élasticité, variable d'un individu à l'autre, diminue considérablement avec l'âge. Elle est telle que, pendant la jeunesse, les plis cutanés, qui accompagnent les contractions musculaires et les déplacements des différents segments des membres, disparaissent dès que les muscles se relâchent, de sorte que la peau devient alors lisse et régulière.

Dans l'âge mûr, au contraire, et surtout chez le vieillard, ces plis persistent d'une façon permanente et donnent à la peau son aspect chiffonné caractéristique.

Structure. La peau est formée de deux parties histologiquement et génétiquement différentes : une partie d'origine ectodermique, l'*épithélium cutané* ou l'*épiderme*, et une partie d'origine mésodermique, de structure conjonctive, le *derme* avec les parties immédiatement sous-jacentes.

Derme. Le *derme* est essentiellement formé de tissu conjonctif dense. Il est immédiatement sous-jacent à l'épiderme. Sa face externe présente des crêtes, appelées *papilles*, qui s'enfoncent dans les couches profondes de l'épiderme. Leur répartition est très variable. Elles atteignent leur plus grand développement à la face palmaire de la main et à la face plantaire du pied, où elles sont disposées en séries linéaires affectant, par places, une disposition nettement concentrique et donnant naissance, surtout à la face palmaire des extrémités digitales, à des dessins caractéristiques, variables d'un individu à l'autre au point qu'ils ont été employés comme signe anthropométrique.

La face profonde du derme est reliée aux organes sous-jacents, os aponévroses et muscles, par une couche plus ou moins épaisse de tissu conjonctif lâche. Celui-ci s'infiltre d'une quantité variable de graisse et donne ainsi naissance à une couche graisseuse, dont l'épaisseur varie non seulement d'un individu à l'autre, mais d'une région à l'autre chez le même individu. C'est le *pannicule adipeux* ou *couche de tissu conjonctif adipeux sous-cutané*.

Dans le voisinage immédiat des organes profonds — os, aponévroses, muscles —, le tissu conjonctif sous-cutané s'épaissit de nouveau en une lamelle plus ou moins continue et plus ou moins distincte, le *fascia superficialis*. C'est ce fascia superfacialis qui donne à la peau sa mobilité.

Le derme, dans les régions où il atteint son plus grand développement, se laisse donc subdiviser en derme proprement dit, en pannicule adipeux et en fascia superficialis. C'est ainsi qu'on le trouve sur toute l'étendue des membres et sur la plus grande partie du tronc et du cou.

Le *fascia superficialis* peut cependant faire défaut; le pannicule adipeux repose alors directement sur les aponévroses d'enveloppe des muscles, comme cela s'observe à la face palmaire de la main et des doigts, à la face plantaire du pied, le long de la ligne blanche et de la face antérieure du sternum. Cette disposition rend la peau plus ou moins immobile.

Dans certaines régions riches en muscles superficiels, le pannicule adipeux peut venir directement en contact avec les muscles, dont les fibres constituantes peuvent ainsi venir s'insérer directement à la face profonde du derme, comme cela s'observe principalement au niveau de la face.

Dans d'autres régions, où le fascia superficialis fait défaut, le tissu conjonctif sous-cutané peut être complètement dépourvu de graisse de telle sorte que la face profonde du derme se trouve reliée aux organes profonds par une couche de tissu conjonctif lâche. C'est ce qu'on observe au niveau des paupières et sur toute la longueur de la verge.

Dans le tissu conjonctif sous-cutané peuvent encore se développer, par places, des cavités séreuses plus ou moins volumineuses appelées *bourses séreuses sous-cutanées*. Ces bourses se développent généralement aux endroits où la peau vient en contact fréquent avec des parties osseuses sous-jacentes. Le développement de ces bourses est intimement en rapport avec les frottements de la peau et ceux-ci dépendent le plus souvent de certaines nécessités professionnelles.

Parmi ces bourses séreuses, les plus constantes sont les suivantes : la bourse *olécranienne*, au niveau de l'olécrane ; la *bourse prérotulienne* sur la face antérieure de la rotule ; la *bourse sous-calcanéenne*, les *bourses métatarso-phalangiennes* du premier et du cinquième orteil tant au niveau de la face plantaire du pied que le long de son bord interne ou externe, etc.

Épiderme. L'épiderme a partout la même structure. Il est formé d'un nombre considérable d'assises cellulaires superposées, dont les plus superficielles ont subi une modification profonde : elles se sont kératinisées aussi bien dans leur noyau que dans leur protoplasme de manière à donner naissance à une couche cornée continue, véritable enveloppe de protection séparant nettement le corps du milieu ambiant.

De l'épiderme dépendent certaines productions secondaires dont les unes, de nature cornée, sont représentées par les *ongles* et les *poils* ; dont les autres, de nature glandulaire, constituent les *glandes sudoripares* et les *glandes sébacées*.

Ongles. Les ongles sont des plaques cornées qui recouvrent la face dorsale de la partie distale des dernières phalanges des doigts et des orteils.

Chaque ongle présente une partie libre de forme plus ou moins carrée, le *corps de l'ongle*, et une partie cachée qui s'enfonce dans une dépression profonde du derme (sillon unguéal) et qu'on appelle la *racine de l'ongle*. Toute la partie de l'épiderme sur laquelle l'ongle repose par sa face profonde porte le nom de *lit de l'ongle*. Celle qui surplombe l'ongle au niveau de sa racine et le long de ses bords latéraux forme la vallée de l'ongle.

L'ongle n'a pas de couleur propre. Sur le vivant, il parait rosé dans la plus grande partie de son étendue, coloration qui est due aux vaisseaux sanguins du lit de l'ongle. Dans le voisinage immédiat du sillon unguéal il présente, sur l'étendue d'une petite zone biconvexe appelée *lunule*, une coloration blanche. La partie sous-jacente à la lunule s'appelle la *matrice*.

Les taches blanches, qui surviennent par places dans l'épaisseur de l'ongle, sont dues à des accumulations d'air entre les lamelles cornées.

La croissance de l'ongle a lieu exclusivement au niveau de la matrice. Elle se fait uniquement dans le sens de la longueur. L'ongle s'allonge en moyenne de 4 à 6 centièmes de millimètre par jour.

Poils. Toute la surface du corps est garnie de poils à l'exception de la face palmaire de la main, de la face plantaire du pied et de la face dorsale de la dernière phalange des doigts et des orteils. A certains endroits du corps, les poils longs et nombreux peuvent couvrir toute la surface cutanée, tels sont : le cuir chevelu, les parties voisines des organes génitaux, le creux axillaire, les sourcils et, chez l'homme, les lèvres, le menton, les parties latérales de la joue et la peau de la région sus-hyoïdienne. Dans toutes les autres régions les poils sont moins nombreux et beaucoup plus courts, de telle sorte qu'ils forment un simple duvet à peine visible sur la surface cutanée.

Chaque poil est enfoncé dans une dépression cylindrique du derme appelée le *follicule pileux*. Celui-ci s'étend plus ou moins loin dans le tissu conjonctif sous-cutané. La partie du poil cachée dans le follicule porte le nom de *racine*. Les follicules pileux ont généralement une direction oblique. A chaque follicule est annexé un petit muscle lisse : le *muscle redresseur des poils*, tendu entre la face externe du follicule et la face profonde du derme et dont la contraction produit un redressement du poil en même temps qu'un léger soulèvement de la peau immédiatement voisine, phénomène caractéristique de ce qu'on appelle «chair de poule».

La durée de la vie pour chaque poil est assez limitée. On l'estime en moyenne à une durée de 2 à 4 ans pour les cheveux, de 3 à 5 mois pour les cils, etc.

La coloration des poils est très variable. Elle dépend avant tout du pigment qui se dépose dans les cellules de la couche corticale, ensuite de la quantité d'air qui s'amasse entre les cellules de cette couche et dans l'épaisseur de la couche médullaire.

Les cheveux blancs sont des cheveux complètement dégarnis de pigment, mais dont la substance médullaire renferme une grande quantité d'air. Les cheveux gris sont des cheveux non seulement dépourvus de pigment, mais encore de substance médullaire.

Glandes sudoripares. On trouve des glandes sudoripares dans toute l'étendue de la peau. Ce sont des glandes tubuleuses qui traversent l'épiderme et le derme pour s'enrouler, en forme de glomérule, dans l'épaisseur du tissu conjonctif sous-cutané. Celles qui se trouvent dans le conduit auditif externe sécrètent une matière graisseuse spéciale, le *cérumen*, d'où le nom de *glandes cérumineuses* sous lequel on les désigne. Le nombre des glandes sudoripares est excessivement variable d'une région à l'autre. D'après certains auteurs il en existerait environ 640 par centimètre carré dans la peau du dos du pied, et jusque plus de 1100 dans celle de la paume de la main.

Glandes sébacées. Les glandes sébacées sont des glandes annexes des follicules pileux. On les trouve partout où existent des poils. Ce sont des glandes acineuses composées, situées entre le follicule et le muscle redresseur dans l'épaisseur du derme, et dont les produits de sécrétion, appelés *sébum*, se déversent dans le follicule entre ses parois et la face externe du poil.

La peau, ainsi constituée de l'épiderme, du derme et des couches conjonctives sous-jacentes, avec les ongles, les poils, les glandes sébacées et les glandes sudoripares qui en dépendent, forme donc l'enveloppe extérieure du corps humain. Aux endroits où les cavités naturelles du corps s'ouvrent au dehors, la peau ne présente pas de véritable solution de continuité, mais elle se modifie dans sa structure de façon à se continuer progressivement avec les muqueuses qui tapissent les parois de ces cavités. Ces modifications intéressent toutes les parties constituantes de la peau : l'*épiderme* qui s'amincit au fur et à mesure qu'on s'éloigne de la surface cutanée, jusqu'à se réduire à une simple rangée de cellules, épithéliales ou endothéliales, en passant par tous les stades d'un épithélium plus ou moins stratifié ; le *derme* qui s'amincit jusqu'à se réduire à une mince lame sous-épithéliale ; les *poils* qui disparaissent complètement en même temps que les glandes sébacées qui en dépendent ; les *glandes sudoripares* qui disparaissent également pour être remplacées par des glandes spéciales, tubuleuses ou acineuses, en rapport avec les fonctions des différentes cavités où on les rencontre.

Les cavités naturelles du corps, cavités digestives, cavités respiratoires, cavités du système uro-génital, etc., peuvent donc être considérées, jusqu'à un certain point, comme n'étant rien d'autre que des parties invaginées de la surface cutanée, parties dont la surface cutanée s'est modifiée considérablement dans sa structure en vue d'une fonction spéciale, soit de digestion, soit de respiration, soit de sécrétion, etc.

Il résulte d'une telle disposition que, même chez l'homme, les onctions importantes de digestion, de respiration, de sécrétion, de fécondation se font en réalité *en dehors* du corps propre de l'homme, dans des cavités qui se sont creusées, il est vrai, dans son organisme mais qui, non seulement communiquent avec l'extérieur, mais sont encore de toutes parts séparées de sa substance propre par une couche continue et plus ou moins épaisse de cellules épithéliales, véritable barrière en continuité anatomique avec les cellules épithéliales de son épithélium cutané.

Les organes des sens.

Les organes des sens sont essentiellement et avant tout des *épithéliums sensibles*, c'est-à-dire des parties plus ou moins modifiées de la surface épithéliale, soit de la peau (sens tactile), soit des muqueuses (sens olfactif, sens gustatif), soit de l'ectoderme primitif (sens de la vue, sens de l'ouie) et dans lesquelles viennent s'épanouir les terminaisons nerveuses de nerfs spéciaux reliant ces surfaces sensibles à certaines parties déterminées de l'axe cérébro-spinal.

Parmi les organes des sens, les uns sont exclusivement formés par un épithélium sensible. Ils forment les *organes des sens inférieurs* et comprennent l'organe olfactif, l'organe gustatif et l'organe tactile. Les autres, *organes des sens supérieurs*, comprennent, outre l'épithélium sensible, un groupe d'organes accessoires destinés soit à protéger l'épithélium sensible, soit à favoriser son fonctionnement. Ce sont l'organe auditif et l'organe visuel transformés ainsi en véritables appareils.

Organe de l'olfaction.

L'épithélium sensible de l'organe de l'olfaction occupe une région plus ou moins nettement limitée de la muqueuse qui tapisse les parois des fosses nasales. Cette *région olfactive* est répartie à la fois sur la paroi externe et sur la paroi interne de chacune des fosses nasales et cela sur une étendue d'environ 125 mm. carrés, au niveau de la partie moyenne du cornet supérieur et de la partie correspondante de la cloison médiane.

L'épithélium olfactif est essentiellement formé de cellules épithéliales entre lesquelles se trouvent enclavées un nombre considérable de cellules bipolaires. Celles-ci sont les véritables cellules olfactives, les homologues, pour le nerf olfactif, des cellules uni- ou bipolaires des ganglions cérébro-spinaux. Chacune de ces cellules olfactives est pourvue d'un prolongement périphérique ou cellulipète, se terminant à la surface libre de la muqueuse par un ou deux cils, et d'un prolongement central ou cellulifuge qui va devenir une fibre nerveuse olfactive. Celle-ci court dans la sous-muqueuse en se réunissant avec d'autres fibres nerveuses pour former les nerfs olfactifs, qui traversent la lame criblée de l'ethmoïde et se terminent dans les glomérules olfactifs du bulbe.

Organe du goût.

L'épithélium sensible de l'organe du goût occupe une région assez étendue de la muqueuse qui tapisse les parois de la cavité buccale. Cette *région gustative* comprend la muqueuse qui recouvre toute l'étendue de la face dorsale de la langue, la face antérieure du voile du palais et même la face postérieure de l'épiglotte ainsi que la face interne des cartilages aryténoïdes.

Dans toute l'étendue de cette muqueuse on trouve dès organes épithéliaux particuliers qui portent le nom de *bulbes gustatifs*. Ces bulbes prédominent cependant, au voisinage de la base de la langue, dans les parois des papilles caliciformes, et dans les parois de toutes les papilles fongiformes.

Chaque bulbe gustatif est formé de deux espèces de cellules : des cellules épithéliales ou cellules de soutien et des cellules particulières, neuro-épithéliales, appelées encore *cellules gustatives*.

Les nerfs gustatifs, en connexion avec l'épithélium gustatif, sont avant tout le *nerf-glosso-pharyngien* qui se termine dans la muqueuse du tiers postérieur du dos de la langue et le *nerf lingual* qui innerve, pour la sensibilité, la muqueuse des deux tiers antérieurs de la langue.

Les fibres gustatives renfermées dans le nerf lingual ne proviennent cependant pas du nerf trijumeau, mais bien du nerf intermédiaire de WRISBERG ou racine sensitive du nerf facial, par l'intermédiaire de de la chorde du tympan.

Les recherches faites au moyen de la méthode de GOLGI ont montré que les fibres gustatives se terminent librement entre les cellules épithéliales et les cellules gustatives des bulbes gustatifs, de telle sorte qu'ici nous trouvons interposé — entre la terminaison périphérique du nerf et la surface libre de la muqueuse où se produit l'impression gustative — un élément nouveau qui ne paraît être ni exclusivement nerveux, ni exclusivement épithélial, la *cellule gustative* appelée pour ce motif *neuro-épithéliale*, sans que l'on comprenne cependant le rôle physiologique qui lui est dévolu.

Des bulbes gustatifs se rencontrent également dans la muqueuse de la face antérieure du voile du palais. Nous devons donc admettre que les *nerfs palatins*, qui proviennent du ganglion sphéno-palatin de la branche maxillaire inférieure du trijumeau, renferment également des fibres gustatives. Peut-être celles-ci proviennent-elles également du nerf intermédiaire de WRISBERG, par l'intermédiaire du nerf grand pétreux superficiel qui part du ganglion géniculé du facial pour se rendre dans le ganglion sphéno-palatin.

Quant aux bulbes gustatifs éparpillés dans la muqueuse qui recouvre la face dorsale de l'épiglotte et la face interne des cartilages aryténoïdes, on ne sait pas trop bien d'où leur viennent les fibres gustatives, à moins d'admettre, puisque ces régions sont innervées par le nerf laryngé supérieur, que des fibres gustatives sont renfermées également dans le nerf pneumo-gastrique.

Organe du tact.

L'épithélium sensible de l'organe du tact occupe toute l'étendue de la surface cutanée en même temps qu'une grande partie des muqueuses de la cavité buccale, des fosses nasales, du cul de sac conjontival et des organes génitaux externes.

La peau, de même que la partie voisine des muqueuses au niveau des orifices des cavités naturelles du corps, n'est pas seulement un *organe de protection* destiné à limiter nettement le corps vis-à-vis du monde extérieur, mais encore un *organe de sensibilité* ou de défense, destiné à renseigner l'organisme sur tout ce qui arrive en contact avec sa surface cutanée. Cet organe de sensibilité elle le devient surtout par les terminaisons des nerfs sensibles périphériques. Parmi ces nerfs, les uns s'épanouissent soit entre les cellules épithéliales des couches profondes de l'épiderme par des ramifications libres, soit autour des follicules pileux, un peu en dessous de l'embouchure du conduit excréteur des glandes sébacées ; les autres trouvent leur terminaison soit dans les papilles du derme (corpuscules du tact), soit dans l'épaisseur du tissu conjonctif sous-cutané (corpuscules de PACINI).

Les corpuscules de PACINI et les corpuscules du tact sont très abondants dans la peau de la face palmaire de la main et de la face plantaire du pied, et cela de préférence au niveau de la troisième phalange.

Toutes ces terminaisons nerveuses appartiennent : 1° aux fibres de sensibilité superficielle qui entrent dans la constitution des racines postérieures des nerfs spinaux, et qui sont approximativement au nombre de 500.000 pour chaque moitié du corps ; 2° aux fibres qui forment la racine sensitive du nerf trijumeau.

Toutes ces fibres centripètes recueillent à la surface du corps les impressions de tact, de douleur et de température, sans qu'il nous soit possible d'établir, dans l'état actuel de la science, si ces différents modes de sensibilité sont recueillis par des fibres anatomiques différentes.

Les terminaisons périphériques des nerfs de sensibilité n'arrivent donc pas jusqu'à la surface libre de la peau. Ici encore, comme pour l'organe du goût et contrairement à ce qui s'observe pour l'organe de l'olfaction, l'excitation extérieure n'atteint pas directement la fibre centripète, mais entre ses ramifications terminales et la surface libre du corps se trouve interposée une couche plus ou moins épaisse de cellules épithéliales et de cellules cornées dont le rôle, incontestablement passif, se laisse difficilement déterminer.

Appareil de la vue

L'épithélium sensible de l'organe de la vue est essentiellement formé par la *rétine*. Celle-ci représente, embryologiquement, une partie évaginée de la vésicule cérébrale antérieure ou prosencéphale. Elle est donc d'origine ectodermique. La rétine forme une partie constituante du *globe oculaire* qui devient ainsi l'organe essentiel du sens de la vue.

Le globe oculaire lui-même est logé en grande partie dans la *cavité orbitaire* qui l'abrite contre les traumatismes du dehors. Il est recouvert, dans sa partie antérieure libre, par deux voiles musculomembraneux appelés *paupières*. Au globe oculaire sont annexés des *muscles* qui lui permettent de se mouvoir dans les orbites. Enfin une glande spéciale, la *glande lacrymale*, déverse continuellement ses produits de sécrétion sur la partie libre du globe oculaire et en favorise ainsi le fonctionnement.

L'étude de l'appareil de la vision comprend donc successivement l'étude de la cavité orbitaire qui abrite le globe oculaire, l'étude du globe oculaire lui-même et enfin l'étude des organes annexes de l'œil représentés par les muscles, la capsule de Ténon, les paupières, les sourcils, la conjonctive oculaire et l'appareil lacrymal.

A. La cavité orbitaire

Nous avons vu, en étudiant le système osseux, que chaque orbite est une cavité osseuse ayant la forme d'une pyramide quadrangulaire, à base antérieure et à sommet postérieur.

Quand on examine une orbite sur le squelette, on y trouve un grand nombre d'orifices ou de fentes qui la font communiquer avec les cavités voisines.

Le *sommet de l'orbite* présente : 1° le *trou optique* creusé dans la base de la petite aile du sphénoïde et faisant communiquer la cavité orbitaire avec l'étage supérieur de la base du crâne.

2° La *fente sphénoïdale*, large en dedans et rétrécie en dehors, comprise entre les deux ailes du sphénoïde et s'ouvrant dans la partie antérieure de l'étage moyen de la base du crâne.

3° La *fente sphéno-maxillaire* limitée par le maxillaire supérieur et une partie de la face orbitaire de la grande aile du sphénoïde. Elle relie l'orbite à la fosse ptérygo-maxillaire et à la fosse zygomatique.

Sur le *plancher de l'orbite* on trouve, en arrière, la *gouttière sous-orbitaire* donnant passage au nerf sous-orbitaire.

Le long de la *paroi interne* on trouve, en avant, la *gouttière lacrymale* formée par l'os anguis et l'apophyse montante du maxillaire supérieur, se continuant, en bas, avec le canal lacrymo-nasal allant s'ouvrir dans le méat inférieur des fosses nasales ; on y trouve encore les deux *conduits orbitaires internes* ou *conduits ethmoïdaux*, situés entre la masse latérale de l'ethmoïde et les bords de l'échancrure ethmoïdale du frontal. Ces conduits ethmoïdaux s'ouvrent d'autre part dans la fosse ethmoïdale de l'étage antérieur de la base du crâne.

Sur le vivant, toutes les parois de la cavité de l'orbite sont tapissées par le périoste.

Celui-ci adhère intimement le long de la base de l'orbite ainsi qu'aux niveaux des différentes sutures, tandis qu'il se laisse facilement détacher des os partout ailleurs.

Ce périoste modifie considérablement les orifices et les fentes qui, sur le squelette, relient l'orbite aux cavités voisines. C'est ainsi qu'en passant du maxillaire supérieur sur la face orbitaire de la grande aile du sphénoïde, le périoste ferme complètement la fente sphéno-maxillaire.

En passsant de la grande aile du sphénoïde sur la face inférieure de la petite aile, il ferme toute la moitié externe de la fente sphénoïdale et la réduit à sa partie élargie interne. C'est ainsi encore que, tapissant le plancher de l'orbite, le périoste, arrivé au niveau de la gouttière sous-orbitaire, passe au-dessus de cette gouttière, la transformant en véritable canal ostéo-fibreux. Il résulte de là que le nerf sous-orbitaire n'a aucun rapport immédiat avec les organes renfermés dans l'orbite.

Le périoste se comporte d'une façon tout autre au niveau du trou optique et au niveau des conduits ethmoïdaux. Là il se réfléchit dans ces conduits pour se continuer au-delà avec l'enveloppe la plus externe de l'encéphale qui est la dure-mère. Au niveau du conduit lacrymo-nasal, il se prolonge également le long des parois de ce conduit pour se continuer avec le périoste des fosses nasales.

Il est intéressant de faire ressortir que, de toutes les parois de l'orbite, c'est l'externe, essentiellement formée par une partie de la grande aide du sphénoïde et une partie de l'os malaire, qui est la plus épaisse. Des trois autres, l'interne, formée par l'os onguis et l'os planum, est la plus mince. Elle sépare l'orbite des sinus ethmoïdaux. La paroi supérieure, assez solide, la délimite vis-à-vis de la boite cranienne, tandis que la paroi inférieure, renfermant dans son épaisseur le canal osseux qui donne passage au nerf sous-orbitaire, la sépare du sinus du maxillaire supérieur.

B. Le globe oculaire

Le globe oculaire est l'organe essentiel de l'appareil de la vision.

Forme. Il a la forme d'une sphère quelque peu irrégulière, appartenant dans ses cinq sixièmes postérieurs à un rayon de courbure plus grand que dans son sixième antérieur.

Il résulte de là que le diamètre antéro-postérieur du globe oculaire est un peu plus long (25 à 26 mm.) que le diamètre transversal et vertical (environ 23.5 mm.).

Situation. Il est situé dans la partie antérieure de l'orbite, entouré de toutes parts par des parties molles qui le séparent des parois osseuses, à l'exception d'une partie de sa face antérieure, comprenant la cornée transparente et la partie immédiatement voisine de la sclérotique, constituant ce que l'on désigne communément sous le nom de *blanc de l'œil*. Cette partie anterieure, recouverte par la conjonctive oculaire, est directement visible à travers la fente palpétrale.

Le globe oculaire est maintenu dans cette position par le nerf optique, les muscles, la capsule de TÉNON et les vaisseaux en arrière, par les paupières et la membrane conjonctivale en avant.

La position du globe oculaire par rapport à la *base* de l'orbite est telle que si l'on relie, par une ligne droite, le milieu des deux rebords orbitaires inférieur et supérieur, cette ligne passera exactement au-devant de la partie la plus saillante de la cornée. Si on relie de même, par une ligne transversale, les deux rebords orbitaires interne et externe, cette ligne traversera le globe oculaire suivant une direction oblique en arrière et en dehors. Du côté interne elle entrera dans le globe oculaire un peu en arrière de la cornée, pour sortir par la face externe du globe au niveau de l'ora serrata. Il résulte de là que le globe oculaire est de toutes parts protégé par la base de l'orbite excepté du côté de l'angle externe de la fente palpébrale.

Poids. Chaque globe oculaire pèse en moyenne 7 grammes.

Axe, *pôles*, *méridiens*. Le diamètre antéro-postérieur de chaque globe s'appelle l'*axe* de l'œil. Les points où cet axe rencontre la surface libre du globe portent le nom de *pôles*. Il y a donc un pôle antérieur et un pôle postérieur. Un plan transversal coupant le globe oculaire en deux, à égale distance des deux pôles, constitue le *plan équatorial* de l'œil divisant le globe en un hémisphère antérieur et un hémisphère postérieur.

Structure du globe oculaire.

L'œil est formé de trois membranes concentriques, les *enveloppes de l'œil*, comprenant une tunique externe, de nature conjonctive, la *sclérotique* avec la *cornée transparente* ; une tunique moyenne, conjonctivo-vasculaire, la *choroïde* avec l'*iris* ; et une tunique interne, de nature nerveuse, la *rétine*.

L'espace délimité par ces membranes est occupé par ce qu'on appelle les *milieux transparents* de l'œil : le *cristallin*, le *corps vitré* et l'*humeur aqueuse*.

Ces milieux transparents, dans un *œil normal* ou *emmétrope*, sont constitués de telle façon que les rayons lumineux venant d'un objet placé à l'infini — et qui sont censés avoir une direction parallèle — à leur arrivée sur la face externe de la cornée transparente, sont réfractés les uns vers les autres de façon à former foyer sur la rétine. Lorsque cette réfraction est trop forte et que le foyer de convergence se forme au-devant de la rétine, on dit que l'œil est trop long, c'est l'*œil myope*. Lorsque la réfraction est trop faible et que le foyer de convergence se trouve en arrière de la rétine on dit que l'œil est trop court, c'est l'*œil hypermétrope*. Dans l'œil hypermétrope, la correction se fait par des modifications que nous pouvons imprimer à la courbure du cristallin et qu'on appelle *pouvoir d'accomodation*. Ce pouvoir diminue par l'âge, conduisant à la *presbytie* qu'il faut corriger artificiellement par des verres biconvexes.

Dans l'œil myope, l'atténuation de la réfraction des rayons lumineux ne peut se faire qu'artificiellement par des verres concaves.

A. Enveloppes de l'œil.

1°) Membrane externe ou conjonctive.

Sclérotique. La sclérotique forme l'enveloppe fibreuse de l'œil dans ses cinq sixièmes postérieurs. C'est une enveloppe épaisse et résistante, légèrement bleuâtre chez l'enfant, opaque et blanche chez l'adulte et devenant jaunâtre chez le vieillard. Très épaisse dans sa partie postérieure (environ 1 millim.), où elle se continue en partie avec la gaîne fibreuse du nerf optique, elle s'amincit dans sa partie moyenne (0,4 à 0,5 mm.) pour s'épaissir de nouveau aux points d'insertion des muscles oculaires avant de se continuer avec la cornée transparente.

On distingue à la sclérotique deux faces. La face externe est convexe, elle se moule dans la concavité de la capsule de TENON. Vue par sa face postérieure, elle présente, un peu au-dessous (1 millim.) et en dedans (3 millim.) du pôle postérieur de l'œil, une ouverture de passage pour le nerf optique. Cette ouverture creusée dans la sclérotique va en se rétrécissant d'arrière en avant. En traversant la sclérotique, le nerf optique diminue en effet notablement de volume par suite de la disparition de la gaîne de myéline de ses fibres constituantes. Au niveau de l'entrée du nerf optique, la sclérotique ne présente pas une véritable solution de continuité : ses couches fibreuses les plus externes se continuent avec la gaine du nerf optique, tandis que ses couches fibreuses internes, en donnant passage aux faisceaux de fibres optiques, forment la *lamina cribrosa* ou *membrane criblée*.

Sur le pourtour du nerf optique, la sclérotique est encore traversée par de nombreux petits orifices donnant passage aux nerfs ciliaires et aux artères ciliaires postérieures. Un peu en arrière du plan équatorial, on voit sortir de la sclérotique les quatre *veines vorticillées*, en même temps que l'on trouve, en haut et en bas, un épaississement de ses fibres dû à l'insertion du tendon des deux muscles obliques. Au-devant du plan équatorial existent les épaississements formés par les tendons d'insertion des quatre muscles droits, puis, dans le voisinage immédiat de la cornée transparente, les petits orifices qui donnent passage aux artères ciliaires antérieures.

La face interne de la sclérotique est concave. Elle a une coloration brunâtre. Elle répond à la choroïde à laquelle elle est unie par une mince couche de tissu conjonctif appelée *lamina fusca*.

Cornée transparente. La cornée transparente forme la tunique externe ou fibreuse de l'œil dans son sixième antérieur. Elle fait légèrement saillie sur la face antérieure du globe, parce qu'elle représente un segment de sphère à rayon de courbure plus petit que celui à laquelle appartient la sclérotique.

La face antérieure, convexe, est libre.

La face postérieure, concave, limite en avant la chambre antérieure de l'œil.

Au niveau de sa circonférence ses lames de tissu conjonctif se continuent directement avec les lames conjonctives de la sclérotique, tandis que son épithélium antérieur se détache de la sclérotique pour se continuer avec la conjonctive oculaire. Son épithélium postérieur se continue avec celui qui recouvre la face antérieure de l'iris. Au point de réunion de la cornée transparente avec la sclérotique existe un canal circulaire, appelé *canal de Schlemm*, que les uns considèrent comme appartenant aux voies lymphatiques, tandis que d'autres le décrivent comme appartenant à la circulation veineuse et comme représentant soit un canal veineux unique, soit un véritable plexus veineux.

2°) Membrane moyenne ou vasculaire.

On distingue à la tunique moyenne du globe oculaire deux parties : l'une est appliquée contre la face interne de la sclérotique, c'est la *choroïde* ; l'autre se trouve à une certaine distance en arrière de la cornée transparente, c'est l'*iris*. Ces deux parties réunies portent encore le nom de *tractus uvéal*.

Choroïde. La choroïde est une membrane musculo-vasculaire située entre la sclérotique et la rétine. Elle s'étend depuis le pourtour du nerf optique jusqu'au niveau de la circonférence de la cornée transparente ou elle se continue avec l'iris.

Elle est formée de deux parties : une partie postérieure, *mince*, s'étendant depuis le nerf optique jusque un peu au-devant de l'équateur de l'œil, la *choroïde proprement dite*, et une partie antérieure, *épaisse*, connue sous le nom de *corps ciliaire*.

Choroïde proprement dite. La choroïde présente une face externe convexe, appliquée contre la face concave de la sclérotique par la *lamina fusca* dans l'épaisseur de laquelle existent des espaces lymphatiques formant par leur ensemble l'*espace supra-choroïdien*. Elle présente une face interne *concave*, sur laquelle s'applique la rétine sans y adhérer. Cette face interne a une coloration brune produite par une rangée de cellules épithéliales pigmentaires, appartenant embryologiquement au feuillet proximal de la vésicule optique secondaire.

La choroïde est essentiellement une membrane vasculaire, la membrane nourricière du globe oculaire. Elle est riche en vaisseaux sanguins, qui forment deux couches : une couche profonde d'artères, branches de division et de subdivision des artères ciliaires postérieures, et une couche superficielle de veines, appelées *veines vorticillées* à cause de leur disposition spéciale, qui se réunissent en quatre troncs traversant la sclérotique un peu en arrière du plan équatorial de l'œil.

Corps ciliaire. Le corps ciliaire est la partie épaissie de la choroïde située immédiatement en arrière de la circonférence de la cornée transparente. Il est formé du *muscle ciliaire* et des *procès ciliaires*.

Le *muscle ciliaire* ou muscle tenseur de la choroïde affecte, sur une coupe méridienne de l'œil, une forme triangulaire à sommet postérieur se continuant avec la choroïde. Sa face antérieure, convexe, s'applique contre la sclérotique sur une étendue d'environ 4 millimètres, quelque peu séparée de cette dernière par la partie antérieure de l'espace supra-choroïdien.

Il est formé de fibres musculaires lisses, dont les unes, les plus nombreuses et les plus superficielles, ont une direction antéro-postérieure (fibres méridiennes ou radiées), tandis que les autres, les plus profondes, ont une direction circulaire (fibres équatoriales ou annulaires). Les fibres superficielles s'insèrent, en avant, sur une partie épaissie *(ligament pectiné)* de la membrane de DESCEMET ou membrane basale de l'épithélium postérieur de la cornée transparente. Ce *ligament pectiné* ou *ligament ciliaire* sépare l'espace supra-choroïdien de la chambre antérieure de l'œil.

Les *procès ciliaires* sont des replis triangulaires de la choroïde s'enfonçant dans la membrane hyaloïde du corps vitré. Ils sont au nombre de soixante-dix et forment par leur ensemble une couronne rayonnée appelée *couronne ciliaire.*

La face interne libre du corps ciliaire, depuis l'*ora serrata* ou limite antérieure de la rétine jusqu'à la grande circonférence de l'iris, est tapissée par une double rangée de cellules épithéliales : 1°) Une rangée profonde de cellules pigmentaires, continuation de la couche de cellules pigmentaires recouvrant de la face interne de la choroïde proprement dite. Ces cellules représentent une partie du feuillet externe ou proximal de la vésicule optique secondaire.

2°) Une rangée superficielle de cellules non pigmentaires, continuation antérieure de la rétine proprement dite. Elles représentent la *partie ciliaire de la rétine* et proviennent du feuillet interne ou distal de la vésicule optique secondaire.

Iris. L'iris forme la partie antérieure de la choroïde, partie située au-devant du ligament ciliaire et séparée de la partie correspondante de la membrane conjonctive externe (cornée transparente) par la chambre antérieure de l'œil. Il se présente comme une lame musculo-membraneuse placée verticalement, à quelques millimètres en arrière de la cornée transparente, au-devant des procès ciliaires et du cristallin.

Il est percé d'un orifice central, circulaire, la *pupille,* dont le diamètre varie suivant l'état de contraction ou de relachement des fibres musculaires lisses renfermées dans son épaisseur. L'iris forme par son ensemble un véritable diaphragme mobile réglant, par voie réflexe, la quantité de lumière qui à un moment donné peut venir impressionner la rétine.

L'iris présente à étudier deux faces et une circonférence.

La face *antérieure,* légèrement convexe, est libre. Elle limite en arrière la plus grande partie de la chambre antérieure de l'œil. Diversément colorée d'après les individus et suivant la coloration des cheveux, cette face est parcourue par des stries grisâtres ou jaunâtres, légèrement ondulées, rayonnant de la périphérie de l'iris vers le pourtour de la pupille. Ces stries sont produites par les vaisseaux sanguins.

La *face postérieure*, légèrement concave, est libre. Elle limite en avant la chambre postérieure de l'œil. Elle répond, dans sa partie périphérique, au bord antérieur des procès ciliaires et, dans sa partie plus centrale, à la face antérieure du cristallin.

Cette face postérieure est noire. Elle est tapissée par une double rangée de cellules épithéliales abondamment chargées de granulations pigmentaires. La rangée profonde est la continuation, sur la face postérieure de l'iris, des cellules pigmentaires tapissant la face interne de toute la choroïde. Elle appartient embryologiquement au feuillet externe ou proximal de la vésicule optique secondaire.

La rangée superficielle forme la *portion irienne de la rétine*. Elle est la continuation de la partie antérieure, non différentiée, de la rétine et provient du feuillet distal ou interne de la vésicule optique secondaire.

Dans l'intérieur de l'iris, dans le voisinage immédiat de la pupille, existe une mince couche de fibres musculaires lisses, à direction circulaire, formant le *muscle constricteur de l'iris*.

Par sa grande circonférence l'iris est inséré dans l'angle rentrant formé par les procès ciliaires en arrière et le tendon du muscle ciliaire (ligament pectiné ou ligament ciliaire) en avant. A ce niveau, l'épithélium de sa *face antérieure* va se continuer avec celui qui recouvre la face postérieure de la cornée transparente, en formant ainsi l'*angle irido-cornéen* ou partie la plus rétrécie et la plus périphérique de la chambre antérieure de l'œil. C'est là qu'existent, en dessous de l'épithélium, des travées conjonctives reliant l'iris à la cornée transparente et dont l'ensemble forme le ligament pectiné. Ces travées conjonctives délimitent des fentes lymphatiques dont l'ensemble porte le nom d'*espaces de Fontana*.

A ce niveau encore, la double rangée de cellules épithéliales qui tapisse la *face postérieure* de l'iris va se continuer avec les cellules correspondantes des procès ciliaires en délimitant l'*angle irido-ciliaire*. Quant au stroma conjonctival de l'iris il se continue avec celui du corps ciliaire.

3° *Membrane interne ou nerveuse.*

Rétine. La rétine est la membrane nerveuse de l'œil. C'est la partie essentielle de l'organe de la vue, le véritable *épithélium sensible.* Elle tapisse la face interne de la choroïde proprement dite, depuis l'entrée du nerf optique jusque un peu au devant du plan équatorial de l'œil.

C'est une membrane mince et transparente sur le vivant, opaque et légèrement grisâtre après la mort.

La *face externe*, convexe, s'applique sur la choroïde dont elle est séparée par une rangée de cellules pigmentaires.

La *face interne*, concave, se moule sur la membrane hyaloïde du corps vitré sans aucune adhérence. Au niveau de l'entrée du nerf optique dans le globe oculaire, cette face présente un petit disque arrondi ou ovalaire, de coloration blanchâtre, appelé *papille du nerf optique.* C'est par le centre de cette papille que l'on voit s'épanouir sur la face interne de la rétine les ramifications de l'artère et de la veine centrales de la rétine.

Un peu en dehors et au dessus de cette papille, au niveau du pôle postérieur de l'œil, la rétine présente une petite région d'une coloration jaunâtre, discoïde, à grand axe transversal, de 2 à 3 millimètres de largeur. C'est la *macula lutea* ou *tache jaune.* La partie centrale, légèrement déprimée, porte le nom de *fossette centrale (fovea centralis).*

La rétine est une membrane nerveuse hautement différenciée, formée essentiellement de trois groupes de neurones superposés : les cellules visuelles, les cellules bipolaires et les cellules ganglionnaires ou cellules d'origine des fibres du nerf optique. Tous ces éléments nerveux proviennent de la différentiation du feuillet distal ou superficiel de la vésicule optique secondaire. Les extrémités libres des cellules visuelles, c'est-à-dire les cônes et les batonnets, s'appliquent sur les cellules épithéliales pigmentaires qui tapissent la face interne de la choroïde et qui proviennent du feuillet profond ou proximal de la même vésicule.

Cette différenciation particulière du feuillet distal de la rétine ne s'étend que jusque quelques millimètres au-devant du plan équatorial de l'œil. A ce niveau la rétine s'amincit brusquement, pour se réduire à une simple rangée de cellules épithéliales et cela suivant une ligne légèrement festonnée, située un peu en arrière des procès ciliaires, appelée *ora serrata.*

Au devant de l'ora serrata, la rétine, réduite à une simple rangée de cellules épithéliales, va recouvrir la face interne du corps et des procès ciliaires en constituant la *partie rétinienne du corps ciliaire* ou *partie ciliaire de la rétine*, puis la face postérieure de l'iris en formant la *partie rétinienne de l'iris* ou *partie irienne de la rétine*. Nous avons vu qu'à ces deux endroits de la choroïde, la partie non différenciée de la rétine est intimement adhérente à la couche de cellules épithéliales provenant du feuillet externe de la vésicule optique secondaire.

B. *Milieux transparents de l'œil.*

1° *Cristallin.*

Le cristallin, principal organe de réfraction de l'œil, est un corps lenticulaire, transparent et incolore, situé dans l'axe de l'œil, derrière la pupille, entre l'humeur aqueuse et le corps vitré.

Forme. Il a la forme d'une lentille biconvexe dont la face postérieure est plus bombée que la face antérieure. Le diamètre transversal est de 9 à 10 millim., le diamètre antéro-postérieur, quelque peu variable d'après les différents états physiologiques, est d'environ 5 mm.

Fixation. Le cristallin est maintenu en place par un appareil particulier appelé *ligament suspenseur du cristallin* ou *zonule de Zinn*. Cette zonule de Zinn a été considérée pendant longtemps comme formée par un dédoublement de la membrane hyaloïde du cristallin, dont les deux feuillets viendraient s'insérer sur la partie périphérique des faces antérieure et postérieure du cristallin, en délimitant un espace triangulaire connu sous le nom de *canal de Petit*. Les auteurs modernes n'acceptent plus cette manière de voir. Pour eux la membrane hyaloïde passe tout entière derrière le cristallin. Ce qui retient celui-ci en place, ce sont des faisceaux de fibres conjonctives ou élastiques provenant, soit de l'ora serrata, soit des procès ciliaires pour s'insérer sur la partie périphérique de la cristalloïde antérieure et de la cristalloïde postérieure. L'espace laissé libre entre ces faisceaux forme bien le canal de Petit, occupé par l'humeur aqueuse de la chambre postérieure de l'œil.

Rapports. La *face antérieure* répond à la pupille et par là à la chambre antérieure de l'œil, au rebord pupillaire de l'iris, à l'iris lui-même dont elle est séparée par l'humeur aqueuse de la chambre postérieure et à la base des procès ciliaires. Le centre de cette face antérieure est séparé de la cornée par une longueur de 2 à 2 1/2 mm.

La *face postérieure* répond au corps vitré. Il est séparé du pôle postérieur de l'œil par une longueur d'environ 16 mm.

Structure. Le cristallin est formé par une *substance propre* enveloppée par une membrane transparente, incolore et élastique, appelée *capsule du cristallin*, que l'on subdivise en une *cristalloïde antérieure*, recouvrant la face antérieure, et une *cristalloïde postérieure*.

2º Corps vitré.

Le corps vitré est une substance transparente, réfringente, de consistance gélatineuse, occupant tout l'espace compris entre la rétine et le cristallin. Par sa face postérieure, convexe, il se moule sur la face concave de la rétine. Par sa face antérieure il répond au corps ciliaire et à toute l'étendue de la face postérieure du cristallin.

On distingue au corps vitré une masse centrale, *l'humeur vitrée*, et une membrane enveloppante ou *membrane hyaloïde*.

L'humeur vitrée, parfaitement transparente, a la consistance d'une gelée peu épaisse et gluante. Elle renferme une grande quantité d'eau, un peu d'albumine et environ 1 1/2 % de chlorure de sodium.

La membrane enveloppante, appelée *hyaloïde* (semblable à du verre) parce qu'elle est mince et transparente, enveloppe de toutes parts l'humeur vitrée. Elle s'applique en arrière contre la face libre de la rétine. Au-devant du plan équatorial de l'œil, à partir de l'ora serrata, elle paraît s'épaissir et prend le nom de *cercle ciliaire de Zinn*. A ce niveau, la membrane hyaloïde, appliquée contre les procès ciliaires, présente une série de dépressions et de saillies correspondant aux saillies et aux dépressions du corps ciliaire. Au-delà des procès ciliaires, la disposition de la membrane hyaloïde n'est pas exactement connue. Certains auteurs admettent que cette membrane se dédouble pour s'insérer sur la cristalloïde antérieure et la cristalloïde postérieure, formant ainsi le ligament suspenseur du cristallin. D'autres auteurs admettent que ce ligament suspenseur est indépendant de la membrane hyaloïde. Celle-ci passe derrière cet appareil ligamenteux pour recouvrir complètement la face postérieure du cristallin.

Le corps vitré ne forme pas une masse entièrement homogène. Il est traversé, d'arrière en avant, par un canal qui commence par une partie évasée vis-à-vis de la papille optique, pour se terminer également par une partie évasée vis-à-vis du centre de la face postérieure du cristallin. Ses parois sont tapissées par une partie réfléchie de la membrane hyaloïde. C'est le *canal de Cloquet* ou *canal hyaloïdien*. Pendant la vie fœtale il donnait passage à l'*artère capsulaire*, branche de l'artère centrale de la rétine, destinée à porter le sang artériel au cristallin. Au moment de la naissance cette artère disparaît pour ne laisser persister chez l'adulte que le canal qui lui a donné passage.

3º *Humeur aqueuse.*

L'humeur aqueuse est un liquide transparent et incolore, occupant tout l'espace compris entre la cornée transparente en avant, la face antérieure du cristallin et de la zonule de Zinn en arrière.

Cet espace est divisé par l'iris en deux compartiments appelés les *chambres de l'œil.*

La *chambre antérieure* est limitée par la cornée transparente en avant, la face antérieure de l'iris et la face antérieure de la partie centrale du cristallin en arrière.

La *chambre postérieure* forme une cavité annulaire, de forme triangulaire à base périphérique sur une coupe transversale. Elle est limitée, en avant, par la face postérieure de l'iris; en arrière, par la face antérieure du cristallin et la zonule de Zinn; en haut par la base des procès ciliaires.

Les deux chambres communiquent entre elles par une fente capillaire au point d'application du bord pupillaire de l'iris sur la face antérieure du cristallin.

Circulation du globe oculaire.

Toutes les artères destinées au globe oculaire proviennent de l'artère ophtalmique, branche de la carotide interne. Elles forment, dans le globe de l'œil, deux circulations parfaitement distinctes l'une de l'autre : la *circulation rétinienne*, desservie par l'artère centrale de la rétine, et la *circulation des enveloppes de l'œil*, établie par les artères ciliaires postérieures et antérieures.

Circulation de la rétine. L'*artère centrale de la rétine* pénètre jusqu'au centre du nerf optique à 15 millim. environ en arrière du globe oculaire. Elle traverse avec ce nerf la sclérotique et la choroïde et arrive ainsi au centre de la papille optique, sur la face concave de la rétine. Là elle se divise en deux branches : une supérieure et une inférieure, qui se subdivisent à leur tour en une branche nasale et une branche temporale. Toutes ces branches donnent des ramifications collatérales, qui vont former des réseaux capillaires dans les différentes couches de la rétine. A ces réseaux artériels font suite des réseaux veineux. Ceux-ci donnent naissance à des veinules qui se réunissent en *veines rétiniennes* qui suivent le trajet des artères. La veine supérieure et la veine inférieure traversent isolément la papille optique pour se réunir au centre du nerf optique en formant la *veine centrale de la rétine*. Celle-ci se dégage bientôt du nerf optique pour se déverser soit dans la veine ophtalmique supérieure, soit dans le sinus caverneux.

Circulation des enveloppes du globe oculaire. Artères ciliaires postérieures. Les artères ciliaires postérieures proviennent, en nombre variable, soit directement de l'artère ophtalmique, soit d'une de ses branches collatérales. Elles se dirigent en avant, autour du nerf optique, et gagnent ainsi la face postérieure de la sclérotique qu'elles traversent. Elles se divisent alors en artères ciliaires postérieures *courtes* et artères ciliaires postérieures *longues*.

Les artères courtes se ramifient dans la choroïde et dans la sclérotique.

Les artères longues sont au nombre de deux, une interne et une externe. Elles courent entre la sclérotique et la choroïde jusqu'au niveau du corps ciliaire, où elles se bifurquent en deux branches qui, en s'anastomosant entre elles forment, le long du bord adhérant de l'iris, le *grand cercle artériel de l'iris*. Celui-ci donne naissance à un nombre considérable de petites artères qui se rendent, en rayonnant, vers l'orifice pupillaire de l'iris au niveau duquel elles s'anastomosent entre elles en formant le *petit cercle artériel de l'iris*.

Artères ciliaires antérieures. Elles proviennent des artères musculaires nées de l'artère ophtalmique, traversent la sclérotique dans son segment antérieur et se ramifient dans le corps ciliaire et dans la partie périphérique de l'iris. Avant de traverser la sclérotique, ces artères ciliaires antérieures fournissent des branches au tissu épiscléral voisin de la grande circonférence de la cornée transparente.

Circulation veineuse. Presque tout le sang veineux du globe oculaire, abstraction faite des veines rétiniennes, se rend dans les quatre *veines vorticillées*. Celles-ci se forment dans la choroïde, traversent la sclérotique un peu en arrière du plan équatorial de l'œil, pour se jeter dans les veines ophtalmiques.

C. Les organes annexes de l'œil.

Les organes accessoires du globe oculaire comprennent : les *muscles oculaires*, la *capsule de Tenon*, les *sourcils*, les *paupières*, la *conjonctive* et l'*appareil lacrymal*.

1°) Les muscles de la cavité orbitaire.

La cavité orbitaire renferme sept muscles dont six s'insèrent sur le globe oculaire et forment le groupe des *muscles oculaires*, tandis que le septième se termine dans la paupière supérieure et porte le nom de *muscle releveur de la paupière supérieure*. Des six muscles oculaires, quatre ont une direction rectiligne suivant le grand axe de l'orbite, ce sont les *muscles droits* que l'on distingue, d'après leur position par rapport au globe oculaire, en muscles *droit supérieur*, *droit inférieur*, *droit interne* et *droit externe*. Les deux autres ont une direction oblique ; ce sont le *muscle grand oblique* ou *oblique supérieur* et le *muscle petit oblique* ou *oblique inférieur*.

Muscle releveur de la paupière supérieure. Il s'insère, par un tendon rétréci, sur la partie la plus reculée de la voûte de l'orbite dans le voisinage immédiat du trou optique. De là il se dirige en avant en s'élargissant lentement, immédiatement appliqué contre la voûte de l'orbite dont il est séparé par le nerf frontal. Arrivé à la base de l'orbite il devient tendineux, pénètre dans la paupière supérieure où il se termine en partie le long du bord supérieur du cartilage tarse, en partie dans les couches profondes de la peau qui recouvre la face antérieure de la paupière.

Muscles droits. Les quatre muscles droits forment par leur ensemble un cône musculaire dont le sommet entoure le trou optique, tandis que la base s'insère sur le globe oculaire au-devant du plan équatorial.

L'axe de ce cône musculaire est occupé par le nerf optique, enveloppé de toutes parts par une couche graisseuse d'autant plus épaisse qu'on se rapproche de la face postérieure du globe oculaire.

Le droit externe, le droit interne et le droit inférieur s'insèrent sur la partie correspondante du trou optique par une lame tendineuse plus ou moins continue appelée *ligament de Zinn*. La partie de ce ligament d'où partent les fibres musculaires du droit externe présente un orifice ovalaire, appelé *anneau de Zinn*, donnant passage à la veine ophtalmique, au nerf oculo-moteur commun, au nerf oculo-moteur externe et à la branche nasale du nerf ophtalmique de WILLIS.

Le droit supérieur nait du pourtour supérieur du trou optique, immédiatement en dessous de l'insertion du muscle releveur de la paupière supérieure.

De cette insertion au fond de l'orbite, les quatre muscles droits se dirigent en avant, en s'élargissant et en s'écartant les uns des autres pour embrasser les faces correspondantes du globe oculaire et s'insérer, par des tendons aplatis, sur la sclérotique à quelques milli-mètres en arrière de la cornée transparente.

Muscles obliques. Le *muscle oblique supérieur* nait par un tendon rétréci sur la partie reculée de la voûte de l'orbite, un peu au-devant du trou optique. Le corps musculaire arrondi longe la paroi de l'orbite, le long du bord supérieur du muscle droit interne. Dans le voisinage de la base de l'orbite il devient tendineux. Le tendon arrondi traverse la poulie cartilagineuse, située dans la petite fossette trochléaire de l'angle supéro-interne de la base de l'orbite, puis se coude sur lui-même pour se réfléchir en arrière et en dehors, passe en s'élargissant entre le globe oculaire et la face inférieure du muscle droit supérieur, pour aller s'insérer sur la sclérotique en arrière du plan équatorial de l'œil.

Le *muscle oblique inférieur* nait par un tendon rétréci sur la partie antérieure du plancher de l'orbite, immédiatement en dessous de la crête lacrymale postérieure. De là le muscle se dirige en arrière et en dehors, il passe entre le plancher de l'orbite et la face inférieure du muscle droit inférieur pour se terminer sur la sclérotique de l'œil en arrière du plan équatorial.

2° *La capsule de Ténon.*

La capsule de TENON est généralement considérée comme une membrane conjonctive recouvrant la partie scléroticale de l'œil, pour s'insérer ensuite sur toute l'étendue de la base de l'orbite de façon à former une véritable cupule fibreuse dans laquelle se meut le globe ocu-laire. D'après les recherches de MOTAIS, cette conception ne serait exacte ni au point de vue anatomique, ni au point de vue physiolo-gique. Ce que l'on désigne sous le nom de capsule de TENON n'est rien d'autre que l'*aponévrose du groupe musculaire de l'orbite*. Cette apo-névrose commence au fond de l'orbite, au niveau de la gaine fibreuse du nerf optique. Elle se dédouble au niveau des quatre muscles droits de façon à leur former une gaine conjonctive ou aponévrotique. Cette gaine ne s'arrête pas aux bords latéraux des muscles droits, mais, sensiblement amincie, elle passe comme un pont d'un muscle à l'autre, de telle sorte qu'elle forme un véritable cône aponévrotique, renfermant dans son épaisseur les quatre muscles droits et enveloppant le nerf optique avec tout le paquet graisseux rétro-bulbaire de l'orbite. Arrivée au niveau du plan équatorial de l'œil, cette gaine aponévrotique se comporte différemment suivant que l'on considère le feuillet qui tapisse la face profonde des muscles droits et celui qui recouvre leur face superficielle.

Le *feuillet profond* se détache des muscles pour se replier sur la moitié postérieure du globe oculaire, en s'épaississant considérablement de manière à lui former une véritable calotte fibreuse qui va se continuer avec la gaine fibreuse du nerf optique. C'est la *capsule postérieure du globe oculaire*.

Le *feuillet superficiel* se divise en deux lames : l'une, profonde et mince, continue à recouvrir la face externe des muscles droits et de leurs tendons en s'étalant sur la sclérotique dans les intervalles laissés libres par ces muscles. Cette lame s'étend jusqu'à la périphérie de la cornée transparente, en formant à ce niveau le fascia sous-conjonctival ou *capsule antérieure du globe oculaire*.

L'autre lame, beaucoup plus épaisse, se détache du globe oculaire pour se rendre vers la base de l'orbite, en formant une espèce d'entonnoir fibreux. Au niveau des muscles droits cet entonnoir présente des parties épaissies qui portent le nom d'*ailerons ligamenteux*. Ces ailerons adhèrent intimement à la face externe des muscles au point que, chez certains vertébrés, ils ont été considérés comme de véritables tendons orbitaires.

L'*aileron externe* est le plus épais. Il part de la face externe du muscle droit externe pour s'insérer sur l'angle externe du rebord orbitaire.

L'*aileron interne*, moins épais, relie la face interne du muscle droit interne à la partie supérieure de la crête de l'os unguis.

L'*aileron supérieur* est double. L'interne se détache des bords latéraux du musle droit supérieur pour se rendre vers la poulie de renvoi du muscle grand oblique. L'externe se réunit avec l'aileron né du muscle droit externe. L'intervalle compris entre ces deux parties de l'aileron supérieur est occupé par le tendon du muscle releveur.

L'aileron inférieur se détache de la face inférieure du muscle droit inférieur, enveloppe le muscle petit oblique auquel il fournit une gaine fibreuse, pour aller s'insérer à la partie moyenne du rebord inférieur de l'orbite.

Tous ces ailerons sont reliés entre eux par une mince lame conjonctive, s'insérant sur le pourtour de l'orbite ainsi que sur les bords des cartilages tarses, et formant ainsi un entonnoir membraneux complet reliant la face externe des muscles oculaires à la base de l'orbite.

Cavité de Ténon. La partie scléroticale du globe oculaire n'est pas immédiatement en contact avec la capsule de TÉNON, mais entre cette capsule et le globe oculaire existe une mince cavité séreuse connue sous le nom de *cavité de Ténon.* Cette cavité séreuse présente deux feuillets. Le feuillet viscéral recouvre la face postérieure de la sclérotique, depuis l'entrée du nerf optique jusqu'aux points d'insertion des tendons des muscles droits. Le feuillet pariétal est représenté par une lame conjonctive mince et transparente qui s'insère, en avant, sur la face profonde des muscles droits, et tapisse ensuite la face profonde de la capsule postérieure de l'œil jusqu'au pourtour du nerf optique.

3o *Les sourcils.*

Les sourcils, situés au niveau des arcades orbitaires supérieures, constituent deux reliefs arqués dont la saillie est en rapport avec le développement du sinus frontal sous-jacent.

La peau des sourcils, très épaisse, est couverte de poils pourvus de volumineuses glandes sébacées. Elle est séparée, par une mince lame conjonctive, d'une couche musculaire formée par des fibres verticales du muscle frontal, des fibres horizontales du muscle orbiculaire des paupières et les fibres obliques du muscle sourcilier.

4° *Les paupières.*

Les paupières sont deux voiles contractiles qui descendent au-devant du globe oculaire et ferment ainsi la base de l'orbite.

Chaque paupière offre à étudier une *face antérieure*, libre, légèrement convexe, recouverte par la peau ; une *face postérieure*, libre, concave, tapissée par une muqueuse ; un bord adhérent et un bord libre.

Les *bords libres* des deux paupières délimitent une fente à direction transversale : la *fente palpébrale*, dont l'angle externe est un angle aigu, tandis que l'angle interne est arrondi, délimitant une partie légèrement déprimée appelée *lac lacrymal*.

Chaque bord libre présente, à environ un centimètre en dehors de l'angle interne, un petit tubercule saillant : le *tubercule lacrymal*, percé d'un petit trou, le *point lacrymal* ou orifice du *canal lacrymal* correspondant. Ce tubercule lacrymal divise le bord libre de la paupière en deux parties : une partie externe garnie de cils ou *partie ciliaire* et une partie interne dépourvue de cils, aidant à circonscrire le lac lacrymal, ou *partie lacrymale*.

Le bord libre de la partie ciliaire est quelque peu taillé en biseau aux dépens de sa partie postérieure. Dans le voisinage immédiat de la peau, il donne passage aux cils ; dans le voisinage de la muqueuse il présente une série linéaire d'orifices microscopiques qui sont les orifices inférieurs des *glandes de Meibomius*.

Structure. Chaque paupière présente dans son épaisseur une lame épaissie de tissu conjonctif, désignée improprement sous le nom de *cartilage tarse*. Ce cartilage a une forme ovalaire à grand axe transversal, celui de la paupière supérieure est plus grand que celui de la paupière inférieure.

De l'extrémité interne de chaque cartilage tarse part un ligament fibreux, le *ligament palpébral interne*, qui va se continuer avec le tendon du muscle orbiculaire des paupières. De l'extrémité externe part une bande fibreuse moins bien délimitée, le *ligament palpébral externe*, s'insérant au bord latéral de la base de l'orbite. De la partie orbitaire de la face externe du cartilage se détache une membrane conjonctive, la *membrane palpébrale*, se continuant avec les ligaments palpébraux et s'insérant sur le pourtour de la base de l'orbite où elle se continue avec le périoste, formant ainsi, avec les cartilages tarses, une membrane conjonctive percée par la fente palpébrale et fermant en avant la cavité orbitaire.

Au-devant de ce ligament palpébral se trouve une couche de fibres musculaires striées à direction transversale : le *muscle palpébral* ou partie palpébrale du muscle orbiculaire des paupières. Près du bord libre les fibres de ce muscle, traversées par les follicules pileux des cils et l'extrémité inférieure des glandes de Meibomius, forment le *muscle ciliaire*.

Ce muscle est recouvert par une lame de tissu conjonctif lâche, facilement infiltrable, toujours dépourvue de graisse, puis par la peau.

Au bord supérieur et la face externe du tarse supérieur viennent s'insérer encore les fibres tendineuses du muscle releveur de la paupière supérieure.

Le long de la face profonde du cartilage tarse existe une couche continue de glandes acineuses : les *glandes de Meibomius*, qui apparaissent comme des stries blanches sur la face profonde du cartilage et dont les conduits excréteurs s'ouvrent le long du bord libre de chaque paupière. Leurs produits de sécrétion forment le *sébum palpébral*.

La couche profonde de la paupière est formée par une muqueuse qui se continue avec la peau le long du bord libre, tandis qu'elle se réfléchit sur le globe oculaire au niveau du bord adhérent. C'est la *conjonctive palpébrale*. Intimement adhérente sur toute l'étendue du cartilage tarse, elle présente des plis à direction transversale dans la partie voisine de l'orbite.

5° *La conjonctive.*

Arrivée au bord adhérent de chaque paupière, la conjonctive quitte la face profonde de la membrane palpébrale pour se réfléchir sur la face antérieure du globe oculaire, en formant ainsi un cul de sac circulaire, appelé *cul-de-sac conjonctival*, dont la profondeur varie considérablement d'un endroit à l'autre.

Au niveau de l'angle interne de l'œil ce cul de sac fait défaut. On y trouve un petit repli vertical de la muqueuse, le *repli semilunaire*, considéré comme le rudiment d'une troisième paupière ou paupière clignotante des mammifères. Entre ce repli et le pourtour de l'angle interne de l'œil se trouve un petit tubercule saillant, de couleur rougeâtre, la *caroncule lacrymale*, garni de quelques rares follicules pileux.

Le cul de sac supérieur est plus profond que le cul de sac inférieur. Il est le moins profond au niveau de l'angle externe de la fente palpébrale.

La conjonctive palpébrale en se jettant sur la face antérieure du globe oculaire prend le nom de *conjonctive oculaire*. Celle-ci recouvre d'abord la partie la plus antérieure de la sclérotique de l'œil à laquelle elle est unie par un tissu conjonctif lache sous-conjonctival. Arrivée au niveau de la cornée transparente, la conjonctive oculaire adhère intimement à la sclérotique sous-jacente en formant le *limbe conjonctival*, puis elle se réduit à son seul épithélium stratifié qui, recouvrant la cornée, devient l'épithélium antérieur de cette dernière. La conjonctive délimite donc, dans son ensemble, une véritable cavité située au-devant du globe oculaire, entre lui et la face profonde des paupières et qui communique exclusivement au-dehors par la fente palpébrale. C'est le *sac conjonctival*, dans lequel viennent se déverser les produits de sécrétion de la glande lacrymale. Ce liquide lacrymal est réparti dans toute l'étendue du sac par les mouvements de clignotement des paupières. Celui qui est en excès s'amasse ensuite dans le sac lacrymal pour être repris par les voies lacrymales et conduit dans les fosses nasales. Quand la secrétion de la glande lacrymale devient plus intense, le liquide lacrymal, amené en trop grande quantité dans le lac lacrymal, coule au-dessus des bords de ce dernier et constitue les *larmes*.

6° *L'appareil lacrymal.*

L'appareil lacrymal est formé par la *glande lacrymale*, qui produit le liquide lacrymal et le déverse dans le cul de sac conjonctival, et par les *voies lacrymales* destinées à conduire le liquide du lac lacrymal jusque dans les fosses nasales.

Glande lacrymale. La glande lacrymale est située dans la fosse lacrymale creusée dans l'angle supéro-externe de la voûte de l'orbite.

Elle est divisée incomplètement en deux parties inégales par une expansion fibreuse dépendant du bord latéral de tendon du muscle releveur de la paupière supérieure. La partie supérieure, intraorbitaire, est comprise entre la fosse lacrymale et la convexité du globe oculaire. La partie inférieure, quelque peu intrapalpébrale, descend jusque dans le bord adhérent de la paupière supérieure.

De la glande partent un certain nombre de conduits excréteurs qui vont s'ouvrir dans le cul de sac conjonctival supérieur, un peu au-dessus de l'angle externe de l'œil.

Le liquide lacrymal, déversé dans ce cul de sac conjonctival, est réparti dans toute l'étendue du cul de sac par les mouvements des paupières, il s'amasse ensuite dans l'angle interne de l'œil, dans cette partie de l'angle limitée en arrière par la caroncule lacrymale et connue sous le nom de *lac lacrymal*.

Voies lacrymales. Les *voies lacrymales* commencent sur le bord libre de chaque paupière, au niveau du *point lacrymal* qui occupe le sommet de chaque tubercule lacrymal. A chaque point lacrymal fait suite le *canal lacrymal.* Celui-ci présente d'abord un court trajet vertical, de quelques millim., ascendant dans la paupière supérieure, descendant dans la paupière inférieure; puis il se coude transversalement en dedans. Les deux conduits lacrymaux se rapprochent insensiblement l'un de l'autre pour s'ouvrir, par un orifice commun, dans le *sac lacrymal.*

Le *sac lacrymal* est une petite poche fibreuse située dans la gouttière lacrymo-nasale du bord interne de la base de l'orbite, gouttière comprise entre la crête lacrymale antérieure de l'apophyse montante du maxillaire supérieur et la crête lacrymale postérieure de l'os unguis. Il se termine en haut en cul de sac, et se continue en bas avec le canal lacrymo-nasal. Il est légèrement aplati dans le sens transversal et allongé dans le sens vertical. Il a une largeur qui varie de 5 à 7 millim. et une hauteur d'environ 15 millim. Sa face antérieure est croisée par le tendon direct du muscle orbiculaire des paupières qui le divise en deux parties inégales, dont la supérieure atteint à peine une hauteur de 2 à 3 millim. Ce tendon adhère intimement à sa paroi antérieure et va s'insérer à l'apophyse montante du maxillaire. Sa paroi postéro-latérale est croisée par le tendon réfléchi du muscle orbiculaire qui va s'insérer à la crête de l'os unguis. Ce tendon est recouvert par quelques fibres musculaires qui constituent le *muscle de Horner.*

L'extrémité supérieure se termine en cul de sac.

L'extrémité inférieure se continue directement en se rétrécissant avec le canal lacrymo-nasal.

Le *canal lacrymo-nasal* est formé d'une partie osseuse et d'une partie membraneuse. Le canal osseux, creusé dans la paroi latérale de la fosse nasale, est limité, en avant, en dehors et en arrière, par le maxillaire supérieur, en dedans par un prolongement de l'os unguis et du cornet inférieur. Dans ce canal osseux se trouve un canal membraneux se continuant, en haut, avec le sac lacrymal et qui vient s'ouvrir, en bas, en un point variable de la paroi latérale du méat inférieur, en dessous de l'extrémité antérieure du cornet inférieur, à environ 3 centim. en arrière du bord postérieur de la narine correspondante. Ce canal a une longueur variable de 15 à 20 mm. et un diamètre transversal de 3 à 4 millim. Son orifice inférieur est souvent plus ou moins recouvert par un repli de la muqueuse nasale qui le transforme en une fente allongée. Il décrit dans son ensemble une légère courbe à convexité antérieure.

Il est essentiellement formé par une couche conjonctive, se continuant avec le périoste des os voisins, recouverte par une muqueuse qui se continue en bas avec la muqueuse des fosses nasales.

Appareil de l'ouie.

Considérations générales. L'appareil de l'ouie comprend deux parties morphologiquement et physiologiquement distinctes : un appareil de conduction des ondes sonores et un appareil de perception des ondes sonores.

L'appareil de perception des ondes sonores est essentiellement représenté par *l'épithélium sensible.* Il représente embryologiquement une partie invaginée de l'ectoderme primitif de chaque côté du rhombencéphale. Cette partie invaginée, en se détachant complètement de l'ectoderme, forme une vésicule épithéliale, la *vésicule auditive,* qui doit se mettre en connexion avec le nerf auditif.

Dans le cours du développement cette vésicule primitive se sépare de plus en plus de la surface libre du corps. Elle subit en même temps des modifications profondes qui vont la transformer en un appareil compliqué : appareil de perception des ondes sonores en même temps qu'appareil de l'équilibre.

La vésicule épithéliale s'entoure tout d'abord d'une couche de tissu mésodermique. Celle-ci est formée de deux lames : une lame interne conjonctive, formant avec l'épithélium primitif le point de départ de ce qu'on appelle chez l'adulte le *labyrinthe membraneux*; une lame externe, successivement cartilagineuse et osseuse, faisant corps commun avec le temporal et que l'on désigne sous le nom de *labyrinthe osseux.* Ces deux lames sont séparées l'une de l'autre par un espace lymphatique, appelé *espace périlymphatique,* occupé par la périlymphe, tandis que le labyrinthe membraneux est occupé également par un liquide en contact immédiat avec l'épithélium primitif et appelé *endolymphe.*

La vésicule labyrinthidique présente encore des modifications de forme.

La vésicule membraneuse, tout d'abord unique, se divise en deux vésicules secondaires reliées entre elles par une partie rétrécie. L'une de ces vésicules, la plus volumineuse, devient l'*utricule*, elle donne naissance à trois canaux, appelés *canaux demi-circulaires*, qui commencent et finissent dans l'utricule lui-même. L'autre vésicule prend le nom de *saccule*. Elle donne naissance à un canal secondaire qui s'enroule en spirale sur lui-même pour devenir le *limaçon*. La partie rétrécie qui relie l'utricule au saccule prend le nom de *conduit endolymphatique*.

Le labyrinthe osseux ne subit pas les mêmes modifications que le labyrinthe membraneux. Il forme une enveloppe commune pour l'utricule et le saccule, c'est le *vestibule* d'où partent les canaux demi-circulaires osseux et le limaçon osseux.

La *paroi interne* du labyrinthe osseux répond, chez l'adulte, au fond du conduit auditif interne. Elle présente à ce niveau un nombre considérable de petits orifices qui donnent passage aux filets nerveux des deux branches, vestibulaire et cochléaire, du nerf acoustique. Ces filets traversent l'espace périlymphatique pour se terminer dans certaines régions déterminées de l'épithélium sensible du labyrinthe membraneux.

Elle présente encore un second orifice qui se prolonge en canal jusque sur la face postérieure du rocher du temporal, et par lequel passe un prolongement du conduit endolymphatique qui va se terminer par le *sac endolymphatique* immédiatement en-dessous de la dure-mère.

La *paroi externe* du labyrinthe osseux présente deux ouvertures : l'une, de forme ovale, se trouve au niveau du vestibule osseux : c'est la *fenêtre ovale* ; l'autre, de forme ronde, existe à la base du limaçon, on l'appelle la *fenêtre ronde*.

Appareil de conduction des ondes sonores. La paroi externe du labyrinthe osseux est mise en rapport avec l'air extérieur par un long canal en forme d'entonnoir, qui commence sur la face latérale du crâne par une partie évasée, le *pavillon de l'oreille*. Ce conduit est divisé en deux par une membrane conjonctive appelée *membrane du tympan*. Ce qui se trouve en dehors de cette membrane, entre elle et le pavillon de l'oreille, prend le nom de *conduit auditif externe*. Ce qui se trouve entre la membrane du tympan et la face externe du labyrinthe osseux prend le nom de *caisse du tympan*. Cette caisse se prolonge en arrière jusque dans les cavités osseuses creusées dans l'apophyse mastoïde; elle est reliée, en avant, par un long canal osseux et cartilagineux, appelé *canal d'Eustache*, à la cavité du pharynx.

Les ondes sonores amenées par le conduit auditif externe sont recueillies par la membrane du tympan. De celle-ci elles arrivent au labyrinthe osseux par une série d'osselets tendus entre la membrane du tympan et la fenêtre ovale. Le dernier de ces osselets, l'étrier, transmet par ses déplacements les ondulations au liquide labyrinthidique.

Tous ces organes situés entre le labyrinthe osseux et la face latérale du crâne forment par leur ensemble l'*appareil de conduction des ondes sonores*.

L'appareil de perception des ondes sonores, profondément caché dans l'épaisseur du rocher du temporal, porte encore le nom d'*oreille interne*. L'appareil de conduction des ondes sonores se laisse subdiviser en deux parties par la membrane du tympan. L'une, située en dehors de cette membrane, est essentiellement d'origine ectodermique. Elle porte le nom d'*oreille externe* et comprend le pavillon de l'oreille et le conduit auditif externe. L'autre, située entre l'oreille externe et l'oreille interne, porte encore le nom d'*oreille moyenne*. Elle est essentiellement d'origine endodermique.

L'étude anatomique de l'appareil de l'ouïe comprendra donc la description de ses trois parties constituantes : l'oreille externe, l'oreille moyenne et l'oreille interne.

Oreille externe.

L'oreille externe se présente sous la forme d'un long tube, en forme d'entonnoir, évasé en dehors et rétréci en dedans, qui recueille les ondes sonores sur la face latérale du crâne et les transmet jusqu'à la membrane du tympan. On le subdivise en deux parties : une partie évasée, le *pavillon de l'oreille*, et une partie rétrécie, le *conduit auditif externe*.

Pavillon de l'oreille.

Conformation extérieure. Le pavillon de l'oreille est situé sur la face latérale du crâne avec laquelle il forme un angle plus ou moins aigu, ouvert en arrière.

Il a une forme ovoïde à base supérieure et présente à étudier une face externe et une face interne.

La *face externe*, concave, est limitée, en avant, en haut·et en arrière, par une partie du pavillon repliée en dehors en forme d'ourlet portant le nom de *hélix*. Cet hélix est plus ou moins développé d'après les individus. Il peut faire totalement défaut. Quelque soit son degré de développement, il présente souvent, au niveau de la partie supérieure de son bord libre, une pointe plus ou moins saillante, appelée *tubercule de Darwin*, et qui est, pour l'oreille de l'homme, l'homologue de la pointe du pavillon de l'oreille des autres mammifères. L'ourlet diminue graduellement le long du bord postérieur pour disparaître complètement au niveau de l'extrémité inférieure du pavillon, appelée *lobule*. Celui-ci est tantôt libre, tantôt plus ou moins adhérent.

Au devant de l'hélix, le pavillon de l'oreille est parcouru par une crête verticale appelée *antihélix*, séparée de l'hélix par une dépression plus ou moins profonde : la *gouttière de l'hélix*. A son extremité supérieur, l'antihélix s'infléchit en avant en se bifurquant, délimitant ainsi un espace triangulaire appelé *fosse triangulaire*. A son extrémité inférieure il se termine, au-dessus du lobule, par une partie saillante appelée *antitragus*. Vis-à-vis de l'antitragus, le long du bord adhérent du pavillon, existe encore une partie saillante recouvrant plus ou moins l'orifice externe du conduit auditif externe : c'est le *tragus*. Il est séparé de l'antitragus par une échancrure profonde.

Tout ce qui se trouve en dedans de l'antihélix porte le nom de *conque*. Celle-ci est parcourue par une crête légèrement oblique en haut et en avant se continuant avec la partie antérieure de l'hélix : c'est la *racine de l'hélix*, divisant la conque et une partie supérieure et une partie inférieure. La cavité inférieure de la conque se continue, en arrière du tragus, avec le conduit auditif externe.

La *face interne*, convexe, est beaucoup moins étendue que la face externe. Elle présente une partie antérieure, adhérente, et une partie postérieure, libre. Sur la partie libre existent un relief au niveau de la conque et un autre au niveau du sillon de l'hélix. Ces deux reliefs sont séparés par une dépression longitudinale correspondant à l'antihélix de la face externe.

Structure. Le pavillon de l'oreille est formé en grande partie par une lame cartilagineuse, le *cartilage auriculaire*, par des ligaments et des muscles, le tout recouvert par la peau.

1º Le *cartilage auriculaire* forme le squelette du pavillon de l'oreille qu'il reproduit dans presque tous ses détails, à l'exclusion du lobule du pavillon complètement dépourvu de cartilage. Il se continue par une partie rétrécie avec le cartilage du conduit auditif externe.

2º Une lame plus ou moins épaisse de tissu conjonctif relie ce cartilage à la face latérale du crâne. On la subdivise en une partie antérieure et une partie postérieure auxquelles on donne le nom de *ligaments auriculaires*. Le ligament antérieur relie le cartilage du tragus et de la partie ascendante de l'hélix à la base de l'apophyse zygomatique. Le ligament postérieur part de la conque du pavillon de l'oreille pour s'insérer au bord antérieur de la face externe de l'apophyse mastoïde.

3º Les *muscles* du pavillon de l'oreille se subdivisent en muscles extrinsèques et en muscles intrinsèques.

Les muscles extrinsèques sont au nombre de trois :

Le *muscle auriculaire supérieur* s'insère sur la face interne du cartilage auriculaire, en dessous de la saillie correspondant à la fosse triangulaire de la face externe, de là ses fibres se dirigent en haut en s'écartant les unes des autres pour aller s'insérer sur l'aponévrose épicranienne.

Le *muscle auriculaire antérieur* s'insère sur la face interne de la partie ascendante de l'hélix, de là il se dirige en avant pour se terminer à l'aponévrose épicranienne, au-dessus de l'arcade zygomatique.

Le *muscle auriculaire postérieur* s'insère sur la face interne de la conque d'une part, et à la base de l'apophyse mastoïde d'autre part.

Les muscles intrinsèques sont représentés par de petits faisceaux de fibres musculaires striées, répartis par ci par là sur la face externe et la face interne du cartilage auriculaire.

4º La *peau* du pavillon de l'oreille se comporte d'une façon quelque peu différente sur la face externe et sur la face interne. Sur la face interne elle est unie au cartilage par une lame de tissu conjonctif riche en fibres élastiques, tandis que sur la face externe elle adhère intimement au périchondre.

Conduit auditif externe.

Le conduit auditif externe s'étend depuis la partie antérieure de la conque jusqu'au niveau de la face externe de la membrane du tympan.

Il a une longueur d'environ 24 millimètres et va insensiblement en se rétrécissant de dehors en dedans.

Direction. Sa direction varie suivant qu'on le considère sur une coupe frontale ou sur une coupe horizontale.

Examiné sur une *coupe horizontale*, le conduit auditif externe présente un trajet quelque peu flexueux. A partir de l'orifice externe, à la partie antérieure de la conque, il se dirige en dedans et en avant, se coude ensuite légèrement sur lui-même pour devenir transversal. Arrivé approximativement au point de réunion de ses deux tiers externes (ou partie fibro-cartilagineuse) avec le tiers interne (ou partie osseuse), il s'infléchit de nouveau en avant pour se terminer sur la face externe de la membrane du tympan. Celle-ci a une direction oblique en avant et en dedans. Il en résulte que la paroi antérieure du conduit auditif externe est plus longue que la paroi postérieure. De plus, au fond du conduit auditif externe, la cavité du conduit se termine par une dépression anguleuse comprise entre la paroi antérieure et la partie correspondante de la membrane du tympan.

Examiné sur une *coupe frontale*, le conduit auditif externe décrit dans son ensemble une légère courbure à convexité supérieure.

Cette courbure intéresse exclusivement le tiers interne ou partie osseuse du conduit. La paroi supérieure, légèrement concave à ce niveau, se continue presque sans ligne de démarcation avec la moitié supérieure de la membrane du tympan.

La paroi inférieure, légèrement convexe, forme avec la membrane du tympan, dirigée obliquement en bas et en dedans, une dépression anguleuse moins prononcée que celle qui existe sur une coupe horizontale.

Structure. Le conduit auditif externe comprend une partie interne, *osseuse*, correspondant environ au tiers de sa longueur et une partie externe, *fibro-cartilagineuse*.

La *partie osseuse* est formée en grande partie par l'os tympanal, qui forme ses parois antérieure, inférieure et postérieure, complété en haut par la face inférieure de la portion squammeuse du temporal.

La *partie fibro-cartilagineuse* est formée d'une lame cartilagineuse et d'une lame fibreuse. La lame cartilagineuse, repliée sur elle-même en forme de gouttière, constitue la paroi inférieure et la paroi antérieure du canal. Elle se continue en dehors avec le cartilage du pavillon. Elle est reliée en dedans, par du tissu conjonctif dense, à la partie osseuse. Large en dehors, cette lame cartilagineuse va en se rétrécissant en dedans.

Cette lame n'est pas continue; elle présente deux incisures à direction antéro-postérieure occupées par du tissu conjonctif et appelées *incisures de Santorini*.

La lame fibreuse forme presque toute l'étendue de la paroi supérieure et postérieure du conduit. Elle est repliée sur elle-même en forme de gouttière dont les deux bords s'attachent aux bords correspondants de la gouttière cartilagineuse.

La *peau* qui tapisse le conduit auditif externe est la continuation de celle qui recouvre la face externe du pavillon de l'oreille. Elle adhère intimement à la face interne de la portion cartilagineuse et de la portion osseuse en diminuant lentement d'épaisseur surtout à l'endroit où elle adhère à l'os tympanal. Arrivée au fond du conduit auditif, elle est réduite à quelques rangées de cellules épithéliales qui vont recouvrir la face externe de la membrane du tympan.

Dans toute l'étendue de la partie fibro-cartilagineuse cette peau est riche en follicules pileux, en glandes sébacées et surtout en *glandes cérumineuses* qui ressemblent en tous points à des glandes sudoripares hypertrophiées.

Les poils et les glandes font complètement défaut au niveau de la partie osseuse.

Rapports. La paroi antérieure, ou temporo-maxillaire, du conduit auditif externe est essentiellement en rapport avec le condyle du maxillaire inférieur. Celui-ci répond par ses deux tiers internes à la partie osseuse, par son tiers externe à la partie cartilagineuse du conduit. En dehors du condyle, la paroi antérieure du conduit répond encore à la partie supérieure de la parotide.

La paroi postérieure, mastoïdienne, répond au bord antérieur de l'apophyse mastoïde. Elle n'est séparée que par une mince lame de tissu compact des cellules mastoïdiennes.

La paroi inférieure ou parotidienne forme, dans toute son étendue, la paroi supérieure de la loge parotidienne.

La paroi supérieure ou crânienne est formée par une lame osseuse, appartenant à la portion squammeuse du temporal, qui sépare le conduit de l'étage moyen de la base du crâne.

Circulation et Innervation.

Les *artères* du pavillon de l'oreille proviennent de l'artère temporale superficielle (artères auriculaires antérieures) et de l'artère auriculaire postérieure.

Les *veines* auriculaires antérieures se jettent dans la veine temporale superficielle, les veines auriculaires postérieures se rendent dans un plexus veineux tributaire de la veine jugulaire externe.

Les *lymphatiques* se rendent en partie dans le ganglion préauriculaire, en partie dans les ganglions mastoïdiens.

Les *nerfs moteurs* proviennent du facial, les *nerfs sensibles* proviennent en majeure partie du nerf auriculaire principal, branche du plexus cervical. Une grande partie de la peau du conduit auditif externe est innervée par le rameau auriculaire du vague.

Oreille moyenne.

L'oreille moyenne comprend trois parties plus ou moins distinctes : la *caisse du tympan*, le *canal d'Eustache* et les *cellules mastoïdiennes*.

Caisse du tympan.

La caisse du tympan se présente comme une petite cavité osseuse, aplatie de dehors en dedans et interposée entre la membrane du tympan, qui la sépare du conduit auditif externe, et le vestibule appartenant au labyrinthe osseux.

Le diamètre vertical et le diamètre antéro-postérieur atteignent de 12 à 16 millim. Le diamètre transversal est beaucoup plus petit et varie considérablement d'un endroit à l'autre. Vers le centre de la caisse, à cause de la convexité de la membrane du tympan et de la saillie du promontoire, ce diamètre atteint tout au plus 2 millim. Il va en s'élargissant en avant et en arrière. En avant, près de l'orifice du canal d'Eustache, il atteint environ 4 millim., tandis qu'il mesure en arrière 6 à 7 millim.

Division. Pour décrire cette caisse on lui distingue une paroi externe, une paroi interne et une circonférence que l'on subdivise en paroi supérieure, inférieure, antérieure et postérieure.

Paroi externe. La *paroi externe* est en partie membraneuse et en partie osseuse.

La *partie membraneuse* porte le nom de *membrane du tympan*. Elle se présente comme une membrane mince et transparente, d'une épaisseur d'environ un dixième de millimètre, située au fond du conduit auditif externe, qu'elle sépare complètement de la caisse tympanique. Elle a une forme légèrement ovalaire, mesurant en moyenne 10 mm. de diamètre.

Sa *direction* est oblique en bas et en dedans dans le plan frontal, en avant et en dedans dans le plan horizontal.

Elle n'est pas plane, mais elle fait légèrement saillie dans la caisse du tympan présentant ainsi une face externe concave et une face interne convexe.

Elle est insérée, par la plus grande partie de sa *circonférence*, dans le sillon tympanique au moyen d'un bourrelet de tissu conjonctif appelé *bourrelet tympanique*. Aux deux extrémités de l'anneau tympanique, le cadre osseux auquel adhère la membrane du tympan est complété par une partie de la portion squammeuse du temporal appelée *incisure de Rivinus*. A ce niveau le bourrelet tympanique fait défaut, aussi l'adhérence de la membrane y est-elle moins forte.

La *face externe* de la membrane du tympan, convexe dans sa partie périphérique, est fortement concave dans sa partie centrale. Elle laisse voir par transparence le manche du marteau intimement adhérent à sa face interne. Le sommet de ce manche correspond à la partie la plus concave de la face externe, appelée encore *ombilic*.

Près de la base de ce manche, il se détache du marteau une petite saillie, la *petite apophyse du marteau*, qui refoule légèrement la membrane au-dehors. Cette partie saillante forme le sommet d'une petite surface triangulaire, dont la base correspond à l'incisure de Rivinus et dont les bords latéraux sont longés par un petit repli de la muqueuse tapissant sa face interne, appelé *ligament tympanique*. Cette partie triangulaire de la membrane, légèrement convexe du côté du conduit auditif externe, porte le nom de *tympan flasque* ou *membrane de Shrapnel*.

La *face interne*, convexe dans sa partie centrale, est légèrement concave dans sa partie périphérique. Cette concavité est beaucoup plus prononcée au niveau de la membrane de SHRAPNEL où elle porte le nom de *cavité de Prussak*. Cette cavité est limitée en dedans par le col du marteau.

Le manche du marteau adhère intimement, sur toute sa longueur, à la face interne de la membrane, interposé qu'il est entre la membrane conjonctive propre à cette membrane et la muqueuse qui tapisse les parois de la caisse tympanique.

Structure. La membrane du tympan est formée par une lame fibreuse constituée de fibres concentriques et de fibres rayonnées, recouverte intérieurement par une simple rangée de cellules épithéliales, représentant la muqueuse de la caisse du tympan, et recouverte extérieurement par une partie considérablement amincie de l'épiderme du conduit auditif externe.

Partie osseuse. La paroi externe de la caisse du tympan est encore formée par un rebord osseux, mince en avant et en arrière, et qui atteint en bas une épaisseur de 2 à 3 millim. Il en résulte que le plancher de la caisse du tympan occupe un niveau inférieur à celui du conduit auditif externe.

Au-dessus de la membrane du tympan, ce rebord osseux, beaucoup plus épais, correspond à toute l'épaisseur de la paroi supérieure osseuse du conduit auditif externe. Il forme la paroi externe d'une loge osseuse occupant la partie la plus élevée de la caisse et à laquelle on donne le nom d'*attique*, d'*aditus* ou de *récessus épitympanique*.

Paroi interne. La paroi interne de la caisse du tympan est formée par la paroi externe du labyrinthe osseux. Elle présente au milieu la *saillie du promontoire*, petite saillie de forme plus ou moins losangique produite par la base du limaçon et parcourue par des sillons dans lesquels courent les ramifications du nerf de JACOBSOHN.

Au-dessus et en arrière du promontoire se trouve la *fenêtre ovale* dans laquelle s'enfonce la base de l'étrier. En arrière et en bas existe la *fenêtre ronde* fermée par le tympan secondaire. Au-dessus de la fenêtre ovale se trouve un léger relief à direction antéro-postérieure : le canal de FALLOPE.

Paroi antérieure. La paroi antérieure, osseuse, n'existe que dans la moitié inférieure de la caisse sur une hauteur de 4 millim. Elle sépare la caisse du tympan du canal carotidien.

Dans sa partie supérieure elle présente l'orifice du canal d'EUSTACHE faisant communiquer la caisse du tympan avec le naso-pharynx.

Paroi inférieure. La paroi inférieure ou *jugulaire*, osseuse, sépare la caisse de la fosse de la veine jugulaire interne. Elle donne passage au nerf tympanique ou rameau de JACOBSOHN.

Paroi postérieure. La paroi postérieure ou mastoïdienne est osseuse. Elle présente, près de la paroi interne, une petite saillie osseuse, la *pyramide*. Cette pyramide est creuse; dans sa cavité s'insère le muscle interne de l'étrier dont le tendon pénètre dans la caisse en traversant un orifice situé au sommet de la pyramide. Près de son bord externe, cette paroi présente l'orifice du canal osseux qui donne passage à la chorde du tympan, branche du nerf facial.

Paroi supérieure. La paroi supérieure ou toit du tympan est formée par une mince lamelle osseuse séparant la caisse du tympan de l'étage moyen de la base du crâne. Cette paroi osseuse est parcourue par la suture pétro-squammeuse.

La partie supérieure de la caisse du tympan, située au-dessus de la membrane du tympan, est quelquefois décrite comme une cavité plus ou moins distincte de la caisse proprement dite, à laquelle on donne le nom de *récessus épitympanique, attique* ou *aditus*. Elle relie la caisse du tympan aux cellules mastoïdiennes (*aditus ad antrum*).

A la partie supérieure de cette paroi postérieure se trouve l'orifice de communication avec l'antre.

Chaîne des osselets.

La chaîne des osselets est formée, de dehors en dedans, par le *marteau, l'enclume* et *l'étrier.*

Le *marteau* présente une partie supérieure renflée appelée *tête,* une partie rétrécie ou le *col* et une partie inférieure, longue et effilée, le *manche.*

La tête du marteau est située au-dessus de la membrane du tympan, contre la paroi externe de l'*attique* ou récessus épitympanique. Elle présente, sur sa face postérieure, une large surface concavo-convexe s'articulant avec le corps de l'enclume. Elle est reliée au manche par une partie rétrécie, le *col,* d'où part en avant un prolongement grêle, la *longue apophyse du marteau,* dirigé en bas et en avant et s'étendant jusqu'à la fissure de GLASER. Le manche forme avec le col un angle saillant au-dehors. Du sommet de cet angle part un petit prolongement osseux, la *petite apophyse du marteau,* qui s'applique contre la face interne de la membrane du tympan en la refoulant quelque peu en dehors. Cette partie soulevée forme la limite inférieure de la membrane de SHRAPNEL ou tympan flasque. Tout le manche du marteau fait saillie le long de la face interne de la membrane du tympan. Il fait corps commun avec cette membrane, étant situé entre la membrane conjonctive propre et la rangée de cellules épithéliales appartenant à la muqueuse de la caisse.

L'*enclume* est un petit osselet ressemblant assez bien à une dent molaire en miniature. On lui distingue un corps et deux racines appelées *apophyses*. Le corps est situé dans la partie supérieure de la caisse du tympan, dans le voisinage de la voûte, en arrière de la tête du marteau. La face antérieure, articulaire, présente une surface concave et convexe en sens contraire, s'articulant avec la tête du marteau. Des deux apophyses, l'une, supérieure, est courte et horizontale. Elle se dirige en arrière et se trouve reliée par une bride conjonctive à la paroi postérieure de la caisse. L'autre apophyse est longue et grêle. Elle se dirige d'abord en bas, puis s'incurve en dedans pour s'articuler avec le sommet de l'étrier.

L'*étrier* est un petit osselet situé transversalement dans la caisse du tympan entre le sommet de la longue apophyse de l'enclume et la fenêtre ovale. Sa base, ovalaire, s'enfonce dans la fenêtre ovale, au pourtour de laquelle elle est unie par un ligament annulaire élastique. Le sommet s'articule avec l'enclume. Il est relié à la base par deux bras dont l'antérieur est plus court que le postérieur.

Articulations. Ces osselets sont reliés les uns aux autres par des articulations. La tête du marteau s'articule avec le corps de l'enclume en formant une articulation par emboitement réciproque. La cavité articulaire est peu développée. Elle est fermée par une capsule fibreuse très serrée.

Le sommet de la longue apophyse de l'enclume est uni à l'étrier par une capsule fibreuse.

Ligaments. Les osselets sont maintenus en place, d'abord par l'adhérence du manche du marteau avec la membrane du tympan, et par l'union de la base de l'étrier au pourtour de la fenêtre ovale. Ensuite par de petits ligaments conjonctifs ou muqueux qui relient les os aux parois de la caisse et dont les plus constants sont : le *ligament supérieur du marteau,* reliant la tête à la voûte, le *ligament suspenseur de l'enclume,* reliant le corps de l'enclume à la paroi supérieure de la caisse, et le *ligament postérieur de l'enclume*, reliant l'apophyse horizontale de cet os à la paroi postérieure. De la partie supérieure du col du marteau partent encore des ligaments, qui vont s'insérer aux deux extrémités de l'anneau tympanique et qui représentent, avec le col, l'axe antéro-postérieur autour duquel s'exécutent les mouvements de bascule du marteau.

Les osselets de l'ouïe forment une chaîne continue transmettant au liquide périlymphatique, au niveau de la fenêtre ovale, les ondulations recueillies par la membrane du tympan.

Muscles. A ces osselets sont annexés deux muscles : le *muscle de l'étrier* et le *muscle interne du marteau*.

Le *muscle de l'étrier* est un petit muscle strié occupant la cavité osseuse creusée dans la pyramide, saillie située sur la face postérieure de la caisse près de sa paroi interne. Le tendon du muscle sort par le sommet de la pyramide pour aller s'insérer sur la face postérieure de la tête de l'étrier. En se contractant, il attire cette tête en arrière et en dehors, soulevant ainsi le bord antérieur de la base qui sort quelque peu de la fenêtre ovale et diminue par le fait même la tension du liquide périlymphatique.

Le sommet de l'étrier, incliné en dehors, entraîne avec lui la longue apophyse de l'enclume. Celle-ci fait basculer l'enclume autour d'un axe antéro-postérieur ; le corps s'incline donc en dedans entraînant la tête du marteau, tandis que le manche du marteau s'incline en dehors amenant un relâchement de la membrane du tympan.

Le muscle de l'étrier est innervé par une branche du nerf facial. Sa contraction amène donc un relâchement de la membrane du tympan et une diminution de la tension du liquide périlymphatique, c'est-à-dire les conditions les plus favorables pour que les ondes sonores les plus faibles puissent être transmises à l'oreille interne.

Le *muscle interne du marteau* est un petit muscle strié situé dans un petit canal osseux creusé au-dessus de la portion osseuse de la trompe d'Eustache et qui s'ouvre à la partie supérieure et antérieure de la paroi interne de la caisse. Le tendon du muscle, au sortir de ce canal, se coude à angle droit sur lui-même, traverse transversalement la caisse du tympan pour aller s'insérer sur la face interne du manche du marteau, dans le voisinage immédiat de sa base. En se contractant il attire le manche du marteau en dedans, en même temps que la membrane du tympan dont il augmente la tension. Ce déplacement en dedans du manche fait basculer le marteau autour d'un axe antéro-postérieur passant par le col, la tête s'incline donc en dehors entraînant avec elle le corps de l'enclume. Par là la longue apophyse de l'enclume s'incline en dedans refoulant devant elle l'étrier, dont la base s'enfonce quelque peu dans la fenêtre ovale augmentant ainsi la tension du liquide périlymphatique.

Le muscle interne du marteau est innervé par le nerf trijumeau. Sa contraction amène donc une tension plus grande de la membrane du tympan et une augmentation de la tension du liquide périlymphatique. Son action est antagoniste de celle exercée par le muscle de l'étrier. On résume l'action de ces deux muscles en disant : le muscle de l'étrier est le *muscle qui écoute,* tandis que le muscle interne du marteau est le *muscle qui protège.*

Chorde du tympan. La caisse du tympan est traversée d'arrière en avant par un petit filet nerveux, branche du nerf facial, appelé *chorde du tympan.* Celle-ci entre dans la caisse par un orifice situé sur sa paroi postérieure tout près de la membrane du tympan. Elle décrit dans la caisse une courbe à convexité supérieure, en passant entre le manche du marteau, contre lequel elle est appliquée par la muqueuse, et la longue apophyse de l'enclume, pour sortir de la caisse par un petit orifie creusé dans sa paroi antérieure.

Canal d'Eustache.

La caisse du tympan communique en avant avec le naso-pharynx par un long conduit osseux et fibro-cartilagineux appelé le *canal d'Eustache.* Elle communique en arrière avec les cellules mastoïdiennes par une cavité plus vaste appelée *antre.*

Le canal ou la trompe d'EUSTACHE commence à la partie supérieure de la paroi antérieure de la caisse par un *orifice tympanique.* Il se termine sur la paroi latérale de la portion nasale du pharynx par un *orifice pharyngien.* Il a une direction légèrement oblique formant avec l'horizon un angle d'environ 30° à 40° et a une longueur d'environ 35 millim. Il est osseux dans son tiers postérieur, fibro-cartilagineux dans ses deux tiers antérieurs. Sa partie la plus rétrécie se trouve au point de réunion de sa partie osseuse avec sa partie fibrocartilagineuse. C'est l'isthme de la trompe d'EUSTACHE. A partir de ce point, le canal va lentement en s'élargissant vers la caisse du tympan en arrière et en dehors, vers la cavité pharyngienne en avant et en dedans.

La *partie osseuse* est creusée tout entière dans le rocher du temporal, en dessous du petit canal osseux renfermant le muscle interne du marteau. Sur la squelette cette partie osseuse s'ouvre dans l'angle rentrant que forment, en se réunissant, la portion pierreuse et la portion squammeuse du temporal.

La *partie fibro-cartilagineuse* relie le sommet de la partie osseuse à la paroi latérale du pharynx, au niveau de laquelle elle s'ouvre par une partie évasée, en forme d'entonnoir, appelée *pavillon* de la trompe. Elle est formée d'une lame cartilagineuse, qui forme sa paroi supérieure et sa paroi postérieure, dont les deux bords sont reliés entre-eux par une lame de tissu conjonctif. Cette partie fibro-cartilagineuse s'ouvre sur la paroi latérale du pharynx, à un centimètre en arrière de l'extrémité postérieure du cornet inférieur, par un orifice ovalaire ayant environ 1 centim. de hauteur sur 5 millim. de largeur. La partie cartilagineuse soulève la muqueuse du pharynx, en produisant une crête verticale séparant l'orifice de la trompe d'EUSTACHE de la fossette de ROSENMüLLER.

Sur la partie cartilagineuse de la trompe d'EUSTACHE s'insèrent les fibres du muscle péristaphylin externe ou tenseur du voile du palais et du muscle péristaphylin interne ou élévateur du voile du palais. En se contractant, ces muscles produisent en même temps l'ouverture de la trompe d'EUSTACHE. Ainsi s'explique pourquoi, à chaque mouvement de déglutition, la trompe d'EUSTACHE s'ouvre, permettant à l'air extérieur d'entrer dans la caisse du tympan et, par là, dans les cellules mastoïdiennes.

Cellules mastoïdiennes.

Au point de réunion de la paroi postérieure et de la voûte de la caisse, se trouve un orifice arrondi qui fait communiquer le récessus épitympanique avec une cavité osseuse assez vaste appelée *antre tympanique*. Celle-ci à son tour communique avec des cellules osseuses creusées dans l'épaisseur de l'apophyse mastoïde : les *cellules mastoïdiennes*, dont le nombre et le volume varient considérablement d'un individu à l'autre.

Muqueuse de l'oreille moyenne. L'oreille moyenne avec toutes ses dépendances est tapissée par une muqueuse qui n'est rien d'autre que le prolongement de la muqueuse du pharynx à travers la trompe d'EUSTACHE.

Dans la partie fibro-cartilagineuse de la trompe, la muqueuse, épaisse comme la muqueuse pharyngée, est riche en tissu adénoïde, se continuant avec le tissu adénoïde de la tonsille pharyngienne. Dans la partie osseuse, la muqueuse se réduit à l'épithélium cylindrique intimement uni au périoste sous-jacent. Arrivé dans la caisse du tympan, ces cellules épithéliales s'aplatissent et recouvrent non seulement toutes les parois de la caisse, mais encore la face externe de la chaîne des osselets, la chorde du tympan, les tendons du muscle de l'étrier et du muscle interne du marteau, et tous les ligaments qui relient les osselets aux parois. Ces cellules s'aplatissent encore au niveau de l'attique, pour pénétrer dans l'antre et tapisser toute l'étendue des cavités mastoïdiennes.

Circulation. Les artères de l'oreille moyenne proviennent de la carotide externe ; la plus volumineuse d'entre elles est l'artère stylo-mastoïdienne, puis le rameau tympanique de la maxillaire interne et enfin une petite branche de la méningée moyenne passant par la suture pétro-squammeuse.

Oreille interne

L'oreille interne ou organe de perception des ondes sonores est formé d'un labyrinthe osseux et d'un labyrinthe membraneux.

Labyrinthe osseux.

Le labyrinthe osseux se trouve interposé entre le fond du conduit auditif interne avec lequel il se confond et la caisse du tympan dont il forme la paroi interne. Il comprend le *vestibule*, les *canaux demi-circulaires* et le *limaçon*.

Vestibule. Le vestibule est une petite cavité osseuse interposée, dans le sens transversal, entre le fond du conduit auditif interne et la caisse du tympan, communiquant en avant avec le limaçon osseux et, en arrière, avec les canaux demi-circulaires.

La face interne de sa paroi interne forme le fond du conduit auditif interne. Elle est parcourue par une petite crête horizontale qui la divise en deux zones. Une zone supérieure, petite, légèrement déprimée, subdivisée par une petite crête verticale : au-devant de cette crête se trouve un orifice arrondi, orifice interne du canal de FALLOPE, donnant passage au nerf facial ; derrière la crête on voit un grand nombre de petits orifices formant par leur ensemble la *zone criblée supérieure*. C'est par là que passent les filets nerveux de la branche supérieure du nerf vestibulaire.

La zone inférieure, beaucoup plus grande, présente en avant un nombre considérable de petits orifices placés les uns à côté des autres de façon à former une zone spirale, c'est la *zone spiroïde*. Elle répond à la base du limaçon et donne passage aux filets nerveux de la branche cochléaire du nerf de la huitième paire.

En arrière on trouve encore la *zone criblée moyenne* par où passent les filets nerveux de la branche inférieure du nerf vestibulaire, destinée au saccule et à l'ampoule du canal demi-circulaire inférieur.

La paroi externe du vestibule forme par sa face externe la paroi interne de la caisse du tympan.

Elle présente, en haut, la fenêtre ovale, fermée par la base de l'étrier; en bas, la fenêtre ronde fermée par une membrane conjonctive appelée *tympan secondaire*. Les deux fenêtres sont séparées par une partie saillante qui s'élargit en avant et qui prend le nom de *promontoire*.

La paroi postérieure et la paroi supérieure présentent les cinq orifices des trois canaux demi-circulaires, tandis que la paroi antéro-externe est recouverte par le limaçon.

Canaux demi-circulaires. Ils sont au nombre de trois, placés suivant les trois directions de l'espace : l'un est horizontal; des deux autres, qui ont une direction verticale, l'un occupe le plan transversal et l'autre le plan antéro-postérieur.

Le canal horizontal s'ouvre dans le vestibule par deux orifices : l'un rétréci et l'autre dilaté ou ampoulaire. Les deux canaux verticaux possèdent également un orifice ampoulaire distinct, tandis qu'ils se réunissent ensemble pour s'ouvrir dans le vestibule par un orifice commun non ampoulaire.

Le vestibule osseux présente donc cinq orifices communicant avec les trois canaux demi-circulaires : trois orifices ampoulaires et deux orifices non ampoulaires.

Limaçon. Le limaçon osseux est formé d'une partie centrale appelée *columelle* et d'une lame osseuse décrivant autour de la columelle deux tours de spire et demi et qu'on appelle *lame des contours*.

31

La *columelle* se présente sous la forme d'une tige osseuse, conique, à base interne et à sommet externe. Autour de cette columelle s'enroule la lame des contours délimitant, avec la columelle, un canal osseux qui va en se rétrécissant de la base au sommet. De la face externe de la columelle se détache une lame osseuse appelée *lame spirale*, divisant incomplètement le canal osseux en deux rampes. La base de la columelle correspond à la partie du fond du conduit auditif interne occupée par la zone spiroïde. A chacun des orifices de cette zone répond un petit canal osseux qui pénètre dans la columelle pour se rendre vers le bord adhérent de la lame spirale. Là, le canal s'élargit quelque peu avant de pénétrer dans l'épaisseur de la lame spirale.

Le sommet de la columelle ne dépasse pas le deuxième tour de spire du canal osseux, de telle sorte que celui-ci se termine au sommet du limaçon par une espèce de coupole dans laquelle fait saillie, en forme de crochet, l'extrémité de la lame spirale.

Labyrinthe membraneux.

Le labyrinthe membraneux est séparé de toutes parts du labyrinthe osseux par l'espace périlymphatique occupé par la périlymphe. On peut le subdiviser en trois parties : le vestibule membraneux, les canaux demi-circulaires membraneux et le limaçon membraneux.

Vestibule. Le vestibule membraneux est beaucoup plus petit que le vestibule osseux. Il est formé de deux petites vésicules de volume inégal : une postérieure, la plus grande, appelée *utricule*, en rapport avec les canaux demi-circulaires membraneux ; une antérieure, plus petite, le *saccule*, relié au limaçon membraneux par un canal rétréci.

De chacune de ces vésicules part un petit canal membraneux, qui se réunissent ensemble en un canal unique appelé *conduit endolymphatique*. Celui-ci s'enfonce dans l'*aqueduc du vestibule*, creusé dans l'épaisseur du rocher du temporal, pour se terminer sur la face postérieure du rocher, immédiatement en-dessous de la dure-mère, par une petite partie renflée appelée *sac endolymphatique.*

Le vestibule membraneux est très rapproché de la paroi interne du vestibule osseux, à laquelle il est uni par des tractus de tissu conjonctif. C'est par cette paroi interne que lui arrivent, en effet, les filets nerveux du nerf vestibulaire, destinés à se terminer entre les cellules épithéliales.

Il est séparé complètement de la paroi inférieure et de la paroi externe par une partie élargie de l'espace périlymphatique occupé par la périlymphe.

Structure. Chacune de ces vésicules est formée d'une couche externe, conjonctive, tapissée par une rangée de cellules épithéliales. Celles-ci sont généralement des cellules plates, excepté pour chaque vésicule au niveau d'une région déterminée, appelée improprement *tâche acoustique*, où se terminent les fibres correspondantes du nerf vestibulaire. A ce niveau, l'épithélium, devenu beaucoup plus épais, se montre constitué de deux espèces de cellules : les cellules épithéliales ou cellules de soutien et des cellules spéciales, neuro-épithéliales, enclavées entre les cellules de soutien et qui portent sur leur face libre une rangée de cils très fins en rapport avec le liquide endolymphatique.

Canaux demi-circulaires. Les canaux demi-circulaires membraneux se comportent par rapport à l'utricule comme les canaux demi-circulaires osseux se comportent par rapport au vestibule osseux.

Ils sont formés également d'une couche conjonctive tapissée par une rangée de cellules épithéliales. Au niveau d'une région déterminée de chaque ampoule, l'épithélium s'épaissit de nouveau, comme au niveau des tâches acoustiques du vestibule membraneux, en formant les *crêtes acoustiques*. Celles-ci sont formées de cellules épithéliales ou cellules de soutien, occupant toute l'épaisseur de la crête, et de cellules spéciales, neuro-épithéliales, dont la surface libre est garnie de cils excessivement longs plongeant dans l'endolymphe.

Limaçon. Le *limaçon membraneux* n'occupe qu'une petite partie du limaçon osseux. Sur une coupe verticale du limaçon osseux, il se présente comme un canal triangulaire, compris entre la lame des contours et le bord libre de la lame spirale. Ce *canal cochléaire*, comme on l'appelle, présente trois parois : une paroi externe, intimement unie à la lame des contours par une couche épaisse de tissu conjonctif formant le *ligament spiral*; une paroi inférieure, membrane basale, tendue entre le bord inférieur de la lame spirale et le ligament spiral; une paroi supérieure, appelée *membrane de Reissner*, tendue entre la lame spirale et la lame des contours.

Le canal cochléaire est formé d'une couche externe, conjonctive, qui s'épaissit notablement au niveau du ligament spiral, et d'une couche interne, épithéliale, constituée de cellules plates au niveau du ligament spiral et le long de la membrane de REISSNER, mais qui se modifie considérablement au niveau de la membrane basale, où elle donne naissance à un organe particulier, l'homologue des crêtes et des tâches acoustiques, l'*organe de Corti*, organe de terminaison pour les fibres constituantes de la branche cochléaire du nerf acoustique.

La partie du limaçon osseux située en dehors du canal cochléaire est subdivisée, par la lame spirale et par le canal cochléaire, en deux cavités appelées *rampes*. L'une, la plus interne, se laisse poursuivre jusque dans le voisinage de la fenêtre ovale du labyrinthe osseux, c'est la *rampe tympanique*; l'autre s'ouvre dans le vestibule et porte le nom de *rampe vestibulaire*. Elles sont occupées par le liquide périlymphatique et communiquent l'une avec l'autre au sommet du limaçon, en dessous du crochet par lequel se termine la lame spirale.

Le labyrinthe membraneux renferme le liquide endolymphatique. Il forme une cavité membraneuse complètement fermée.

Entre le labyrinthe membraneux et le labyrinthe osseux existe l'espace périlymphatique occupé par la périlymphe. Du plancher du vestibule osseux part un petit conduit osseux, l'*aqueduc du limaçon*.

D'après certains auteurs cet aqueduc s'ouvrirait dans les espaces sous-arachnoïdiens, de telle sorte que le liquide périlymphatique serait du liquide encéphalo-rachidien.

Le labyrinthe membraneux est l'organe de terminaison périphérique pour toutes les fibres du nerf de la huitième paire. Lorsque ce nerf est arrivé au fond du conduit auditif interne, il se divise en deux branches : une branche antérieure ou cochléaire et une branche postérieure ou vestibulaire.

La branche cochléaire, arrivée contre la base du limaçon, se divise en un nombre considérable de filets nerveux, qui traversent les orifices de la zone spiroïde. A la base de lame spirale, chacun de ces filets nerveux présente un petit renflement, partie constituante du ganglion de CORTI ou ganglion spiral. Les prolongements externes des cellules bipolaires de ce ganglion pénètrent ensuite dans l'épaisseur de la lame spirale jusque dans l'organe de CORTI, où les fibres nerveuses, débarassées de leur gaine de myéline, vont se terminer par des ramifications libres à la base des cellules neuro-épithéliales.

La branche vestibulaire se divise en une branche supérieure et

une branche inférieure, présentant chacune un petit renflement ganglionnaire, formant ensemble le ganglion de SCARPA, puis les filets
nerveux traversent les zones criblées supérieure et moyenne de la
paroi interne du vestibule osseux, parcourent les tractus fibreux qui
relient cette paroi au labyrinthe membraneux, pour se terminer par
des ramifications libres entre les cellules neuro-épithéliales des taches
acoustiques du saccule et de l'utricule, ainsi que des crêtes acoustiques des ampoules des trois canaux demi-circulaires.

On décrit généralement tout le labyrinthe membraneux comme
formant l'épithélium sensible de l'*organe auditif*, de même que l'on
désigne sous le nom de nerf *acoustique* toutes les fibres constituantes
du nerf de la huitième paire. Ces expressions ne sont pourtant pas
exactes.

De toutes les parties du labyrinthe membraneux, il n'y a que
l'épithélium de l'organe de CORTI qui puisse être considéré comme
un épithélium sensible destiné à recueillir les ondes sonores. Cet
organe de CORTI est exclusivement en rapport avec les fibres de la
branche cochléaire du nerf acoustique, fibres qui se terminent dans le
tubercule latéral et le noyau accessoire du bulbe, masses grises qui
seules donnent origine aux voies acoustiques centrales (le corps trapézoïde et les stries médullaires) pouvant se poursuivre jusque dans
l'écorce grise de la sphère auditive du télencéphale.

Quant à l'épithélium sensible du saccule, de l'utricule et des
canaux demi-circulaires, il est entièrement indépendant de la fonction
auditive. On ne connaît rien de précis concernant la fonction de
l'utricule et du saccule. Quant aux canaux demi-circulaires, il résulte
de toutes les recherches expérimentales qu'ils doivent être considérés comme des *organes de l'équilibre*, renseignant l'organisme sur la
position du corps dans l'espace. Les fibres nerveuses qui se terminent
dans l'épithélium de cette partie du labyrinthe membraneux appartiennent toutes au nerf vestibulaire. Nous avons vu que ce nerf se termine dans certaines masses grises du bulbe : le noyau de DEITERS, le
noyau de BECHTEREW et le noyau vestibulaire, masses grises qui sont
sans connexion avec l'écorce cérébrale, mais qui donnent origine à de
nombreuses fibres ascendantes et descendantes (vestibulo-mésencéphaliques et vestibulo-spinales), allant se terminer dans les noyaux
d'origine réelle des nerfs moteurs périphériques.

Deux faits importants se dégagent de ces considérations.

Le premier, c'est que les parties épaissies de l'épithélium du saccule, de l'utricule et des ampoules des canaux demi-circulaires, ne méritent pas les noms de *tâches acoustiques* et de *crêtes acoustiques*, sous lesquels on les désigne, puisque ces parties de l'épithélium du labyrinthe membraneux n'ont rien à faire avec la fonction *acoustique*.

Le second fait important c'est que l'épithélium sensible du labyrinthe membraneux appartient à la fois au *sens de l'ouïe*, qui est un sens conscient parce qu'il est cortical, et au *sens de l'équilibre* qui est exclusivement un sens réflexe.

TABLE DES MATIÈRES

Système nerveux

II

ETUDE MICROSCOPIQUE

III

LA STRUCTURE GÉNÉRALE DU SYSTÈME NERVEUX CÉRÉBRO-SPINAL:

Système tégumentaire

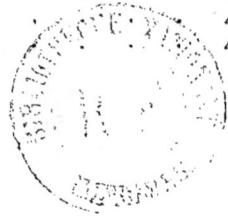

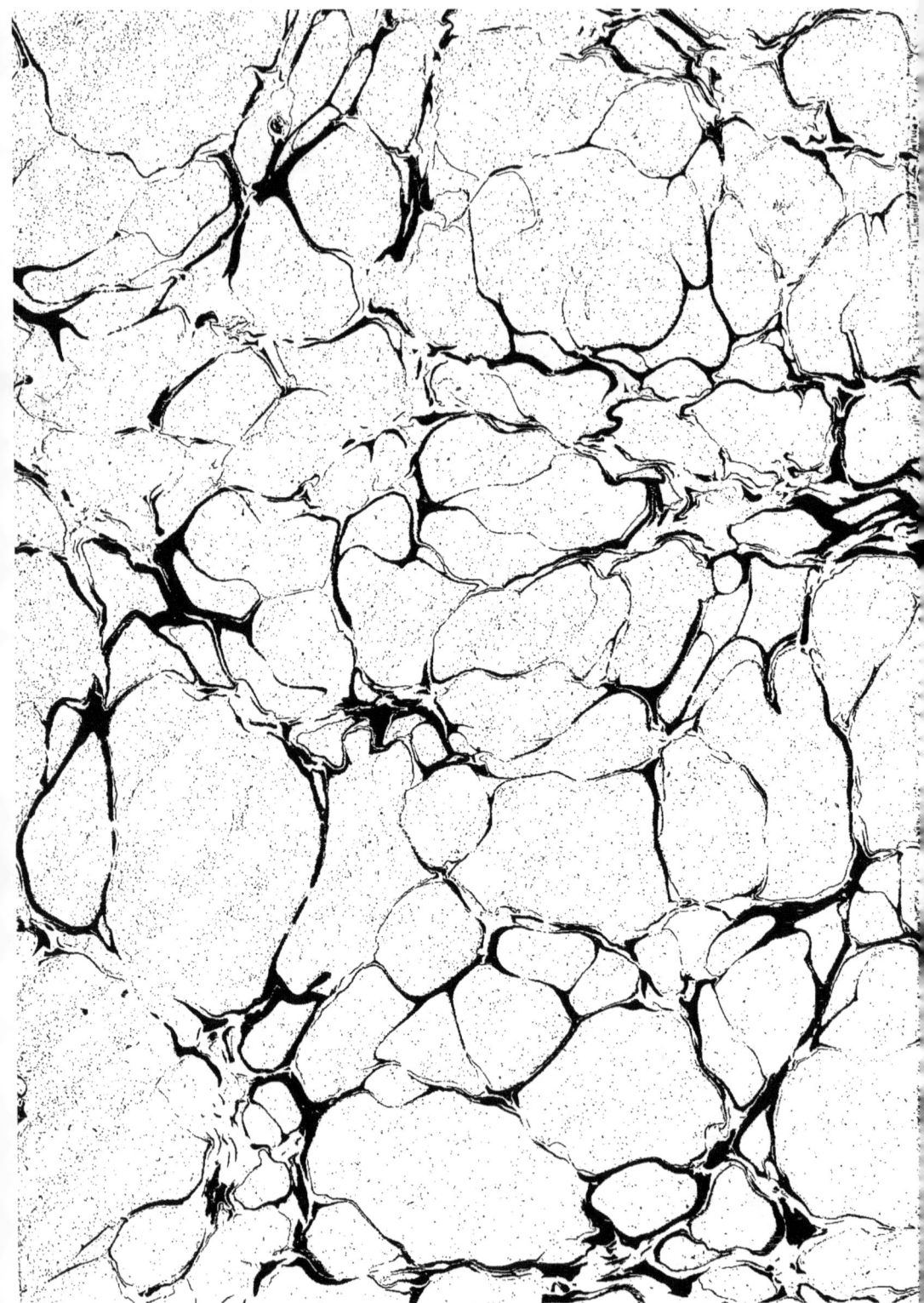

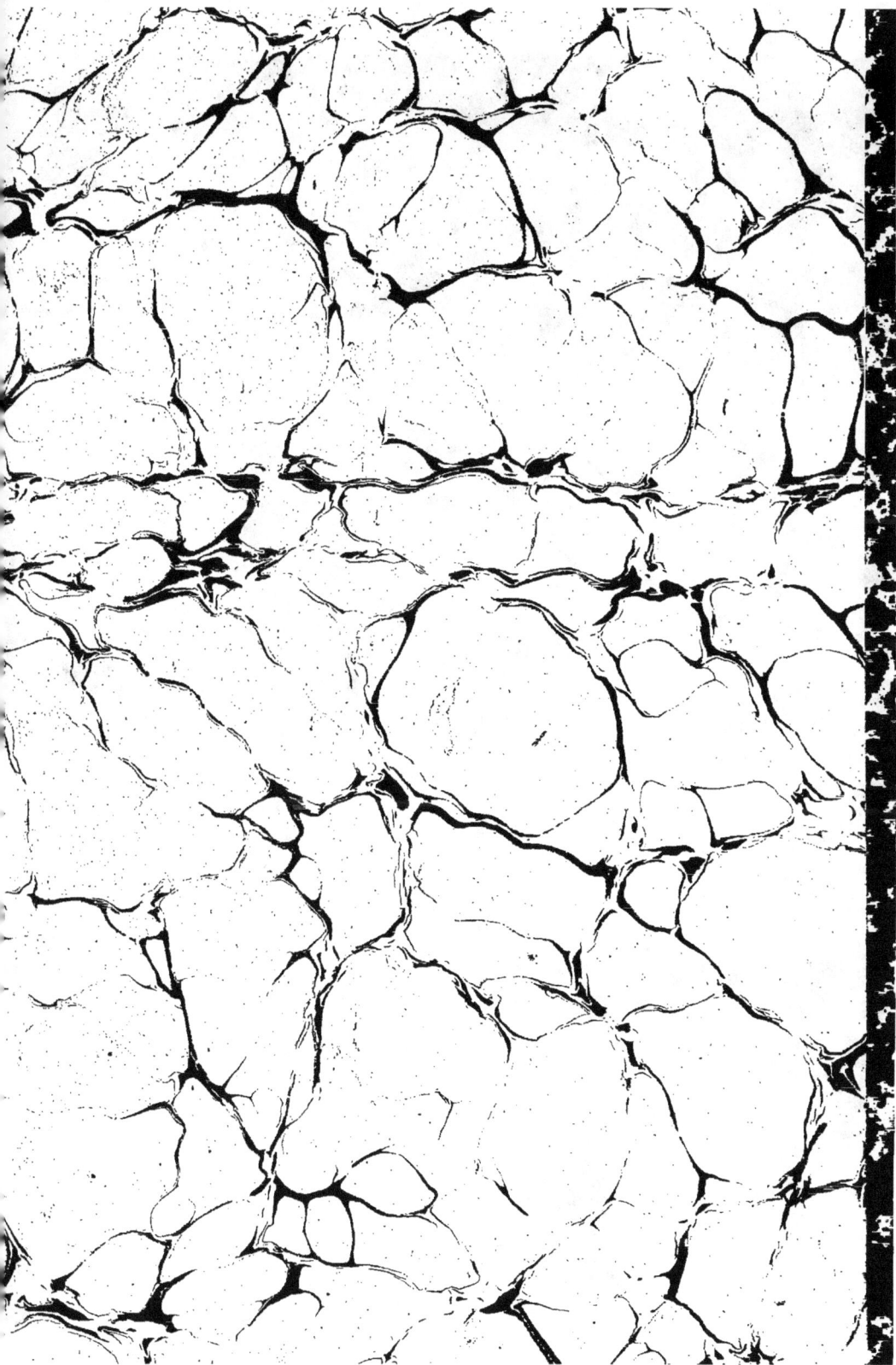

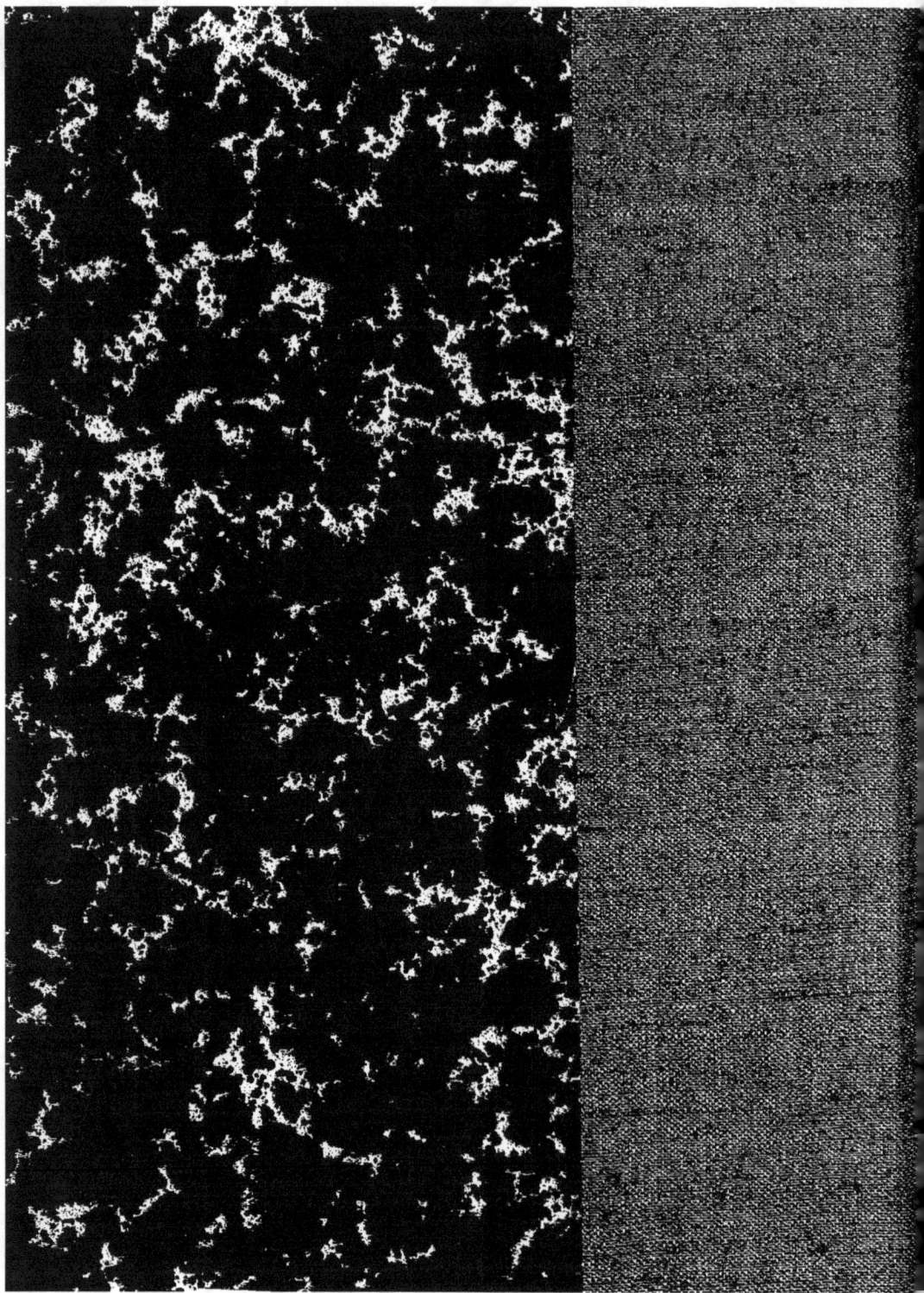

www.ingramcontent.com/pod-product-compliance
Lightning Source LLC
Chambersburg PA
CBHW052058230326
41599CB00054B/3062